Erste Auflage April 2003

Verlagsanschrift: Deutscher Trainer-Verlag, Eupenerstrasse 159, 50933 Köln
Web: www.trainer-verlag.de, E-Mail: info@trainer-verlag.de

Gestaltung: Björn Lohmann
Satz: Björn Lohmann
Grafiken: Björn Lohmann, rüdiger anatomie GmbH (Berlin)
Lektorat: Rolf-Dieter Szymanski, Wolfgang Knoll (Lettern Partners, Düsseldorf)
Produktion: Deutscher Trainer-Verlag, Köln
Gesamtherstellung: Books on Demand GmbH, Gutenbergring 53, 22848 Norderstedt
Titelfotos: Jens Freese
Fotos: Jens Freese, Ines Wegner

Printed in Germany

ISBN 3-937167-00-5

Die Schreibweise entspricht der neuen Rechtschreibung.

Jens Freese

MEDIZINISCHE RÜCKENFITNESS

Freie Gewichte in Prävention und Rehabilitation der Wirbelsäule

Die FREESE-Methode

Edition Medical Fitness

Die Umsetzung dieses Buchprojektes wurde durch die großzügige Unterstützung folgender Unternehmen möglich:

Wir bedanken uns bei den Firmen,

REEBOK Deutschland GmbH, München
Dr. Wolff – Sports & Prevention, Arnsberg
Rüdiger Anatomie, Berlin
Compex Medical, Wiesbaden
Lettern Partners, Düsseldorf
Dr. Hatjes & Partner, Duisburg

Gewidmet

allen Trainern, Therapeuten und Medizinern, die sich an den natürlichen Vorgängen des Menschen orientieren.

Mein Dank

gilt in erster Linie dem unermüdlichen Einsatz von Björn Lohmann, der Unterstützung durch Karl Manecke (Geschäftsführer Lettern Partners/Düsseldorf) und den unbürokratischen Kooperationen mit den Firmen REEBOK Deutschland, Rüdiger Anatomie, Dr. Wolff Sport & Prevention und Compex Medical.

Darüber hinaus bedanke ich mich bei meinem Kollegen, Sportwissenschaftler und Physiotherapeut Lars Brouwers für die Korrekturen und Verbesserungsvorschläge, bei Thomas Knaack und Heike Voigt für die Aufnahmen zur segmentalen Stabilisation und der Mitarbeit von Ines Wegner beim Foto-Termin im Sporthomed in Bergheim.

INHALTSVERZEICHNIS

ÜBER DEN AUTOR

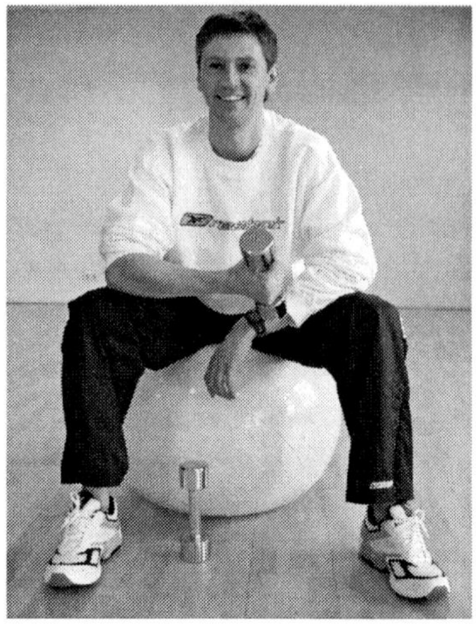

Jens Freese, Jahrgang 1966, studierte von 1989 bis 1994 Sportwissenschaften an der Deutschen Sporthochschule Köln mit dem Schwerpunkt Trainerprofil/Leistungssport. Im Anschluß an die Hochschulzeit ließ er sich vom Deutschen Verband für Gesundheitssport und Sporttherapie e.V. zum Sporttherapeuten mit Spezialisierung Orthopädie/Traumatologie ausbilden. Weitere Fortbildungen folgten in medizinischer Trainingstherapie zur Qualifizierung für die erweiterte ambulante Physiotherapie (EAP), Rückenschule, Sportphysiotherapie, Dorn-Therapie und Akupressur.

Seine berufliche Laufbahn begann der Norddeutsche 1994 im ambulanten Reha-Zentrum Leverkusen. Weitere Stationen folgten als Leiter im ambulanten Therapiezentrum Physio-Fit in Hage/Ostfriesland, als Sporttherapeut im therapeutischen Rückenzentrum in Erftstadt und als Verantwortlicher des Sporthomed in Bergheim. Zwischenzeitliche Ausflüge als Sportredakteur beim Ostfriesischen Kurier und beim Fachorgan Badminton-Magazin sorgten für das entsprechende journalistische Handwerkszeug. Heute arbeitet Jens Freese als Privattrainer für Führungskräfte und Leistungssportler, Fachautor für Trainings-, Therapie- und Gesundheitsthemen und Ausbilder für verschiedene Institutionen. Als kritischer Beobachter des Gesundheitswesens setzt sich der ehemalige Leistungssportler vor allem für eine noch stärkere Einbindung von Training in die Therapie orthopädischer Schadensbilder und Zivilisationskrankheiten ein.

Bereits im Alter von 16 Jahren begann Freese mit Freihanteltraining. Inspiriert durch das leichtathletische Training einiger Zehnkampf-Freunde integrierte er Krafttraining mit freien Gewichten in sein Grundlagenprogramm der Sportart Badminton. Seit der Begegnung mit dem niederländischen Professor Bert van Wingerden und der Aufnahme einer Heilpraktiker-Ausbildung beschäftigt sich der Wahl-Kölner mit den Vorteilen von freien Gewichten im präventiven und rehabilitativem Wirbelsäulentraining auf der Basis körpereigener Prozesse. Das vorliegende Buch stellt das Ergebnis seiner praktischen Erfahrungen und wissenschaftlichen Recherchen im Umgang mit dem Medizinischen Freihantel-Trainingssystem (MFT) dar – hieraus entstand die *„FREESE-Methode!"*

VORWORT

Hinter den Vorhängen

Um Sie gleich vorzuwarnen: Auf den folgenden Seiten werden Sie immer wieder auf Kritik an der Vorgehensweise von Medizin, Pharma und Therapie stoßen – zuweilen durch die Blume, gelegentlich auch vollkommen unverblümt. Sollte Kritik gerade Ihren Berufsstand treffen, fassen Sie dies bitte nicht persönlich oder gar diskreditierend auf. Diffamierung ist nicht die Absicht von Medizinische Rückenfitness. Dieses Buch stellt vielmehr eine Aufforderung dar, dass persönliche Handeln zu hinterfragen. Schubladendenken ist ohnehin out – Ganzheitlichkeit in! Wer nur in Cyriax, manueller Therapie, Osteopathie oder chinesischer Medizin denkt, der hat die ureigenste Funktion des menschlichen Gewebes – nämlich auf Belastungsreize zu reagieren – noch nicht so recht verstanden.

In meiner beruflichen Laufbahn durfte ich einige gute Mediziner, Therapeuten und Trainer kennenlernen. Leider, so muss ich an dieser Stelle ausdrücklich sagen, verdichtet sich mein Eindruck von Tag zu Tag mehr, dass sich viele Mediziner und Therapeuten hierzulande offensichtlich weit von der Natur des Menschen entfernt haben. Hohe Investitionen, kostspielige Apparaturen und aufwendige Fortbildungsmaßnahmen müssen wieder eingespielt werden – Amortisation nennt das der Betriebswirtschaftler. Und betriebswirtschaftliche Grundsätze dominieren nun einmal die Medizin und die Pharmaindustrie. Häufig auf Kosten der Gesundheit des Patienten – zumindest bezogen auf das hier besprochene Thema Wirbelsäule. Hinter allen Innovationen in der Gesundheitsbranche lauert Business. Glauben Sie tatsächlich ein Orthopäde würde seinem Patienten von einer riskanten Operation abraten, wenn er wirtschaftlich unter Druck stünde? Glauben Sie wirklich die Pharmaindustrie würde freiwillig zweifelhafte Substanzen vom Markt nehmen, wenn dadurch der Aktienkurs weiter abrutschen könnte?

Ich hoffe, dass Sie das nicht glauben und sehe unsere gemeinsame Aufgabe darin, ganz gleich ob Sie als Physiotherapeut, Sportmediziner, Sportlehrer, Heilpraktiker oder Trainer unterwegs sind, Patienten bzw. Kunden aufzuklären, und ein Stück weit mündiger zu machen. Denn das Gesundheitswesen darf nicht länger ein Selbstbedienungsladen der Medizin sein, an dessen Tropf die Physiotherapie massiert, mobilisiert und therapiert. Wenn Sie glauben, Ihre Hände würden den Patienten heilen, dann sollten Sie dieses Buch gleich wieder zur Seite legen. Nur der Patient selbst ist in der Lage, seinen Belastbarkeitszustand zu verbessern. Wie sagte doch Professor Bert van Wingerden auf einer Fortbildung: „Nicht die manuelle Therapie ist die Therapie, sondern Training!" Demzufolge nützen passive Behandlungsmethoden nur dann, wenn der Patient/Kunde anschließend aktiv seine Belastbarkeit verbessert.

Mittlerweile sehen nicht nur Patienten sondern auch einige Mediziner die klassische Vorgehensweise, nämlich mit Kanonen (Schmerzmitteln) auf Spatzen (Rückenschmerzpatienten) zu schießen, höchst kritisch. Der Siegeszug alternativer Medizin ist kaum noch zu stoppen. Als ernstzunehmende Alternative zu den bisherigen Rückentrainingskonzepten sieht sich auch das vorlie-

Proprio-Trainer
by Dr. WOLFF

160

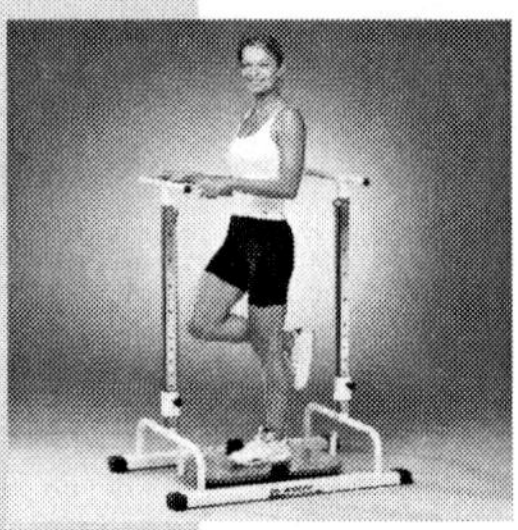

- Haltungsstabilisierung, insbesondere durch Training der segmentalen Muskulatur
- Stabilisierung des Sprung-, Knie- und Hüftgelenks
- Gleichgewichtstraining und Sturzprophylaxe Intra- und intermuskuläre Koordination

Duo-stretch
by Dr. WOLFF

170

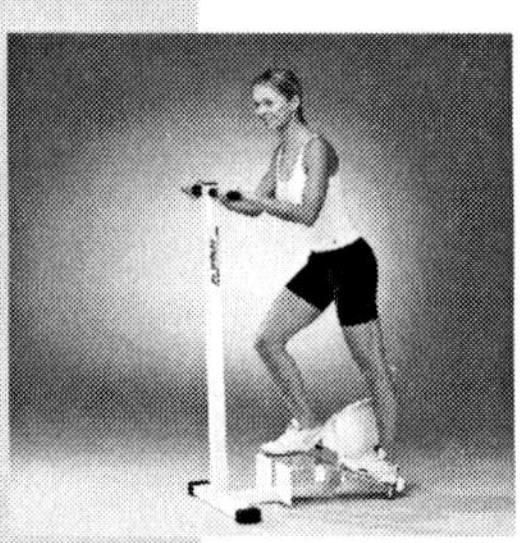

- Standsichere schiefe Ebene
- Komfortable Dehnposition für zwei Muskelbereiche
- Wadentraining und Testing mit genauer Skalierung auf kleinstem Raum
- Spezielle Therapieübungen zur Wiederherstellung der Beweglichkeit im Sprunggelenk

gende Medizinische Freihantel-Trainingssystem (MFT). Lang- und Kurzhanteln bieten vielfältige Vorteile gegenüber stationären Trainingsgeräten. Und mit Bodybuilding hat das nicht im Geringsten zu tun. Nur klebt den Hanteln leider immer noch der Schweiß von muskelbepackten Vorbildern wie Arnold Schwarzenegger an den Scheiben. Aus diesem Grund verbannen viele so genannte Gesundheitsanbieter freie Gewichte aus ihrem Angebot. Nur den wenigen übrig gebliebenen „Pumpern" bleibt eine dunkle Kellerecke vorbehalten. Dabei hat die Geschichte des Fitness-Sports mit Freihanteln begonnen!

Sport verkümmert zur Wellness

Wenn man sich auf dem Fitness- und Gesundheitsmarkt derzeit so umschaut, bekommt man den Eindruck, dass eine Lawine losrollt, die schon seit einigen Jahren in unserer Arbeitswelt die Talsohle erreicht hat. Das Leben wird bequemer, automatisierter und weniger belastend. Auch die Freizeitgestaltung verkümmert zur Wellness! Wir, und damit meine ich den durchschnittlichen Bundesbürger, haben ein so niedriges Belastbarkeitsniveau erreicht, dass die zivilisierte Welt heute nicht mehr joggt, sondern schnell spazieren geht – oder neudeutsch walkt! Wer nicht nur unter Herz-Kreislaufschwäche leidet, sondern auch noch zu schwache Arme hat, der nimmt einfach Wanderstöcke zur Hilfe – auf neudeutsch Nordic Walking genannt. Auch sanftes Krafttraining hat Hochjunktur. Die Belastung sinkt, der Fettverbrauch steigt? Eine Milchmädchen-Rechnung, die nicht aufgehen kann. Am Ende des Weges treffen sich Trainer und Kunde gleich im Bistro der Anlage ohne den lästigen Umweg über die Fitnessfläche zu nehmen. „Gut, dass wir mal über deine Probleme gesprochen haben" – mentales Fitnesstraining an der Theke! Wer glaubt, ohne eigenes Zutun in Form von intensivem Training, seine Rückenbeschwerden in den Griff zu bekommen, der befindet sich in der Tat auf dem Holzweg. Training ist mit Schweiß verbunden. Training ist mit Anstrengung verbunden und Training ist auch mit Disziplin verbunden. Passive Therapien und zweifelhafte Operationsmethoden helfen über menschliche Schwächen wie Trägheit und Disziplinlosigkeit nicht hinweg. Diese Unzulänglichkeit macht sich die Medizin und die Pharmaindustrie zunutze! Disziplin und Kontinuität sind die zentralen Asspekte des Trainings, die wir als Trainer oder Therapeut vorleben müssen.

Betrachten Sie das Medizinische Freihantel-Traingssystem als eine Art Rückbesinnung zu guten alten Tugenden – und das auf einer fundierten Basis! Nicht nur in Bezug auf das Thema Rückenschmerz haben sich freie Gewichte bewährt. Freihanteltraining liefert dem Körper die wesentlich funktionelleren Reize, die kein Gerät der Welt in dieser alltagstauglichen Form reproduzieren kann. Verstehen Sie Medizinische Rückenfitness als Handbuch, Leitfaden und Nachschlagewerk, wie Sie Lang- und Kurzhanteln in die aktive Bekämpfung akuter oder chronischer Rückenbeschwerden systematisch einbauen können. Alle Informationen hierzu finden Sie auf den folgenden knapp 300 Seiten. Bleiben zum Schluß noch ein paar Fragen offen, dann beginnen Sie morgen, Übungen aus dem Praxisteil an sich selbst auszuprobieren. Graue Theorie kann die Praxis niemals ersetzen. Ihre Erfahrungen im Umgang mit dem MFT-System dürfen Sie mir gerne per E-Mail (jens.freese@t-online.de) mitteilen. Auf jede Form von Resonanz bin ich schon jetzt äußerst gespannt!

IHR JENS FREESE

70cm x 100cm — RÜDIGER ANATOMIE LEHRTAFELN

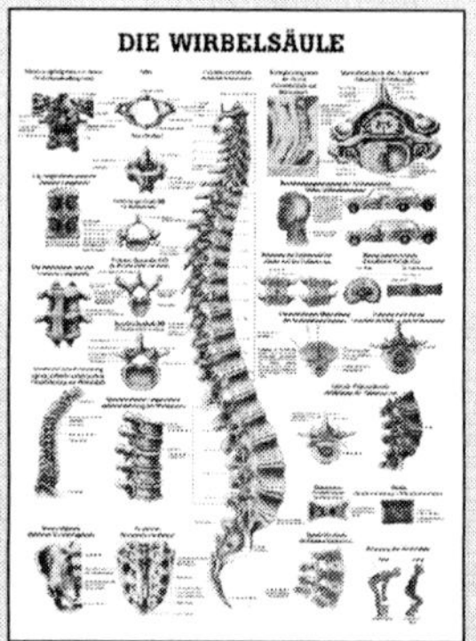

Die Wirbelsäule TA7
The Human Spine CH7

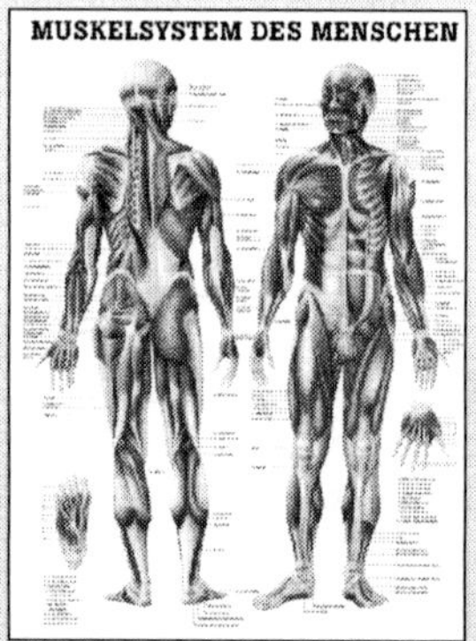

Männliches Muskelsystem TA4
Human Muscular System CH4

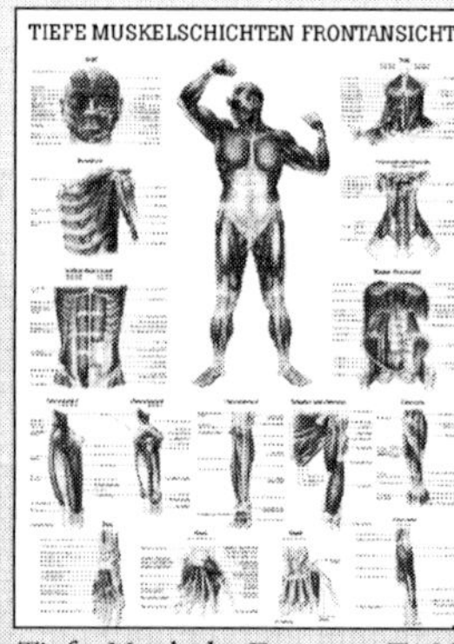

Tiefe Muskeln Front TA36
Chart not available in English

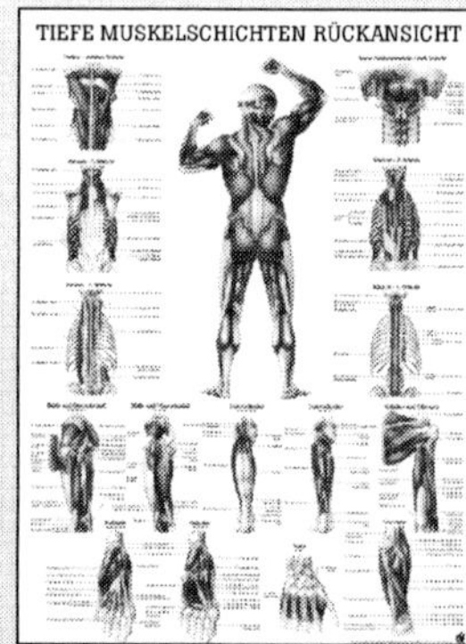

Tiefe Muskeln Rücks. TA37
Chart not available in English

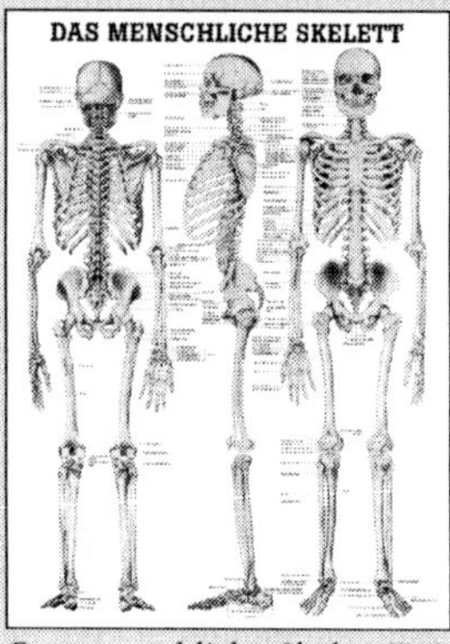

Das menschliche Skelett TA3
The Human Skeleton CH3

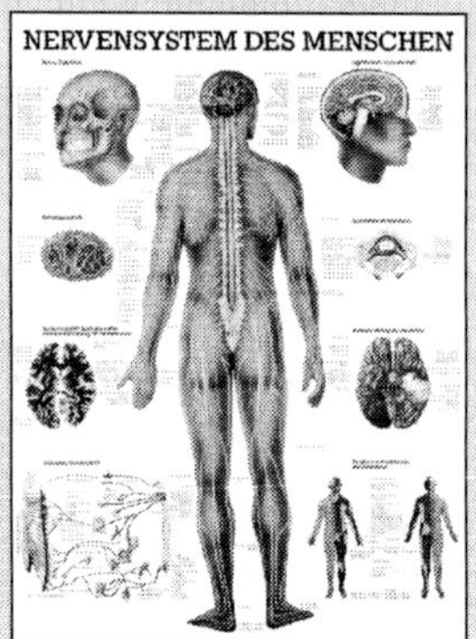

Nervensystem TA5
Human Nervous System CH5

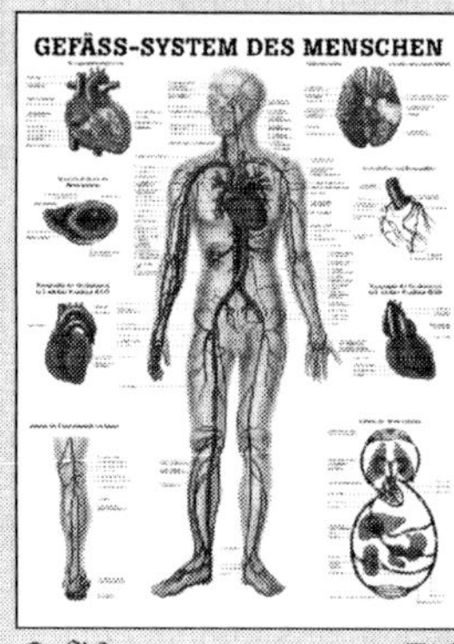

Gefäßsystem TA6
Human Vascular System CH6

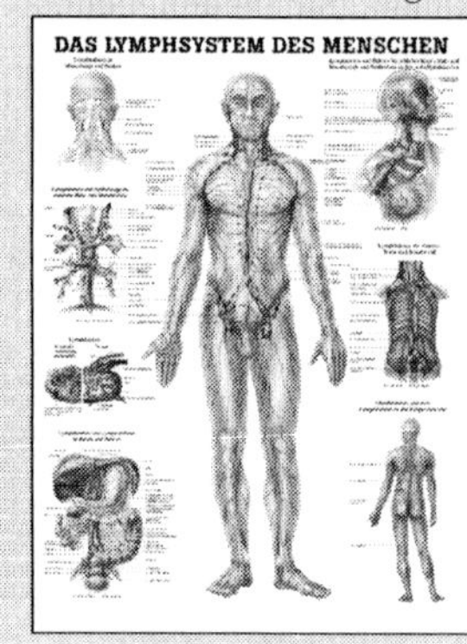

Lymphsystem TA9
Human Lymphatic System CH9

50cm x 70cm — RÜDIGER ANATOMIE POSTER

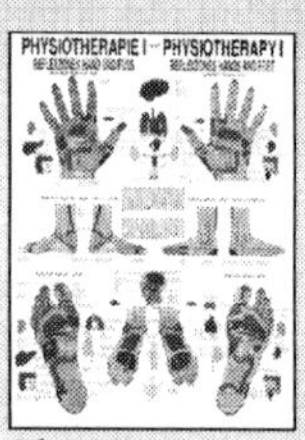

Phys I

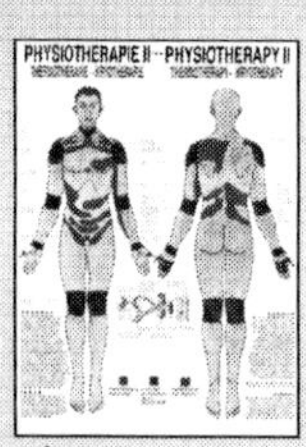

Phys II

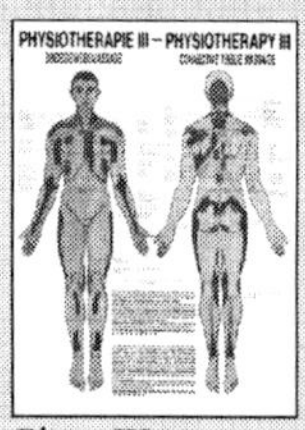

Phys III

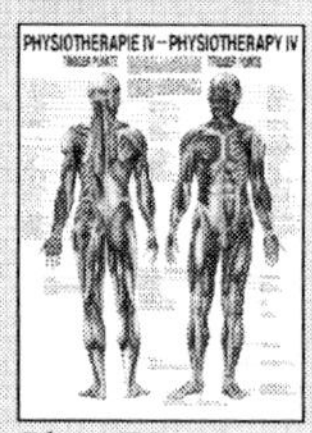

Phys IV

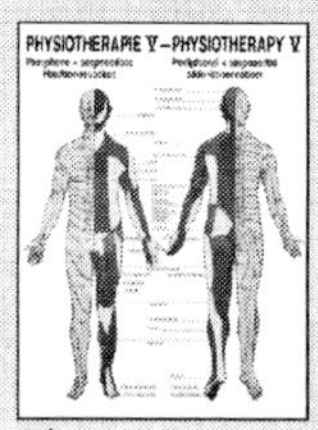

Phys V

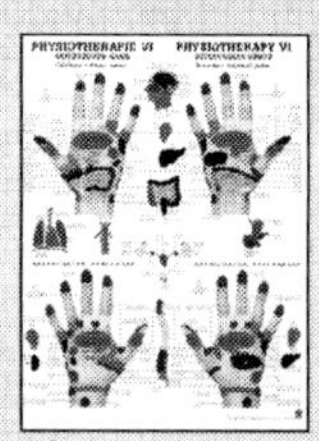

Phys VI

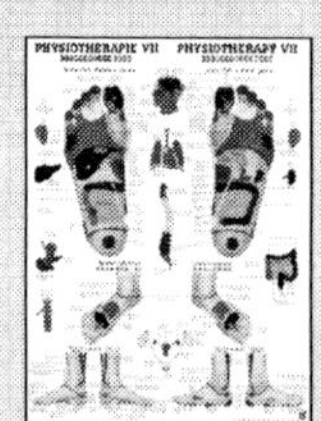

Phys VII

24cm x 34cm — RÜDIGER ANATOMIE MINIPOSTER

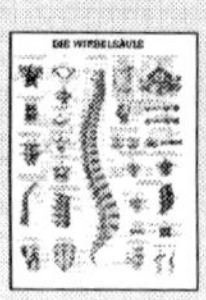

MipoTA7

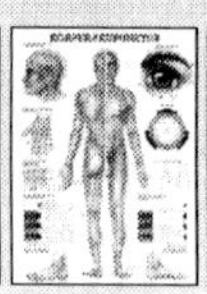
MipoTA10

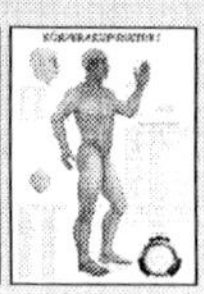
MipoTA10/I

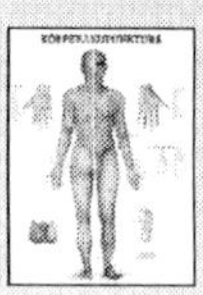
MipoTA10/II

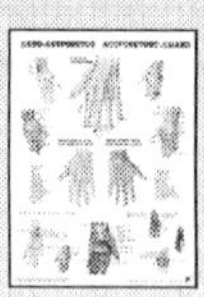
MipoPO10/III

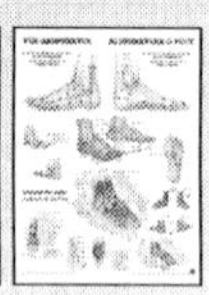
MipoPO10/IV

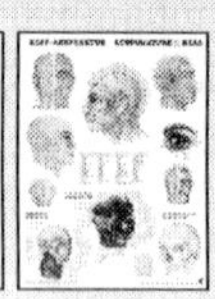
MipoPO10/V

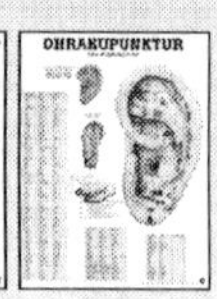

MipoPO25

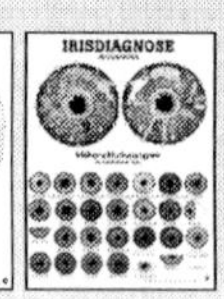

MipoPO26

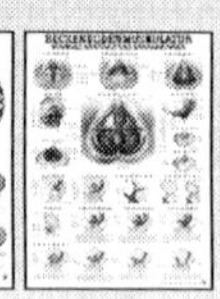
MipoTA38

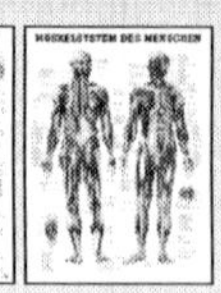

MipoTA4

1. Anatomische Grundlagen der Wirbelsäule

1.1 Aufgaben der zentralen Säule

Lastverarbeitung, Bewegung und Schutz

Als zentrale Stütz- und Bewegungsachse des menschlichen Körpers ist die Wirbelsäule an allen komplexen Bewegungen im Alltag und im Sport maßgeblich beteiligt. Ihre Hauptaufgabe besteht im Tragen der Last und dem Schutz des Rückenmarks. Axiale Belastungen, werden über die puffernd wirkende Bandscheibe auf den jeweils nächsttieferen Wirbelkörper bis hinunter zum Kreuzbein (Sacrum) übertragen und von dort über die Iliosacralgelenke im Becken auf die Hüftgelenke fortgeleitet. Dieser funktionelle Zusammenhang läßt erkennen, dass ein Problem der Wirbelsäule in der Regel auch eine Veränderung der Hüftgelenksstatik nach sich zieht und umgekehrt. Rückenbeschwerden dürfen deshalb niemals nur symptomatisch betrachtet werden. Nicht selten liegt einem Syndrom der Wirbelsäule eine Beinlängendifferenz zugrunde, die auf einer Subluxation des Hüftgelenks basiert. Passive Behandlungen der Wirbelsäule führen in diesem Fall so lange nicht zu einem dauerhaften Erfolg, wie die eigentliche Ursache, nämlich das Einrichten der subluxierten Hüfte, unkorrigiert bleibt.

Ein Teil der Übertragung von Lastkräften umgeht den direkten Weg über die Wirbelsäule. Bei normaler Funktion der Bauchwandmuskulatur liegt der Brustkorb (Thorax) mit dem Zwerchfell dem Inhalt der Bauchhöhle auf, wodurch eine optimale, bauchwärtige (ventrale) Kraftübertragung gewährleistet ist. Beim Einsatz der Pressatmung wird die Stützfunktion der Körperfront noch wesentlich größer. Die Aktivierung der geraden Bauchmuskulatur (M. rectus abdominis) in Zusammenarbeit mit der im lumbalen Wirbelbereich ansetzenden seitlichen Abdominalmuskulatur (M. obliquus internus/externus, M. transversus abdominis, M. quadratus lumborum) verspannt den gesamten Rumpf sowie die hintere lumbale bindegewebige Hülle (Fascie) der Wirbelsäulenstreckmuskulatur. Hierdurch wird die lastübertragende Arbeit der Rückenmuskeln erheblich unterstützt. Aus diesem Grund reicht es eben nicht, nur für einen starken Rücken zu sorgen. Auch die Balance ventraler und dorsaler Kräfte muss in einem ausgewogenen Verhältnis zueinander stehen, um der Tragefunktion, vor allem bei der Bewältigung von Zusatzlasten, gerecht zu werden. Der Rumpf stellt eine funktionelle Einheit dar!

Die bei der Überwindung von hohen Widerständen (z. B. Anheben schwerer Gegenstände) automatisch einsetzende Pressatmung kennt jeder Freizeit- und Leistungssportler, der regelmäßig mit Freihanteln trainiert. Während einer schweren Kniebeuge beispielsweise unterstützt sie die Statik des Rumpfes. Über mehrere Sekunden eingesetzt, kann es hierbei allerdings zu gefährlichen Blutdruckspitzen kommen (Vasalva-Effekt), die insbesondere für Hochdruckpatienten eine Gefahr bedeuten.

Neben der Übertragung von Kompressionskräften sowie die Verarbeitung von Biege- und Rotationskräften stellt Bewegung die zentrale Funktion der Wirbelsäule dar. Der Bewegungsspielraum ist in jenen Segmenten am größten, wo die höchsten Bandscheiben existieren – in

Aufgaben	Inhalte
Stützgerüst	Tragen der Körperlast; Wirbelkörper nehmen deshalb nach unten hin an Größe zu
Schutz des Rückenmarks	Knöcherner Umschluss des Wirbelkanals zum Schutz des Zentralnervensystems
Federung	Abfederung von Stößen und Erschütterungen, die auf den Körper einwirken
Beweglichkeit	Anpassung an Volumenänderung durch Atmung,Nahrungsverarbeitung und Schwangerschaft; Gleichgewicht beim Stehen und Gehen; passive Beweglichkeit durch die Segmente
Blutbildung	Im roten Knochenmark

Tabelle 1-1: Zusammenfassende Darstellung der Hauptaufgaben der Wirbelsäule.

der Halswirbelsäule. Die kleinen Wirbelgelenke (Facettengelenke), die sich im Übergang vom Wirbelkörper zu den Querfortsätzen befinden, zeichnen für die Bewegungslimitierung der Wirbelsäule verantwortlich. Facettengelenke begünstigen die Beugung (Flexion) und begrenzen die Steckung (Extension). Je steiler die Facettengelenke gebaut sind, desto geringer treten Scherkräfte für die beteiligten Bandscheiben auf. Dementsprechend dürfen Rückenbeschwerden nicht allein auf Probleme der Bandscheibe (Discus) reduziert werden. Das nach JUNGHANNS definierte Bewegungssegment ist ein fein abgestimmtes Zusammenspiel der Bandscheibe, der Facettengelenke mit ihrem Bandapparat, den Bändern der Wirbelfortsätze und den Muskelsystemen, die an den jeweiligen Fortsätzen ihre Hebel finden.

1.2 Bauplan der Wirbelsäule

Wirbelkörper und ihre Verbindungen

Alle 24 Wirbel zeigen einen ähnlichen Aufbau. Segmentale Abweichungen vom groben Bauplan erfüllen die Voraussetzung für ganz bestimmte funktionelle Eigenschaften. Der Wirbelkörper (Corpus vertebrae) bildet bauchwärts betrachtet den zylindrischen Teil, der vor dem Rückenmark liegt. Von beiden Seiten des Wirbelkörpers geht jeweils ein Wirbelbogen (Arcus vertebrae) ab. Zusammen formen beide Wirbelbögen das Wirbelloch (Foramen intervertebrale), in dem das Rückenmark verläuft. Die stapelförmige Anordnung der Wirbelkörper bildet den Wirbelkanal, der sich als geschlossene Einheit von der Schädelbasis bis hinunter zum Kreuzbein (Os sacrum) präsen-

tiert. Im Wirbelkanal selbst befinden sich in Fettgewebe eingebettet das Rückenmark, die Spinalnervenwurzeln und ein Venengeflecht.
Von beiden Wirbelbögen zweigen sich seitwärts jeweils ein Querfortsatz und zur Körperrückseite hin ein gemeinsamer Dornfortsatz ab. Die Fortsätze dienen insbesondere den kleinen Muskelsystemen der Wirbelsäule als Verankerung oder Krafthebel. Diese, der Wirbelsäule eng anliegenden Muskeln, haben einen erheblichen Einfluss auf die Stabilisierung des Rückgrats, wie später noch deutlich wird.
Von den Wirbelbögen gehen zwei weitere kleine Fortsätze ab. Die kaum tastbaren Höcker (Processus articularis) stellen Gelenkflächen dar, die mit den jeweils höher oder niedriger postierten Wirbelkörpern die so genannten Zwischenwirbelgelenke (Facettengelenke) formen. Im Brustwirbelbereich existieren darüber hinaus seitlich des Wirbelkörpers zwei zusätzliche Gelenkflächen, die den Rippen als Ansatzsstellen dienen.

Die JUNGHANN`sche Verbindungsstruktur zweier Nachbarwirbel setzt sich demnach aus Facettengelenken, aus der bindegewebigen Fixierung der Wirbelkörper mit der dazwischen liegenden Bandscheibe sowie Muskelzügen und Bandverbindungen zusammen. Die Längs- und Querbänder halten die Wirbelsäule nicht nur zusammen, sondern limitieren sie auch in ihrer Bewegung.
Neben einem kräftigen System kleiner Muskelzüge ist zudem ein funktionierender Bandapparat für die Stabilisierung der Wirbelsäule verantwortlich. Aufgrund dessen sollten sowohl Trainer/Therapeuten als auch Patienten/ Kunden der Chiropraktik kritisch gegenüberstehen. Häufiges Einrenken führt zwar oftmals zur kurzfristigen Schmerzreduktion, gegebenenfalls sogar zur Lösung von Verspannungszuständen, endet aber in der Lockerung von Bewegungssegmenten. Dies kann nicht im Sinne einer langfristig wirksamen Therapie sein. Außer, der Behandler hat in Wahrheit nicht die Besserung seines Patienten/Kunden im Sinn

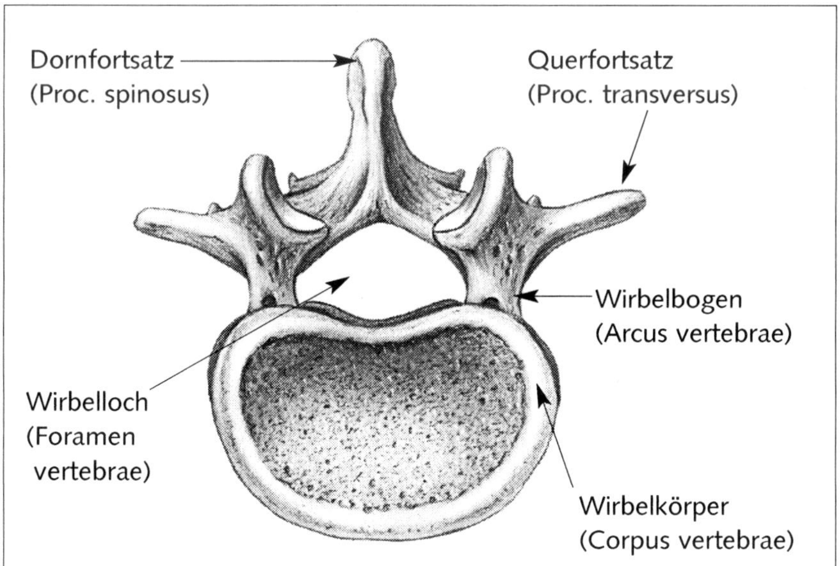

Abbildung 1-1: Aufbau eines typischen Wirbelkörpers (mit freundlicher Genehmigung der Firma rüdiger anatomie GmbH, Päwesiner Weg 19, 13581 Berlin, www.berlin-anatomie.de).

sondern die langfristige Bindung an seine Einrichtung. In diesem Fall erfüllt Chiropraktik alle Voraussetzungen für ein wirksames Kundenbindungskonzept – auf Kosten der Gesundheit und des Geldbeutels ahnungsloser Patienten/Kunden!

Kopfgelenke (C1–C2)

Funktionelle Abweichungen vom Grundbauplan eines Wirbels demonstrieren die beiden oberen Wirbel am auffälligsten. Der erste Halswirbel (Syn.: Atlas/C1) besteht lediglich aus den beiden Wirbelbögen. Gemeinsam formen sie eine Knochenspange, an deren Seiten sich die Querfortsätze befinden. Oberhalb der Knochenspange dienen zwei Gelenkflächen dem Aufsatz des Hinterhauptbeines (Os occipitale). Neben dem Wirbelloch, wo das Rückenmark hindurchtritt, existiert, von einem kräftigen Querband getrennt, eine weitere Öffnung, die dem knöchernen Zahn (Dens) des zweiten Halswirbels eine Drehverankerung bietet. Der zweite Halswirbel (Axis) wird oft als Dreher bezeichnet, obwohl korrekterweise sich der Schädel mit dem Atlas um den Zahn des zweiten Halswirbels dreht. Sein Dornfortsatz ist klein, aber im Allgemeinen einen Fingerbreit unterhalb des Schädels leicht tastbar. Sowohl das Bewegungssegment zwischen Hinterhauptbein und dem ersten Halswirbel (Syn.: Atlanto-Okzipitalgelenk/oberes Kopfgelenk) als auch jenes zwischen erstem und zweitem Halswirbel (Dens-Atlas-Gelenk/unteres Kopfgelenk) bilden ein echtes Gelenk. Nicht unwichtig zu wissen ist, dass zwischen diesen Abschnitten Bandscheiben fehlen. Das obere Kopfgelenk zeichnet für die Nickbewegung, das untere für die Nein-Bewegung verantwortlich. Die Zusammenarbeit beider Gelenke ergibt insgesamt eine außerordentlich hohe Beweglichkeit des Kopfes.

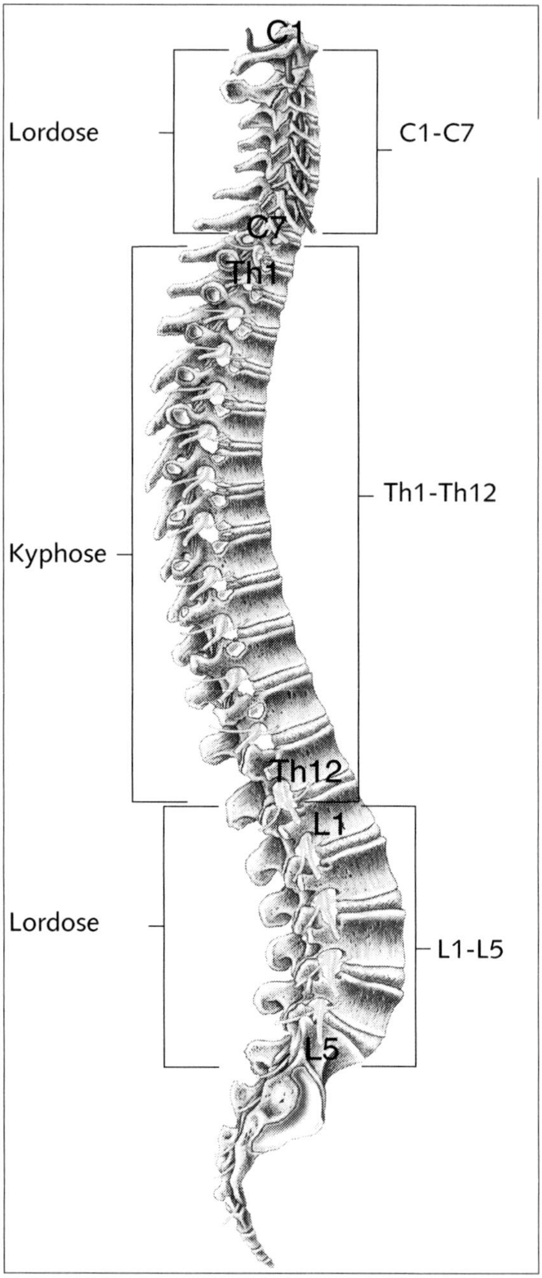

Abbildung 1-2: Aufbau der Wirbelsäule (mit freundlicher Genehmigung der Firma rüdiger anatomie GmbH, Päwesiner Weg 19, 13581 Berlin, www.berlin-anatomie.de).

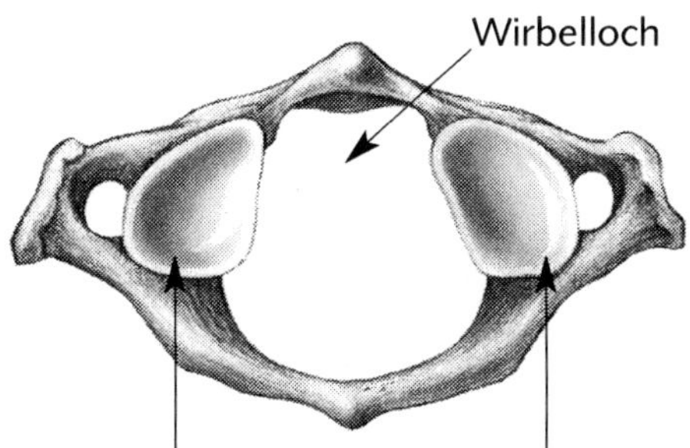

Abbildung 1-3: Erster Halswirbel (mit freundlicher Genehmigung der Firma rüdiger anatomie GmbH, Päwesiner Weg 19, 13581 Berlin, www.berlin-anatomie.de).

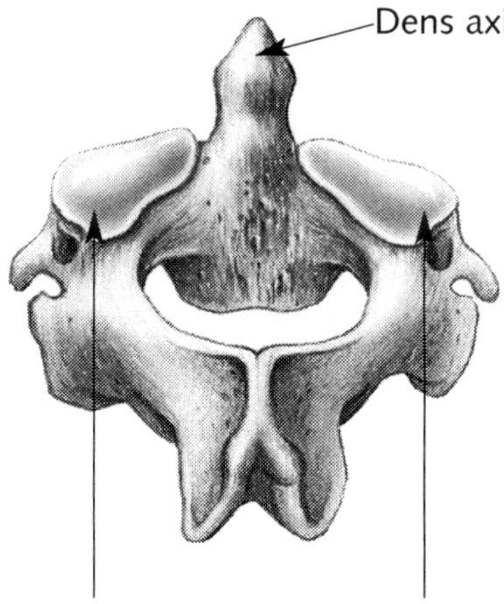

Abbildung 1-4: Zweiter Halswirbel (mit freundlicher Genehmigung der Firma rüdiger anatomie GmbH, Päwesiner Weg 19, 13581 Berlin, www.berlin-anatomie.de).

Halswirbelsäule (C3–C7)

Während der zweite Halswirbel groß und kräftig erscheint, sind die übrigen fünf Halswirbel dagegen eher klein. Klein, kurz und nach unten geneigt sind auch ihre Dornfortsätze – mit Ausnahme des siebten Halswirbels (Syn.: Prominens/C7), der als Übergang zur Brustwirbelsäule äußerlich auf der Haut als „prominenter Wirbel" hervorsticht.

Im Vergleich zu den übrigen Abschnitten der Wirbelsäule ist die Halswirbelsäule wenig passiv, d. h. über knöcherne Strukturen und/oder starke Bandvergurtungen gesichert. Dementsprechend muss die Hals,- Schulter- und Rückenmuskulatur als aktives Sicherungssystem pausenlos Haltearbeit verrichten, um das relativ große Eigengewicht des Kopfes im Lot zu halten. Hieraus ergibt sich zwangsläufig, dass viele Menschen über verspannte Nackenmuskeln klagen – insbesondere dann, wenn einseitige Haltungen im Alltag vorherrschen. Typisches Beispiel: Stundenlange Computerarbeit mit starrer Kopfhaltung. In dieser Lage geht das harmonische Zusammenspiel aller an Kopfbewegungen beteiligten Muskelgruppen verloren. Bestimmte Muskelbereiche werden durch die Einseitigkeit in den Zustand unphysiologischer Überspannung (Hypertonus) versetzt. Für diesen Fall sieht die Therapie passive, detonisierende Maßnahmen wie Massage, Fango etc. vor. Da die einseitigen Haltungen des Alltags wohl kaum beseitigt werden können – wer gibt wegen chronischer Verspannungen im Nacken gleich seinen Job auf? – müssen passive Maßnahmen automatisch in die Sackgasse führen. Wochen später kehrt der Patient mit den gleichen Symptomen in die Therapie zurück. Ein Teufelskreis, der durch passive Behandlungen nicht durchbrochen wird. Wesentlich effektiver wirkt Training. Training sorgt dafür, dass sich schwache und

VERSPANNUNGEN

Lösen Sie nicht die Verspannungen der Muskulatur, sondern erhöhen Sie den Tonus durch gezielte, überschwellige Trainingsreize, um muskuläre Dysbalancen aktiv auszugleichen!

überbeanspruchte Muskeln hinsichtlich Grundtonus und Kraftausdauer annähern. Hierdurch wird das Kräftegleichgewicht zwischen Agonisten und Antagonisten allmählich wieder hergestellt. Um diesen Status zu erreichen, kommt der Patient/Kunde nicht umhin, ein gezieltes Krafttraining der Nackenmuskulatur durchzuführen. Die Traingsreize müssen allerdings überschwellig sein, wie Kapitel 5 noch näher erläutern wird!

Brustwirbelsäule (Th1–Th12)

Die zwölf Brustwirbel kommen dem Grundbauplan eines Wirbelkörpers am nächsten. Als Besonderheit weisen Thorakalwirbel im Bereich des Übergangs von Wirbelkörper zu Wirbelbogen zwei Gelenkflächen auf, die als Gelenkpartner für Rippen fungieren. Rippen, Querfortsatz und Wirbelkörper sind nicht knöchern verwachsen, sondern über knorpelige Strukturen beweglich miteinander verbunden. Im vorderen Anteil des Brustkorbes sind die Rippen 8 bis 10 mit dem Brustbein (Sternum) verbunden. Die Dornfortsätze ragen steil nach unten, d. h. die Spitze des jeweiligen Dornfortsatzes lässt sich auf Höhe des nächsttieferen Wirbelkörpers ertasten. So liegt beispielsweise der Dornfortsatz des zwölften Brustwirbels auf Höhe des ersten Lendenwirbels. Diese dachziegelartige Konstruktion hemmt den Bewegungsspielraum bei Streckung (Extension). In Beugung (Flexion) und vor allem in Drehung (Rotation) weist die BWS hingegen eine vergleichsweise hohe Bewegungsamplitude auf.

Die eingeschränkte Extension lässt die Brustwirbelsäule mit zunehmender Inaktivität aufrichtender Muskulatur tendenziell in eine Flexionsstellung, also in einen verstärkten Rundrücken driften. Wenn sich hierdurch ein Hypertonus der BWS-flektierenden Muskulatur (z. B. M. pectoralis major, M. latissimus dorsi) entwickelt, werden die Antagonisten, die die Schulterblätter zentrieren sollen (Mm. rhomboidei, M. trapezius), dauerhaft abgeschwächt. Die Arme rotieren nach innen, die Schulter wandern nach vorn und das Kräfteverhältnis zwischen Agonisten (BWS-Flexoren) und Antagonisten (BWS-Extensoren) verschiebt sich weiter zugunsten der Flexoren. In der Literatur wird an dieser Stelle häufig von zu Verkürzung neigender Muskulatur gesprochen. So soll z. B. eine Verkürzung des M. pectoralis major die Entwicklung eines Rundrückens forcieren. Diese Behauptung ist in sofern mißverständlich, da sich der kleinste Baustein einer Muskelfaser, die so genannte Myofibrille, nicht verkürzen kann. Nur der Tonus, also die Grundspannung, die ein Muskel insgesamt besitzt, kann deutlich erhöht sein. In dieser Situation schieben sich Myofibrillen einer einzelnen Muskelfaser stärker zusammen, als dies im Normalzustand der Fall ist. Auch hierfür bietet die Therapie schwerpunktmäßig Lösungen an, die zur Entkrampfung beitragen. Würden Therapeuten mehr Wert auf die Kräftigung abgeschwächter, bzw. zu schwacher Muskulatur legen, wäre der Langzeiteffekt wesentlich größer. Darüber hinaus könnten erhebliche Ausgaben passiver Therapie im Heilmittelbereich eingespart werden. Das Problem: Wenn der Kunde/Patient seine Beschwerden über

Training selbst in den Griff bekommt, kehrt er so schnell nicht wieder zurück. Ohne anschließendes Aufbautraining sind Dehnungs- und Massagebehandlungen jedoch ein Muster ohne Wert!

Lendenwirbelsäule (L1–L5)

Die Lendenwirbelsäule (LWS) schließt an die Brustwirbelsäule an und endet am Kreuzbein. Fünf Lendenwirbel – ihre Anzahl kann individuell variieren, wenn der fünfte Lendenwirbel mit dem Kreuzbein verschmolzen ist – tragen die Hauptlast des aufrechten Körpers. Diese Tatsache erklärt, weshalb 50 bis 75 Prozent aller Rückenbeschwerden vom Lumbalbereich ausgehen bzw. sich im unteren Rücken äußern.

Die Wirbelkörper der LWS weichen vom Grundbauplan vor allem in ihrer Größe ab. Auch die Bandscheiben sind im Lumbalbereich am höchsten. Zudem lassen die Wirbelkörper von außen betrachtet eine Keilform erkennen. Insbesondere der fünfte Lendenwirbel demonstriert, dass die Lendenwirbel bauchwärts höher sind als zum Rücken hin (siehe CT-Aufnahme). Die vermeintlichen Querfortsätze der Lendenwirbelsäule stellen eigentlich Rippenfortsätze ohne Funktion dar. Querfortsätze haben sich im Lendenbereich entwicklungsgeschichtlich zurückgebildet. Demgegenüber ragen die kräftigen Dornfortsätze fast horizontal nach hinten heraus. So befindet sich beispielsweise der Dornfortsatz des vierten Lendenwirbels auf Höhe der unteren Begrenzung des eigenen Wirbelkörpers. Durch die horizontale Ausrichtung lässt die Lendenwirbelsäule eine hohe Bewegungsamplitude in Streckung bzw. Überstreckung des Rumpfes zu. Entsprechend umfangreiches Beweglichkeitstraining in der juvenilen Entwicklung erlaubt später extremste Überstreckungen, wie professionelle Turnerinnen- und Gymnastinnen eindrucksvoll demonstrieren. Bewegungslimitierend für die Rückneigung wirken die Wirbelbogengelenke (Facettengelenke). Der größte Bewegungsspielraum für Vor- und Rückneigen liegt im Segment L4/L5. Bei Extension schieben sich die Facettengelenke ineinander (Konvergenz), wodurch die Bewegung gezwungenermaßen ein knöchernes Ende findet. Bei Flexion gleiten die Facettengelenke entsprechend wieder auseinander (Divergenz). Die Beugebewegung des Rumpfes wird zum einen durch exzentrische Muskelspannung des Rückenstreckapparates und zum anderen durch starke, wirbelsäulennahe Bandsysteme begrenzt. Auch bei

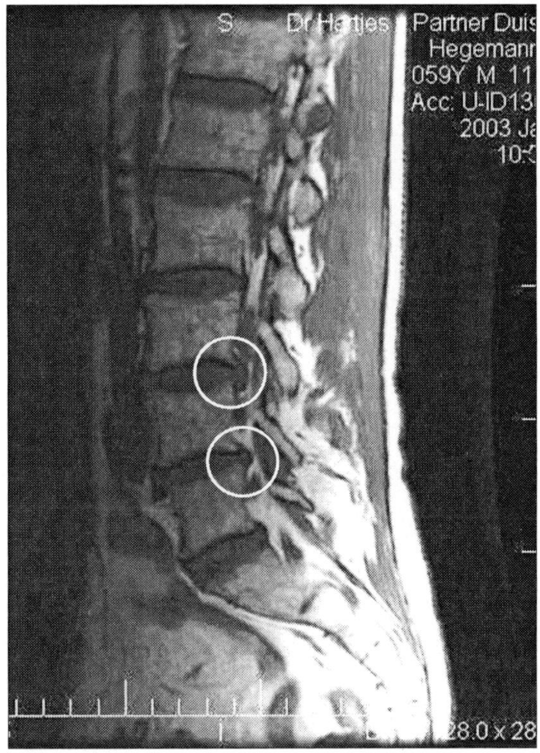

Computertomographische Aufnahme der Lendenregion mit deutlich sichtbarem Bandscheibenvorfall in den Segmenten L3/L4 und L4/L5.

Seitneigebewegungen kommt es zum Gelenkschluss des Wirbelbogengelenkes auf der gleichen Seite, während auf der gegenüberliegenden Seite die Gelenkpartner divergieren. Zudem produziert Seitneigung eine leichte Verdrehung (Torsion) innerhalb der Bewegungssegmente. Im aufrechten Zustand kann die LWS bei einer Drehbewegung des Oberkörpers maximal 5 bis 15 Grad rotieren.
Sowohl Verdrehungen zwischen zwei Wirbelkörpern (Torsion) als auch Drehbewegungen (Rotation) der Wirbelsäule insgesamt sind nach Bandscheibenvorwölbungen und -vorfällen (Protusion/Prolaps) bis zum Abschluss der Proliferationsphase (nach ca. 21 Tagen) innerhalb der Wundheilung kontraproduktiv. Aufgrund dessen sieht das Medizinische Freihanteltrainings-System (MFT-System) in der ersten Phase der aktiven Therapie ausschließlich Übungen vor, die der Wirbelsäule axiale Kompressionsbelastungen vermitteln. Hierdurch erhält das beeinträchtigte Gewebe funktionelle Druckreize, die zur Anregung des Stoffwechsels (Diffusionsvorgänge) nötig sind. Zugbelastungen, die durch Flexion und/oder

TORSION

Vermeiden Sie in der ersten Phase der aktiven Therapie nach Bandscheibenschädigungen bis zum Abschluß der Proliferationsphase (nach ca. drei Wochen) unbedingt jegliche Dreh- und Seitneigungsbewegungen, um Torsion und Rotation unter Belastung auszuschließen!

Rotation entstehen, müssen hingegen vermmieden werden, denn sie würden wie bei einem Muskelfaserriß den Verkittungsprozess des Narbengewebes innerhalb des Anulus der Bandscheibe stören. Jede Rotationssspannung führt nämlich zu einer seitlichen Scherwirkung auf die Bandscheiben! Im Übrigen ist axiale Kompression auch im präventiven Training sinnvoll, um den Körper auf Zugreize vorzubereiten, die sich im Alltag nicht vermeiden lassen.

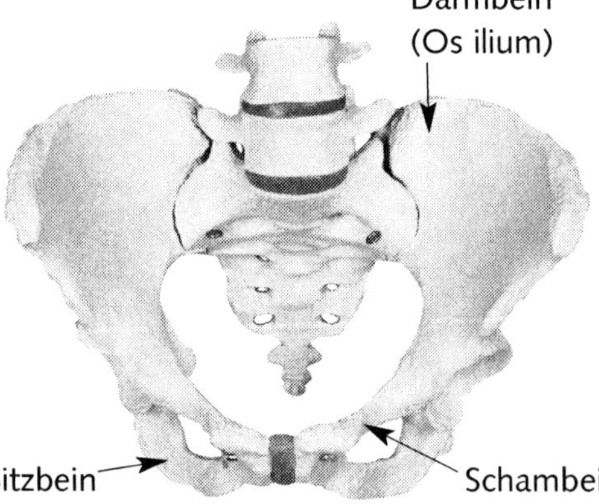

Abbildung 1-5: Die drei Knochen des Beckenrings.

Kreuzbein (S1-S5)

Das an die Lendenwirbelsäule angrenzende Kreuzbein (Os sacrum) weicht erheblich vom Grundbauplan eines Wirbelkörpers ab. Das Sacrum setzt sich in der Regel aus fünf, manchmal auch aus sechs unvollständigen Wirbelanlagen sowie den dazugehörigen Bandscheiben und Rippenrudimenten zusammen. Alle Bestandteile verschmelzen in der Pubertät zu einer dreieckigen Knochenplatte, die im Ganzen betrachtet einem Spaten ähnlich sieht. Die Dornfortsätze treten wie ein Kamm nach hinten hervor. Beim Ertasten kann nur noch der erste Dornfortsatz von den anderen abgegrenzt werden. Querfortsätze und Rippenrudimente sind an beiden Seiten jeweils zu einem massigen Gelenkpartner für beide Darmbeine (Os ilium) verwachsen. Gemeinsam bilden sie das Iliosakralgelenk. Zwischen dem dritten und vierten Sakralwirbel eröffnet sich der Wirbelkanal (Canalis sacralis). Von hier aus setzt er sich in zwei Seitenkanälen fort. Das Kreuzbein stellt nicht nur das Verbindungsglied zwischen Wirbelsäule und Becken dar, sondern dient überdies als Ansatzpunkt für die Beckenbodenmuskulatur.

Steißbein (S1–S5)

Als Ausläufer der Wirbelsäule besitzen die meisten Wirbeltieren einen Schwanz, der als Fortbewegungsorgan (im Wasser lebende Wirbeltiere), als Stabilisator für Ausgleichsbewegungen (Landtiere) oder als Sitzstütze (Kängurus) fungiert. Beim Menschen hat sich das Steißbein (Os coccygis) im Laufe der Evolution zurückgebildet. Es besteht aus den Überresten von drei bis fünf Wirbeln und hat nur noch als Ansatzstelle für bestimmte Bänder eine eingeschränkte Funktion. Für den Bewegungsspielraum der Wirbelsäule ist das Steißbein unerheblich und sei deshalb hier auch nur der Vollständigkeit halber erwähnt. Der erste Steißbeinwirbel lässt im Vergleich zum Grundbauplan ansatzweise einen tatsächlichen Wirbel erkennen. Schemenhaft existieren noch obere Gelenk- sowie Querfortsätze. Zwischen dem ersten Steißbeinwirbel und dem Kreuzbein besteht durch eine dünne Knorpelscheibe so etwas wie eine gelenkige Verbindung. Wie bereits erwähnt, scheidet das Steißbein für eine funktionelle Betrachtung der Wirbelsäule insgesamt aus, da es keine Verbindung zum aktiven Bewegungsapparat herstellt und daher durch Training nicht positiv beeinflussbar ist. Bei einem der selten vorkommenden Brüche kann das Steißbein allerdings Lebensqualität und Berufsfähigkeit erheblich einschränken. Normales Sitzen wird quasi unmöglich.

1.3. Aufbau einer Bandscheibe

Schutzpanzer bei Druckübertragungen

In diversen Gelenken des menschlichen Körpers (Gelenk zwischen Ulna und Handwurzel/Kiefergelenk/Sternoklavikulargelenk/Akromioklavikulargelenk) sind so genannte Disci als Polster eingefügt, um die jeweiligen Gelenkpartner voneinander entfernt zu halten. Der bekannteste Discus ist jene faserknorpelige Scheibe, die sich innerhalb eines Bewegungssegmentes, also zwischen zwei Wirbelkörper, befindet und im allgemeinen Sprachgebrauch als Bandscheibe (Discus intervertebralis) bezeichnet wird. Diese insgesamt 23 Zwischenwirbelscheiben der menschlichen Wirbelsäule, die die Wirbelkörper vom zweiten Halswirbel (C2) bis zum ersten Sakralwirbel (S1) miteinander verbinden, nehmen analog zum steigenden Umfang der Wirbelkörper nach unten hin (caudal) an Größe zu. Zum Vergleich misst eine Bandscheibe der Brustwirbelsäule eine Höhe von ca. fünf Millimeter, gegenüber etwa zwölf Millimeter im Lumbalbereich - im unbelasteten Zustand.
Jeder Discus hat drei charakteristische und in seiner Funktion völlig unterschiedliche Anteile. Den Übergang vom Wirbelkörper zur Bandscheibe bildet sowohl ober- als auch unterhalb eine knorpelige Platte. An diesem Fundament, das auch als Schließplatte bezeichnet wird, setzt der Discus wie ein Band am Knochen an. Die knorpelige Wirbelendplatte erfüllt zwei wesentliche Aufgaben: Erstens wirkt sie als Überträger axialer Kräfte, die vom weichen Material der Bandscheibe auf den Knochen, sprich den Wirbelkörper, übertragen werden. Somit könnte die Endplatte auch als Schutzpanzer bei Druckübertragungen auf den Knochen betrachtet werden. Zweitens hat sie die lebenswichtige Funktion, Flüssigkeiten per

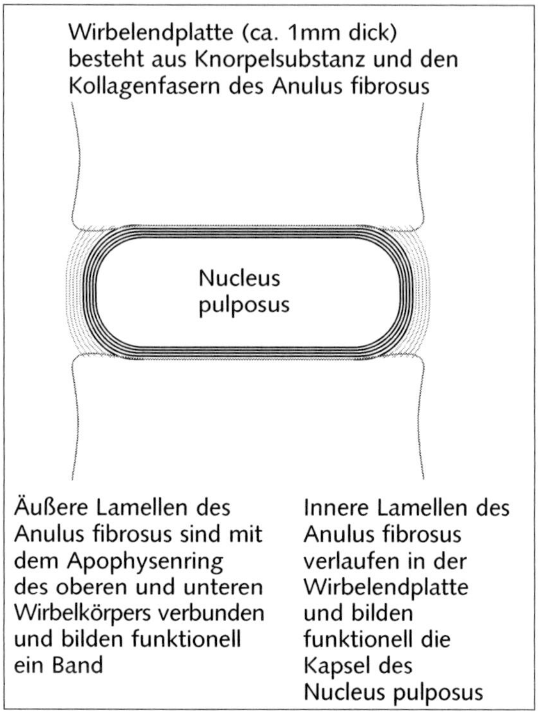

Abbildung 1-6: Aufbau einer Bandscheibe.

Diffusion in die Bandscheibe zu transportieren, denn bereits im vierten Lebensjahr bilden sich bandscheibenversorgende Blutgefäße zurück. KRÄMER (1977) vergleicht diesen Diffusionsvorgang mit einem osmotischen System (siehe Abb. 1-7). Innerhalb normaler physiologischer Druckverhältnisse (z. B. im Liegen oder im entspannten Stehen) existiert – vereinfacht ausgedrückt – ein ausgeglichener osmotischer Druck zwischen den Molekülen, die sich innerhalb und außerhalb der Bandscheibe befinden. In diesem Fall vollziehen sich keine Flüssigkeitsbewegungen durch die semipermeable Wand der knorpeligen Platte. Bei starkem hydrostatischem Druck (z. B. während einer Langhantel-Kniebeuge) wird die Bandscheibe leicht zusammengedrückt. Dadurch pressen Stoffwechselschlacken aus dem Inneren der Bandscheibe durch die semipermeable knorpelige Platte heraus. Anschließend, in der Phase der Entlastung, saugt die Bandscheibe neue Substanzen für Stoffwechselvorgänge der Bandscheibe an. Dieser Mechanismus ähnelt der Saug-/Druckpumpen-Funktion des Herzens. Allerdings mit dem Unterschied, dass das Herz über das autonome Nervensystem unwillkürlich innerviert wird, während die discusverformende Reizsetzung manuell, d. h. über ausreichende Be- und Entlastung erfolgen muss. Hieraus resultiert ein steter Wechsel von hohem und niedrigem hydrostatischen Druck. Intermittierender Wechsel der Druckverhältnisse stellt die alles entscheidende Voraussetzung für die Gesunderhaltung bzw. Leistungsfähigkeit einer Bandscheibe dar! Statische Belastungen mit gleich bleibendem hydrostatischem Druck beeinträchtigen hingegen das osmotische System. Flüssigkeitsverschiebungen, die für einen regen Stoffwechsel sorgen, fehlen in dieser Situation. Zwangsläufig muss es früher oder später zu irreversiblen Schäden des Bandscheibengewebes kommen. Die erschreckend hohe Quote bandscheibengeschädigter Menschen hängt in erster Linie mit der Technisierung des Alltags zusammen, die die notwendigen Belastungsreize immer weiter ins Abseits drängt. Nicht zuletzt deshalb sollte Rückentraining präventiv erfolgen, um das fehlende Bewegungsangebot des „modernen" Alltags zu kompensieren. Zunehmende Lebenserwartung spielt nur eine sekundäre Rolle, da in hohem Alter aufgrund der verminderten Flexibilität von Kollagenfasern kaum noch Bandscheibenvorfälle auftreten.

Der äußere Anteil einer Bandscheibe, der als Anulus fibrosus bezeichnet wird, setzt sich hauptsächlich aus kollagenen Fasern zusammen. Im Gegensatz zu den Disci in Handgelenk, Kiefer und Schultergürtel ist der Discus intervertebralis fest mit dem unteren und oberen Wirbel verbunden. Diese Verschmelzung geschieht durch kollagene Fasern des Anulus, die um die Längsachse der Wirbelsäule verlaufen. Teilweise umkreisen Kollagenfasern dabei den Gallertkern ringförmig, während andere Fasern vertikal wie eine Spirale aufsteigen. Die Fasern überschneiden sich, was zu einem kreuzgitter- oder netzartigen Aufbau führt. Diese unterschiedliche Verlaufsrichtung vollzieht sich lamellenförmig in 10 bis 12 Schichten. Innerhalb der äußeren Schicht des Anulus verlaufen die Fasern horizontal parallel zueinander. Weiter innerhalb liegende Schichten weisen eine sich kreuzende Orientierung mit einem Winkel von 120 Grad zueinander auf. Auf der Basis unterschiedlicher Faserverläufe innerhalb der Schalenkostruktion kann der Anulus auf alle Bewegungen der Wirbelsäule wie Rotation, Extension, Flexion und Kombinationsbewegungen ohne Schaden reagieren und sie bis zu einem bestimmten Grad begrenzen. Je nach Lokalisation der Bandscheibe ist der Anulus durch die Verlaufsrichtung seiner Kollagenfasern mehr auf Rotation (BWS) oder auf Flexion/Extension (LWS) funktionell eingestellt.

Die starken am Rand des Anulus gelegenen kollagenen Fasern inserieren mit Hilfe von so genannten Sharpey-Fasern jeweils direkt an den Rändern der Wirbelkörper, während die weiter innen liegenden Fasern an ihren Deckplatten anheften. Die Anulus-Kollagenfasern bestehen aus festem Typ-I-Kollagen mit zehnprozentiger Einlagerung von Elastin. Elastin, ein dehnbarer Bindegewebsfasertyp, sorgt dafür, dass Gewebe nach Belastung wieder in seine ursprüngliche Form zurückfedert. Elastin kann bis zu 150 Prozent seiner Länge gedehnt werden, bevor es reißt. Im Vergleich dazu sind dies bei Kollagen nur wenige Prozent. Elastin verleiht dem Anulus der Bandscheibe die

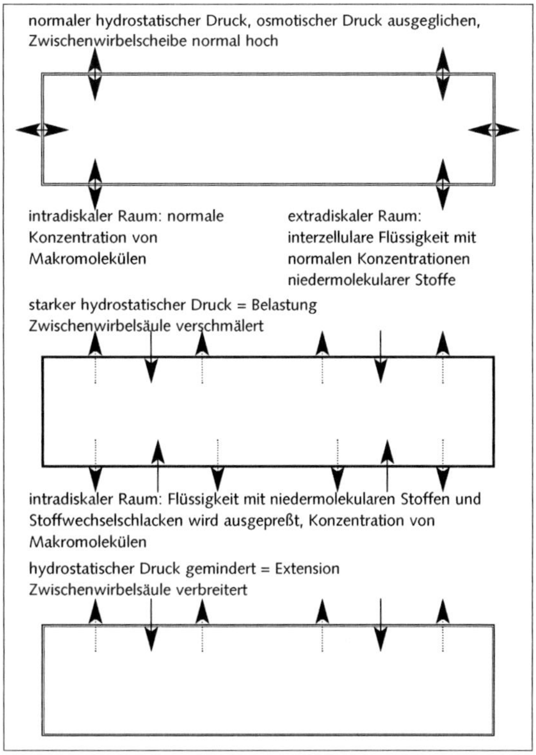

Abbildung 1-7: Das osmotische System von KRÄMER.

Eigenschaft, nach einer Verformung infolge von Belastung seine ursprüngliche Form wiederherzustellen. Insofern ist der Anulus prädestiniert, auf die Wirbelsäule einwirkende Zugkräfte aufzufangen, wie sie z. B. beim vorgebeugtem Rudern mit einer Langhantel (lineare Zugkräfte) oder während der Drehung eines Tennisspielers beim Vorhandschlag (rotatorische Zugkräfte) auftreten. Die beschriebene Schalenkonstruktion des Anulus, die eine komplex aufgebaute Bandstruktur verkörpert, ist erst nach Ablauf der Pubertät mit den Wirbelknochen fest verwachsen. Von daher versteht sich im Prinzip von selbst, dass endgradige Bewegungen der Wirbelsäule unter hohem Zusatzgewicht bei vorpubertären Sportlern vermieden werden müssen. Nach der Pubertät sorgt die beschriebene Konstruktion für eine erhebliche passive Stabilität, die eine größere Verdrehung (Torsion) der Wirbel verhindert. Daher gleitet eine Bandscheibe bei einer Vorwölbung (Protrusion) oder einem Vorfall (Prolaps) niemals komplett zwischen den Wirbelkörpern heraus. Nicht unerwähnt bleiben darf, dass der Anulus sowohl innerviert als auch vaskularisiert (äußere Anteile!) ist. Das bedeutet: Beschädigungen des Anulus können vom Körper als Schmerz wahrgenommen werden.

Wasserbindung durch Proteoglykane

Zentraler Bestandteil einer Bandscheibe ist der gallert- oder gelartige Kern (Nucleus pulposus). Nucleusmaterial besteht zum größten Teil aus Wasser. Der Wasseranteil nimmt mit zunehmendem Alter geringfügig ab (88 Prozent bei Geburt => 69 Prozent im 77. Lebensjahr). Der Kollagengehalt im Nucleus ist dementsprechend niedrig und zudem von geringerer Festigkeit (Typ-II-Kollagen) als im Anulus. Das Wasser des Discus beherbergt viele so genannte Proteoglykane in aufgelöster Form. Proteoglykane sind Eiweißmoleküle mit angekoppelten Zuckerketten. Durch diese Molekularstruktur können Proteglykane große Mengen Wasser binden, was zu der typischen gelartigen Konsistenz des Bandscheibenkerns führt. Über Diffusion von Wasser aus der Gewebsflüssigkeit (extrazellulärer Raum) wird das Gel immer wieder neu gesättigt. Dadurch kommt das Fasernetzwerk des Anulus auf Spannung. Bereits ohne Belastung verzeichnet die Bandscheibe eine Ruhespannung von 7 bis 10 N/cm^2. Aufgrund dieser Konstellation wird in der Literatur oft von der Wasserkissenfunktion des Discus gesprochen.

Der Bandscheibenkern ist demnach durch äußere Kräfte verformbar. Wegen der fehlen-

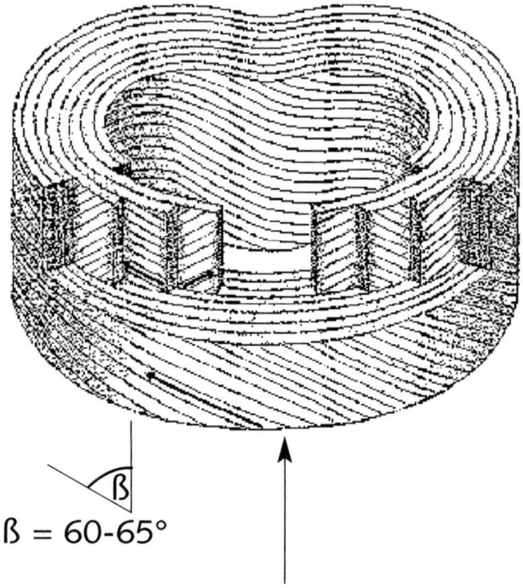

Verlauf kollagener Fasern der Lamellen des Anulus fibrosus

Rotationsbewegungen der Wirbelsäule führen zu Dehnspannung kollagener Fasern im Anulus fibrosus

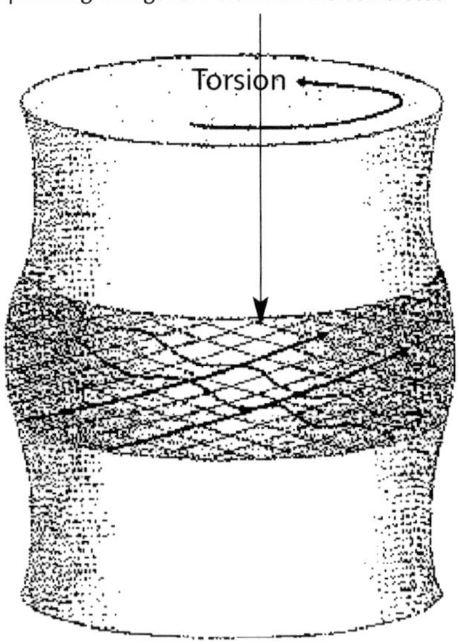

Abbildung 1-8: Struktur des Discus.

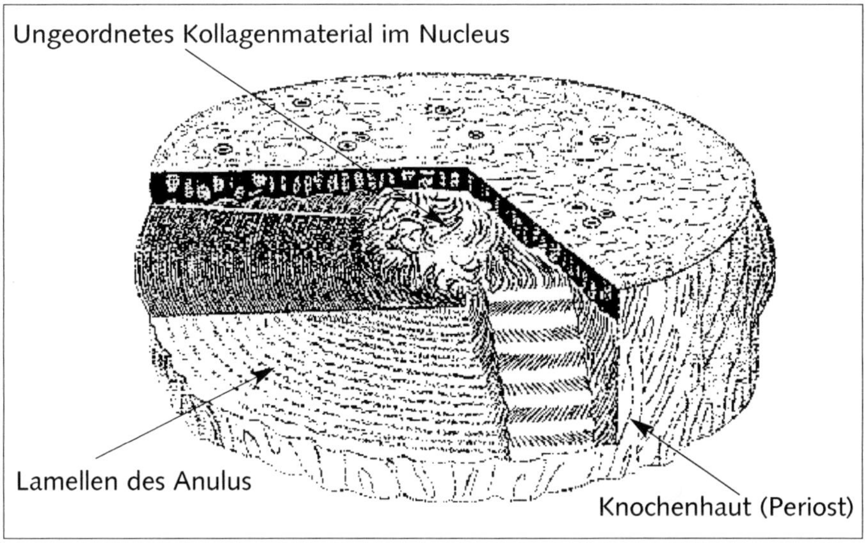

Abbildung 1-9: Querschnitt einer Bandscheibe.

den Faserkomponente stellt der Nucleus ein ausschließlich auf Kompressionskräfte adaptiertes Gewebe dar. Die geringfügige Elastizität des umhüllenden Anulus sorgt dafür, dass sich die Masse des Nucleus bei einwirkenden Kompresssionskräften zur Seite ausdehnen kann. Zudem übernimmt der Anulus die Verarbeitung von Zugkräften. Im unverletzten Zustand weicht jede Verformung wieder in den Ursprungszustand zurück.

Aus mechanischer Sicht erfüllt die Bandscheibe die Funktion eines Stoßdämpfers. Auftretende Kräfte werden gleichmäßig auf die Gesamtfläche des Discus verteilt und an die Wirbelkörper fortgeleitet. Allerdings ist die Verformung der Bandscheibe auch bei hohem Druck nur sehr gering. Bei einer Zusatzlast von 100 Kilogramm nimmt der Discus lediglich um 1,4 Millimeter an Umfang zu. Deshalb kann bei einer Kniebeuge mit einer Zusatzlast in Höhe des eigenen Körpergewichts von Überbelastung nicht die Rede sein. Im Gegenteil: Die Bandscheibe benötigt hohe Kompressionslasten, um funktionelle Verformungsreize zu erhalten, die Stoffwechselvorgänge forcieren. Beim Joggen beispielsweise absorbiert der aktive Bewegungsapparat den größten Teil aller Kompressions- und Dehnkräfte (Scherkräfte). Während des Fußaufsatzes übernimmt die Muskulatur der unteren Extremität, der Hüfte und des Rückens etwa 85 Prozent der beim Aufprallschock entstehenden Energie. Lediglich 15 Prozent fangen passive Strukturen der Wirbelsäule auf. Nur ein Bruchteil hiervon fällt tatsächlich auf das Konto der Bandscheiben. Den größten Anteil der entstehenden Energie verarbeiten die wirbelsäulennahen Bandsysteme und die Kapseln der Facettengelenke. Von daher produziert Walking oder Jogging kaum nennenswerte Belastungen für die Bandscheiben.

Dass hohe, axial auf die Wirbelsäule einwirkende Kompressionslasten nicht zu Überlastungen führen, veranschaulicht die Sportart Gewichtheben. Top-Athleten, die 250 Kilogramm oder mehr reißen, stoßen oder halten, beklagen nicht mehr Wirbelsäulenverletzungen als jeder andere Leistungssportler auch. Aufgrund der hohen Spannungen entstehen jedoch wesentlich häufiger Muskelverletzungen. Zudem belegen diverse Untersuchungen, dass Gewichtheber mit Abstand die höchste Knochendichte aufweisen. Demzufolge muss man das Bewegen hoher Zusatzlasten als wirkungsvolle Osteoporoseprävention betrachten.

Hohe Belastungen stellen nicht das eigentliche Problem von Rückenbeschwerden dar. Das Wort „Belastung" wird ohnehin in der Öffentlichkeit diskriminierend benutzt. Alles, was belastet, wirkt sich offensichtlich ungünstig auf den Körper aus. Selbst Experten gehen mit diesem Begriff häufig undifferenziert um. Nicht die Höhe der Belastung ist das entscheidende Kriterium, sondern die individuelle Belastbarkeit. Korrekt ausgeführtes Krafttraining mit freien Gewichten liefert funktionelle, überschwellige und koordinative Reize, die kontraktile und bindegewebige Strukturen stärken und somit resistenter gegenüber schädlichen Einflüssen machen. Hierdurch steigt die Belastbarkeit, wodurch sich die Belastungshöhe mehr und mehr relativiert.

In Wirklichkeit treten Rückenbeschwerden häufig bei viel geringeren Druckbelastungen auf, wie z. B. im Sitzen, wenn eine verhältnismäßig geringe Kompression über einen langen Zeitraum einwirkt. Dabei wird Wasser aus dem Discus in die Umgebung gepresst. Frisches Material fließt aufgrund der anhaltenden Kompression nicht mehr zurück, so dass der Abstand zwischen den Wirbeln geringer und die Steuerung in den Facettengelenken gestört wird. Zudem nimmt der Tonus der wirbelsäulenstabilisierenden Muskulatur ab. Dieses Zusammenspiel steuert bei täglich wiederkehrenden einseitigen Haltungen geradewegs auf chronische Rückenbeschwerden zu, ohne dass ein konkreter Schaden vorliegen muss. Aufgrund der fehlenden funktionellen Reize schwindet jedoch die Belastbarkeit des Anulus, was mittelfristig eine Vorwölbung oder einen Vorfall hervorrufen kann.

Wenn das schockabsorbierende System der Wirbelsäule in einem seiner Segmente gestört ist, z. B durch einen verkapselten Bandscheibenvorfall, der nicht durch Makrophagen innerhalb des Wundheilungssprozesses vollständig abgebaut wurde, werden einwirkende Kräfte nicht mehr gleichmäßig abgeleitet. Hierdurch können nahe gelegene Bewegungssegmente überbeansprucht werden – ein Zustand innerhalb der Bewegungskette Wirbelsäule, der weitere Discusschädigungen vorprogrammiert. Die Gründe hierfür werden in den folgenden Kapiteln noch genauer spezifiziert.

1.4 Facettengelenke

Neue Nährstoffe durch Bewegung

In Übereinstimmung mit 23 Zwischenwirbelscheiben weist die menschliche Wirbelsäule ebenso viele paarige Wirbelgelenke (Articulationes intervertebrales) auf. Diese, je nach Wirbelsäulenabschnitt unterschiedlich gestellten Facettengelenke, sind von eng anliegenden Kapseln umgeben, die wiederum durch schmale Bänder verstärkt werden. Durch die Stellung der Gelenkfortsätze und der Gelenkflächen innerhalb eines Bewegungssegmentes erklärt sich die unterschiedliche Beweglichkeit der drei Wirbelsäulenabschnitte Hals-, Brust- und Lendenwirbelsäule.

Während die Gelenkflächen der HWS schräg verlaufen, stehen die der Brustwirbelsäule fast frontal, die der LWS nahezu sagittal zueinander. Bei isolierter Betrachtung eines einzelnen Bewegungssegmentes fällt auf, dass die Wirbelgelenke die Beweglichkeit in erheblichem Ausmaß einschränken. Dennoch zeigt die Wirbelsäule insgesamt eine hohe Beweglichkeit, die sich aus der Summe der Teilbewegungen von 23 Wirbelgelenkpaaren ergibt.

SYMPTOMORIENTIERT

Den aufmerksamen, hinterfragenden Trainer muss es doch sehr wundern, dass eine Vielzahl (Mehrzahl?) Bandscheibengeschädigter Rezidive entwickeln. Krankenkassen erstatten sämtliche Kosten passiver Therapie, die in der Regel nur kurzfristiger Schmerzvermeidung dient. Für aktive Maßnahmen, wie z. B. präventives Rückentraining fehlt in der Regel das Geld. Symptomorientierte Lösungen erhalten stets den Vorzug. Kämen passive therapeutische Vorgehensweisen zum Beispiel nach einem Bandscheibenvorfall endlich einmal wissenschaftlich auf den Prüfstand, so wäre ein desaströses Ergebnis wohl vorprogrammiert. Einigen Medizinern und Therapeuten muss man hierzulande unterstellen, dass sie offensichtlich nicht an einer vollständigen Wiederherstellung ihrer Patienten interessiert sind. Ein Patient, der unter chronischen Symptomen leidet, ist letztendlich der bessere Kunde! Als kritischer Beobachter des Gesundheitswesens wird man den Eindruck einfach nicht los, dass kurzfristig wirksame Schmerztherapien (Spritzen, Medikamente, passive Krankengymnastik) nur ein einziges Ziel verfolgen: Den akuten Patienten zu einem chronischen zu machen! Die Leidensgeschichte vieler Rezidivpatienten spricht zumindest für diese Empfindung – Spritzen, Medikamente, Krankengymnastik etc. Das langfristige Ergebnis dieser Vorgehensweise ist gleich Null, wenn man auf Training zur Steigerung der Belastbarkeit verzichtet!

Eine Sonderstellung nehmen die Wirbelgelenke des oberen und unteren Kopfgelenkes ein, die für die Thematik dieses Buches jedoch nicht von größerer Bedeutung sind.
Eigentlich sollte man dort, wo die meisten Rückenbeschwerden auftreten, nämlich in der Lendenwirbelsäule, nicht von Wirbelgelenken sprechen. Im Gegensatz zu den Facetten der HWS und der BWS, die echte synoviale (mit Gelenkschmiere) Gelenke darstellen, fehlt den Wirbelgelenken der LWS die gelenkflüssigkeitproduzierende Innenhaut (Synovia). Der Gelenkspalt eines Lumbalgelenkes ist nicht mit Gelenkflüssigkeit, sondern mit Fett gefüllt. Dadurch, dass die Kapsel in der LWS relativ weit vom Gelenk entfernt liegt und zudem an den Seiten offen ist, wird bei einer Kompression durch Streckung oder Beugung Fett aus dem Gelenkspalt herausgepresst und in entlasteter Position wieder angesogen. Durch diesen Druck-/Saug-Mechanismus erhält der Facettengelenkknorpel der LWS neue Nährstoffe (siehe Abb. 1-10). Diese Tatsache unterstreicht die Forderung der Präventivmedizin, die Wirbelsäule ständig in Bewegung zu halten. Jede einseitige Position, sei es im Stehen oder Sitzen, stellt unter dem Strich nicht nur Gift für den Stoffwechsel der Bandscheibe dar, sondern wirkt sich ebenso ungünstig für die Facettengelenke aus. Die Wirbelsäule ist nun einmal nicht für statische Belastungen über einen längeren Zeitraum ausgelegt.

„Bone brooses" – Embolie im Knochen

Bei einer Arthrose der kleinen Wirbelgelenke (Spondylarthrose) raten Mediziner häufig von hohen Belastungen und extremer Extension ab. Hat sich der Knorpel zwischen den Gelenkflächen – aus welchen Gründen auch immer – abgebaut, kommt es zu so genannten „bone brooses". Dieser chronische Zustand drückt

GOOD MORNINGS

Raten Sie Ihren Kunden/Patienten aus den beschriebenen Gründen, dass sie ihre Wirbelsäule ständig in Bewegung halten. Häufig Aufstehen mit Vorbeugen und Anheben des Rumpfes versorgt Bandscheiben und Facettengelenke. Zur Erhöhung eines über den Tag abnehmenden Tonus der wirbelsäulenstabilisierenden Muskulatur eignen sich im Besonderen Good-mornings mit Zusatzgewicht. Good-mornings sollte jeder Bürotätige mehrmals täglich über den Tag verteilt selbstständig durchführen!

nichts anderes aus, als dass subchondrales Knochengewebe unterhalb des Knorpels abstirbt. Knochenversorgende Arterien, die bogenförmig in die Knochenhaut (Periost) der Wirbelgelenke hereinreichen (engl.: end-wired loop) und als Venen wieder abfließen, erleiden eine Art Embolie. Dieser Kurzschluss führt notgedrungen zu Gewebeuntergang, wodurch sich ein chronischer Schmerzyklus (circulus virtiosus) entwickelt. Die Nozizeptoren geben den Auftrag zur Schmerzwahrnehmung, die dem Körper signalisiert, Belastung zu vermeiden. Automatisch bildet der Organismus das katabole Hormon CGRP, das knochenaufbauende Zellen (Osteoblasten) hemmt und knochenabbauende Zellen (Osteoklasten) stimuliert. Entlastung wäre auch bei einer Spondylarthrose der vollkommen falsche Weg, weil hierdurch der Teufelskreis nicht durchbrochen wird. Die Lösung heißt auch in diesem Fall Belastung! Und zwar Belastung durch Bewegung bis an die Schmerzgrenze heran – nicht darüber hinweg! Durch eine Kniebeuge mit hohem Zusatzgewicht beispielsweise wird die latente Entzündung, die für den permanenten Schmerz verantwortlich zeichnet, im subchondralen Knochen vergrößert, was die Produktion des katabolen Hormons CGRP automatisch erhöht. Kompensatorisch versucht nun der Körper eine latente in eine akute Entzündung umzuwandeln, die die Basis für eine komplette Ausheilung des Knochens herstellt. Da die Knochenheilung erst nach vier bis sechs Wochen abgeschlossen ist und die Wundheilung nicht sofort, sondern erst nach etwa zehn Tagen einsetzt, sollte so lange ein kompressionsförderndes Training erfolgen, bis

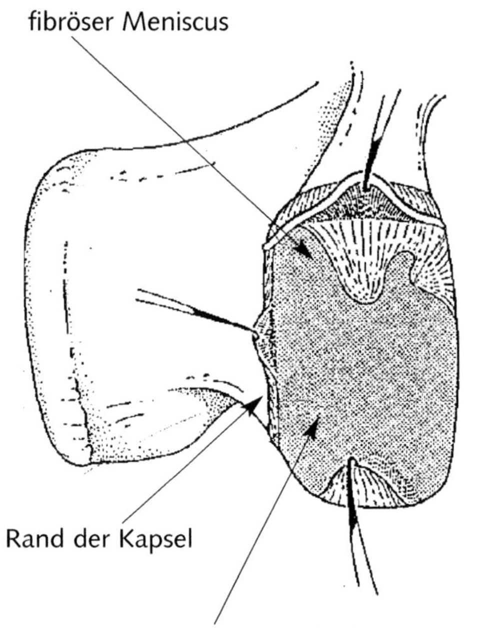

Abbildung 1-10: Aufbau einer lumbalen Gelenkfacette.

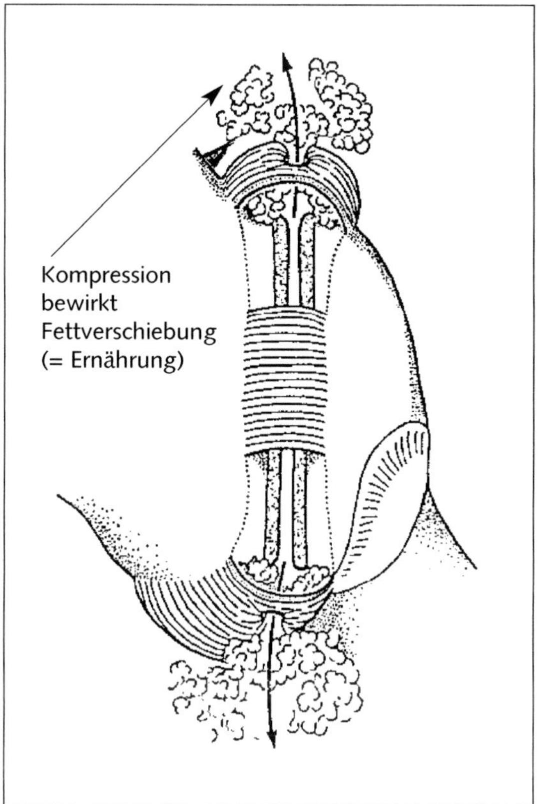

Abbildung 1-11: Ernährung einer Gelenkfacette über Fettverschiebung.

die Schmerzen zum Stillstand kommen. Wie die Schmerzhemmung im Detail funktioniert, schildert Kapitel 3 ausführlich.

1.5 Sicherungssysteme der Wirbelsäule

Kennt ein starker Rücken keinen Schmerz?
Die im Kapitel 1.3 beschriebene knöcherne Verbindung der Wirbel über die Facettengelenke und die bindegewebige Verschweißung zwischen dem Anulus der Bandscheibe und den Wirbelkörpern würde allein nicht ausreichen, einen Speerwerfer in extremer Bogenspannung kurz vor dem Abwurf oder einen Tennisspieler bei rotierender Verwringung während eines Vorhandschlages vor Schädigungen des Bandscheibengewebes zu bewahren. Deshalb wird die Wirbelsäule zusätzlich passiv über starke Bandapparate und aktiv über diverse Muskelsysteme gesichert. Im „gesunden" Zustand ist eine Beschädigung von Bandscheibengewebe nahezu unmöglich. Gesund aus muskulärer Sicht bedeutet, dass sich die Kraftverhältnisse sowohl der äußeren Rumpfmuskulatur als auch der inneren, wirbelsäulenstabilisierenden Muskulatur in einem ausgewogenen Verhältnis zueinander befinden. Aus knöcherner Sicht ist ein gesunder Zustand dann gegeben, wenn weder Wirbel verschoben noch Facettengelenke arthrotisch sind. Da unsere auf Sitzen programmierte Arbeitswelt eine solche Harmonie nur selten erreicht, resultieren hieraus Statistiken, die etwa 20 Prozent der Bevölkerung Deutschlands potentiell als chronische Rückenschmerzpatienten ausweisen. Sowohl passive als auch aktive Sicherungssysteme sind für sich selbst betrachtet wirkungslos. Dennoch geht die Therapie Probleme des Rückgrats in der Regel losgelöst voneinander, undifferenziert und keineswegs so ganzheitlich an, wie viele Experten behaupten. Mediziner betäuben häufig nur die Schmerzrezeptoren, Physiotherapeuten beschränkten sich oft auf die Mobilisation passiver Strukturen und Sporttherapeuten konzentrieren sich auf den Aufbau der Muskulatur. Eine wirkungsvolle Therapie der Wirbelsäule darf weder mit manueller Mobilisation/Manipulation passiver Strukturen (z. B. Chiropraktik, Dorn-Therapie) beendet sein noch mit einem Aufbautraining wirbelsäulenstabilisierender Muskulatur beginnen, wenn sich benachbarte Wirbel nicht in ihrer physiologischen Stellung zueinander befinden.

In beiden Fällen kann von Therapie nicht gesprochen werden. Insofern beschreibt der bekannte KIESER-Slogan „Ein starker Rücken kennt keine Schmerzen" nur die halbe Wahrheit!
Der Einsatz von Krafttraining zur Stärkung der Wirbelsäulenmuskulatur macht nur dann wirklich Sinn, wenn keine Wirbelblockaden bzw -verschiebungen vorliegen. Anderenfalls würde man die Fehlstellung eines oder mehrerer Wirbel weiter muskulär manifestieren. Die Ausnahme von der Regel bildet die Skoliose. Bei dieser speziellen Form der Wirbelsäulenverkrümmung sind im Allgemeinen auch einzelne Wirbel in Torsion verschoben. Diesbezüglich lehrt die praktische Erfahrung, dass es besser ist, die Fehlstellung durch Training zu stabilisieren, als den Versuch zu unternehmen, Korrekturen über welche Therapieform (z. B. Schroth) auch immer einzuleiten.
Manuelle Mobilisationen haben dann einen langfristigen Nutzen, wenn die zentralnervös neu programmierte Haltung der Wirbelsäule über intensives, überschwelliges Krafttraining langfristig stabilisiert wird. Ein guter Wirbelsäulentherapeut sollte deshalb eine Mischung aus Behandler und Trainingsexperte sein!

1.5.1 Muskuläre Sicherungssysteme

Senioren und fehlende Schnellkraft

Bei einer Muskelfunktionsprüfung wird dem Patienten/Kunden eine gute Beweglichkeit bescheinigt, wenn der Therapeut beispielsweise das gestreckte Bein in eine 90-Grad-Hüftflexion bringen kann. Wenn sich diese Tendenz auch in anderen Gelenken abzeichnet und der Patient/Kunde nicht gerade Leistungsturner ist, kann diese scheinbar hohe Beweglichkeit wohl kaum positiv bewertet werden. Eine zu „weiche" Muskulatur, die unter Dehnungseinfluss keine ausreichende Schutzspannung aufbaut, rekrutiert weder eine hohe Anzahl von Muskelfasern noch steuert sie eine hohe Impulsübertragungsfrequenz an. Beide Fähigkeiten der Muskulatur, sowohl die hohe Muskelkraftentwicklung als auch das schnelle Reiz-Reaktionsverhalten des Nerv-Muskel-Systems, spielen eine große Rolle, wenn Muskeln in Unfall- oder Gefahrensituationen passive Strukturen wie Gelenke oder Knochen schützen sollen. Weil beide Leistungsmerkmale menschlicher Skelettmuskulatur älteren Menschen im Laufe der Zeit verloren gehen, treten unter anderem eine Vielzahl von Oberschenkelhalsbrüchen im Lebensabend auf. Dabei erklärt die Medizin, dass schnellkräftiges Training und hohe Belastungen im Seniorenalter tabu sind - ein Irrtum!
Fehlende Leistungsfähigkeit der Skelettmuskulatur hat natürlich negative Auswirkungen auf die Stabilität der Wirbelsäule. Während die äußere Rumpfmuskulatur (vordere/seitliche Bauchmuskulatur, breite Rückenmuskeln) die Hauptarbeit bei allen Bewegungen der Wirbelsäule leistet, sorgt die wirbelsäulenstabilisierende Muskulatur in erster Linie dafür, dass sich Wirbelkörper bei Bewegung nicht gegenseitig verschieben. Sie wirken somit entweder synergistisch oder antagonistisch zu den großen Rumpfmuskeln. Untrainierte Wirbelsäulenstabilisatoren sind nicht in der Lage, Wirbel in ihrer Position zu halten. Dies hat zur Folge, dass auf die Wirbelsäule einwirkende Impulse, wie z. B. Drehmomente, nicht vom aktiven Bewegungsapparat verarbeitet werden sondern von passiven Bindegewebsstrukturen wie Bandscheibenmaterial oder Knorpeloberflächen der Facettengelenke. Bionegativen Belastungen müssen in der Summe zwangsläufig zu Schädigungen führen.

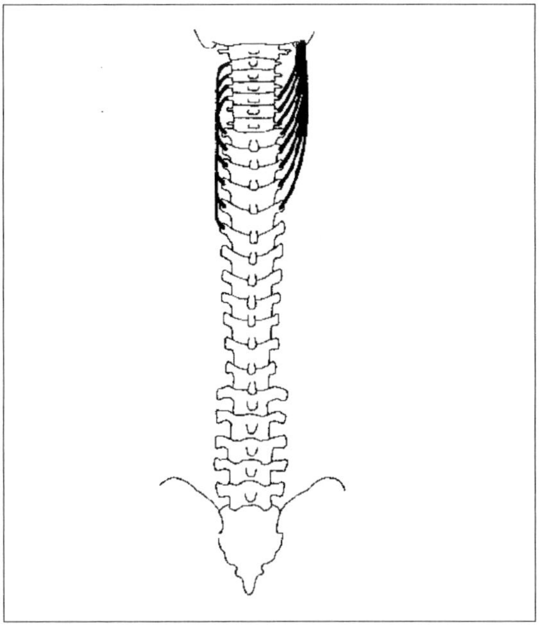

Abbildung 1-12: Das Geradsystem (Mm intertransversarii.

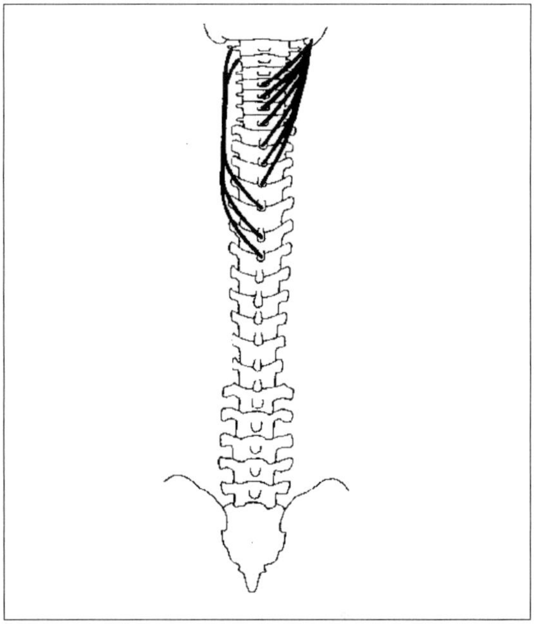

Abbildung 1-13: Das Schrägsystem (M. semispinales.

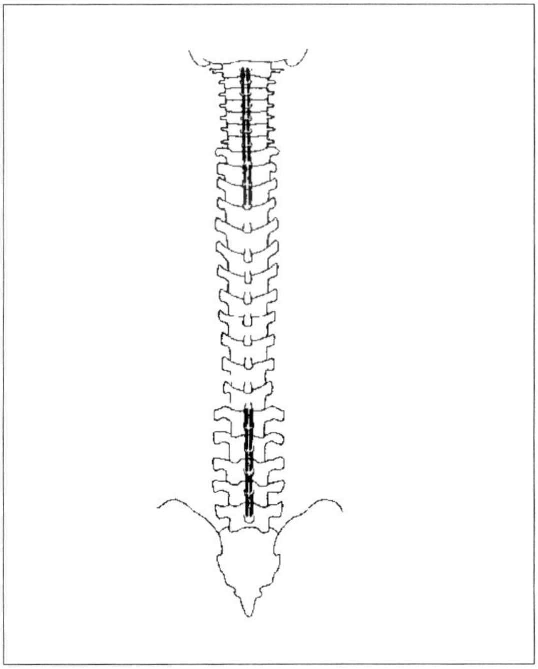

Abbildung 1-14: Das Geradsystem (Mm. interspinales.

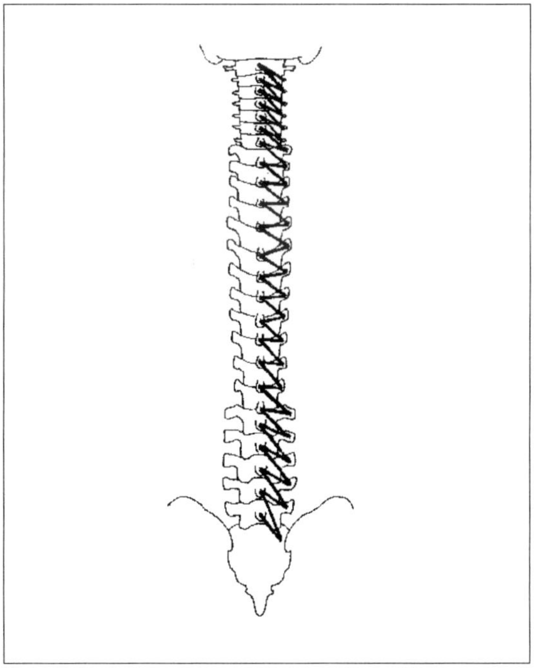

Abbildung 1-15: Das Schrägsystem (Mm transversospinales.

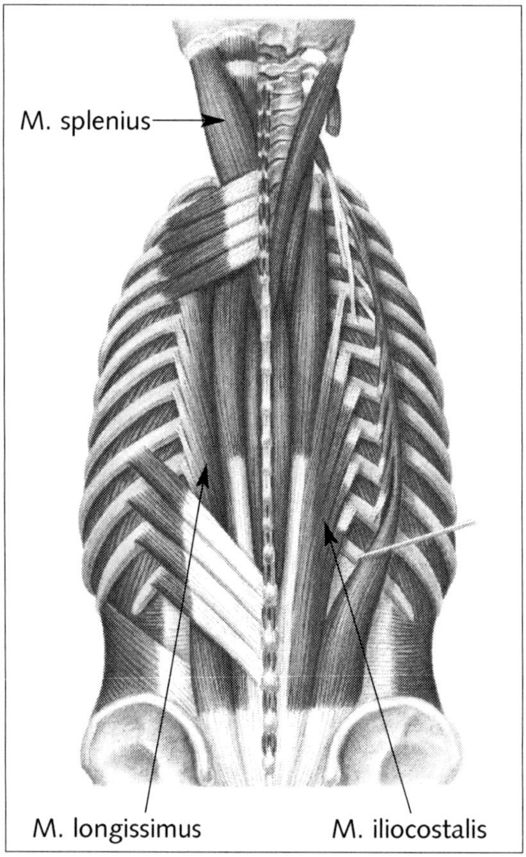

Abb.1-16: Muskeln des lateralen Traktes (mit freundlicher Genehmigung der Firma rüdiger anatomie GmbH, Päwesiner Weg 19, 13581 Berlin, www.berlin-anatomie.de).

Die stabilisierende Rückenmuskulatur (Erector spinae), von der hier die Rede ist, reicht vom Schädel bis zum Becken. Die einzelnen Muskeln, die in ihrer Gesamtheit den Erector spinae bilden, werden je nach Ansatz oder Ursprung verschiedenen Systemen zugeordnet. Diese Systeme hängen funktionell zusammen, da der Ursprung des einen, der Ansatz des anderen darstellt. So bilden sie gemeinsam eine fein verzweigte, funktionelle Kette, die auf alle Bewegungen der Wirbelsäule als Einheit reagiert. Eine isolierte Kontraktion eines einzelnen Muskels innerhalb des Errector spinae ist daher nur schwer möglich. Der Errector spinae lässt sich in zwei grobe Bereiche gliedern, der mediale und der laterale Trakt. Zum lateralen Trakt werden die äußeren Rückenmuskeln M. iliocostalis, M. longissimus und M. splenius gezählt. Diese drei großen Muskelstränge spielen vor allem bei Bewegungen der Wirbelsäule eine entscheidende Rolle, wo die Bewältigung großer Lasten (z. B. Anheben schwerer Gegenstände) gefragt ist.

Der mediale Trakt liegt am tiefsten von allen Rückenmuskeln. Seine Anteile verbinden die einzelnen Wirbel und verrichten daher hauptsächlich Halte- und Stützarbeit. Aufgrund des geringen Abstandes zu den Bewegungsachsen der Wirbelsäule haben diese kleinen Muskelsysteme nur einen minimalen Einfluss auf die Kraftentfaltung bei großen Bewegungen. Da es sich beim medialen Trakt um ein Geflecht zahlloser kleiner Muskeln handelt, teilt man sie zweckmäßigerweise in ein Geradsytem und ein Schrägsystem ein. Das Schrägsystem (Mm. transversospinales, M. semispinales, M. multifidus) zieht transversospinal, d. h. von den Querfortsätzen zu den höher gelegenen Dornfortsätzen. In diesem System gibt es Muskeln, die nur über ein oder zwei Bewegungssegmente ziehen und Muskeln, die bis zu sechs Segmente überspringen. Neben der Unterstützung bei der Drehung des Kopfes besteht die Hauptaufgabe des Schrägsystems darin, die Wirbelsäule durch muskuläre Verspannung zu stützen. Die Muskeln des Geradsystems (Mm. intertransversarii, Mm. interspinales, M spinales) verbinden gleichartige Knochenteile miteinander, also jeweils Dornfortsätze oder Querfortsätze. Sie haben ebenfalls eine stützende, sichernde Funktion bei allen Bewegungen der Wirbelsäule und werden insbesondere bei schnellen Aktionen und Vibrationen aktiv.

1.5.2 Bandhafte Sicherungssysteme

Turn-over von 300 bis 500 Tagen

Das Bindegewebe von Bändern (Ligamente) im menschlichen Körpers stellt eine hochspezialisierte Konstruktion dar, die dynamisch auf Reize reagiert und daher eine hohe Adaptationsfähigkeit unter Beweis stellt. Dies hat zur Folge, dass sich Bänder funktionellen Reizen stark anpassen. Nach dem Motto „Was du trainierst, das bekommst du" werden Bänder durch Training ebenso gekräftigt wie Muskeln. Bänder ähneln in ihrem Aufbau Gelenkkapseln. Zu 90 Prozent bestehen sie aus Kollagen. Hiervon entfallen wiederum 90 Prozent auf das hochwertige Typ-I-Kollagen. Normalerweise herrscht im Körper ein Gleichgewicht zwischen Kollagenabbau und -aufbau. Der Turn-over, also die Zeit in der sich Bandgewebe vollständig erneuert, liegt bei 300 bis 500 Tagen. Traumatische Einwirkungen, Ernährungsdysbalancen und sympathische Störungen können die Homöostase aus dem Gleichgewicht bringen. Solche Beeinträchtigungen ziehen Funktionsverlust von Bandgewebe nach sich. Elastisch wirkendes Elastin ist in Ligamenten nur in kleinen Mengen von etwa fünf Prozent vorhanden. Daher muss man Bänder als gering dehnfähig einstufen, obwohl wissenschaftliche Untersuchungen zwischen zwölf und 50 Prozent variieren. In jedem Fall haben Bänder so genannte viskoelastische Eigenschaften, d. h. Bandmaterial reagiert auf Belastungsreize mit einer schnellen Deformation und kehrt verhältnismäßig langsam in seinen Ursprungszustand zurück. Dieses Reiz-Reaktions-Verhalten dauert so lange, bis der Organismus ein Gleichgewicht zwischen Spannung und Entspannung hergestellt hat .

Blutgefäße sind in Ligamenten Mangelware. So werden Bänder, wie Bandscheibengewebe auch, hauptsächlich über Diffusion ernährt. Ein

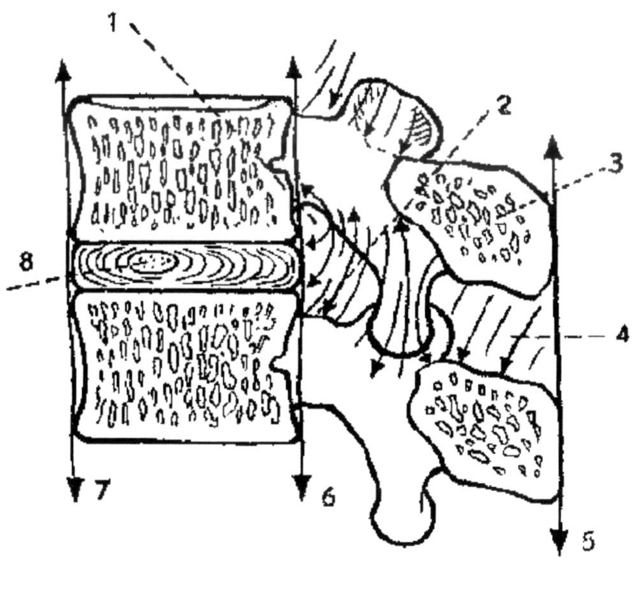

Abbildung 1-17: Lange und kurze Bänder der Wirbelsäule.

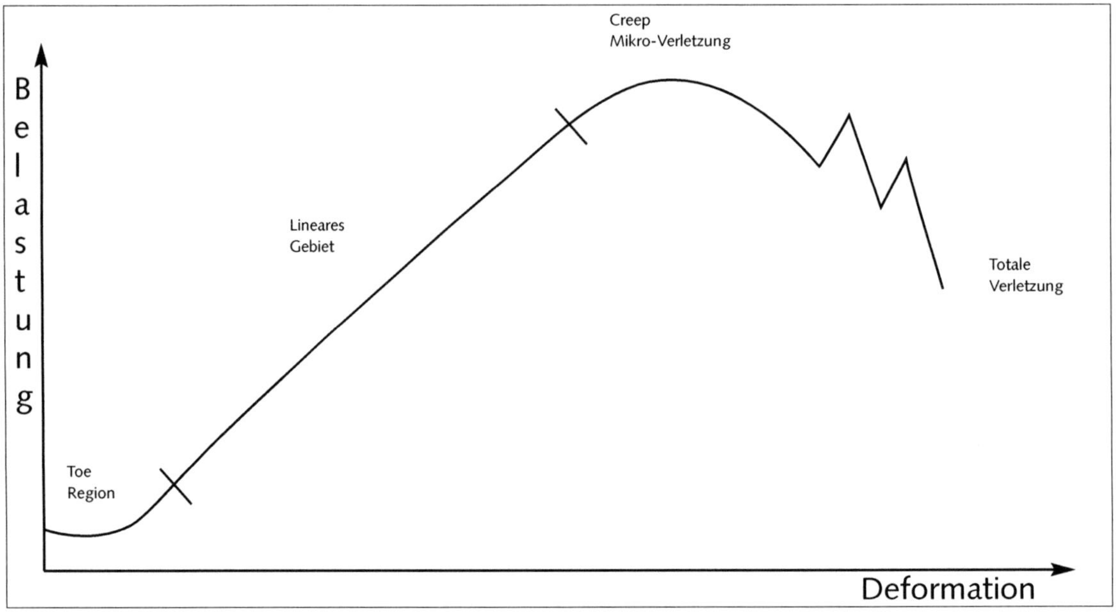

Abbildung 1-18: Belastungs-Deformationskurve mit den wichtigsten Belastungsregionen von Bändern.

kleiner Teil wird vom umliegenden Gewebe versorgt, das mit kleinen Gefäßen in das Bandmaterial infiltriert. Bandhafte Strukturen sind im Allgemeinen temperaturanfällig. Das bedeutet: Wenn Muskulatur vor einer schnellkräftigen Bewegung nicht ausreichend tonisiert wird, kann es bei endgradigen Gelenkstellungen leicht zu Verletzungen des Kapsel-Bandapparates kommen. Bezogen auf die Wirbelsäule muss man sich nur einen Auffahrunfall vor Augen halten. Von hinten wirkt plötzlich eine immense Druckkraftspitze auf den Körper ein. Die Nackenmuskulatur wird überrascht und kontrahiert zu spät. Der Kopf rast mit hohen Fliehkräften vor und zurück. Sowohl die Kapseln der Facettengelenke als auch die nahe der Wirbelsäule gelegenen Bandsysteme limitieren die Bewegung nach vorn, was in derartig hoher Geschwindigkeit immer zur Schädigung führt. Eine solche Situation, die auf alle Wirbelsäulenbereiche übertragbar ist, unterstreicht die Forderung, im präventivmedizinischen Training nicht ausschließlich langsam-kontrolliert zu arbeiten – unabhängig vom Alter! Wie sonst soll die Muskulatur in Gefahrensituationen Schutzspannung aufbauen?

Neben den so genannten unechten (synarthrotischen) Gelenkverbindungen der Wirbelkörper mit den Bandscheiben und den ausführlich beschriebenen Muskelsystemen liefern noch zwei Bandsysteme der Wirbelsäule passiven Schutz. Hierbei handelt es sich um die Systeme der langen und kurzen Bänder: Die langen Ligamente ziehen vom Schädel hinunter bis zum Kreuzbein. Das breite vordere (ventrale) Längsband sichert die Bandscheibe zum Bauchraum hin ab. Es heftet jeweils den Wirbelkörpern an und steht durch die Eigenspannung des Anulus dauerhaft unter leichtem Zug. Aufgrund der eingeschränkten Beweglichkeit in Extension kommt es nur in äußerst seltenen Fällen zu ventralen Bandscheibenvorwölbungen oder -vorfällen. Das schmalere hintere Längsband steht in direktem Kontakt zum Anulusgewebe. Es befindet sich ebenfalls permanent unter leichter Spannung. Sowohl das vordere als auch das hintere Längsband verketten somit die Bewegungssegmente miteinander. Zudem unterstützen sie die autochthone Rückenmuskulatur bei der Aufrechterhaltung der physiologischen Wirbelsäulenkrümmungen (HWS-Lordose/ Brust-Kyphose/LWS-Lordose). Als drittes Längsband verbindet das Dornspitzenband die Dornfortsätze vom Steißbein bis zum 7. Halswirbel und setzt sich im hoch elastischen Nackenband (Septum nuchae) weiter fort, dass bei vorgebeugtem Kopf deutlich tastbar ist.

Das Längsbandsystem wird unterstützt durch ein System kurzer Bänder. Dazu gehören die Zwischenbogenbänder (Ligamenta interarcualia), die Zwischendornbänder und die Zwischenquerfortsatzbänder. Insgesamt verflechtet das Längsbandsystem die Wirbelbögen mit den Dornfortsätzen und verstärkt die Kapseln der Facettengelenke. Seine Wirkung ist antagonistisch zur Bauchmuskulatur oder anders ausgedrückt, arbeitet es der Beugebewegung des Rumpfes exzentrisch entgegen.

Gemeinsam sind beide Systeme für die Statik der Wirbelsäule verantwortlich. Während die Längsbänder die physiologischen Krümmungen der Wirbelsäule aufrechterhalten, sind die kurzen Bänder als natürliche Bewegungsbegrenzer der Wirbelsäule zu sehen, die eine Schutzfunktion gegenüber schnellen, abrupten Bewegungen ausüben. Hierdurch nehmen sie den Muskelsystemen ein nicht zu unterschätzendes Maß an Arbeit ab.

2. BELASTUNG UND BELASTBARKEIT

2.1 Belastung und Überbelastung

Bewegungsverlangen der Wirbelsäule

Das Computerzeitalter hat uns im Alltag von den meisten schweren körperlichen Lasten befreit. Ist diese Entwicklung tatsächlich ein Fortschritt? Technisch gesehen, muss die Frage eindeutig mit „Ja" beantwortet werden. Dort, wo noch vor wenigen Jahren Menschen mit hoher Muskelkraft zu Werke gingen, vollbringen heute chipgesteuerte Roboter in einem Bruchteil der Zeit wesentlich höhere Arbeitsleistungen. Eigentlich müssten Rückenbeschwerden in der Bevölkerung demzufolge abgenommen haben?

Obwohl dieser Vergleich streng statistisch gesehen hinkt, so hat die Zahl derer, die ständig oder wiederkehrend über Rückenschmerzen klagen, mit hoher Wahrscheinlichkeit eher zu- als abgenommen. Umfragen und Untersuchungen belegen, dass etwa jeder vierte Bundesbürger Probleme mit seinem Rücken angibt. Welche Gründe sind hierfür verantwortlich? So viel ist klar: Die Wirbelsäule möchte bewegt werden. Nicht einmal im Schlaf will unser Rückgrat wirklich zur Ruhe kommen. Deshalb empfehlen Experten zu Recht Matratzen, die auch in der Nacht Bewegung provozieren, damit die stabiliserende Muskulatur ihren Tonus aufrecht erhält. Schlafforscher erkannten, dass dies in Wasserbetten nicht der Fall ist.

Aber welcher Form von Bewegung bzw. Belastung sollten wir uns tagsüber aussetzen? Wenn man sich die Anatomie eines Bewegungssegmentes zu Gemüte führt, leuchtet ein, dass die Wirbelsäule einseitige, umfangsorientierte Belastungen (z. B. Schreibtischarbeit) auf Dauer nicht verträgt und mit Funktionsverlust und Schmerz quittiert. Die Lösung: vielfältige Belastungsreize und hohe Intensität in der Bewegung!

In Zeiten des Wiederaufbaus waren die körperlichen Belastungen der Bundesbürger in puncto Intensität sicherlich deutlich höher als heute. Trainingswissenschaftlich betrachtet, wird sich die hohe Intensität, mit der die Gründergeneration zu Werke ging, ebenso negativ ausgewirkt haben wie Bewegungsdefizite und einseitige Belastungen zu Beginn des dritten Jahrtausend. Das Problem: fehlende Regeneration!

Gönnen wir also unserem Körper nach intensiven Belastungen keine Erholungsphase, löst der Organismus keine Anpassungseffekte aus, die ihn belastbarer machen würden. Werden auf der anderen Seite durch hohe Belastungsumfänge ausgeschöpfte energetische Potenziale nicht kompensiert, wirkt sich dieser Zustand ebenso negativ auf die Belastbarkeit der Wirbelsäule aus. Fehlende Regeneration nach intensiven Belastungen und mangelnde Intensität bei einseitigen, umfangsorientierten Belastungen bilden somit die entscheidenden Eckpfeiler des Volksleidens Rückenschmerz.

Mangelnde Regeneration nach intensiven Belastungen findet man heutzutage eher selten vor. Ein Beispiel ist dennoch das Handwerk. Denn viele Fachkräfte arbeiten zusätzlich nach Feierabend oder am Wochenende, um ihr Nettogehalt ein wenig aufzubessern. Ein solches Verhalten wirkt sich zwar günstig auf das Bankkonto aus, für die Wirbelsäule produziert diese Umfangsbelastung jedoch auf Dauer bionegative Reize, die in einem chronischen Rückenschmerz enden können. In dieser Branche sollten Arbeitgeber daher auch auf eine ausreichende Erholung ihrer Mitarbeiter achten.

Auch Leistungssportler verfahren nicht selten nach dem Motto: „Viel bringt viel!" Wenn man auf die Spielpläne professioneller Fußball- und Tennisprofis schaut, findet man dort eine Fülle von Trainings- und Wettkampfphasen, aber kaum Regenerationszeiten. Auf diese Weise werden latente Kleinstverletzungen in Muskulatur und Bindegewebe verschleppt, die zur steten Abnahme der Belastbarkeit (Überbelastung) führen. Intensitätsbereiche, die im gesunden Zustand problemlos tolerierbar wären, sorgen unter Ermüdungsbedingungen bereits frühzeitig für eine Beschädigung von Muskel- oder Bindegewebe.

Für den „Ottonormalverbraucher" heutiger Zeit stellt allerdings weniger die zu hohe Belastung ein Problem dar, sondern die zu niedrige Intensität und die fehlende Vielfältigkeit von Belastungsreizen, die eigentlich auf den Körper einwirken sollten. Der Begriff Belastung ist in Kräften und Momenten einfach zu definieren. Auf biomechanischer Weise lässt sich z. B. berechnen, wie hoch sich eine bestimmte Last in einem festgelegten Winkel als Belastung auf die Wirbelsäule auswirkt. In diesem Zusammenhang wird gerne von einer zu hohen Belastung gesprochen. Der Begriff Belastung ist in Medizin und Therapie ohnehin negativ besetzt und wird schnell mit etwas Schädlichem assoziiert. Natürlich kann eine Belastung sehr hoch sein. Ob die Dichte eines einzelnen Reizes oder einer Reizserie indes tatsächlich als Überbelastung zum Tragen kommt, bestimmt nicht die physikalisch berechnete

GESELLSCHAFT

Gesundheitsmedien der Krankenkassen, die auf rückengerechtes Alltagsverhalten oder den Besuch von Rückenschulen hinweisen möchten, argumentieren gerne mit dramatisch anmutenden Belastungswerten von 400 Kilogramm und mehr, die bei einer bestimmten Bewegung auf die Wirbelsäule einwirken. Es wird empfohlen, solche Bewegungen tunlichst zu vermeiden. Daten, die mit erhobem Zeigefinger publiziert werden, beeindrucken zwar im ersten Moment, sagen aber nichts über die tatsächliche individuelle Belastbarkeit des Einzelnen aus. Würden sich die Kostenträger anstatt auf schädliche Belastungen hinzuweisen, mehr mit dem katastrophalen Zustand körperlicher Belastbarkeit in unserer Gesellschaft auseinander setzen, müsste intensives Wirbelsäulentraining viel stärker gefördert werden. Stattdessen stoßen Anbieter geeigneter präventivmedizinischer Konzepte immer wieder auf Widerstand. Folgender Eindruck lässt sich nicht wegdiskutieren: Unsere Kassen übernehmen lieber die Kosten einer zweiten oder dritten Bandscheibenoperation – vielleicht um Interessen bestimmter Verbände zu wahren und Kur- und Rehaeinrichtungen künstlich am Leben zu erhalten? Dass zirka 80 Prozent aller Bandscheibenoperationen überflüssig sind, ist zwar dem Insider bewusst, die Reduzierung vom Gesundheitswesen aber offensichtlich nicht gewollt.

Belastung, sondern hängt einzig und allein von der Belastbarkeit der betreffenden Person ab. Somit resultiert das primäre Problem nicht aus der Belastung sondern aus dem mangelhaften körperlichen Belastbarkeitsniveau unserer bewegungsverarmten Bürogesellschaft.
Im Gegensatz zur Vokabel Belastung lässt sich der Ausdruck Belastbarkeit nicht so einfach mit physikalischen Größen umschreiben. Belastbarkeit bezeichnet ein komplexes Gebilde, das sich aus den Parametern Körperbau, allgemeine Kondition, Muskelkraft, Ernährungszustand und dem Grad der körperlichen und seelischen Ermüdung zusammensetzt. Diese Aufzählung verdeutlicht, dass allgemeine konditionelle Grundlagen und gesunde Ernährung die Basis für alltagsgerechte Belastbarkeit darstellen. Aufgrunddessen bilden auf der einen Seite bestimmte Trainingsformen (extensives Ausdauertraining, Kraftausdauertraining) auf der anderen Seite grundlegende Verhaltensmodifikationen hinsichtlich negativer Ernährungsgewohnheiten das Fundament für das in diesem Buch vorgestellte Medizinische Freihantel-Trainingssystem (MFT). Im Allgemeinen müssen diese Voraussetzungen bei den meisten Patienten/Kunden erst einmal geschaffen werden.
Körperliche Ermüdung macht sich schnell in Symptomen wie Müdigkeit und Kraftlosigkeit bemerkbar. Hochintensives Training benötigt daher eine Regenerationszeit von 48 bis 72 Stunden (siehe Kapitel 5.7), je nach individueller Leistungsfähigkeit. Psychische Ermüdung hingegen ist nicht so recht quantifizierbar. Gerade im Hinblick auf die Entstehung von Wirbelsäulenerkrankungen wird diesem Aspekt zwar seit geraumer Zeit durch den Einfluss der traditionellen chinesischen Medizin (TCM) in Europa immer mehr Aufmerksamkeit geschenkt, doch lässt sich das Ausmaß an schädigendem Einfluss nicht beziffern.

Zur Steigerung der Belastbarkeit ist die richtige Balance zwischen Aktivität und Regeneration wichtig – und das sowohl in körperlicher als auch in psychischer Hinsicht! In Stresssituationen, wie z. B. in Phasen hoher Arbeitsumfänge mit seelisch belastenden Personalentscheidungen oder während eines bedeutsamen Wettkampfs, kommen neben körperlicher Belastung nervliche und hormonelle Faktoren hinzu. Der sympathische Anteil des Nervensystems versetzt den Körper in einen Aktivitätszustand. Durch Ausschüttung des Hormons Adrenalin wird diese Einstellung verstärkt. Der Körper befindet sich plötzlich in totaler Alarmbereitschaft. Als Gegenpol, um eine übermäßige Reaktion zu verhindern, produziert die Nebennierenrinde gleichzeitig Kortisol. Das auch als Stresshormon bekannte Kortisol limitiert den Entzündungsprozess und bremst die Wirkung von Fibroblasten im Bindegewebe. Der gemeinsame Effekt aller drei Komponenten unterstützt Bewegungsarbeit. Dies scheint die Ursache dafür zu sein, dass erfolgreiche Leistungssportler unter Einfluss vieler Zuschauer und hohem öffentlichen Druck zu außergewöhnlichen Leistungen fähig sind. Bei unbedeutenden Veranstaltungen, wie Vorbereitungsspielen oder Aufbauwettkämpfen, kann der vegetative Einfluss nicht in entsprechendem Ausmaß aktiviert werden. Dieser als ergotrop bezeichnete Zustand ist für die Aktivierung von Höchstleistungen nützlich, eine zu lange Alarmbereitschaft hingegen schädlich. In diesem Fall werden die so genannten trophotropen Prozesse blockiert. Zu solchen regenerativen Prozessen gehört beispielsweise die Wundheilung nach einer Verletzung, die Verdauung zur Rekrutierung von Nährstoffen und der anschließende Einbau von neuen Eiweißbausteinen in das Muskelgewebe, der zur Hypertrophie führt. Hängt

STARKER RÜCKEN

Die Kieser-These „Ein starker Rücken kennt keinen Schmerz" dürfte Ihnen soweit bekannt sein. Sie drückt zwar ohne Zweifel ein Hauptproblem unserer Gesellschaft aus, nämlich eine zu niedrige Belastbarkeit des Bewegungsapparates, berücksichtigt allerdings die erwähnten psychischen Faktoren nicht. Diese spielen eine nicht unwesentliche Rolle bei der Hemmung von Regenerationsprozessen. Die Ursachen von Rückenschmerzen sind komplex. Das Problem können Sie daher nur ganzheitlich angehen. Grundvoraussetzung für den Einsatz von Training in der Wirbelsäulentherapie stellt eine ausführliche Anamnese, eine manuelle Untersuchung und eine etwaige Neueinstellung der Wirbelsäule bei verschobenen Wirbeln, bei Blockierungen des Iliosakralgelenkes oder Subluxationen der Hüftgelenke dar. Versuchen Sie darüber hinaus auch schädlich einwirkende Stressfaktoren und den individuellen Ernährungsstatus zu erheben. Ein verschobener Wirbel, der den akuten Rückenschmerz verursacht, wird auch durch eine hohe Trainingsintensität nicht reponiert. Im Gegenteil: Training sorgt in diesem Fall für eine ungewollte Manifestierung dieses Zustandes. Setzen Sie daher im Wirbelsäulentraining nie den zweiten Schritt vor den ersten. Das Verständnis komplexer Zusammenhänge ist unerläßlich, um die Belastbarkeit der Kunden/Patienten durch aktive Therapie wiederherzustellen!

der ergotrope Teil der Waage dauerhaft durch, stagnieren anabole Prozesse. In der Folge sinkt die Belastbarkeit des Bewegungsapparates, wodurch die Verletzungsanfälligkeit wiederum proportional zunimmt.

In den Zusammenhängen zwischen sympathischen und parasympathischen Funktionen sind die Ursachen zu suchen, wenn eine auffällig hohe Verletzungsanfälligkeit einzelner Sportler bzw. innerhalb einer Mannschaft auftritt oder Workoholics wie auch psychisch labile Menschen über chronische Kreuzschmerzen klagen. Durch die Fortführung einer übermäßig seelischen oder körperlichen (oder beides!) Belastung können die Heilungsprozesse nicht in Kraft treten. Aus diesem Teufelskreis führt nur eine konsequente Verhältensänderung um 180 Grad wieder heraus. Das Gegenteil von dem, was den schädlichen Stimulus ausmacht, reaktiviert trophotrope Funktionen, die die entsprechende Regeneration einleiten. Im Fall des chronischen Kreuzschmerzes wäre es daher zu einfach, alles auf eine insuffiziente Rückenmuskulatur zu schieben. Auch im psychischen Bereich müssen Änderungen erfolgen, damit ein intensives Rückentraining den gewünschten Erfolg erzielt.

Jeder Gewebetyp des Menschen hat die Möglichkeit, sich der Belastung anzupassen, der er ausgesetzt wird. Eine solche Anpassung findet durch Veränderungen in der Balance zwischen Auf- und Abbau von Bindegewebskomponenten statt. Hierfür sind Fibroblasten zuständig. Der erwachsene Körper unterliegt einem täglichen Molekülabbau. Um nicht schwächer zu werden, muss der Organismus daher ständig für Ersatz sorgen. Menschliche Zellen erneuern sich unter bestimmten Bedingungen von selbst. Wir brauchen nicht mehr zu tun, als Fibroblasten über funktionelle Reize das entscheidende Signal zu vermitteln, neues Bindegewebe in Form von Matrix und Kollagenmolekülen zu produzieren. Ein gesunder Organismus reagiert auf überschwellige Reize immer mit einer überschießenden Erneuerung – auch im Alter! Diesen Prozess nennt man Hypertrophie.

Nach einer Verletzung wird das Wundgebiet im Allgemeinen ruhig gestellt. Somit fehlt der äußere Stimulus für Fibroblasten. In dieser Phase überwiegen katabole Prozesse. Die Belastbarkeit des verletzten Gewebebereiches sinkt, da der Proteoglykan- und Kollagengehalt abnimmt. Ein solcher Prozess wird als Athrophie bezeichnet. Atrophie ist ein ebenso körpereigener Anpassungsprozess, der einem ganz bestimmten Zweck dient: Bei einer Erkrankung wird der Unterstützung des Immunsystems quasi alles unterstellt. Die nicht benötigten Muskel- und Bindegewebseiweiße wandelt der Organismus in Energie um, die für den Wiederherstellungsprozess gebraucht wird.

Atrophie ist ein natürlicher Prozess, der sich auch nach einem Bandscheibenvorfall vollzieht. Schmerz und reflektorische Verspannung machen jedweden Versuch einer Bewegung für gewisse Zeit unmöglich – das ist normal und vom Körper so gewollt! Nach dem Ende der Entzündungsphase (3 bis 7 Tage) und einer gewissen Schmerzberuhigung benötigt diese Indikation, wie jede andere bindegewebige Verletzung auch, frühzeitig überschwellige Reize, um Fibroblasten zu stimulieren. Ansonsten würde die Belastbarkeit so weit abnehmen, dass es viel zu lange dauert, Bandscheibenpatienten wieder schmerzfrei in den Alltag zu integrieren.

Der Erfolg einer Bandscheibenoperation hängt nicht zuletzt von der Nachsorge innerhalb der ersten sieben Tage ab. Hier liegen offensichtlich, neben unterschiedlichen Operationsver-

FUNKTION

Die Erfahrungen im Umgang mit dem Medizinischen Freihantel-Trainingssystem unterstreichen die Forderung früh, d. h. direkt nach Abschluss der Entzündungsphase, mit funktionellen, überschwelligen Reizen im schmerzfreien Bereich zu beginnen. Funktionell heißt in diesem Fall alltagsspezifisch! Ziehen Sie deshalb freie Gewichte dem Maschinentraining vor. Das übliche Vorgehen in Reha- und Kureinrichtungen nach erfolgter Bandscheibenoperation entspricht nicht dieser Forderung. Die Trainingsmaßnahmen sind weitgehend unfunktionell. Aus Sicherheitsgründen wird an Stationsgeräten trainiert. Darüber hinaus führt man zu viele passive Behandlungen und Trainingsformen im Wasser durch. Reize bleiben deshalb vielfach unterschwellig und somit zwecklos. Das Medium Wasser entlastet den Körper, was für die frühfunktionelle Behandlung einiger Verletzungen (z. B. Hüft-, Knie- und Sprunggelenk) durchaus sinnvoll sein kann. Für die Wirbelsäule hingegen ist eine intensive, multidirektionale Belastungsansteuerung im schmerzfreien Bereich das entscheidende Kriterium. Hierdurch wird die Proliferation des Anulusgewebes mit funktionellen Reizen versorgt, was die Voraussetzung für Adaptationsprozesse schafft! Wundern Sie sich daher nicht, wenn die alltagsspezifische Belastbarkeit bandscheibenoperierter Kunden/Patienten nach sechswöchigem Rehaaufenthalt nicht ansatzweise wiederhergestellt wurde.

AUSDAUER

Aerobes Ausdauertraining wird grundsätzlich flankierend zum MFT-System während jeder Trainingseinheit eingesetzt. Ob Sie Laufband, Rudergerät, Ergometer oder Stepper wählen, hängt allein von der individuellen Schmerzwahrnehmung Ihres Kunden/Patienten ab. Wenn eine gewisse Schmerztoleranz besteht, dann eignet sich Laufen am besten, um die Grundlagenausdauer aufzubauen. Stellt sich Laufen indes als problematisch heraus, sollten Sie andere Geräte probieren. Es gibt keine Patentrezepte! Jeder Mensch reagiert in anderer Weise auf Belastungreize. „Try-out" ist auch hierfür die Lösung!

fahren, die größten Unterschiede in den jeweiligen Versorgungskonzepten. Letztendlich entscheidet die direkte posttraumatische/postoperative Versorgung darüber, ob ein Rekonvaleszent nach drei bis sechs Wochen oder erst nach Monaten bis zu einem Jahr wieder seiner gewohnten Tätigkeit nachgehen kann. Das MFT-System tritt für eine frühzeitige Rehabilitation ein!

2.2 Allgemeine und spezifische Belastbarkeit

Training im aeroben System

Wie bereits angedeutet, stellt die Grundlagenkondition die Basis für ein Rückentraining dar. Um die spezifische Belastbarkeit zu erreichen, die zum Beispiel für den Leistungssportler das Erreichen seiner Wettkampffähigkeit bedeutet, muss erst einmal das Fundament gelegt werden. Für den Parameter Ausdauer gibt die Weltgesundheitsorganisation (WHO) eine ganz einfache Definition allgemeiner Belastbarkeit an: Innerhalb eines Lauftests hat der Kunde/Patient die Aufgabe, seine Geschwindigkeit bis zu einen Pulswert von etwa 130 zu steigern. Einen schnellen Spaziergang bei einem Tempo von 6 km/h sollte er mindestens 20 bis 30 Minuten aufrechterhalten können, sonst liegt seine allgemeine Belastbarkeit unterhalb eines gesunden Niveaus. Im Intensitätsbereich von 120 bis 140 Schlägen pro Minute liegt zudem das Optimum für ein gesundheitsorientiertes Training, das einen positiven Einfluss auf die Stärkung des Immunsystems ausübt. Bei höheren Intensitäten steigt die Infektionschance dagegen rapide an. Wie viele Ihrer Kunden/Patienten sind zu dieser Minimalleistung überhaupt fähig?

Das Training der allgemeinen Belastbarkeit spielt sich somit im aeroben System ab. Alle Trainingsbelastungen, die die aerobe Kapazität erhöhen, haben einen hohen präventiven Einfluss auf die Verhinderung von Erkrankungen, so natürlich auch auf Rückenprobleme jeglicher Art. Allgemeine konditionelle Grundlagen verringern die Wahrscheinlichkeit von Überlastungsschäden, sorgen für ein gesundes Körpergewicht, tragen zur Schmerzhemmung bei und fördern das Immunsystem. Bei bereits vorhandenen Rückenproblemen unterstützt ein schmerzfrei durchgeführtes aerobes Training die gezielte Aufbauarbeit der Rumpfmuskulatur und sorgt darüber hinaus für einen Abbau psychischer Stressfaktoren. Jeder der regelmäßig läuft, kennt den mental reinigenden Effekt von Jogging, der Raum für neue kreative Energie schafft.

Allgemeine Belastbarkeit wird somit durch areobes Training aufgebaut, dass begleitend zum Training der spezifischen Belastbarkeit in jede Trainingseinheit gehört. Allgemeine und spezifische Belastbarkeit ergeben in der Summe die anzustrebende funktionelle Belastbarkeit, die für Bewegungen und Belastungen in Alltag, Hobby, Sport und Freizeit benötigt wird. Letztendlich kann nur Freihanteltraining diesen Transfer ausreichend herstellen, da komplexe Bewegungsmuster an Maschinen nicht trainierbar sind (siehe Kapitel 4).

Unter spezifischer Belastbarkeit versteht man, dass ein Kunde/Patient jene Belastungen schmerzfrei/verletzungsfrei toleriert, die in hohem Maße tagtäglich auf ihn einwirken. So muss ein rückengeplagter Schwimmer am Ende wieder problemlos schnell schwimmen, ein Bankkaufmann entsprechend schmerzfrei sitzen können. Um eine sinnvolle Trainingssteuerung spezifischer Belastbarkeit vornehmen zu können, müssen Trainer/Therapeuten eine gewisse Nachvollziehbarkeit natürlicher Bewegungsmuster mitbringen. Welche Position nimmt beispielsweise ein professioneller Eisschnellläufer ein? Schaut man sich die Körperhaltung in maximaler Bewegungsfrequenz genauer an, wird deutlich, dass eine Empfehlung der klassischen Rückenschule, nämlich das Anheben von Gegenständen in lordosierter Lendenwirbelsäule, oft widernatürlich ist. Ein Eisschnellläufer ist auf eine stabile LWS in Kyphose angewiesen, um möglichst aerodynamisch über das Eis zu gleiten. Warum sollte dieser Sportler im Aufbautraining dann alle Übungen in Lendenlordose absolvieren? Einem Handwerker, der täglich Heizkörper oder ähnliches vom Boden anhebt, helfen die Anweisungen eines Rückenschulleiters wenig, der ihm erklärt, wie er sein Becken aufrichten muss, damit die Rückenmuskeln seine Lendenwirbelsäule stabilisieren. In vielen alltäglichen Situationen sind die Verhaltensregeln der klassischen Rückenschule gar nicht umsetzbar und daher wertlos! Aus diesem Grund spielt beim Training der spezifischen Belastbarkeit nicht nur die Kräftigung (Hypertrophie) und Ansteuerung (Rekrutierung/Frequnzierung) von Muskelfasern eine Rolle, sondern auch die Stärkung der Bindegewebsstrukturen. Hierzu gehören unter anderem die Bandsysteme der Wirbelsäule, der Anulus der Bandscheibe und die Kapseln der Gelenkfacetten. Gemeinsam haben sie die Aufgabe, z. B. beim Anheben einer Bierkiste aus flektierter Wirbelsäule, die exzentrische Muskelspannung der Rückenstrecker zu unterstützen.

2.3 Auswirkungen von Belastungen auf Gewebe der Wirbelsäule

2.3.1 Muskel-, Sehnen- und Fasziengewebe

Wenn die Widerstände ausgehen

Das dreißigste Lebensjahr ist so etwas wie der Wendepunkt im Leben eines jeden Menschen – zumindestens in körperlicher Hinsicht. Das Verhältnis zwischen Gewebeabbau und Gewebeaufbau verschiebt sich mit jedem Tag ein kleines Stück mehr in Richtung Abbau. Ohne passendes Gegenstück in Form von gezielten Bewegungsprogrammen kann dieser schleichend-degenerative Prozess eine Vielzahl akuter oder chronischer Zivilisationsprobleme nach sich ziehen, wie z. B. einen Bandscheibenvorfall oder Osteoporose. Wenn das größte Organ des Körpers, die Muskulatur, nicht mehr intensiv gefordert wird, verliert der passive Bewegungsapparat nicht nur seine aktiven Sicherungssysteme, sondern auch die nötigen funktionellen Reize für lebenserhaltende Stoffwechselprozesse. Ohne die aktive Verarbeitung von Kräften hilft auch die gesündeste Ernährung nicht!

Leistungssportler kennen das Gefühl, mit zunehmendem Alter mehr tun zu müssen, um die gleiche körperliche Fitness zu erhalten. Darüber hinaus verlängern sich mit den Jahren die Regenerationsprozesse. Routine täuscht noch eine Zeit lang über konditionelle Defizite hinweg. Erfahrene Sportler sprinten nicht mehr jeder sinnlosen Aktion hinterher. Erfahrung lehrt, mit seiner Energie ökonomischer umzugehen. Ökonomie (Homöostase) charakterisiert letztendlich den Zustand, wonach alle körpereigenen Prozesse streben.

Nichtsdestotrotz verliert der Normalbürger im Schnitt etwa drei Kilogramm Muskelmasse pro Lebensdekade. Degenerierte Muskelmasse wird durch kraftloses Fettgewebe ersetzt. Je mehr geistige Arbeit im Vordergrund steht, desto bequemer und schwächer wird der Körper. Dem Organismus gehen die nötigen Widerstände aus. Das Hormon Testosteron, dass für den Muskelaufbau zuständig ist, erhält keine adäquaten Signale, den Einbau neuer Eiweißsubstanzen in die Muskulatur zu veranlassen. Das Argument vieler Patienten/Kunden gegen ein intensives Krafttraining, man wolle schließlich kein Bodybuilding betreiben, lässt sich leicht entkräften. Im Muskelaufbautraining geht es nicht darum, Muskelpakete aufzutrainieren, sondern den mit zunehmendem Alter schneller fortschreitenden Muskelabbau auszugleichen und darüber hinaus eine „kleine Schippe draufzulegen“! Diese Schippe symbolisiert das, was die Trainingslehre als Superkompensation bezeichnet. Entgegen aller Versprechen und Prophezeiungen der Hormontherapie und der Pharmaindustrie stellt Training immer noch das einzig wirksame Anti-Aging-Mittel dar – und das ganz frei von Nebenwirkungen!

Dass Kraftraining Muskulatur aufbaut, ist hinlänglich bekannt, lückenlos belegt und in zahllosen Veröffentlichungen und Fachzeitschriften immer wieder auf ein Neues thematisiert. Jeder Trainingsexperte weiss, dass unterschiedliche Muskelfasern existieren, kennt den Unterschied zwischen Kraftausdauer und Schnellkraft und kann aus dem Stehgreif erklären, wie Aktin und Myosin Kraft zwischen Filamenten entwickeln. Die muskuläre Grundeigenschaft der Kontraktion, die sich auf die Filament-Theorie von HUXLEY stützt, soll an dieser Stelle nicht Thema sein. Für die Stabilisierung der Wirbelsäule ist nämlich die Querschnittsfläche der umgebenden Muskulatur nicht das alleinige Kriterium – allerdings ein wichtiges!

Muskelmasse und Kraftzuwachs korrelieren ohne Zweifel miteinander. Hohe Widerstände bzw. Intensitäten sind erforderlich, um eine Volumenzunahme vor allem der schnellen Muskelfasern zu erreichen. GOTTLOB (1990) stellt fest, dass sich die Maximalkraft um das Fünf- bis Siebenfache steigern lässt und die Körperkraft in allen Gelenken verdoppelt werden kann. VAN WINGERDEN (2001) berichtet von einer 72-jährigen Dame, die aufgrund fortgeschrittener Osteoporose nicht mehr in der Lage war, selbstständig aufzustehen. Nach fünf Jahren intensiven Freihanteltrainings dachte die Dame darüber nach, bei den amerikanischen Powerlifting-Meisterschaften der Seniorenklasse anzutreten. Osteoporose war nicht mehr nachweisbar!

Querschnittsvergrößerung der langsamen Muskelfasern lässt sich über ein extensiv orientiertes Aufbautraining steuern. Kraftausdauertraining ist immer ein wichtiger erster Schritt im Wirbelsäulentraining, um die allgemeine Belastbarkeit zu steigern. Flankierend kann es über einen längeren Zeitraum beibehalten werden. Dabei nimmt die Speicherkapazität und die Produktion von Energie allmählich zu. Faktoren, die für ein intensives Aufbautraining von Vorteil sind.

Diese etwas undifferenzierten Ziele in Bezug auf Probleme der Wirbelsäule wären über ein isoliertes Auftrainieren von Muskulatur z. B. an stationären, eingelenkigen Trainingsmaschinen natürlich schnell erreichbar. Mit Sicherheit lindert ein solches Training auch das ein oder andere Rückenschmerzproblem. Diese Vorgehensweise wäre allerdings nur quantitativer Natur. Sie würde das Rezidivproblem nach Bandscheibenvorfällen nicht lösen, da die Muskeln des menschlichen Körpers im Alltag weder isoliert noch rein stützmotorisch (über langsame Fasern) arbeiten. Im Wirbelsäulentraining haben Freihanteln gegenüber Stationsgeräten (siehe Kapitel 4) nicht nur deshalb Vorteile, weil hierdurch Muskelschlingen bzw. Muskelketten angesprochen werden, sondern auch, weil die Kraftübertragung im Zusammenspiel zwischen Muskel und Sehne sowie Muskel und Faszie verbessert, gestärkt und harmonisiert wird. Die Stärkung aller Kraft aufnehmenden Strukturen stellt die Voraussetzung dafür dar, dass Belastungen nicht zum schädigenden Stimulus für passives Gewebe wie z. B. Bandscheiben werden.

Aufgrunddessen ist übermäßiges Beweglichkeitstraining (Syn.: Stretching) nicht sinnvoll. Muskeln können nicht dauerhaft verkürzen. Dieser Begriff hat sich fälschlicherweise in den Sprachgebrauch von Trainern und Therapeuten eingeschlichen. Eine vermeintliche Verkürzung charakterisiert eine funktionelle Anpassung des Körpers. Dort, wo der Körper keine Spannung braucht, baut er Muskelmasse ab. Und dort, wo Spannung benötigt wird, steigert der Muskel seinen Grundtonus. Ist dies als Verkürzung zu sehen? An diesem Thema scheiden sich die Geister. In jedem Fall kann sich ein Kräfteungleichgewicht zwischen Agonist und Antagonist entwickeln, weil sich der Bewegungsapparat an eine bestimmte Funktion, wie zum Beispiel längeres Sitzen, optimal anpasst. Allerdings nur für diese Funktion. Für andere alltägliche Bewegungen wirkt sich diese Adaptation unter Umständen ungünstig aus. Gleichmäßiges Auftrainieren von Agonist und Antagonist hingegen nähert das Kräfteverhältnis allmählich wieder an – passive Dehnung mit Sicherheit nicht! Hohe Gelenkbeweglichkeit stellt ohnehin ein gewisses Gefahrenpotential für Bindegewebe wie Kapseln und Bänder dar, weil die Kontraktionsstärke von Muskelfasern in extremen Gelenkstellungen (geringe Überlappung von Myofibrillen) erheblich sinkt. Deshalb muss Beweglichkeit in der Funktion verbessert werden – beispielsweise durch Freihanteltraining!

Wie aber sieht das Zusammenspiel von Muskulatur, Sehnen und den bindegewebigen Muskelhüllen (Faszien) aus? Obwohl sie in direktem Kontakt zu ihnen stehen, adaptieren Sehnen wesentlich langsamer als Muskeln. Dennoch wachsen auch Sehnen bis zur doppelten Dicke an, wenn der Trainingsprozess die entsprechend hohe Intensität über einen langen Zeitraum aufweist. Für die Hypertrophie von Sehnen ist die zunehmende Einlagerung von parallel gestapelten Kollagenfasern verantwortlich. Zwischen kollagenen Fasern befinden sich gewöhnlich Fibroblasten (Tenoblasten) und Blutkapillaren. Fibroblasten reagieren in der Sehne auf Zug. In gutem Trainingszustand zeigen Sehnen daher einen höheren Stoffwechsel und eine höhere Zugfestigkeit. Steifigkeit (engl.: stiffness) ist vor allem bei schnellen Dehnungs-Verkürzungs-Zyklen, wie bei Sprüngen, Sprungläufen etc., enorm wichtig. Wenn man von einem Kasten springt, werden beim Fußaufsatz Muskel und Sehne gleichzeitig aktiv gedehnt. Je weiter man einen Muskel passiv dehnt, desto größer wird der passiv-elastische Widerstand, der durch das Muskelbindegewebe zustande kommt. Elastizität unterstützt nicht nur den myostatischen Reflex, sondern liefert zudem einen großen Beitrag bei konzentrischer und exzentrischer Kraftentwicklung. Der myostatische Reflex, der nach einem solchen Sprung mit dem Fußaufsatz einsetzt, versucht den Muskel durch hohe Spannung und Rekrutierung kontraktiler Muskelfasern trotz schnell einwirkender Dehnungsbelastung auf konstante Länge zu halten. Unterstützt wird der Reflex durch die Voraktivierung von Muskelfasern, die umso größer ist, je besser der Muskel bzw. die Muskelgruppe im Dehnungs-Verkürzungs-Zyklus trainiert wurde.

Die bei einer exzentrischen Belastung entstehende elastische Energie wird größtenteils im Sehnengewebe gespeichert. Ist die Dehnungsbelastung allerdings zu hoch und droht, eine tolerierbare Deformation von Sehnen- oder Muskelgewebe zu überschreiten, setzt der Kontraktionsreflex aus. Dadurch minimiert der Muskel seine Spannung. In dem genannten Beispiel würde das Fersenbein durchschlagen und eine Fersenbeinprellung, schlimmstenfalls einen Achillessehnenriss verursachen. Ein Sehnenriss ist in solchen Situationen sogar sehr wahrscheinlich, da sich Kollagen bei Zugbelastungen lediglich um drei bis fünf Prozent verformen kann.

Auch im Rückenbereich existieren aufgrund der Vielzahl oberflächlicher und tiefer Muskelsysteme (siehe Kapitel 1) Sehnen, die die Kraft von kontraktilen Fasern auf die Wirbelkörper übertragen bzw. ableiten. Wenn man an einen Hexenschuss oder einen Bandscheibenvorfall denkt, der im Allgemeinen in flektierter Wirbelsäule geschieht, dann muss der Muskel-Sehnen-

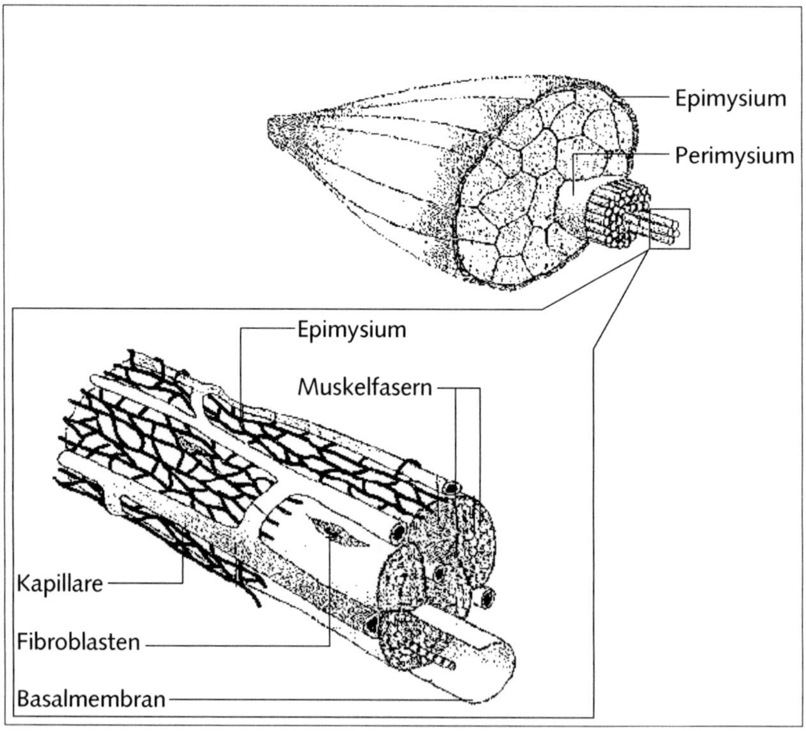

Abbildung 2-1:Querschnitt eines Muskels; das Kollagen des Endomysiums verbindet die einzelnen Muskelfasern und die Kapillare miteinander.

Apparat auch in dieser Funktion gestärkt werden. Zwar trainiert man in Rückenstreckmaschinen im Flexions-Extensions-Muster, allerdings meistens im Sitzen und zudem hauptsächlich konzentrisch. Die Streckbewegung der Wirbelsäule ist im Alltag jedoch in die Gesamtkörpermotorik eingebunden, somit also ein Produkt aus dem Bewegungsfluss zwischen Unter- und Oberkörper über die Körpermitte, die Maschinen in natürlicher Form nicht reproduzieren können. Hat die Körpermitte (Powerzone) nicht gelernt, ausreichend zu stabilisieren, geht im Bewegungsfluss zu viel Kraft verloren, bzw. werden zu viele Kräfte auf passive Strukturen des Rumpfbereiches abgeleitet. Zur Körpermitte gehören auch die lumbalen Bandscheiben, die ursächlich an drei Viertel aller Rückenprobleme beteiligt sind. Dies unterstreicht die Bedeutsamkeit eines starken Rumpfes!

Beim Halten von Gegenständen vor dem Körper oder beim Herablassen einer Bierkiste ist zudem die exzentrische Qualität der kontraktilen Elemente der Muskulatur sowie die Zugfestigkeit kollagener Fasern in Sehnen, im Muskelbindegewebe und in den Muskelfaszien gefragt. Ohne umhüllende Bindegewebsmäntel wären Muskelfasern äußerst verletzungsanfällig. Deshalb stabilisiert Bindegewebe kontraktile Fasern, die wiederum für die Stabilisierung der Wirbelsäule verantwortlich sind. Um eine Muskelfaser herum befindet sich das so genannte Endomysium. Dieser Bindegewebsmantel umhüllt eine einzelne Faser wie Kunststoff eine elektrische Leitung. Muskelfaserbündel sind wiederum von festerem Perimysium umgeben. Je besser der Trainingszustand des Muskels, desto stärker und fester ist auch das Perimysium. Epimysium hüllt den ganzen Muskel insgesamt ein. Muskelfaszien umschließen ganze Muskelgruppen.

Im Bereich der Wirbelsäule interessiert vor allem die Fascia thoracolumbalis. Nach BOGDUK (1989) kommt diesem bindegewebigen Vlies, das sich über die gesamte LWS und BWS sowie in Verlängerung über die Fascia nuchae auch über die HWS erstreckt, eine Schlüsselrolle in der Stabilisierung der Wirbelsäule zu. Sie ist sowohl mit den Dorn- und Querfortsätzen als auch mit dem Beckenkamm und Kreuzbein verbunden. GOTTLOB (2001) beschreibt, dass die Fascia thoracolumbalis in der Hauptsache Scherkräfte auf größere Wirbelsäulenabschnitte verteilt und dadurch Kraftspitzenbelastungen auf die Wirbelsäule vermeidet. Die Mitwirkung dieser breitflächigen Faszie bei der Verarbeitung von Lastkräften hängt von der Kraft und dem Querschnitt der tiefen seitlichen Bauchmuskeln (M. obliquus abdominis externus/internus, M. transversus abdominis), des Erector spinae und des Latissimus dorsi ab. Schwache Rücken- und seitliche Bauchmuskeln potenzieren somit die Gefahr einer Bandscheibenschädigung, da auch die Fascia thoracolumbalis in diesem Fall nur eingeschränkt zur Stabilisierung der Wirbelsäule beiträgt. Je stärker die Muskulatur, desto größer auch der Beitrag des Bindegewebes bei der Stabilisierung von Wirbelsegmenten!

2.3.2 Knochengewebe der Wirbelkörper

Osteoporose und Bewegungsmangel

Wenn wir ein Skelettmodell oberflächlich betrachten, könnte der Eindruck entstehen, bei den Knochen des Menschen würde es sich um lebloses Gewebe handeln. Spätestens seit der Begriff Osteoporose in aller Munde ist, weiß jeder Kunde/Patient, dass sich Knochengewebe abbauen und demzufolge nicht tot sein kann. Medizin und Pharma erwecken den

Anschein, Hormonsubstitution sei die entscheidende Therapie, um Knochen abbauende Prozesse zu stoppen. Dabei wird oft unter den Tisch gekehrt, dass das wirksamste Gegenmittel eigentlich Bewegung heißt. Warum? Bewegung kostet nichts und bringt folglich kein Geld! Ohne gezielte Reizsetzung fehlt dem Knochen jedoch das Signal zur Mineralisation von Knochensubstanz. Eine einseitige Lösung des Problems Osteoporose ist somit nicht möglich, auch wenn dies bestimmte Wirtschaftszweige so vermitteln.

Eine detaillierte Darstellung des Themas Knochengewebe würde den Rahmen dieses Buches sprengen. Dennoch ist ein kleiner Exkurs in den Aufbau von Knochen notwendig, um die Bedeutung von Bewegung und Reizsetzung zu verstehen. Knochen, und hierzu gehören auch die Wirbelkörper, sind alles andere als tote Stützpfeiler des Körpers. Durch die hinreichende Versorgung mit Blutgefäßen (Vaskularisierung) ist das Knochengewebe in der Lage, sich den mechanischen Belastungen anzupassen, denen es ausgesetzt wird. Große Röhrenknochen, wie der Oberschenkelknochen (Femur) und die Wirbelkörper, haben eine äußere Hülle (Kompakta), und einen weichen, schwammartigen Kern (Spongiosa). Die Kompakta baut sich aus lamellenartigen Kollagenschichten auf. Vergleichbar mit der Struktur der Bandscheibe, sind in der Kompakta Kollagenschichten entgegengesetzt spiralförmig angelegt, d. h., zieht eine Faserschicht linksherum, verläuft die zweite Lamelle entsprechend in die Gegenrichtung. Durch diese Anordnung kann Kompakta Biege-, Rotations- und Torsionskräften widerstehen. Druckbelastungen werden von Spongiosa absorbiert. Deshalb befindet sich Spongiosa überall dort in menschlichen Knochen, wo Druckbelastungen einwirken.

Ein präpariertes Hüftgelenk zeigt im Inneren ein deutlich erkennbares Bälkchensystem (Trabeculae). Diese als Trabekel bezeichnete Struktur besteht aus Knochenkalk mit dazwischen liegender Körperflüssigkeit. Sie eignet sich in hervorragender Weise dazu, Kompressionskräfte abzupuffern und damit große Spannungen auf das Knochengewebe zu verhindern. Training mit hohen Lasten, wie z. B. eine Langhantel-Kniebeuge, sorgt für starke Kompression auf die Wirbelkörper. Spongiosa produziert auf diesen Reiz zusätzlichen Knochenkalk, der in die Trabekelstruktur eingebaut wird und den Knochen dadurch insgesamt widerstandsfähiger gegen äußere Kräfte macht. Unter hohen Lasten ist allerdings eine Belastung zu verstehen, die deutlich über dem Alltagsniveau liegt. Diese Forderung wird aufgrund der eigenen Unsicherheit vieler Trainer/Therapeuten im Umgang mit freien Gewichten oft verletzt. Zu niedrige Belastung ruft im Knochengewebe genauso wenig Adaptation hervor wie in Muskelgewebe.

Der beschriebene Aufbau von Kompakta und Spongiosa, der im Besonderen für den Wirbelkörper gilt, zeigt eine erstaunliche Analogie zur Struktur von Anulus und Nucleus der Bandscheibe. Beide Gewebetypen, sowohl der Wirbelkörper als auch der Bandscheibe, sind harmonisch aufeinander abgestimmt. Ihre jeweiligen Kerne, Nucleus und Spongiosa, trotzen Druckbelastungen, während Kompakta und Anulus zusammmenwirken, um Biege- und Rotationskräften Widerstand zu leisten. Die hohe Adaptationsfähigkeit von Knochengewebe des Wirbelkörpers und von Faserknorpel der Bandscheibe verdeutlicht, dass unser Körper vielfältigen Bewegungsrichtungen und Belastungen ausgesetzt werden muss, die durch ein Krafttraining an Stationsgeräten in dieser Qualität niemals erreichbar wären.

Für den Aufbau von Knochengewebe sind so genannte Osteoblasten, für den Abbau Osteoklasten verantwortlich. Osteoblasten, die spezialisierte Fibroblasten darstellen, bauen Knochensubstanz an Stellen des Körpers auf, wo es verstärkt zu Druck-, Zug-, und Scherbelastungen kommt – also auch an den Wirbelkörpern! Fehlen derartige Belastungsreize, bauen Osteoblasten nicht benötigtes Material wieder ab. Die Knochendichte sinkt. Nach Untersuchungen von WHITING (1990) erfolgt der Knochenabbau dreimal schneller als der Aufbau.

Die Aktivität der Osteoblasten hängt zum einen von der hormonellen Steuerung und zum anderen von der lokalen Reizeinwirkung durch äußere Kräfte ab. Osteoblasten bilden zuerst eine Grundsubstanz (Matrix), in der die Vorstufe von Kollagen, das Tropokollagen, eingelagert wird. An der Oberfläche dieses Gebildes (Osteoid) lagern sich Phophat- und Kalziummineralien an. Nach erfolgter Mineralisation hat der Osteoblast seine Aufgabe erfüllt. Aus ihm ist inzwischen ein Osteozyt entstanden, der in verkalktem Knochenmaterial eingebettet liegt. Mehrere solcher Osteozyten sind durch kleine Kanäle (Canaculi) untereinander verbunden. Dieses Kanalsystem steht wiederum mit Blutkapillaren in direktem Kontakt, die für den Stoffwechsel im Knochen sorgen. Osteozyten dienen somit als Kalzium- und Phosphatdepots. Liegt irgendwo im Körper eine Unterversorgung vor, können diese Depots für Muskeln und Nerven nutzbar gemacht werden, was verständlicherweise nicht zur Belastbarkeitssteigerung von Knochen beiträgt. Bewegungsmangel ist das Signal für Osteoklasten, vermeintlich überflüssiges Knochenmaterial abzubauen. Osteoklasten sind spezialisierte Fresszellen (Makrophagen), die durch Abgabe bestimmter Säuren (z. B. Salzsäure) Kollagenmaterial auflösen. Hierdurch wird der Knochen am Ende brüchig wie Schulkreide.

Das Wolff'sche Gesetz aus dem 19. Jahrhundert besagt, dass einwirkende Kräfte Bau und Stärke der Knochenbildung bestimmen. Die Untersuchungen von YASUDA (1977) haben gezeigt, dass Knochenmaterial durch Einwirkung negativer Ladungen auf Kollagen stärker wird. Deshalb nutzt die Orthopädie bei nicht heilen wollenden Brüchen (Frakturen) elektrische Felder, die höchstwahrscheinlich die Osteoblastenaktivität anregen.

Wenn Belastungsreize auf den Knochen einwirken, entstehen unterschiedliche Potenziale direkt am Knochen – somit auch negative Ladungen, die für den entsprechenden Knochenbildungsstimulus sorgen. Bei aktivierter Knochenbildung graben abbauende Osteoklasten zu Beginn kleine Gräben in die Bereiche des Knochens, die verstärkt werden sollen. Aus kleinen Gräben entstehen kleine Höhlen, in die Blutkapillare einwachsen. Gleichzeitig lagern sich dort Osteoblasten ab, die aus Matrix und Kollagen dünne Osteoide produzieren. Wie beschrieben entwickeln sich durch Mineralisation aus Osteoiden Osteone. Durch diesen Prozess entsteht, vergleichbar mit den Jahresringen der Bäume, eine neue Knochenlamelle. Die Bildung eines einzelnen Osteons zieht sich mehrere Wochen hin. Eine ganze Knochenlamelle benötigt daher lokale Stimuli über einen langen Zeitraum. Knochen wird demzufolge nicht durch unregelmäßiges, unterschwelliges Training stärker. Die Qualität von Osteonen hängt in hohem Maße von der Belastung ab!

Warum hat vielfältiges Bewegen für Kinder und Jugendliche in der Wachstumsphase eine lebenswichtige Relevanz? In der körperlichen Entwicklungsphase wird die so genannte

„peak bone mass“, die absolute Knochendichtemasse, aufgebaut. Diese Knochendichte zeichnet verantwortlich für die Plateauphase zwischen dem 20. und 40. Lebensjahr, in der sich die Knochendichte kaum ändert. Etwa ab dem 40. Lebensjahr sinkt die Knochendichte bei Männern stetig um ein Prozent pro Jahr, bei Frauen nach der Menopause gar um drei Prozent jährlich. Aufgrunddessen müssen Frauen mit dem Nachteil leben, einem viermal höheren Risiko ausgesetzt zu sein, in fortgeschrittenem Alter Knochen- und Wirbelbrüche zu erleiden. Bei inaktiven Frauen treten daher auch frühzeitig Rückenschmerzen als Folge des Knochenverlustes auf.

Der unweigerlich auftretende Knochenverlust ist allerdings unproblematisch, wenn in besagtem Lebensabschnitt eine große „peak bone mass“ angelegt wurde. Bei Kraftsportlern, die bereits in jungen Jahren mit dem Sport begonnen haben, lässt sich ein Verlust von Knochenmaterial nicht nachweisen. Folglich kann Osteoporose nicht als Erkrankung hingestellt werden. Osteoporose bezeichnet nicht mehr als eine moderne Zivilisationserscheinung unserer Wohlstandsgesellschaft, die bei Naturvölkern fehlt. Australischen Aborigines sind Fahrstühle und Spielekonsolen nämlich vollkommen fremd. „Unzivilisierte“ Menschen müssen sich für den Erwerb von Nahrung noch tagtäglich bewegen, während wir uns die kalorienreiche Pizza frei Haus servieren lassen.

Der „zivilisierte“ Mensch setzt sich mit zunehmender Technisierung immer weniger Belastungsreizen aus. Zudem nimmt die statistische Lebenserwartung ständig zu. Diese Schere klafft immer weiter auseinander. Neben Bewegungsmangel zählen genetische Voraussetzungen und hormonelle Umstellungsprozesse zu den Risikofaktoren bezüglich Osteoporose. Genetische Faktoren sind bislang wenig erforscht.

IGEL-LEISTUNGEN

Marketingstrategien wie „Anti-Aging“ und „Forever-young“ haben geschäftssüchtige Mediziner auf den Plan gerufen. Der schnelle Euro nebenbei steht in Zeiten strenger Budgetierung hoch im medíznischen Kurs. Statt Patienten Bewegungstraining und Ernährungstherapie zu verordnen, werden obskure Präparate und Behandlungsmethoden als so genannte IGEL-Leistungen verschrieben, die für teures Geld positiven Einfluss auf z. B. Osteoporose haben sollen. Dass Nährstoffe ohne überschwelligen Stimulus nicht in den Knochen gelangen, bleibt den meisten Patienten vorenthalten. Aufklärung ist auch nicht im Interesse von Medizin und Pharma! Wer sich selbst nicht mit Bewegung auseinandersetzt, der empfiehlt es auch seinen Patienten nicht. Dies hat eine Studie unter Hamburger Ärzten eindrucksvoll belegt (Sporttherapie 2002). Es sei denn, auch hier steckt ein Geschäftsinteresse dahinter, wie im Fall Kieser-Training. Einige Mediziner empfehlen dieses Trainingskonzept, dass angeblich besonders wirksam im Kampf gegen Rückenschmerz sein soll. Dass diese Empfehlung einen pragmatischen Hintergrund hat, kommt selten in die Öffentlichkeit: Vertragsabschlüsse spülen dem kooperierenden Mediziner ohne Aufwand Provisionen in die Kasse. Immerhin ist dieses Vorgehen besser, als Kunden/Patienten mit fragwürdigen Medikamenten zu versorgen, deren Wirkungen in der Regel in keinem vernünftigen Verhältnis zu ihren Nebenwirkungen stehen.

Inwieweit unsere Erbmasse bestimmte Krankheiten vorbestimmt, können wir derzeit nur erahnen. Biotechnologie wird sicherlich in Zukunft die ein oder andere medizinische These aus ihren Angeln heben. Unbestritten indes ist, dass Frauen nach der Menopause durch die fehlende Wirkung des weiblichen Geschlechtshormons Östrogen in den ersten vier bis sechs Jahren ca. 15 bis 20 Prozent an Knochendichte verlieren. Anschließend verläuft der Abbau wie beim Mann, nämlich etwa ein Prozent pro Jahr. Die Pharmaindustrie hat sich diese naturgemäße Mangelerscheinung geschickt zunutze gemacht, indem sie die Östrogentherapie und die Kalziumsubstitution zu einem weltweiten Standard aufgebaut hat. Jeder bewusst handelnde Mediziner, Therapeut oder Trainer muss kritisch hinterfragen, ob der Nutzen dieses nachweislich gesundheitsschädlichen Eingriffes in die sensiblen Steuerungs- und Regelungsprozesse des Körpers nicht vollkommen überschätzt wird und unwissende Patienten nicht unnötig hohen Risiken ausgesetzt werden. Die weltweit größte Studie der Women´s Health Initiative (WHI), die seit 1992 über zehn Jahre 16.000 Frauen begleitete, bestätigt diese Kritik: Das Brustkrebsrisiko stieg um 26 Prozent. Zudem erhöhte sich auch das Infaktrisiko, obwohl die Hersteller jahrelang das Gegenteil behaupteten. In den USA entfernen sich Ärzte mittlerweile mehr und mehr von der Hormonersatztherapie während deutsche Mediziner davon (noch) nichts wissen wollen. Warum glaubt der Mensch eigentlich immer, in den natürlichen Haushalt seines Körpers eingeifen zu müssen – ist es der unerfüllbare Wunsch nach „Forever young"?

Dass weder teure Kalziumpräparate noch Östrogentherapien Bewegungsreize als entscheidenden Stimulus zur Vermeidung von Osteoporose ersetzen, verdeutlichen auch die Auswirkungen eines Einsatzes im All bei Astronauten. In Schwerelosigkeit fehlen jegliche Belastungsreize, die einen dramatischen Verlust von Knochensubstanz zur Folge haben. Dieser Verlust, der sich insbesondere in den unteren Extremitäten und der Wirbelsäule zeigt, ist Jahre nach dem Einsatz noch nachweisbar (BALDWIN 1996). Kosmonauten, die nach mehrmonatigem Aufenthalt aus dem All zurückkehren, können sich kaum noch auf den Beinen halten. Je nach Aufenthaltsdauer verlieren sie dabei bis zu 40 Prozent Knochen- und Knorpelmasse (VAN WINGERDEN 2002). Dies liegt sicher nicht daran, dass sie die falschen Präparate eingenommen haben!

2.3.3 Band- und Kapselgewebe

Herberge vieler Sinnesrezeptoren

Die Belastbarkeit hoch spezialisierter, dynamischer Bindegewebstypen, wie die der knochenverbindenden Bänder und der gelenkumhüllenden Kapseln, werden an dieser Stelle aus gutem Grund zusammen dargestellt. In vielen Gelenken des Körpers sind sie nämlich miteinander verwoben und müssen daher gemeinsam auf vielfältigste Belastungsreize funktionell reagieren. An Stellen, wo Bewegung stattfindet, sind Kapseln eher dünn und elastisch. Dort, wo Bewegungssteuerung notwendig ist, bestehen Kapseln aus unverformbarem Kollagen mit paralleler Faserstruktur. Hierbei handelt es sich um so genannte kapsuläre Ligamente. Teilweise inserieren Sehnenfasern sogar in das Kollagen kapsulärer Ligamente und in Knochenlamellen. Eine deutliche Abgrenzung der verschiedenen Gewebetypen ist daher in vielen Gelenken des Körpers gar nicht möglich.

Wie bereits in Kapitel 1 ausführlich beschrieben, kommen Ligamente an der Wirbelsäule als

BINDEGEWEBE

Oft beklagen Kunden/Patienten, ihr Kraftproblem läge daran, dass ihr Bindegewebe zu schwach sei. Das wäre erblich bedingt, daran könne man nun einmal nichts machen. Diesen Floh müssen ihnen „Experten" ins Ohr gesetzt haben, die sich weit von der Physiologie entfernt haben. Offensichtlich sind einige Ärzte mehr auf dem Gebiet der Pharmazie zu Hause, als sich mit den Vorgängen des Körpers auseinanderzusetzen. Bindegewebe ist zwar an der Kraftübertragung beteiligt. Aber in der Hauptsache findet Bewegung immer noch durch Kontraktion von Muskelfasern statt. Von daher ist nicht etwa Bindegewebe zu schwach, sondern Muskulatur unterentwickelt!

System von langen und kurzen Bändern vor, die die jeweilig benachbarten Wirbelkörper verbinden und sich dadurch gegenseitig passiv absichern. Gelenkkapseln findet man an der Wirbelsäule nur im Bereich der Facettengelenke, wobei die Kapseln der HWS und BWS die kleinen Wirbelgelenke eng umspannen und dort synoviale Gelenkflüssigkeit bilden, während die Kapseln der LWS weit entfernt von den Facetten liegen, außen offen sind und keine Synovia produzieren. Deshalb sollte man bei den Facetten der LWS auch nicht von Gelenken sprechen.

Kollagene Fasern machen etwa 70 bis 80 Prozent von Bändern und Kapseln aus. Der Unterschied beider Strukturen liegt in der Anordnung. In Bändern befinden sich die Fasern parallel und wellenförmig zueinander, in Kapseln sind sie dagegen willkürlich angeordnet. Kommt Zugspannung auf Ligamente, werden die wellenförmigen Fasern gespannt. Nach MOREE (2001) ist die tatsächliche Zugstärke von Bändern zehn Mal größer als benötigt.

Elastische Fasern wie Elastin, die Gewebe nach Belastung wieder in ihren Ursprung zurückführen, findet man in Bändern im Allgemeinen nur wenig vor (3 bis 5 Prozent). Deshalb müssen Band- und Kapselgewebe Zugkräften auch ohne wesentliche Verlängerung widerstehen. Ausnahmen bilden das äußerst elastische Nackenband (Lig. nuchae), das über die Dornfortsätze der HWS zieht und das Zwischenbogenband (Lig. flavum), das, hinter den Wirbelbögen liegend, zwei benachbarte Wirbel verbindet. Durch die hohe Dehnfähigkeit dieser Bänder (75 Prozent elastinhaltig) spart der Körper Muskelarbeit bei der dauerhaft notwendigen Stabilisierung des Oberkörpers in aufrechter Haltung. Elastin lagert durch Bewegungsdefizite im Alter Kalziumphosphat an. Dieser Prozess führt zu Funktionsverlust der elastischen Fasern.

Wie bereits erwähnt, werden kollagene Fasern von Bändern bei Dehnung gerade gezogen. Bei Belastungen, die im physiologisch tolerierbaren Bereich liegen, absorbiert Matrix einen Teil der wirkenden Kraft. Ein Großteil fällt jedoch auf das Konto der Muskulatur. Ist die Muskulatur allerdings zu schwach, wirken größere Kräfte auf das Bindegewebe von Bändern und Kapseln und führen unter Umständen zur Schädigung.

Sowohl Ligamente als auch Kapseln sind sehr temperaturanfällig! Die Belastung auf diese Gewebetypen steigt mit sinkender Temperatur an. Von daher ist die Aufwärmarbeit im Sinne einer Erhöhung der Körperkerntemperatur im Training allgemein und insbesondere im Rückentraining von besonderer Bedeutung, um Facettenkapseln und Bandsysteme optimal auf Belastungsmomente vorzubereiten. In Situa-

AUFWÄRMSATZ

Das von KIESER propagierte Rückentrainingskonzept lehnt jegliche Aufwärmarbeit ab, da sich eine geringe Erhöhung der Körperwärme allein durch Krafttraining sehr schnell einstellen würde. Diese These ist zwar im Grundsatz richtig, berücksichtigt aber zwei wesentliches Aspekte nicht: Um eine spezifische Belastbarkeit in Form von Stabilität der Wirbelsäule herzustellen, muss die allgemeine Belastbarkeit im Vorfeld und begleitend aufgebaut werden. Dieses gelingt in erster Linie durch natürliche Bewegungsmuster, die viel aktive Muskelmasse beanspruchen (Laufen, Rudern, Cross-Trainer). Bestimmte Gewebetypen, wie z. B. Bänder und Gelenkkapseln sind wenig dehnfähig. Ist die Muskulatur nicht auf schnellkräftige Belastungsreize vorbereitet, kann sie weder die Gelenkapsel noch den Bandapparat vor starken Zugbelastungen schützen. Schon geringste Überdehnungen führen dann zu einer Beschädigung! Bei hohen Intensitäten, wie sie für die Bekämpfung des Rückenschmerzes nötig sind, kann es ohne Vorbereitung zu solchen Überdehnungen der kurzen Bänder und der Gelenkfacetten kommen. Deshalb müssen auch die schnellkräftigen Fasern der Muskulatur aktiviert sein. Setzen Sie daher vor jeder Übung des MFT-Systems wenigstens einen (besser zwei > siehe Abb. 5-5) Aufwärmsatz ein, der mit niedrigerer Intensität zügig ausgeführt wird!

tionen, wo es zu einer deutlichen Abkühlung kommt, wie z. B. bei einer längeren Spielunterbrechung unter widrigen klimatischen Bedingungen (Regen, Kälte), wird die Gelenkkapsel zum limitierenden Faktor. Endgradige Bewegungen sind in diesem Fall problematisch. Tennisspieler haben deshalb Schwierigkeiten mit ihrem Schultergelenk, wenn sie bei nasskaltem Wetter und niedrigen Temperaturen die ersten Aufschläge eines Matches servieren müssen.

Alle um ein Gelenk befindlichen Strukturen passen sich einer bewegungsarmen Belastungssituation an. Der Körper stellt auf eine übermäßig sitzende Tätigkeit eine neue Homöostase her, die an diese einseitige Belastung adaptiert. Da es sich bei Ligamenten und fibrösen Kapseln um hochdynamisches Gewebe handelt, nimmt die Belastbarkeit ab, wenn Dynamik nicht mehr gefordert wird. Beide Gewebearten reagieren darauf mit verminderten Zugfestigkeit, wodurch die maximale Belastbarkeit in diesen Strukturen sinkt. Dieses neue Niveau wirkt sich vor allem bei schnellkräftigen Bewegungen des Körpers negativ aus. Gelenkkapseln entwickeln ohne Einfluss dynamischer Bewegungsreize eine erhöhte Steifheit, die man als Anpassung an die eingeschränkte bzw. verkürzte Bewegungsamplitude beim Sitzen betrachten muss.

Solche Anpassungserscheinungen bergen eine große Gefahr für unvorhersehbare Situationen im Alltag in sich. Ohne schnell einwirkende Belastungsreize verlieren die Fast-twitch-Fasern der Muskulatur ihre hochfrequente Rekrutierungsfähigkeit. Der so genannte myostatische Reflex, der immer dann einsetzt, wenn rasch einwirkende Kräfte drohen, bindegewebige Strukturen zu beschädigen, schlummert unbenutzt im Verborgenen. Wenn dieser monosynaptische Reflex in Gefahrensituationen

SCHNELLKRAFT

Aus welchem Grund Schnellkraft sowohl im präventiven als auch rehabilitativen Training keinen Einsatz findet, ist absolut unverständlich! Schnellkraft ist keine Dimension des Leistungssportes. Schnellkraft wird in vielfältigsten Situationen des Alltags gefordert – auch im Alter! Schnellkraft stellt eine Grundvoraussetzung für den Schutz empfindlicher Bindegewebsstrukturen wie Kapsel-, Band- und Bandscheibengewebe dar.

dann tatsächlich gebraucht wird, reagiert er zu träge. Die Folge kann eine Beschädigung von Bandscheibengewebe sein. Diese Aussage unterstreicht die Forderung nach Schnellkrafttraining im Rehaprogramm der Wirbelsäule. Das Medizinische Freihantel-Trainingssystem trägt dem an geeigneter Stelle Rechnung (siehe Kapitel 8).

Ligamente und Kapseln haben gemeinsam eine weitere wichtige Aufgabe im Bewegungsvollzug, die hier nicht unerwähnt bleiben darf. Beide Strukturen beherbergen nämlich verschiedene Rezeptoren, die aus den Gelenken Informationen über Winkelposition, Geschwindigkeit und Belastungseinwirkung an das Gehirn weiterleiten. Zusammen mit Muskel- und Sehnenspindeln kontrollieren und justieren diese Propriozeptoren den gesamten Bewegungsablauf.

Ruffini-Körper liegen im oberflächlichen Anteil von Kapseln. Durch ständige Signalgebung wird das Gehirn ununterbrochen über die Gelenkposition innerhalb von komplexen Bewegungen informiert. Die tiefer in der Kapsel lokalisierten Pacini-Körper sind in Ruhe nicht aktiv. Sie wirken als Antriebsfeder beim Start einer Bewegung und als Schutzmelder in Endpositionen von Gelenken. Golgi-Sensoren befinden sich in Ligamenten und sind nur bei Dehnung aktiv. Bei einer Überdehnung sorgen sie rechtzeitig für eine Muskelhemmung (Inhibition), d. h., Golgi-Sensoren wirken tonussenkend auf die verantwortlichen motorischen Einheiten. Freie Nervenendigungen werden in Ligamenten und Kapseln bei starker Verformung gereizt. Sie melden Schmerz und Beschädigung und lösen eine reflektorische Kontraktion gelenkbezogener Muskeln aus.

2.3.4 Hyaliner Knorpel der Gelenkfacetten

Wasserbindung durch Proteoglykane

Dass Facettengelenke der Wirbelsäule einen unterschiedlichen Aufbau in den Etagen HWS, BWS und LWS aufweisen und welche Konsequenzen für Bewegung und Belastung daraus entstehen, wurde bereits im ersten Kapitel ausführlich besprochen. An dieser Stelle ist vielmehr von Interesse, wie sich Belastungen auf die Struktur des hyalinen Facettengelenkknorpels direkt auswirken. Gelenkknorpel besitzt grundsätzlich weder Gefäße noch Nervengewebe. Arthrotischer Schmerz kann deshalb erst dann wahrgenommen werden, wenn sich Knorpelgewebe vollständig abgebaut hat und Kompressionskräfte auf den darunter liegenden subchondralen Knochen einwirken. Für Auf- und Abbauprozesse von Matrix zeichnen, wie im Knochen Osteoblasten, im Knorpel Chondroblasten verantwortlich. Chondroblasten stellen ebenfalls spezialisierte Fibroblasten dar, die für die Herstellung von Bindegewebe (Matrix, Kollagen, Elastin etc.) verantwortlich sind. Matrixmoleküle bilden einen wesentlichen Bestandteil jedes Bindegewebes. Ihre Aufgabe liegt darin, Kollagenfasern zu stabilisieren, indem sie über Proteoglykane Wasser binden. Im Knorpel sind solche Proteoglykane an eine zentrale Achse gebunden, die Hyaluronsäurekette. Proteoglykane sind stark negativ geladen. Auf diese Weise können sie extrem hohe Mengen von Wasser binden. Knorpel besteht deshalb zu 80 Prozent aus Wasser, dass bei kurzzeitiger Krafteinwirkung nicht ausgepresst werden kann. Hierdurch erhält Knorpel seine charakteristische schockabsorbierende Funktion. Zwischen einzelnen Proteoglykanen befinden sich kollagene Fasern, die entsprechend positiv geladen sind. Bei Belastung werden diese Kollagenfasern gespannt. Aufgrund der unterschiedlichen Ladungen weichen sie anschließend wieder in ihren Ursprungszustand zurück.

Tierexperimente haben gezeigt, dass dauerhaft unbelastetes Bindegewebe schwächer wird. Wenig belastungsresistentes Bindegewebe wird früher plastisch verformt, wodurch es eher zu Beschädigungen kommt. Bindegewebsschwäche ist daher auf eine verminderte Stabilisierung des Kollagens durch Proteoglykane und deren verminderte Wasserbindungskapazität zurückzuführen. Wie wir wissen, sind Chondroblasten für die Bildung dieser Bausteine zuständig. Chondroblasten reagieren in erster Linie auf mechanische Kräfte. Druck und Zug werden von ihrer Zelloberfläche bis in den Zellkern hinein weitergeleitet. Dort werden diese Stimuli für die Umsetzung verschiedenster Aufgaben genutzt, wie z. B. die Teilung oder Differenzierung der Zelle. Spannung erzeugt somit den nötigen Reiz, neues Kollagenmaterial in Zugrichtung anzulegen. Durch selektive lokale Reize werden Chondroblasten angeregt, wie jede andere Fibroblastenart auch, Wachstum, Anpassung oder Gewebeherstellung einzuleiten. Nur: Im Knorpel wird alles wiederhergestellt, aber kein Kollagen. Deshalb existiert überhaupt Gelenkarthrose! Kollagenfasern liegen normalerweise dort, wo Zugkräfte auf Gewebe einwirken. Nun werden Gelenke in der Regel nicht auf Zug, sondern auf Druck beansprucht. Durch Druck bzw. Kompression kommt es allerdings zu einer Verformung des Knorpels und damit zu einer Oberflächenvergrößerung. Da die Knorpelmasse insgesamt gleich bleibt, weicht Gewebe zur Seite hin aus. Hierdurch entsteht horizontaler Zug auf Kollagenfasern des Knorpels. Kurzeitig wechselnder Druck führt zu einer rein elastischen Verformung. Aufgrund der viskoelastischen Eigenschaften des Knorpelgewebes kehrt die Verformung sofort wieder in ihren Ursprungszustand zurück. Dieser wechselnde Druck entsteht z. B. beim Joggen. Erst bei kontinuierlicher, langanhaltender Belastung sackt die Knorpeloberfläche ein, da das proteoglykangebundene Wasser herausgepresst wird. In diesem Fall verformt sich der Knorpel plastisch, was eine deutlich längere Wiederherstellungszeit in Anspruch nimmt. Eine solche Situation entsteht nach mehreren Stunden einseitiger Schreibtischarbeit. Der Proteoglykangehalt im Knorpel wirkt sich auf den Widerstand aus. Je mehr Druck auftritt, desto mehr setzen die Proteoglykane des Knorpels der Verformung entgegen. Aus diesem Grund ist axialer Druck auf die Gelenkfacetten ideal, um die Wasserkissenfunktion des Knorpels zu trainieren.

Axialer Druck entsteht bei einer Kniebeuge mit hohen Lasten. Geringe Lasten werden vom Wirbelsegment kaum als Kompression wahrgenommmen. Durch die Verschiebung von Wasser wirken sich Druck und Zug zudem positiv auf die Zufuhr essenzieller Nährstoffe aus. Nur so erhalten Chondroblasten Substrate, um Matrix mit ihren Inhaltsstoffen zu regenerieren und entsprechend „fit" zu halten. Nahrung erhält der Knorpel durch die synoviale

Membran der Gelenkkapsel. Bei regelmäßiger Bewegung vermischt sich die produzierte Synovia mit vorhandener Gelenkflüssigkeit, was den Transport von Nährstoffen garantiert. Synovia agiert im Gelenk als Schmierung. Dabei verändert sie ihre Viskosität. Werden Gelenkpartner gegeneinander bewegt, muss die Schmierung dünnflüssig sein, um Reibung zu verhindern. In Ruhe hingegen tritt Synovia dickflüssig auf, um nicht zwischen den Gelenkpartnern weggepresst zu werden. Auch Synovia hat somit viskoelastische Eigenschaften. Nach Belastungsende nimmt die Flüssigkeit wieder ihr ursprüngliches Volumen an.
Was hat dies alles nun mit dem Thema Rücken zu tun? Der Gelenkfacettenknorpel stellt ein wichtiger Baustein in einem System dar, das für die Absorption von Kräften zuständig ist, die permanent auf die Wirbelsäule einwirken. Die Dicke des Gelenkknorpels, und damit die Widerstandfähigkeit gegenüber Verformungskräften, korreliert eindeutig mit der Größe der Belastung. Wo die höchsten Belastungen auf den Körper treffen, existiert die größte Knorpeldicke – nämlich hinter der Kniescheibe. Diverse Autoren (HOLMDAHL,INGELMARK, KIVIRANTA etc.) konnten nachweisen, dass überschwellige, wechselnde Druckbelastungen zu einer Zunahme der Knorpeldicke führen. Dadurch erhält auch der Knorpel des Facettengelenkes eine erhöhte Druckfestigkeit und kann seiner Aufgabe als Schockabsorbierer, z. B. bei Sprüngen, optimal gerecht werden. Ein gut funktionierender Gelenkfacettenknorpel, der einen Teil der einwirkenden Kräfte ableitet, trägt somit in Kooperation mit dem Anulus der Bandscheibe, den Wirbelkörpern und der wirbelsäulenstabilisierenden Muskulatur zur spezifischen Belastbarkeit der Wirbelsäule bei. Ist einer dieser Bausteine z. B. durch arthrotische Prozesse gestört, werden andere Kraft aufnehmende Gewebetypen langfristig überlastet. Insofern hat ein arthrotischer Prozess der Gelenkfacette indirekt einen negativen Einfluss auf die Belastbarkeit der Bandscheibe.

2.3.5 Faserknorpel der Bandscheibe

Funktionelle Einheit Bewegungssegment
Wie bereits im Kapitel 1 ausführlich besprochen, besteht die Bandscheibe größtenteils aus kollagenen Fasern und Matrix. Kollagen befindet sich im Körper immer dort, wo Gewebe auf Zug bzw. Dehnung belastet wird. Matrix ist verstärkt an Stellen vorhanden, wo Druck entsteht. Jedes Gewebe benötigt Reize in Form von Kräften, um nicht vom Organismus selbst abgebaut zu werden. Die Konstitution der Bandscheibe erfordert daher Kompressionskräfte für den Nucleus, Zug-, Biege- und Torsionskräfte für den kollagenen Anulus. Bandscheiben dürfen allerdings nicht losgelöst von den dazugehörigen Wirbelkörpern betrachtet werden. Wirbelkörper und Bandscheibe bilden eine funktionelle Einheit, denn ober- und unterhalb ist der Discus über eine dünne Schließplatte, seitlich durch die Sharpey-Fasern fest mit dem Knochengewebe verbunden (siehe Abbildung 2-2). Axial auf die Wirbelsäule einwirkende Kräfte werden von den Wirbelkörpern und den Bandscheiben gemeinsam über die Iliosakralgelenke in die Beine abgeleitet. Hierdurch erklärt sich die von oben nach unten zunehmende Querschnittsfläche der Bandscheiben und der Wirbelkörper.
Laut Aussagen von HICKEY (1980) liegt die Druckfestigkeit einer Bandscheibe bei etwa 300 Kilogramm pro cm^2. Dem entgegen stehen 30 Kilogramm pro cm^2 der Wirbelendplatten. Nach GOTTLOB (2001) versagt die

UNTERSCHWELLIG

Allein die hier genannten Zahlen relativieren bereits eine Diskussion über zu hohe Belastungen im Wirbelsäulentraining. Der Vorwurf an die derzeitige Vorgehensweise in der Wirbelsäulentherapie: Ein Großteil aller Trainingsmaßnahmen bleibt unterschwellig und damit uneffektiv!

Lendenwirbelsäule eines Normalbürgers erst bei einer axialen Last von 1.000 Kilogramm beim Mann und 500 Kilogramm bei der Frau. Das Verhältnis zwischen Bandscheibe und Wirbelkörper hätte man sicher andersherum vermutet. Aus diesem Grund kommt es bei hohen axialen Lasten wesentlich früher zu Einbrüchen der Wirbelendplatten als zu Einrissen im Bandscheibengewebe.

Der physiologische Bereich, also jener Belastungsspielraum, der nicht zu Gewebeschädigung führt, ist bei axialen Kräften wesentlich größer, als die meisten Trainer/Therapeuten annehmen. Deshalb muss eine deutlich progressivere Vorgehensweise im Training der Wirbelsäule umgesetzt werden. Denn erst hohe Kompression stimuliert die Osteoblastenaktivität, die die Grundlage für eine Erhöhung der Druckfestigkeit darstellt.

GRANHED (1987) konnte einen um 40 Prozent höheren Knochenmineralgehalt bei Powerliftern feststellen. Nun sind die wenigsten auf die Wirbelsäule einwirkenden Kräfte rein axialer Natur. Bei Alltags- und Sportbewegungen kommt es immer zu einer Mischung axialer Kräfte mit Scher-, Biege- und Torsionsbelastungen. Deshalb werden Wirbelsäulenbelastungen im Folgenden in einem komplexem Zusammenhang, d. h. unter Berücksichtigung aller beteiligten Strukturen, beschrieben.

2.4 Belastungen bei Bewegungen der Wirbelsäule

Sitzen belastender als Stehen

Zur Betrachtung der Druckverhältnisse, die bei verschiedenen Körperhaltungen in der Bandscheibe entstehen, lieferte NECHEMSON bereits in den Sechzigerjahren wertvolle Ergebnisse. Er fand heraus, dass aufrechtes Sitzen höheren

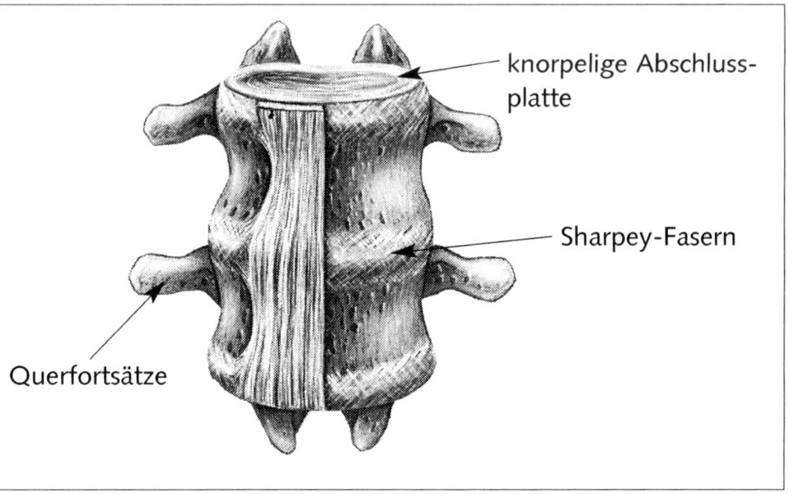

Abbildung 2-2: Das Bewegungssegment nach JUNGHANNS mit den äußerlichen Sharpey-Fasern, die die Bandscheibe fest mit dem Knochengewebe verbinden (mit freundlicher Genehmigung der Firma rüdiger anatomie GmbH, Päwesiner Weg 19, 13581 Berlin, www.berlin-anatomie.de)

Gewebeart	Mechanische Adaptation	Morphologische Adaptation
Lange und kurze Bänder Sehnen der stabilisierenden Muskulatur Faszien (Thoracolumbalis)	Erhöhter Stoffwechsel Zunahme von Kollagen	Erhöhung der Zugfestigkeit
Hyaliner Knorpel der Facettengelenke	Zunahme der Knorpelschichtdicke	Erhöhung der Druck-elastizität Erhöhung der Druck- und Stoßfestigkeit
Faserknorpel der Bandscheibe	Zunahme von Kollagen	Erhöhung der Zugfestigkeit Erhöhung der Druck-elastizität Erhöhung der Druck- und Stoßfestigkeit

Tabelle 2-1: Anpassungen von Bindegewebe auf Belastungen.

intradiskalen Druck erzeugt als entspanntes Stehen. Abbildung 2-4 veranschaulicht, dass die Druckwerte beim Nach-vorn-Beugen höher ausfallen. Der Druck auf Bandscheiben wird besonders hoch, wenn wir bei gebeugter Wirbelsäule versuchen, Gegenstände anzuheben. WILKE konnte 1998 erstmals den tatsächlichen Druck in der Bandscheibe in Vivo nachweisen, indem er einen Drucksensor in den Nucleus der Bandscheibe L4/L5 einpflanzte. Die Kernaussage von NACHEMSON wurde durch WILKEs kühne Untersuchungen bestätigt: Sitzen erzeugt tatsächlich höhere Druckbelastungen auf die Bandscheibe als Stehen!

Wie bereits am Anfang dieses Kapitels erwähnt, verleitet eine Diskussion über Belastungen der Bandscheibe leicht dazu, allein das Wort Belastung schon als etwas Negatives aufzufassen. Wirft man einen weiteren Blick auf Abbildung 2-4, könnte zudem der Eindruck entstehen, eine gebeugte Wirbelsäule wäre eine große Gefahr für die Bandscheibe, nur weil hierbei ein hoher Druck im Nucleus entsteht. Ganz im Gegenteil, ansonsten müsste künftig auch Husten oder Aufstehen aus dem Sofa verboten werden. Husten führt nämlich zu ähnlich hohen Druckwerten in der Bandscheibe.

Demzufolge sind dogmatische Verhaltensregeln klassischer Rückenschulkonzepte absurd. Natürlich ist das Anheben einer Kiste Bier aus dem „krummen Rücken" eine hohe Belastung für den Discus. Hervorragend, denn bei kontrollierter Ausführung stellt Anheben in Kyphose ohne Kniebeugung ein optimales Training für die kollagenen Fasern des Anulus dar! In dieser Haltung hat der Rückenstreckapparat die höchste statische bzw. exzentrische Aktivität, da er nicht von der Kraft der Kniestrecker und der Gesäßmuskulatur unterstützt wird. Und hohe Muskelaktivität ist nun einmal gefragt, wenn wir von aktiver Stabilisierung der Wirbelsäule sprechen.

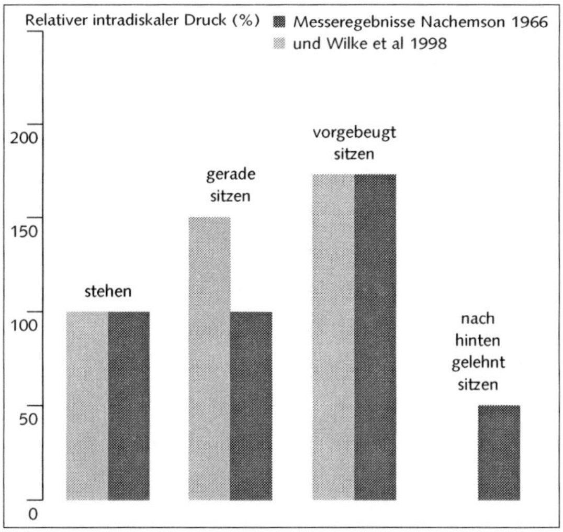

Abbildung 2-3: Ergebniss der intradiskalen Druckmessung nach WILKE (1998), verglichen mit den Messungen von NACHEMSON (1966).

2.4.1 Belastungen beim Heben und Vorbeugen mit gestrecktem Rücken

Hohe Last als Schlüssel zum Erfolg

Wenn sich die Lendenwirbelsäule in einer verriegelten Position, d. h. in muskulär fixierter Lendenlordose befindet, wirken bei körpernaher Arbeit hauptsächlich axiale Kräfte auf die Wirbelsäule ein. Beim Anheben einer Langhantel muss der Rückenstreckapparat erhebliche statische und exzentrische Kraft aufbringen, um die Wirbelsäule im Lot zu halten. Verzeichnet die Rückenstreckkraft jedoch ein durchschnittlich trainiertes Niveau, sind hohe axiale Kräfte auch bei chronischen Rückenschmerzzuständen problemlos. Setzen Sie daher Dead-lifts auch gleich zu Beginn eines Rückentrainings mit hohem Gewicht ein. Die Trainingslast sollte sich im Laufe des Trainingsprozesses dem eigenen Körpergewicht allmählich annähern. Dieser Wert erscheint im ersten Augenblick deutlich zu hoch, zeigt aber, mit welch geringer Belastbarkeit die meisten Kunden/Patienten ausgestattet sind.

Bei akuten Rückenproblemen sollten Sie die Last ebenfalls hoch wählen. In diesem Fall ist die Bewegungsamplitude der limitierende Faktor. Nach abgeschlossener Entzündungsphase sollte der Patient/Kunde Übungen des MFT-Systems im schmerzfreien Bereich ausführen. Durch Bewegung erweitert sich der schmerzfreie Bewegungsspielraum automatisch. Die Angst vor Schmerz spielt bei den meisten Akutpatienten eine größere Rolle als der eigentlich wahrgenommene Schmerz (Näheres siehe Kapitel 3)

Auf welchem Level sich die individuelle Kraft des Erector spinae eines präventiv Trainierenden befindet, sollte im Vorfeld eines Rückentrainings mit freien Gewichten diagnostiziert werden, wenn kein akutes Bandscheibenproblem vorliegt. Hierzu bietet sich beispielsweise ein Test am Dr. Wolff-Back-Check an, da die ermittelten Werte hierbei mit Referenzwerten eines großen Datenpools verglichen werden. Dementsprechend kann man eine erste Aussage darüber treffen, inwieweit sich der Patient/Kunde im Normbereich bewegt. Ist dies nicht der Fall, sollte sich das Aufbautraining anfänglich auf die Steigerung der allgemeinen Belastbarkeit konzentrieren.

2.4.2 Belastungen beim Heben und Vorbeugen mit gebeugtem Rücken

Kraft reduziert schädliche Impulse

Bei alltäglichen Bewegungen, wie dem Heben schwerer Gegenstände vom Boden, kann die hohe Kraftentfaltung der Knie- und Hüftstrecker nicht genutzt werden. Um einem Bandscheibenvorfall (Discusprolaps) vorzubeugen, wird dem rückenschmerzgeplagten Handwerker in einem Rückenschulkurs der Krankenkasse zwar die richtige Hebetechnik vermittelt.

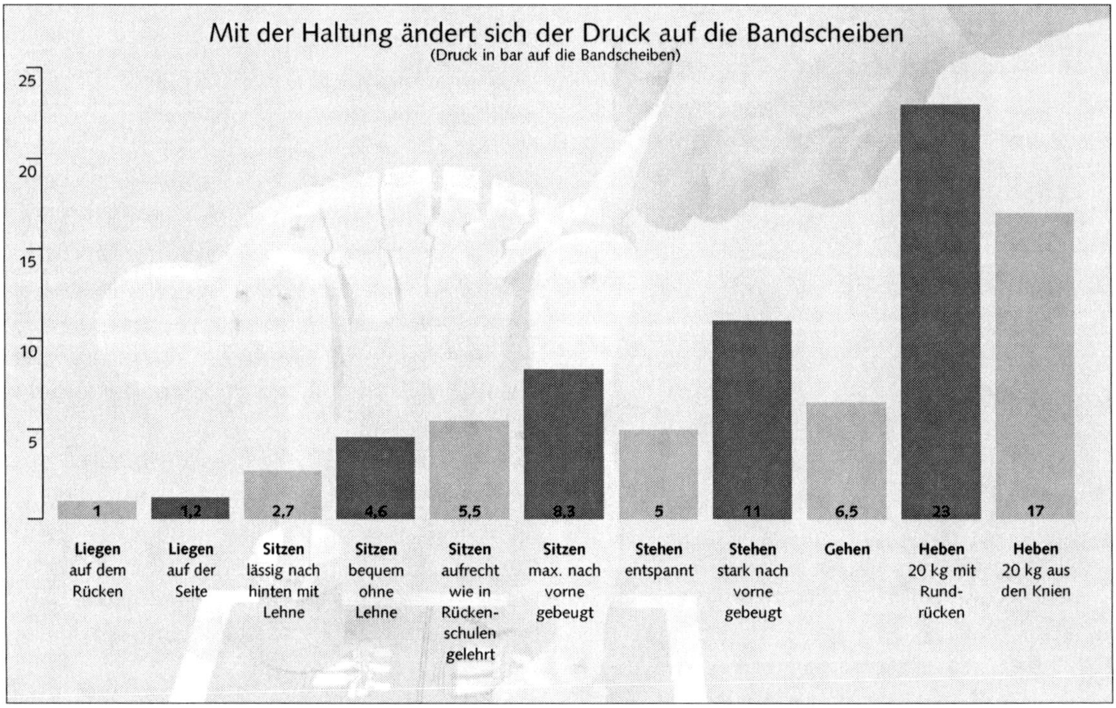

Abbildung 2-4: Mit der Haltung ändert sich der Druck auf die Bandscheiben.

Aber spätestens an dem Tag, wo er sich wieder an seine Arbeit begibt, stellt er fest, dass die Sperrigkeit des am Boden liegenden Heizkörpers und die erlernte Hebetechnik nicht in Einklang zu bringen sind. Die Knie sind im Weg! Somit zwingt ihn die Situation, doch wieder mit gebeugtem Rücken zu heben. Momente dieser Art kommen im Alltag nicht gerade selten vor. Soll ein Handwerker deshalb gleich seinen Job an den Nagel hängen?

Falsches Heben wird in der Therapie gerne als Ursache für Rückenschmerz oder Bandscheibenvorfall gesehen. In einem solchen Beispiel raten Hausärzte ihren Patienten oft, keine schweren Gegenstände mehr anzuheben. Abgesehen davon, dass sich ein Arbeitgeber den Luxus eines nicht belastbaren Mitarbeiters wohl kaum auf Dauer leisten würde, führt diese Empfehlung auf sicherem Weg in die Frührente, denn hierdurch ist eine drastisch abnehmende spezifische Belastbarkeit vorprogrammiert. Sollten wir den Kunden/Patienten nicht stattdessen in der Funktion stärken – durch gezieltes Training?

In der Tat passieren die meisten Akutfälle bei gebeugtem Rücken. Eine flektierte Wirbelsäule allein reicht jedoch nicht für die Zerstörung der kräftigen kollagenen Fasern des Anulus aus. Zwei weitere Faktoren müssen hinzukommen, damit eine flektierte Wirbelsäule wirklich zur Gefahr für die Bandscheibe wird: Erstens, wenn Flexion in Kombination mit Rotation erfolgt, und zweitens, wenn es zu enorm schnell einwirkenden Belastungen kommt, die den aktiven Bewegungsapparat überraschen. Eine reflektorische Gegenspannung, die sich zur Vermeidung von Gewebeschäden aufbaut, setzt in diesem Fall zu spät ein. Der Körper ist auf hohe Bewegungsgeschwindigkeiten nicht entsprechend vorbereitet und kann daher nicht adäquat reagieren.

Nach In-vivo-Messungen von WILKE (1999) im Nucleus der Bandscheibe entsteht beim Anheben von 20 Kilogramm aus gebeugtem Rücken ein um 30 Prozent erhöhter Druck im Bandscheibenkern. Der Discus wird dabei bauchwärts (ventral) gestaucht und die hinteren (dorsalen) Anteile der Bandscheibe auf hohe Zugkräfte belastet. Rein biomechanische Berechnungen von GOTTLOB (2001) kommen zu dem Resultat, dass bei maximaler Flexion der LWS, einem Vorbeugewinkel von 60 Grad und einer Last von 50 Kilogramm ein lokales Druckmaximum entsteht, das etwa achtmal höher ist als bei getreckter LWS. Hierbei sind die kraftabsorbierenden Gegenpole wie das System der kurzen und langen Bänder, die Gelenkkapseln der Facettengelenke, die auf Dehnungsspannung stehenden Rückenstrecker sowie die Kollagenfasern des Anulus nicht berücksichtigt.

Schon dem Laien dürfte einleuchten, dass eine qualitative Kräftigung dieser unterschiedlichen Gewebetypen zu einer Reduzierung von Kräften führt, die auf Bandscheibengewebe treffen. Somit müssen die Gewebe in jener

Vorbeugen mit gestreckter WS	**Vorbeugen mit gebeugter WS**
Vorbeugung durch Beckenkippung unter hoher statischer Spannung der Rückenstrecker	Vorbeugung durch reine Flexion der LWS bei exzentrisch arbeitenden Rückenstreckern
Aufrichtung unter dynamischer Aktivität der Knie-/Hüftstreckschlinge bei hoher statischer Aktivität des Errector spinae	Aufrichtung durch kombinierte dynamische Rückenstrecker- und Hüftstrecker-Aktivität
Hohe Rückenstreckeraktivität, die mit zunehmender Vorbeugung anwächst	In gekrümmter Haltung sind Rückenstrecker ohne Last weitgehend entspannt, mit Last exzentrisch hoch aktiv
Hohe axiale Druckbelastung	Erhöhter zusätzlicher Bandscheibenkerndruck
Keine Biegebelastung auf das Wirbelsegment	Hohe Biegebelastung des WS-Segmentes
Erhöhte ventralisierende Scherkraft (über Facettengelenkschluss ableitbar)	Hohe Zugbelastung der dorsalen Bänder, der Gelenkkapseln und der dorsalen Lamellen des Anulus Hohe Druckbelastung der ventralen Lamellen des Anulus Erhöhte ventralisierende Scherkraft (Facettengelenkschluß deutlich reduziert, daher hoher Stress auf das Kollagen des Anulus, kurze Bänder und Gelenkkapsel)

Tabelle 2-2: Gegenüberstellung beider Vorbeugetechniken modifiziert nach GOTTLOB (2001).

Funktion trainiert werden, in der sie die größten Belastungen erfahren! Für das Anulusgewebe und die exzentrische Qualität der Rückenmuskulatur ist dies zweifelsohne die flektierte Wirbelsäule, da die hierbei zusätzlich einwirkenden Scherkräfte größeren Stress für Bänder, Kapseln und Bandscheiben produzieren als dies bei einem gestreckten Rücken der Fall wäre! Übungen mit gebeugter Wirbelsäule sollten nach den gleichen Vorgaben erfolgen wie Übungen mit gestrecktem Rücken.

2.4.3 Belastungen bei Seitneigung

Problem lokaler Spitzenbelastungen

In der Rückenschule lernt der Patient/Kunde, dass er besser zwei Wasserkisten gleichzeitig trägt, um eine günstige Lastverteilung für die Wirbelsäule zu erzielen. Auch dieser Ratschlag ist im Grundsatz korrekt, kann allerdings im Alltag wiederum häufig nicht umgesetzt werden. Ähnlich wie bei der Betrachtung der flektierten Wirbelsäule kommt es auch bei ungleichmäßiger Lastverteilung in der Frontalebene zu einseitiger Stauchung der Bandscheiben, während die kontralaterale Seite auf Zug beansprucht wird. GOTTLOB (2001) schätzt die einseitige Wirbelsäulenbelastung als relativ hoch ein, da hierbei große laterale Drehmomente wirken, die zu lokalen Spitzenbelastungen in den äußeren Bandscheibenringen führen. Eine Reduzierung dieser Spitzenbelastung wird dann erzielt, wenn sich der Oberkörper zur Gegenseite neigt. Die verschobene Oberkörpermasse stellt dabei ein kompensierendes Gegendrehmoment her. Solche Aktionen sind in der Bewältigung alltäglicher Lastarbeit ratsam, aber eben nicht immer möglich. Als Trainer/Therapeut sollten Sie sich daher nicht unnötig lange mit möglichen Überbelastungen beschäftigen, sondern Lösungen erarbeiten, die zur Steigerung der Belastbarkeit beitragen. Zu den alltagsnahen Bewegungen der Wirbelsäule gehört auch die lastbedingte Seitneigung. Für die Lateralflexion sind insbesondere die äußeren Bauchmuskeln (M. obliquus abdominis internus/externus, M. transversus abdominis), der M. quadratus lumborum und M. erector spinae verantwortlich. Diese Muskeln müssen nicht nur eine hohe konzentrische Qualität besitzen, um die Oberkörperlast bei Seitneigungen zu überwinden, sondern auch extremen exzentrischen Anforderungen gerecht werden, um Lasten der Gegenseite zu kompensieren. Um den Transfer zu alltäglichen Bewegungen herzustellen, erfüllt isoliertes Training grundsätzlich nicht die Forderung nach koordinativer Umsetzbarkeit gewonnener Kraftqualitäten.

Offensichtlich nimmt der Transversus abdominis eine Ausnahmestellung ein. Bei der Suche nach den Ursachen des lumbalen Rückenschmerzes scheint dieser seitliche Bauchmuskel eine interessante Schlüsselrolle zu spielen, wie Kapitel 3 näher erläutert. Zur Ausbildung alltagsmotorischer Kraftqualitäten eignen sich für die Seitneigefunktion des Oberkörpers vor allem Übungen des MFT-Systems, die rotatorische Komponenten beinhalten. Wie der Praxisteil (Kapitel 9) zeigt, gehören Übungen dieser Kategorie jedoch nicht an den Anfang eines Trainingsprogramms mit dem Ziel, die Wirbelsäule langfristig zu stabilisieren.

2.4.4 Belastungen bei Rotationen und kombinierten Bewegungen

Optimale Anpassung durch Kollagenlamellen

Ohne Rotationskomponente kämen alle filigranen Sportbewegungen den programmierten Arbeitsabläufen industrieller Roboter gleich.

Gerade die Feinmotorik bei komplexen Bewegungsmustern verdeutlicht den entscheidenden Vorteil des Menschen gegenüber der Maschine. Aus diesem Grund werden Computer niemals die Arbeitskraft des Menschen vollständig ersetzen können. Schaut man sich allerdings im Alltag bewußt um, so sind überall alarmierende Anzeichen dahingehend zu erkennen, dass die zunehmende Technisierung eine deutliche Abnahme motorischer Fähigkeiten zur Folge hat. Diese Aussage bestätigen Verantwortliche in der Kinderbetreuung.
Mangelhafte Koordination der Funktionseinheit Wirbelsäule innerhalb komplexer, kombinierter Bewegungen stellt mit Sicherheit eine zentrale Ursache für die Volkskrankheit Rückenschmerz dar. Rotation findet nahezu bei allen Bewegungen statt. Eine Verdrehung der Brustwirbelsäule gegen das fixierte Becken sorgt für eine Speicherung von Beschleunigungsenergie in der gedehnten Rumpfmuskulatur, die der Tennisspieler für einen offenen Vorhandschlag, der Badmintonspieler für einen Schmetterschlag benötigt. Durch Rotation und Extension der Wirbelsäule gerät der Körper bei vielen sportlichen und alltäglichen Bewegungen in eine Vorspannung, die die konzentrische Kraftentwicklung gedehnter Muskelfasern durch elastische Energie unterstützt. Ein Wurf (z. B. Speerwurf, Sprungwurf im Handball) oder ein Schlag bzw. Stoß bei ruhendem Ball (z. B. Tennisaufschlag, Freistoß im Fußball) wäre ohne Ausholbewegung unmöglich.
Rotationsbewegungen der Wirbelsäule werden hauptsächlich durch die seitlichen Bauchmuskeln und das transversospinale System des Erector spinae gesteuert und durch die Facettengelenke in ihrem Bewwegungsspielraum passiv limitiert. In der LWS, wo bekanntlich mehr als 50 Prozent aller Rückenbeschwerden

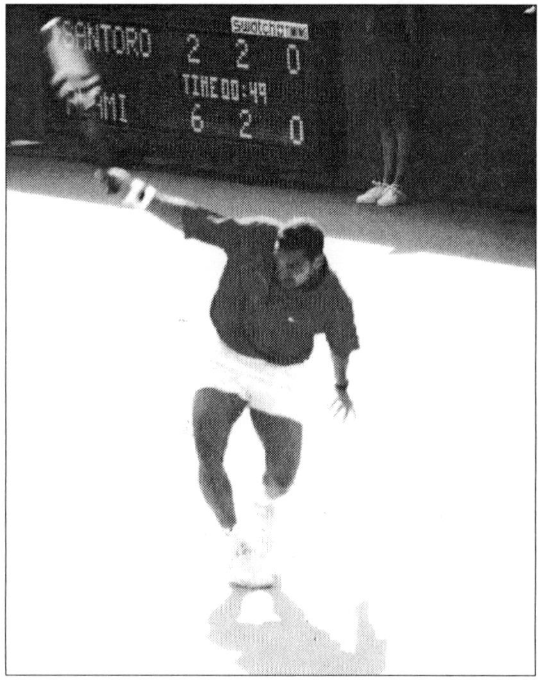

Rotation der Wirbelsäule beim Tennis.

auftreten, besteht aufgrund der senkrechten Stellung der kleinen Wirbelgelenke eine maximale Rotationsfähigkeit von etwa 1,5 Grad. Nach Untersuchungen von BOGDUK (1991) kann der kollagene Anulus bis maximal drei Grad gedehnt werden. Erst bei Überschreitung dieses Wertes kommt es zur plastischen Deformation von Kollagenmaterial. Demnach geht von Rotationsübungen mit freien Gewichten in gestreckter, verriegelter Position der Lendenwirbelsäule keine größere Gefahr aus, den äußeren Faserring der Bandscheibe zu beschädigen. Im Gegenteil: Die lamellenartige Struktur des Anulus hat sich im Laufe der Evolution optimal an Rotations- oder Torsionskräfte angepasst. Dabei verläuft die Faserrichtung von Lamelle zu Lamelle gegensinnig in einem Winkel von 120° zueinander. Auf diese Weise können Drehmomente in beide Rotationsrichtungen gleichwertig aufgefangen werden,

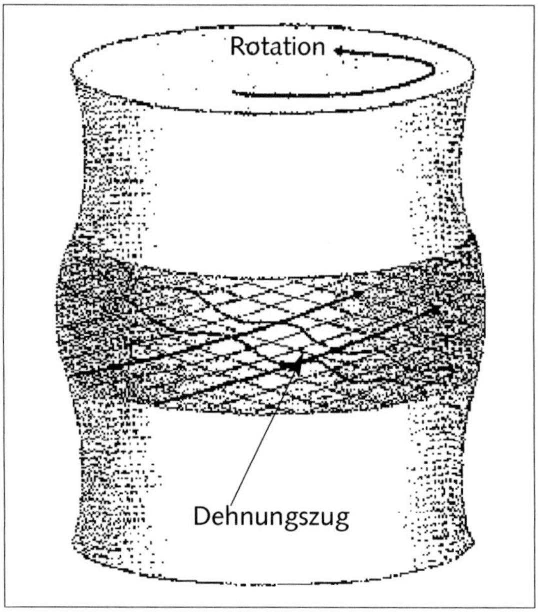

Abbildung 2-5: Faserverspannung im Anulus fibrosus bei Rotationsbewegungen.

wobei jeweils nur eine Hälfte der Lamellen aktiv ist, während die andere Hälfte unbelastet bleibt. Die Kombination aus Gelenkfacetten und Lamellenkonstruktion bietet in gestreckter Wirbelsäule somit ein optimal abgestimmtes passives Sicherungssystem bei Rotationsbewegungen. Diese Tatsache unterstreicht, dass Rotationen mit Zusatzlast stets in Extension der Lendenwirbelsäule durchgeführt werden müssen. In Flexion hingegen ist der knöcherne Schutz der kleinen Wirbelgelenke aufgehoben. Zudem sind die ventralen Lamellen des Anulus in Beugung bereits vorgedehnt. Rotationen mit grenzwertigen Zusatzlasten oder in hoher Dynamik können in dieser Position die angegebene Dehngrenze überschreiten. Im schlimmsten Fall, wenn Kollagenfasern bereits vorgeschädigt sind, führt dies zu einem Bandscheibenvorfall. Berücksichtigt man, dass nahezu jeder Erwachsene ab dem dreißigsten Lebensjahr nachweislich erste Einrisse im Anulus zeigt, dann lässt sich die Gefährdung leicht ausmalen. Darüber hinaus gibt es weder im Alltag noch im Sport ähnliche Bewegungen, die ein Training mit Zusatzlasten in dieser Körperhaltung rechtfertigen würden.

2.4.5 Belastungen bei hoher Dynamik

Athletik und muskuläre Ableitung

Das Thema Belastbarkeit der Wirbelsäule wird für einen Bewegungstherapeuten erst in dem Moment richtig interessant, wo der Aspekt Dynamik in den Mittelpunkt der Betrachtung rückt. Kurzzeitig-statische oder langsam-dynamische Bewegungen, die unter bewusster Selbstkontrolle ablaufen, setzen Bandscheibengewebe bei korrekter Technik keinerlei Gefährdung aus. Das Argument vieler Trainer/Therapeuten, Freihanteltraining sei viel zu betreuungsintensiv, da man zur Vermeidung von Verletzungen ständig auf die Sicherheit achten müsse, lenkt eher von eigener Unzulänglichkeit ab. Wenn im Vorfeld eine exakte Technikvermittlung stattfindet und der Trainingsanfänger alle Übungen zu Beginn langsam-kontrolliert ausführt, besteht ein gleich hohes Restrisiko wie beim herkömmlichen Gerätetraining auch. Selbst dynamische Freihantelübungen können Patienten/Kunden ohne externe Kontrolle selbstständig umsetzen, wenn sich die Techniken als Bewegungsprogramm eingeschliffen haben. In diesem Stadium (ab Karte 5 des MFT-Systems) ist es nicht mehr nötig, jede Aktion des Trainierenden zu begleiten und zu kommentieren.

Einseitige statische Belastungen, wie sie nach langem Sitzen auftreten, führen nicht zu den Belastungsspitzen, die im dynamischen Training auftreten. Wirkt sich Schreibtischarbeit daher günstiger aus als die abendliche Golfrunde?

Die Antwort lautet: Es kommt darauf an! Beim Sitzen zieht der hohe Umfang einseitiger Druckverhältnisse auf das Wirbelsegment Stoffwechselprobleme der Bandscheibe und der Gelenkfacette nach sich. Hierdurch verliert das Bindegewebe in einem schleichenden Prozess mehr und mehr an Belastbarkeit. Ein akuter Bandscheibenvorfall stellt somit das Ergebnis aus der Summe vorangegangener Bewegungsdefizite dar.
Golf, als dynamisches Pendant zum Sitzen, ist mit einer schnellkräftigen Verwringung der Wirbelsäule verbunden. Die dabei entstehenden Druck- und Zugbelastungsspitzen sind nur dann für ein Wirbelsegment problematisch, wenn die konzentrischen Beschleunigungskräfte nicht von den exzentrisch arbeitenden Antagonisten aufgefangen bzw. abgebremst werden. Vor allem in der Ausschwungphase bestimmter Bewegungen entstehen ohne aktiv wirksame Abbremsmechanismen gefährliche Belastungen für passives Gewebe wie z. B. den kollagenen Faserring der Bandscheibe, die kurzen Bänder oder die Kapsel der Gelenkfacette. Beschleunigungskräfte werden unter diesen Voraussetzungen (mangelhafte exzentrische Qualität der antagonistischen Muskulatur) statt über den aktiven Bewegungsapparat über das Bindegewebe abgeleitet.
Wie bereits erwähnt, besitzt der Anulus nur eine äußerst begrenzte Dehnfähigkeit. Höchstleistungen, die maximale Dynamik erfordern, wie z. B. alle leichtathletischen Sprünge, sind nur deshalb möglich, weil Spitzenathleten auftretende Kräfte zu 99,5 Prozent über die Muskulatur ableiten. Weniger als ein Prozent der kombiniert wirkenden Kompressions-, Rotations- und Biegebelastungen erreichen somit passive Bindegewebsstrukturen. Demnach reißt eher eine Muskelfaser, als dass beispielsweise ein Meniskus im Knie der Belastung Tribut zollt.

MÜNDIGKEIT

Mit zunehmender Therapie-/Trainingszeit besteht unsere Aufgabe lediglich darin, im Sinne eines Supervisors die übergeordnete Trainingssteuerung vorzunehmen. Für diese Form der Betreuung trifft der Ausdruck „Training an der langen Leine" den Kern. Die Therapie der Wirbelsäule, an die sich immer ein Erhaltungstraining anschließt, darf nicht vom Trainer/Therapeuten abhängig sein, sonst werden unsere Patienten/Kunden eine langfristig wirksame Verhaltensänderung nie erreichen !

Die Anforderungen des Hochleistungssport veranschaulichen, wie wichtig ein perfekt funktionierendes Nerv-Muskel-System ist, das nicht nur hohe Beschleunigungskräfte produziert, sondern – und das ist in Bezug auf die Wirbelsäule viel entscheidender – innere und äußere Kräfte über exzentrische Arbeit auch wieder abbremst.
Nun ist seitens der Kunden/Patienten und leider auch von Kollegen aus therapeutischen Berufen sowie Sportmedizinern des Öfteren zu hören, Therapie habe nichts mit Leistungssport zu tun. Das ist zwar in vielerlei Hinsicht richtig. Falsch ist jedoch, dass man schnellkräftige und exzentrische Trainingsarbeit als viel zu gefährlich und als übertriebenen Ehrgeiz einstuft. Ahnungslosen Patienten/Kunden darf man keinen Vorwurf machen, wenn sie sich in diese Richtung äußern. Aber Experten, die diese Meinung vertreten, stellen sich selbst ein Armutszeugnis hinsichtlich Bewegungsvorstellung aus! Was geschieht denn in Situationen, in denen es zu einem plötzlichen Sturz kommt? Hierbei entstehen hohe kinetische Energien, die der Körper irgendwie abbauen

muss. Schaffen es die muskulären Bremsmechanismen in einem solchen Moment nicht, die Beschleunigungskraft vor Ende der anatomischen Grenzen aktiv abzufangen, wird die Energie automatisch über elastische Verformungsarbeit passiver Strukturen abgeleitet. Bänder, Kapseln, Gelenkknorpel, Knochen oder Faserknorpel wie Menisken oder Bandscheiben können auf diese Weise in wenigen hundertstel Sekunden überdehnt oder komprimiert werden. Einer elastischen Verformung folgt eine plastische Deformation in Form von Rissen, Stauchungen oder Brüchen.

Sind solche Situationen etwa nur Leistungssportlern vorbehalten? Keineswegs, denn insbesondere bewegungsarme und ältere Menschen stehen potenziell deutlich höherer Sturzgefahr gegenüber. Senioren erleiden nicht etwa deshalb so oft Oberschenkelhalsbrüche, weil ein vermeintlicher Kalziummangel zu Osteoporose führt. Vielmehr nagen jahrzehntelange Bewegungsdefizite an der Knochensubstanz. Hinzu gesellt sich mangelnde Quantität (Faserquerschnitt) und fehlende Qualität (Impulsübertragung) von Fast-twitch-Fasern im Muskelgewebe. In Sturzsitationen sind die „Überreste" schnellzuckender Muskelfasern (Typ IIa/IIb) weder voraktiviert noch existiert eine gewisse nervale Impulsübertragung, die eine ausreichend gegenspannende Kontraktionsstärke rekrutieren würde. Mit anderen Worten: Der aktive Bewegungsapparat ist auf selbst erzeugte (durch eigene Muskelkräfte) oder äußere Krafteinwirkungen (z. B. Gegnerkontakt) auf den Körper nicht vorbereitet.

Laut JÄGER (1990) treten Druckspitzen auf den passiven Bewegungsapparat umso höher auf, je schneller Lasten bewegt werden. Hebt man beispielsweise eine Langhantel vom Boden an (z. B. Dead-lift), steigt die axiale Druckbelastung um satte 50 Prozent, wenn der Hebevorgang nur um eine einzige Sekunde reduziert wird. Anhand dieses Beispiels kann man sich unschwer ausmalen, was passieren würde, wenn ein Untrainierter versucht, mit gebeugtem Rücken einen schweren Gegenstand explosiv anzuheben. Derartige Aktionen müssen zwangsläufig zur Schädigung von Bindegewebsmaterial führen. Im Bandscheibengewebe entstehen Traumen folglich nie in langsam-kontrollierten Bewegungen bei verriegelter bzw. gestreckter Wirbelsäule, sondern in Flexion, wenn schnelle Rotationen unerwartet auf passive Strukturen einwirken!

In der Therapie der Wirbelsäule stellt das bewusstes Auslassen schnellkräftiger und exzentrischer Trainingsarbeit somit eine grobe Fahrlässigkeit dar. Das Fehlen dieser elementaren Trainingsmaßnahmen erklärt die Vielzahl von Rezidiven in der Wirbelsäulentherapie. Patienten/Kunden sind nach akuten Rückenproblemen kaum in der Lage, alltägliche Bewegungen muskulär zu stabilisieren. Ihre Belastbarkeit hat sich einem Minimum angenähert. Diesbezüglich muss ein Umdenken bei Trainern, Therapeuten und Medizinern erfolgen! Das im Praxisteil (Kapitel 9) vorgestellte Medizinische Freihanteltrainings-System (MFT) sieht deshalb am Ende des Aufbauprogramms Übungen vor, die alle natürlichen Bewegungsmuster der Wirbelsäule (Flexion, Extension, Rotation) in schnellkräftiger Form (konzentrisch, exzentrisch) trainieren, um weitere Bandscheibenschäden zu vermeiden. Denn der Mensch muss sich auf das vorbereiten, was ihn in der Natur erwartet!

Zusammenfassende Konsequenzen

Schnelle Bewegungen eines untrainierten Körpers wirken sich problematisch auf passive Bindegewebsstrukturen der Wirbelsäule (Anulus, Ligamente, Kapseln) aus; dies gilt vor allem bei Rotationen in gebeugter Lendenwirbelsäule, da der fehlende Gelenkschluss der Facettengelenke dem Wirbelsegment keine knöcherne Grenze bietet. Im MFT-System werden deshalb schnelle Bewegungen mit niedrigen Lasten (Schnellkrafttraining) im letzten Drittel des Wirbelsäulentherapie-Programms eingesetzt.

Hohe axiale Lasten sind ungefährlich, weil es in hohem Maße zur Muskelfaserrekrutierung kommt; der Körper gerät dabei in eine Ganzkörperspannung und lernt, aktiv zu stabilisieren. Im MFT-System werden deshalb gleich zu Beginn relativ hohe Lasten eingesetzt; Maximalkrafttraining schafft mit dem Auftrainieren der Fast-twitch-Faseranteile der Muskulatur die Voraussetzung, um später schnelle Bewegungen gegen Widerstand stabilisieren zu können, wie sie im Alltag auch vorkommen.

Extensives Krafttraining findet vor allem zu Beginn eines präventiven Wirbelsäulen-Programms Anwendung, um die allgemeine Belastbarkeit zu steigern; nach spätestens 4 bis 6 Wochen sollte zum MFT-System übergegangen werden, das mit einer Stabilisierungsphase mit hohen Lasten startet; anschließend muss vor allem die exzentrische Qualität der FT-Fasern gesteigert werden, damit sich ein muskuläres Sicherungssystem entwickelt, das hohe Beschleunigungskräfte abbremsen kann.

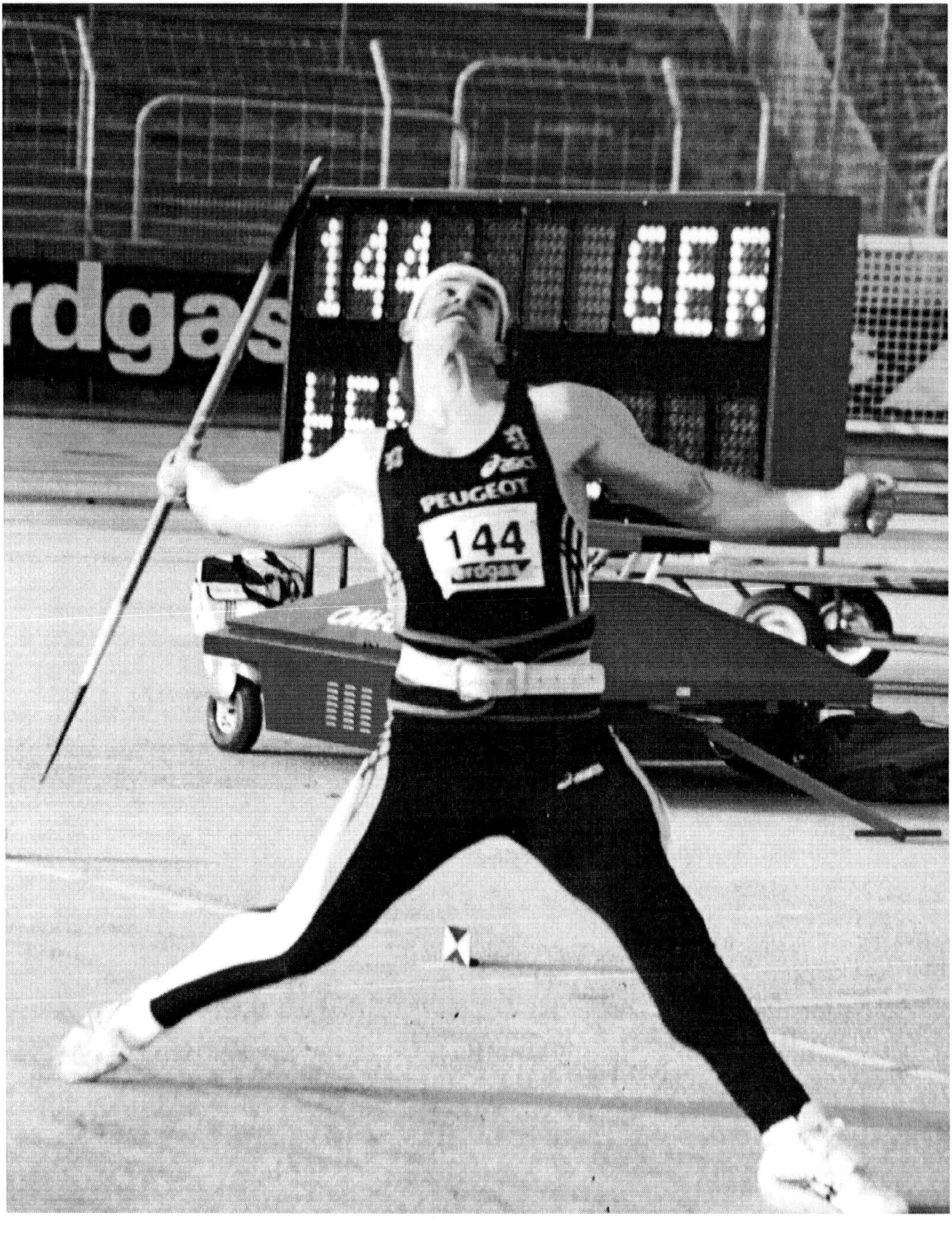
PEUGEOT
144

3. Akuter und chronischer Rückenschmerz

3.1 Volksleiden Rückenschmerz

Aktive Therapie statt passiver Betäubung

„Das wichtigste Instrument zur Schmerzlinderung ist der Patient selbst" (HUSEBO 2000). Wenn man allerdings neue Kunden/Patienten nach den Maßnahmen fragt, die bisher angewandt wurden, gewinnt man zunehmend den Eindruck, nicht der Mensch, sondern die Therapie stünde im Vordergrund. Dementsprechend passt die biografische Leidensgeschichte vieler chronischer Rückenschmerzpatienten wie eine vorgefertigte Schablone auf den Anamnesebogen: Spritzen, Schmerztabletten, Krankengymnastik und gegebenenfalls ein Rückenschulkurs bei der zuständigen Krankenkasse pflastern ihren Leidensweg. Erst wenn alle passiven Therapieformen erfolglos waren, versucht es der Betroffene mit aktiver Therapie – entweder aus eigener Erkenntnis heraus oder weil dem behandelnden Arzt die Alternativen ausgegangen sind. Aufbautraining für die schwache Rückenmuskulatur soll als letzter Notnagel das Demoklesschwert einer drohenden Operation verhindern. Oft viel zu spät, denn zu diesem Zeitpunkt erweist sich das berüchtigte „Kreuz mit dem Kreuz" bereits als ständiger Wegbegleiter, der sich vom akuten Ereignis des initialen Wirbelsäulentraumas längst abgekoppelt hat.

Ob die chronische Form des Rückenschmerzes ein von Medizin und Pharma gewollter Zustand ist, auf Überlastung durch zu hohes Patientenaufkommen beruht oder schlichtweg auf Unkenntnis über die hervorragenden Möglichkeiten aktiver Therapiemaßnahmen basiert, darüber soll an dieser Stelle nicht näher spekuliert werden. Tatsache ist, dass mit der Verordnung von Schmerzmitteln bei akuten Rückenbeschwerden höchst undifferenziert umgegangen wird – vor allem wenn der Patient nach einer schnellen Betäubung seiner akuten Leiden fleht. Schmerz und Bewegungseinschränkung werden dadurch zwar kurzfristig gelindert, die körpereigenen Heilungsprozesse aber gleichzeitig außer Kraft gesetzt. Dass diese Vorgehensweise katastrophale Folgen für die Selbstheilungskräfte des Körpers nach sich zieht, darüber berichtet Kapitel 3.7 noch im Einzelnen.

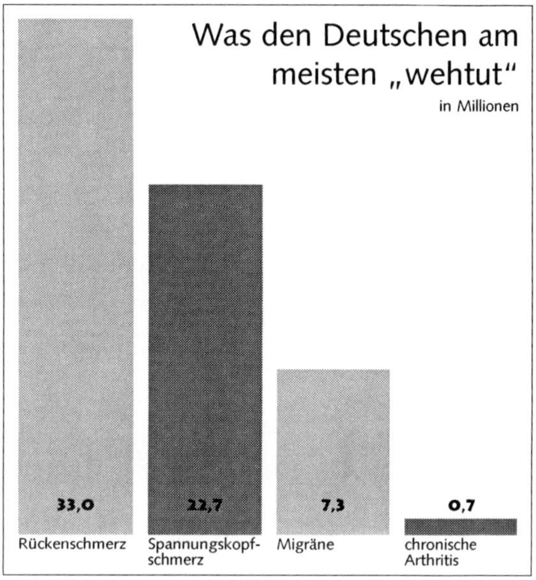

Abbildung 3-1: Rückenschmerz im Verhältnis zu anderen Schmerzauslösern.

Kurzfristiges Denken, dass ohnehin in vielen Lebenslagen unserer Gesellschaft das tägliche Handeln bestimmt, versperrt anscheinend auch

Medizinern und leichtgläubigen Patienten den Blick für wesentlich erfolgversprechendere Heilmethoden, die die aktive Mitarbeit des Betroffenen in den Mittelpunkt rücken. Der Arzt-Patient-Beziehung fehlt offenkundig die Strategie, Probleme prozessorientiert zu lösen. Beide Seiten suchen lediglich die passive, symptomatische Lösung. Niemand kann jedoch Schmerzen besser heilen als der Patient/Kunde selbst. Dazu bedarf es allerdings einer intensiven Beratung, für die jedoch kein Kostenträger unseres derzeitigen Gesundheitssystems nennenswert eintritt. Deshalb findet Gesundheitsberatung in der Regel nur am Rande statt.

Kassen übernehmen bereitwillig teure Wirbelsäulenoperationen. Für präventivmedizinische Trainingsprogramme hingegen ist das Geld knapp. Leider beurteilen viele Rückenschmerzpatienten die Qualität eines Arztes daran, ob ihnen schnell geholfen wurde oder nicht. Sie fordern den Mediziner ihres Vertrauens geradezu auf, die schnell wirksame „Pharmakeule" einzusetzen – der Schmerz muss weg, koste es der eigenen Gesundheit, was es wolle. Und nicht wenige Ärzte geben ihren Patienten, was sie verlangen bzw. erwarten: „Wenn mein Patient die Mittel hier nicht bekommt, geht er zum Kollegen." In gewisser Hinsicht, unter Berücksichtigung der längst nicht mehr zeitgemäßen Strukturen im „kranken" Gesundheitswesen, ist dieser Ausdruck von Hilflosigkeit deshalb sogar ein wenig nachvollziehbar – aus Angst, Patienten zu verlieren.

Mit Fug und Recht behauptet der norwegische Facharzt für Schmerztherapie STEIN HUSEBO (1999): „Jede Behandlung wird scheitern, der es nicht gelingt, das Potenzial und die Möglichkeiten zu mobilisieren, die jeder einzelne Mensch hat!" Der Norweger, 2000 mit dem Deutschen Schmerzpreis ausgezeichnet, kritisiert öffentlich den schnell wirksamen Betäubungsmissbrauch, der hierzulande betrieben wird. Bei akuten Schmerzen sei es oftmals vernünftiger, sich einfach ins Bett zu legen, um der Natur die Chance zu geben, die Dinge wieder in Ordnung zu bringen. Dieser Wortlaut deckt sich mit dem derzeitigen Wissensstand über die Abläufe der körpereigenen Wundheilung. Medizin und Pharma ignorieren die natürlichen Abläufe des menschlichen Organismus, wenn sie sich nur das Symptom Schmerz bekämpfen.

Glücklicherweise werden Patienten/Kunden zunehmend einsichtiger, dass die übliche Ochsentour durch den Dschungel passiver Medizin nicht der richtige Weg sein kann. Viele Betroffene erleben, wie der Rückenschmerz nach kurzzeitiger Betäubung als Bumerang an den Ort des Geschehens zurückschnellt. Die Suche nach nebenwirkungsfreien Alternativen zur Schulmedizin ist in vollem Gange. Natürlich hat auch die Schulmedizin diese Entwicklung längst erkannt. Deshalb öffnet sie ihr „wissenschaftlich fundiertes Spektrum" verschmähten alternativen Heilmethoden wie beispielsweise der traditionellen chinesischen Medizin (TCM) – nicht allein aus Überzeugung, sondern vor allem aus wirtschaftlichen Erwägungen heraus. Über viele Jahrzehnte wurde Akupunktur argwöhnisch als Scharlatanerie oder Plazebo betrachtet. Heute steht diese fernöstliche Heilmethode auf dem Sprung, als kassenärztliche Leistung den endgültigen Durchbruch zu schaffen. Ein erster toleranter Schritt? Geben Sie sich bitte keiner Illusion hin! Die Akzeptanz beruht in erster Linie darauf, dass die Schulmedizin die Zeichen der Zeit erkannt hat. Mit TCM läßt sich gutes Geld verdienen! Dass die zunehmende Bereitschaft der Bevölkerung, für alternative Heilverfahren selbst in die Tasche zu greifen, vielen Therapeuten und Heilpraktikern Bares in die Kasse spült, ist der Medizin ein Dorn im Auge.

Auch wenn der Erfolg von Akupunktur in der Schmerztherapie unbestritten ist, ersetzen Nadeln mechanische Reize nicht, um die Belastbarkeit bestimmter Strukturen wie den kollagenen Anulus der Bandscheibe wiederherzustellen. Rückentraining wird insbesondere von der klassischen Schulmedizin immer noch stiefmütterlich behandelt, obwohl Training in die Liste geeigneter Therapieformen, gerade was den Rückenschmerz anbelangt, ganz nach oben gehört. Das Problem: Medizin und Pharma gehen bei der aktiven, präventivmedizinischen Therapie in der Regel leer aus. Es sei denn, Ärzte sind als Investoren oder Franchisenehmer (z. B. Kieser-Training) an Therapie- oder Gesundheitszentren beteiligt. Denn auch die Dienstleistung Bewegungstherapie, von der Mediziner im Durchschnitt wenig Kenntnis haben, soll als so genannte IGEL-Leistung (individuelle Gesundheitsleistung) nicht auf Dauer an ihrer Schatulle vorbeifließen. Zwischen den Verbänden herrschen regelrechte Grabenkämpfe um die Gunst des Selbstzahlers – der Markt wird rauher!

Gute Ärzte sind ebenso wichtig wie gute Therapeuten und Trainer. Die Kooperation zwischen den Fachleuten muss im Sinne eines interdisziplinären Zusammenwirkens auf einer Ebene stattfinden. Denn Schmerz stellt sich nun einmal als komplexes Gebilde dar, dass oftmals ein Experte allein nur unzureichend lösen kann. Eine einseitige, arztfixierte Problembekämpfung ist von vornherein zum Scheitern verurteilt, vergleichbar mit Diäten. Fehlt die körperliche Komponente zur Steigerung des Stoffwechsels, enden auch solche Lösungsansätze in einer Sackgasse. Der Körper lässt sich nicht überlisten. Während einer Diät schaltet der Organismus einfach seinen Stoffwechsel herunter. Ohne Training darf es niemanden wundern, der vier Wochen nach einer Entschlackung, Buchinger-Kur oder F. X.-Mayr-Diät mehr Kilos auf die Waage bringt als vorher. Diäten sind nichts anderes als Training für den Fettstoffwechsel. Nach dem Fettentzug reagiert unser Körper mit einer überkompensierenden Einlagerung von Fett. Die Prozesse gleichen sich in allen Gewebtypen – im Muskel, im Knochen und eben auch im Fettgewebe. Genauso verhält es sich bei der medikamentösen Schmerzhemmung. Die Wurzel des Übels bleibt erhalten. Schmerz tritt sofort wieder durch, sobald die Wirkung des Präparates nachlässt – die Nebenwirkungen lassen allerdings nicht nach!

Alle medizinisch orientierten Fachleute haben die berufliche Pflicht, Patienten/Kunden deutlich zu machen, dass ihre bequeme Lebensgewohnheiten mittelfristig zu ernsthaften Problemen führen werden. Statt Fehlernährung und Bewegungsarmut sollten ausgewogene Ernährung und Steigerung der Belastbarkeit auf der Tagesordnung stehen. Dieser Weg ist der langfristig effektivere, aber leider auch mit Anstrengung verbunden. Patienten verantworten ihre Gesundheit selbst. Und nur sie selbst können etwas für ihr Wohlbefinden tun. Trainer, Therapeuten und Ärzte dienen lediglich als Wegweiser, Ratgeber und Controller. Sie sind kein Ersatz für fehlende Motivation. Moderne Gesundheitsberatung muss daher den Bewegungsaspekt in den Vordergrund rücken. Eine Aufgabe, die Mediziner im Allgemeinen allein nicht leisten können. Warum? Themen wie Bewegung, Belastung und Belastbarkeit fehlen in ihrer Ausbildung. Auch das Thema Schmerztherapie ist mit durchschnittlich 5,2 Stunden im Rahmen eines sechsjährigen Studiums, gelinde ausgedrückt, unterrepräsentiert (Focus 23/2002)! So wird das Thema Gesundheitsberatung auch weiterhin die zentrale Aufgabe von Trainern und Therapeuten sein, die als flankierende Maßnahme in jedes Behandlungskonzept einfließen muss.

Rückenschmerz wird in fast allen Publikationen zu Recht als Volkskankheit bezeichnet. Wie Abbildung 3-1 zeigt, liegt der Rückenschmerz in der Schmerzstatistik weit vor dem Spannungskopfschmerz. Laut Recherchen des Nachrichtenmagazins Focus kosten der Volkswirtschaft schmerzbedingte Arbeitsausfälle geschätzte 20 Milliarden Euro jährlich (Stand 2002). Diese werden in der Regel mit Schmerzmitteln bekämpft, die bei langfristiger Einnahme zu weitaus problematischeren Erkrankungen wie Magengeschwüren und Darmblutungen führen – um nur wenige aus der Liste bekannter(!) Nebenwirkungen zu nennen. Etwas zynisch, aber durchaus realistisch, äußern sich diesbezüglich manche Patienten/Kunden, wenn sie behaupten: „Ich sterbe nicht an meinen Rückenschmerzen, sondern an den Folgen der Medikamente, die mir mein Hausarzt zur täglichen Einnahme verschreibt." (Näheres zum Thema Medikamente in Kapitel 3.7.)

Schwedische Wissenschaftler beobachteten (2001), dass der Organismus im Gehirn das körpereigene Opioidsystem aktiviert, wenn auf den gleichen Schmerz nach einer Erstbehandlung mit Opium nur noch Placebos verabreicht werden. Akupunktur scheint die so genannten endogenen Opioidpeptide des Körpers ebenfalls zu stimulieren, die eine schmerzstillende Wirkung hervorrufen. Zumindest würde diese Vermutung den Erfolg von Akupunktur und Akupressur in der Schmerztherapie erklären. Es bleibt allerdings beim Versuch, denn konkrete Nachweise hierfür fehlen bislang. Erklärungen sind aber in Kürze aufgrund bundesweit flächendeckender Studien zu erwarten.

Was aber sind endogene Opioidpeptide? Die Wirkung morphinhaltiger Medikamente (genaue Beschreibung siehe Kapitel 3.7) ist von jeher bekannt und hat bereits in den sechziger Jahren (MARTIN 1967) die Vermutung aufkommen lassen, dass spezifische Rezeptoren existieren, die durch Morphin gehemmt werden. 1975 konnten Wissenschaftler aus dem menschlichen Hirn Substanzen isolieren, die die gleichen schmerzhemmenden Eigenschaften besitzen wie das Morphin. Sie nannten die bislang unbekannten Peptide Enkephaline. Seit dieser Zeit hat die Forschung weitere Peptide gefunden, die sich nicht nur im Gehirn sondern auch in Organen wie Nebenniere, Magen und Darm befinden. Das bekannteste, vor allem im Leistungssport von großer Bedeutung, ist das Endorphin. Zur genaueren Identifizierung und Bedeutung dieser Substanzen wird noch im weiteren Verlauf dieses Kapitels die Rede sein.

In jedem Fall hat sich in der Bekämpfung des akuten und chronischen Rückenschmerzes die schmerzstillende und belastbarkeitssteigernde Kombination aus passiven Maßnahmen wie Akupunktur, TENS, Magnetfeldtherapie und aktivem Training als erfolgreicher Mix erwiesen. Das Problem: Mit zunehmender Leidensphase vermeiden Patienten/Kunden Bewegungen, die sie zur Aufrechterhaltung des Bewegungs- und Stützapparates dringend benötigen. Betroffene sind umgeben vom permanenten Angstgefühl, durch eine falsche Bewegung neue Schmerzattacken auszulösen. Angst wirkt schmerzverstärkend und ist daher ein schlechter Gesellschafter. Die Folgen, die sich aus den Schmerzen ergeben, verkörpern deshalb für viele Betroffene ein oft viel größeres

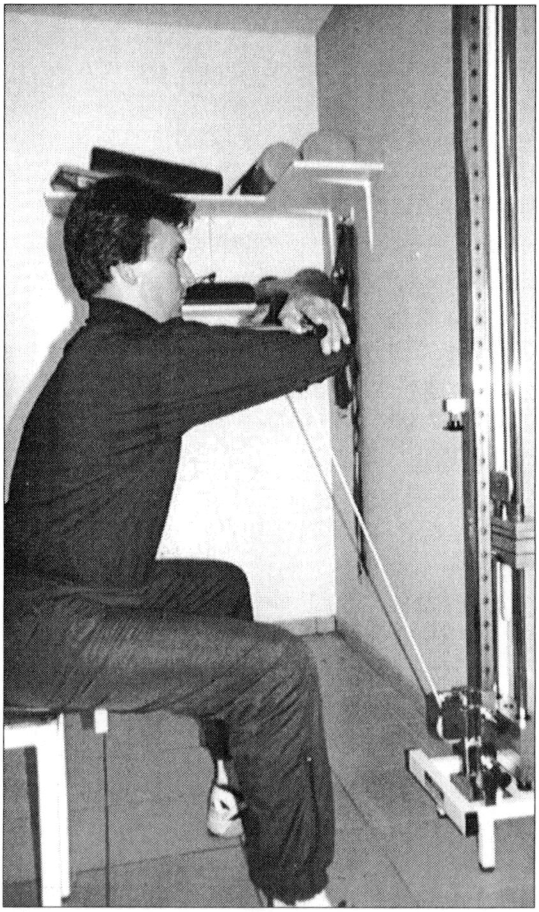

Aktiv vor passiv: Extension der Brustwirbelsäule am Kabelzug.

Problem als das eigentliche Schmerzgeschehen selbst. Mit zunehmender Inaktivität sinkt die Belastbarkeit und die Schmerzen werden langfristig im Schmerzgedächtnis gespeichert. Passivität führt dann zu neuen Symptomen, wie Depression, Resignation, Isolation und Rückzug. Dieser Angst gilt es frühzeitig vorzubeugen, bevor sich Schonhaltungen einschleichen, die unnatürliche Bewegungsmuster programmieren und die wirbelsäulenstabilisierende (paravertebrale) Muskulatur abschwächen. Alle aktiven und passiven Alternativen (Trainingsprogramme, Akupunktur, TENS, Magnetfeldtherapie, Homöopathie, Ernährungstherapie) zur medikamentösen Behandlung müssen ausgeschöpft werden – funktionelle Belastung bildet hierbei die zentrale Komponente, denn die Funktion bestimmt das Organ!

Zu diesem Zweck entwickelten amerikanische Arbeitsmediziner so genannte Work-Hardening-Programme. Innerhalb dieses Konzeptes werden genau die Bewegungen trainiert, die auch im Alltag vorherrschen. Die gestellten Aufgaben sind dabei eng an die tatsächliche Belastungssituation des Schmerzpatienten angelehnt. So müssen beispielsweise übergroße Glühbirnen über Kopf in die Decke geschraubt werden, um die Belastbarkeit des Körpers in dieser Position zu stärken. Den Job des Malers, der täglich über Kopf Decken und Wände streicht, können wir als Trainer/Therapeut trotz arbeitsplatzergonomischer Optimierung kaum beeinflussen. Wenn ein Handwerker den Anforderungen seines Berufes nicht mehr dauerhaft gewachsen ist, wird häufig eine Umschulung in Erwägung gezogen, die die körperliche Belastung reduzieren soll. Der Schreibtisch als Alternative? Aus welchen Überlegungen heraus Kostenträger von Umschulungsmaßnahmen der Meinung sind, eine vermeintlich zu hohe Belastung (Malerarbeiten) mit einseitigen Belastung (Bürotätigkeit) auszugleichen, bleibt ihr streng gehütetes Geheimnis. Wäre es nicht besser die Belastbarkeit im Anforderungsprofil des jeweiligen Berufes zu stärken? Hier versickern viele Millionen Euro Steuergelder, die wir alle mit unseren Beiträgen mitfinanzieren.

Jeder Trainer darf miterleben, wie die Belastbarkeit bzw. der Trainingszustand seiner Patienten/Kunden von Woche zu Woche steigt! Und zwar nicht etwa durch Schmerzmittel oder Massagen, sondern durch gezieltes Training mit alltagsadäquaten Belastungsreizen, die das Organ (Bewegungsapparat) in der Funktion (spezifische Belastungsstruktur) stärkt! Training ist die einzig wirksame Maßnahme, den Teufelskreis aus Schmerz und Inaktivität zu durchbrechen. Zuweilen werden die Schmerzen durch Training am Anfang stärker. Dies stellt eine Reaktion dar, die signalisiert, dass der Körper damit begonnen hat, seine Selbstheilungskräfte zu aktivieren. Innerhalb dieses Prozesses wandelt der Organismus einen chronischen in einen schmerzhaft akuten Zustand um, der im Übrigen häufig auch bei Akupunktur oder Magnetfeldtherapie geschieht. Das muss man nicht nur wissen, sondern vor allem dem Patienten/Kunden im Vorfeld genaustens erklären. Sonst könnte es passieren, dass ein Rekonvaleszent bereits nach der ersten Trainingseinheit wieder von der Bildfläche verschwindet. Auch wenn für viele chronische Rückenschmerzpatienten die totale Schmerzfreiheit ein oft unrealistisches Ziel ist, so entwickelt Training zumindest immer eine entspannte psychophysische Anpassung an einen chronischen Schmerzzustand – und das nebenwirkungsfrei!

Das im Praxisteil (Kapitel 9) vorgestellte Medizinische Freihantel-Trainingssystem (MFT) liefert einen wesentlichen Beitrag zur Vermeidung (bei akuten Rückenproblemen) und zum Aufbrechen (bei chronischen Rückenschmerzen) eines Teufelskreises, in dem der Schmerz zirkuliert. Übungen aus diesem Konzept orientieren sich im Gegensatz zum Gerätetraining eng an natürlichen Bewegungen und Belastungen des Alltags. Nach einem akuten Hexenschuss oder Bandscheibenvorfall sollte das Training so früh wie schmerzbedingt möglich begonnen werden, damit der Patient/Kunde keine Schmerzvermeidungstendenz entwickelt. V. WINGERDEN (2002) fordert deshalb, bereits mit Beginn der Proliferationsphase, also etwa eine Woche nach dem akuten Trauma, die Wirbelsäule axial im schmerztolerierbaren Bewegungsbereich zu belasten. Diese progressive Vorgehensweise unterstützt die körpereigenen Wundheilungsprozesse in ihrem Bemühen, neues Gewebe in die verletzte Stelle einzubauen, um die Belastbarkeit wiederherzustellen. Darüber hinaus sorgen progressive Trainingsbelastungen für eine langfristig wirksame Schmerzhemmung. Auf diese Weise werden Bewegungseinschränkung und Chronifizierung des Schmerzgeschehens von vornherein vermieden.

3.2 Nervensysteme

Somatisches und vegetatives Nervensystem

Meldungen über eine akute Schmerzattacke im menschlichen Körper übermittelt das Nervensystem. Zentraler Bestandteil dieses Reizleitungssystems ist die einzelne Nervenzelle. Sie kann Erregung auf Muskelzellen oder andere benachbarte Nervenzellen übertragen. Dadurch entsteht ein Nervengeflecht. Der menschliche Körper besitzt zwei unterschiedliche Nervensysteme, die nur des besseren Verständnisses wegen anatomisch getrennt betrachtet werden, sich aber in Wahrheit gegenseitig beeinflussen. Dem autonomen (vegetativen/viszeralen) Nervensystem ist die bewusste Willensansteuerung entzogen. Vegetative Prozesse regeln die autonom ablaufenden lebenswichtigen Funktionen wie Atmung, Verdauung, Stoffwechsel, Herz-Kreislauf-Tätigkeit.

Im vegetativen Nervensystem unterscheidet man zudem einen allgemein anregenden Sympathicus und einen eher beruhigend wirkenden

Parasympathicus. Der Sympathicus, auch Stressnerv genannt, da er die Stressreaktion im Körper vermittelt, beschleunigt Atmung und Herzschlag, erweitert Bronchien und Gefäße, steigert den Blutdruck und hemmt die Darmtätigkeit. Der Sympathicus lässt sich mit einem Zündschlüssel vergleichen. Ohne ihn käme der Motor (Körper) nicht auf Betriebstemperatur.

Als Gegenspieler (Antagonist) zum Sympathicus fungiert der Parasympathicus. Alle auf Leistung hochgefahrenen Funktionen werden vom Parasymphaticus zu Regenerationszwecken (z. B. Nachtschlaf) wieder auf ein Normalmaß reduziert. Währenddessen werden Energiespeicher aufgefüllt, Reparaturvorgänge in Gang gesetzt sowie Darm und Blase aktiviert, damit Platz für nachrückende Abfallprodukte entsteht. Beide Systeme bedingen sich gegenseitig. Idealerweise stehen Sympathicus und Parasympathicus über den Tag und die Nacht verteilt in einem bestimmten Gleichgewicht zueinander. Der Stressnerv sollte seinen Höhepunkt gegen 11 Uhr morgens entfalten, während die entspannende Parasympathicus-Aktivität in der Nacht zum Tragen kommen muss. Wird dem Parasympathicus allerdings zu wenig Zeit eingeräumt, sind schädigende Einflüsse vorprogrammiert. Ein Ungleichgewicht kann langfristig zu schweren gesundheitlichen Störungen wie Migräne, Regel- und Wechselbeschwerden, Herz-Kreislauf-Problemen, Gastritis, Geschwüren, Asthma und Hauterkrankungen führen. Überakzentuierung des Sympathikus steht in engem Zusammenhang mit der Schwächung des eigenen Immunsystems. Deshalb ist hoher Stress höchstwahrscheinlich mitverantwortlich bei Infektionen und bei der Entstehung von Tumorerkrankungen.

Auch in Bezug auf Bandscheibenprobleme dürfte die Vernachlässigung von körperlicher und geistiger Erholung zu einem hohen Prozentsatz beitragen. Stress ist ein Übertrainingssymptom des sympathischen Teils unseres Vegetativum. Können durch Diffusion versorgte (bradytrophe) Gewebe wie der Anulus der Bandscheibe nicht ausreichend regenerieren, nimmt die Elastiziät der kollagenen Faserstruktur ab. Erholung darf allerdings nicht mit Passivität verwechselt werden. Eine Spezialisierung, wie das täglich stundenlange Sitzen während der Schreibtischarbeit, führt zwar zu einer starken Belastbarkeit in dieser Körperhaltung, die allgemeine Belastbarkeit in anderen Bewegungsmustern nimmt jedoch ab. Einseitige Belastungen im Hochleistungssport, vor allem bei zyklischen Sportarten, können sich gleichermaßen auswirken.

Ständig wiederkehrende gleiche Reizsetzungen sind die Ursache dafür, dass der Parasympathicus keine ausreichenden Erholungsprozesse einleiten kann. Regeneration einseitiger Haltungen findet nur dann statt, wenn der Körper mit anderen Bewegungen konfroniert wird. So lässt sich das monotone Bewegungsverhalten eines Bürojobs auch nicht durch entspanntes Liegen auf dem Sofa kompensieren, wie viele glauben wollen. Aktive Erholung heißt das Stichwort! Spaziergänge, Walking oder Ähnliches sind geeignete Präventivmaßnahmen, um die Belastbarkeit von Bandscheibengewebe zu erhalten, wenn einseitige Belastungen im Alltag vorherrschen! Auch psychische Belastungen sind auf diese Weise einzuordnen. Um ein hohes psychisches Anspannungsniveau zu kompensieren, braucht der Körper einen regenerativen Abfluss. Das Ventil hierfür heißt Bewegung!

Willkürlich beeinflussbar ist das somatische (animalische) Nervensystem, dass sich aus dem Zentralnervensystem (Gehirn und Rückenmark) und dem peripheren Nervensystem (Nerven von Kopf, Rumpf und Extremitäten) zusammensetzt. Insgesamt dient es der Wahrnehmung von Reizen und deren Umsetzung in Motorik, die wir selbst bestimmen. Der Grad der Feinmotorik hängt von der Menge und dem Spektrum unterschiedlicher Reize ab. Ohne vielfältige Anforderungen an den Bewegungsapparat verbleiben (auch) alltägliche Bewegungen in grob programmierten Mustern. Dadurch wird der Körper ständig einem hohen Verletzungsrisiko ausgesetzt. Wie ist es sonst zu erklären, dass Stürze von Sportlern grundsätzlich schonender verarbeitet werden, als von oft zitierten „Couch-potatoes"? Leistungssportler haben selbst in höchster Geschwindigkeit immer noch ein gewisses Maß an willkürlicher Kontrolle. Zudem besitzen Spitzenathleten eine derart hoch entwickelte Motorik, dass selbst größte Störfaktoren nicht zu gravierenden Beeinträchtigungen des feinmotorischen Bewegungsprogramms führen.

Rein physiologisch betrachtet, nimmt unser Körper einen Reiz über die Augen (visuell), über Berührung (taktil) oder über Bewegungsempfinden (kinästhetisch) auf. Kinästhetische und taktile Reize werden über die Spinalnerven und das Rückenmark, visuelle Reize direkt über einen Hirnnerv auf die Großhirnrinde übertragen. In Bezug auf das Thema Wirbelsäule interessieren im weiteren Verlauf nur jene Reize, die von Spinalnerven transportiert werden.

Spezielle Sinneszellen (Nozizeptoren) leiten Schmerz über sensible (afferente) Fasern zum Zentralnervensystem (ZNS) weiter. Das ZNS antwortet mit einem Befehl, der über motorische (efferente) Nerven zum Ausführungsorgan gelangt. Dort reagiert die Muskulatur tonussteigernd oder -senkend. Zur Kontrolle und zur vermeintlichen Regulation einer Gelenkstellung erhält das ZNS über sensible Nerven eine Kopie (Feedback) des aktuellen Zustandes von spezialisierten Sinneszellen (Propriozeptoren), die vor allem im Muskel, in der Sehne, aber auch im Kapsel-Band-Apparat lokalisiert sind. Die meisten Propriozeptoren befinden sich in der Haut, die wenigsten an den Fußsohlen.

An Kopf, Fingerspitzen und Schleimhäuten besteht eine Nozizeptordichte von 300 pro Quadratzentimeter. In Organen wie Gehirn, Lunge und Leber hingegen fehlen Schmerzempfänger. Deshalb werden Erkrankungen in diesen Körperregionen erst spät wahrgenommen. So ist beispielsweise ein Hirntumor bei vollem Bewusstsein operierbar, da das Hirn zwar Schmerz aus anderen Körperregionen wahrnimmt, selbst aber nicht auf Noxe reagiert. Insgesamt beherbergt der Körper zirka drei Millionen solcher winzigen Empfänger in unterschiedlicher Dichte.

Je nachdem, ob die erste Reaktion auf einen einwirkenden Schmerzimpuls dem angestrebten Ergebnis (z. B. Muskelverspannung) entspricht oder nicht, gibt das ZNS auf der Basis ständig eintreffender Kopien des aktuellen Zustandes weitere Impulse zur Erregung oder Hemmung ab. Dieser ununterbrochene Feedback-Mechanismus läuft autonom und nur im Körperinneren ab. Eine Verarbeitung von äußeren Umweltreizen erfolgt hierüber nicht. Man nennt diese Rückkopplung auch propriozeptive Sensibilität. Sie spielt in der Rehabilitation von Gelenkverletzungen eine entscheidende Rolle. Auch nach einer Bandscheibenschädigung gilt der Propriozeption aus zwei Gründen höchste Aufmerksamkeit: Erstens könnte das hintere Längsband der Wirbelsäule perforiert sein, und zweitens sind die Gelenkkapseln der Facettengelenke in der Regel in Mitleidenschaft gezogen. In präventiver Hinsicht sorgt ein intensives Training der Proprio-

zeptoren (z. B. Balanceübungen im Einbeinstand) dafür, dass mögliche Verletzungen durch die richtige Reflexantwort vermieden werden. Unter anderem sind deshalb Freihanteln stationären Geräten stets vorzuziehen, da der Bewegungsvollzug im dreidimensionalen Raum stattfindet – Krafttraining unter koordinativ anspruchsvollen Bedingungen!
Die reflektorische Muskelverspannung als körpereigene Reaktion auf einen Hexenschuss ist ein Beispiel für den beschriebenen Rückkopplungsmechanismus. Ein erhöhter Muskeltonus verhindert, dass Verletzungen noch größeren Ausmaßes passieren. Therapeutische Intervention innerhalb der ersten drei Tage, ganz gleich ob über medikamentöse Schmerzhemmung oder passive Krankengymnastik, bringt erhebliche Gefahren für das verletzte Gewebe mit sich. Warum? Die schnelle, künstlich herbeigeführte Lockerung dieser Verspannung öffnet schädigenden mechanischen Kräften die Tür, solange die Reparaturphase des beeinträchtigten Gewebes nicht abgeschlossen ist. So wiegt der erste Schock nach einem Hexenschuss größer als die tatsächliche Schmerzsituation. Der beeinträchtigte Körper und die damit verbundene Einschränkung im Handeln, z. B. durch das Nicht-wahrnehmen-Können wichtiger Termine, potenziert das Schmerzempfinden und veranlaßt Betroffene, nach umgehender Schmerzhemmung zu rufen. Dauert die reflektorische Verspannung allerdings zu lange (> 1 Woche), kann dieser Zustand die erwähnten Bewegungseinschränkungen nach sich ziehen. Die Quintessenz hieraus: Weniger ist mehr – innerhalb der ersten drei Tage! Im Anschluss an die Immobilisationsphase hingegen sind frühzeitige progessive Belastungen der Wirbelsäule für den Heilungsprozess dringend erforderlich.

3.3 Funktioneller Aufbau von Nervenfasern

Netzwerke aus Neuronen und Dendriten

Die Nervenzelle verkörpert die eigentliche Funktionseinheit des gesamten Nervensystems. Nervenzellen (Neurone) verlieren ihre Teilungsfähigkeit im reifen Zustand. Ein Ersatz, wie bei allen anderen Körperzellen, erfolgt anschließend nicht mehr. Auch ihre Anzahl ist genetisch festgelegt. Neurone setzen sich aus dem Zellkörper (Soma), aus Fortsätzen (Dendriten) und jeweils einem Hauptfortsatz (Axon/Neurit) zusammen. Dendriten verzweigen sich über eine große Oberfläche und stellen die Verbindung mit anderen Nervenzellen her. Sie sind zuführende Fortsätze, d. h., ihre Aufgabe besteht darin, Erregung aufzunehmen und zum Nervenzellkörper weiterzuleiten. Demgegenüber leiten Axone (Neuriten) Erregung vom Nervenzellkörper weg. Neuriten reichen von wenigen Millimetern (im Zentralnervensystem) bis über einen Meter (Ischiasnerv). Als Fortsatz ziehen Axone zu anderen Nervenzellen oder zu einem Erfolgsorgan wie z. B. einem Muskel, wo Neuriten als motorischer Nerv eine so genannte motorische Einheit (mehrere Muskelfasern, die von einem Nerv erregt werden) innervieren.
Die Verbindungsstelle zwischen efferentem Axon und Muskel (oder einer anderen Nervenzelle) wird als Synapse bezeichnet. Dort findet die Erregungsübertragung statt. Chemische Neurotransmitter wie Acetylcholin oder Noradrenalin übertragen ankommende elektrische Aktionspotenziale auf den Muskel. Ohne an dieser Stelle näher ins Detail zu gehen, wird die übertragende Erregung als Impuls auf die motorische Endplatte der Muskelfaser transportiert, wo letzendlich eine Kontraktion ausgelöst wird.

Efferenzen und Afferenzen

Nervenfasern, die in die Körperperipherien laufen sind von so genannten Schwann`schen Zellen umgeben. Bei marklosen (unmyelinisierten) Nervenfasern hüllt eine Schwann`schen Zelle mehrere Nervenäste (Axone oder Dendriten) ein. Unmyelinisierte Nervenfasern kommen vor allem im Zentralnervensystem und im vegetativen Nervensystem vor, da bei der Innervation innerer Organe die Geschwindigkeit der Erregungsleitung keine entscheidende Rolle spielt.

Periphere Nerven hingegen sind markhaltig. Die Schwann-Zelle umwickelt das Axon spiralförmig, aber nicht durchgängig. So genannte Ranvier`sche Schnürringe unterteilen die Nervenhülle entlang des Axons in bestimmte Bereiche. Ein solcher Abschnitt ist wiederum von einer Myelinscheide (Markscheide) eingehüllt (siehe Abbildung 3-2). Markscheiden bilden eine Art elektrische Isolierung gegenüber angrenzendem Gewebe. Myelinisierte Nervenfasern haben deshalb den Vorteil der saltatorischen Erregungsleitung. Elektrische Impulse springen von Schnürring zu Schnürring. Hierdurch erreicht das Nervensystem eine wesentlich höhere Übertragungsgeschwindigkeit als bei unmyelinisierten Nervenfasern.

Bei peripheren Nerven ist diese Bauweise notwendig, denn in Gefahrensituationen, wie z. B. einer unbewussten Verdrehung der Wirbelsäule, muss eine schnelle Erregung gegenspannender, gelenknaher Muskulatur erfolgen. Wie wir aus der Trainingslehre wissen, lässt sich eine schnelle Erregungsleitung über Maximal- und Schnellkrafttraining steigern. Die schnelle Rekrutierungsfähigkeit von Fast-twitch-Muskelfasern (Syn.: weiße Fasern, Typ-II-Fasern) stellt somit ein weiteres Sicherungssystem für die Wirbelsäule dar. Allerdings müssen entsprechende Trainingsmethoden im medizinisch orientierten Training der Wirbelsäule auch zum Einsatz kommen! In der Ausbildungsstruktur von Medizinern und Physiotherapeuten fristet Trainingslehre ein Kümmerdasein. Aus Unwissenheit wird der Einsatz von Maximal- und Schnellkrafttraining oft kategorisch abgelehnt. Als Argument führen vor allem Ärzte an, Schnellkrafttraining sei erstens zu gefährlich und zweitens nur als Trainingsziel im Leistungssport von Bedeutung. Diese Einschätzung ist definitiv falsch! Orthopäden bzw. Chirurgen diktieren die Vorgehensweise der rehabilitativen Nachsorge. Oft, ohne jegliches trainingswissenschaftliches Verständnis zu besitzen. Dabei verkennen sie die Bedeutung der Schnellkraft im Alltag. Auch Therapeuten sprechen gelegentlich lieber von Bewegungsanbahnung statt von wirksamen Trainingsmethoden im Sinne der Superkompensation, die auf Belastungsstrukturen des Alltags vorbereiten. Wer seinen Patienten/Kunden wenig zumutet, macht natürlich wenig falsch. Die Frage, ob er etwas richtig macht, steht auf einem anderen Papier.

Sich von der der klassischen Trainingslehre zu distanzieren – aus diesem Grund hat man extra eine rehabilitative Trainingslehre entwickelt – dient nur einem Zweck: In der therapeutischen Arbeit möchte man sich vom Begriff Leistung deutlich abgrenzen. Leistung bezieht sich auf Inhalte, die nach Ansicht vieler Ärzte und Therapeuten in der Rehabilitation nichts zu suchen haben. In diesem Fall sollten die Verfechter des sanften Kraftrainings allerdings plausibel erklären können, was passiert, wenn z. B. eine Krankenschwester einen schweren, bettlägerigen Patienten mit hohem Kraftaufwand und ungünstigen Hebelverhältnissen auf die Seite hievt. Handelt es sich bei dieser Aktion, die Pfleger oder Krankenschwestern unzählige Male täglich durchführen, etwa nicht um hohe Drehmomente in den beteiligten Bewegungssegmenten der Wirbelsäule verbunden mit hohen Kraftspitzen in der autochthonen Rückenmuskulatur? Dass bei dieser Berufsgruppe Rückenschmerz praktisch vorprogrammiert ist, liegt doch in der Natur der Sache. Bloße Anbahnung von Bewegungen, die weit unterhalb der Alltagsbeanspruchung liegen, wie sie beispielsweise die PNF-Methode verfolgt, bringt den therapeutischen Prozess in puncto Steigerung der Belastbarkeit keinen Millimeter voran! Aus diesem Grund sieht das Medizinische Freihantel-Trainingssystem gegen Ende des Aufbauprogramms schnelle Bewegungen gegen niedere Lasten vor. Hierdurch wird der Patient/Kunde durch die Fähigkeit, schnell stabilisieren zu können, optimal auf spezifische, alltägliche Gefahrensituationen vorbereitet.

Um die Leitungsrichtung von Nervenfasern zu markieren, unterscheidet die Anatomie zwischen Fasern, die für den Erregungstransport von der Peripherie zum ZNS (afferente Fasern), und Fasern, die für den Erregungstransport vom ZNS zur Peripherie (efferente Fasern) verantwortlich sind. Bei den Afferenzen handelt es sich somit um sensible Nervenfasern. Reize, die die Propriozeptoren aufnehmen, werden immer von afferenten Fasern fortgeleitet. Zu ihnen gehören auch die schmerzleitenden Nervenfasern. Efferenzen hingegen leiten Impulse zur Peripherie. Hierzu zählen zum einen motorische Nervenfasern, die der quergestreiften Skelettmuskulatur notwendige Impulse zur Kontraktion übermitteln, zum anderen jene Nervenfasern, die Impulse an die glatte, autonom arbeitende Muskulatur (z. B. Herz, Darmwand etc.) senden.

3.4 Auswirkungen mechanischer Kräfte auf Nerven

Bindegewebe der Nerven

In der medizinischen Diskussion über Bandscheibenschädigungen führen die Autoren im Allgemeinen an, austretendes Nucleusmaterial drücke auf einen Nerv bzw. eine Nervenwurzel und sei deshalb für Rückenschmerz im LWS-Bereich (Lumbalgien), im Verlauf des Ischias-

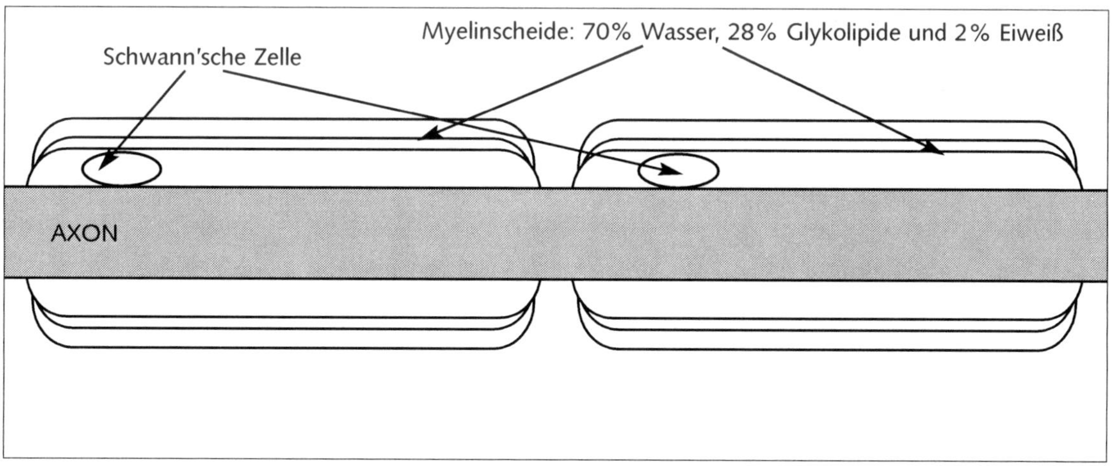

Abbildung 3-2: Eine myelinisierte efferente Nervenfaser mit Axon und umgebenden Schwannzellen und Myelinscheide.

nervs (Ischialgien) oder gar motorischen Ausfällen (Paresen) verantwortlich. Um die tatsächlichen Auswirkungen einer vermeintlichen Nervenkompression besser beurteilen zu können, sollte man nicht nur Kenntnis über Bau und Funktion von Nerven besitzen. Gleichbedeutend ist, wie Nervenfasern mit ihren bindegewebigen Anteilen im Körper korrespondieren und gemeinsam auf mechanische Belastungen reagieren.

Wie bereits beschrieben, sind myelinisierte Nervenfaser von Schwannzellen und einer Markscheide umgeben. Diese Isolationsschicht entlang des Axons wird von Ranvier`schen Schnürringen unterbrochen, um für eine schnelle (saltatorische) Reizleitung zu sorgen. Im Einschnürungsgebiet bleibt somit jeweils ein kleines Axonstück von isolierendem Schutzgewebe unbedeckt. An diesen Stellen müsste die Nervenfaser – oberflächlich betrachtet – eigentlich ungeschützt sein. Periphere Nerven sind allerdings wesentlich dicker als die Summe all ihrer Axone. Demnach befinden sich noch andere Gewebetypen zwischen einzelnen Nervenfasern. Bei genauerer Betrachtung sind periphere Nerven tatsächlich mit reichlich schützendem Bindegewebe versorgt. Ein Neurit, ein vom Nervenzellkörper ausgehender Nervenast, ist von einer bindegewebigen Hülle (Epineurium) umgeben. Epineurium besteht hauptsächlich aus zirkulärem Kollagen und Elastin. Innerhalb dieses Bindegewebsschlauches liegen Axone in Faszikel gebündelt. Nervenfaszikel sind mit Muskelbündeln vergleichbar, in denen eingebettet, viele Muskelfasern liegen. Diese Bündel sind wiederum umgeben

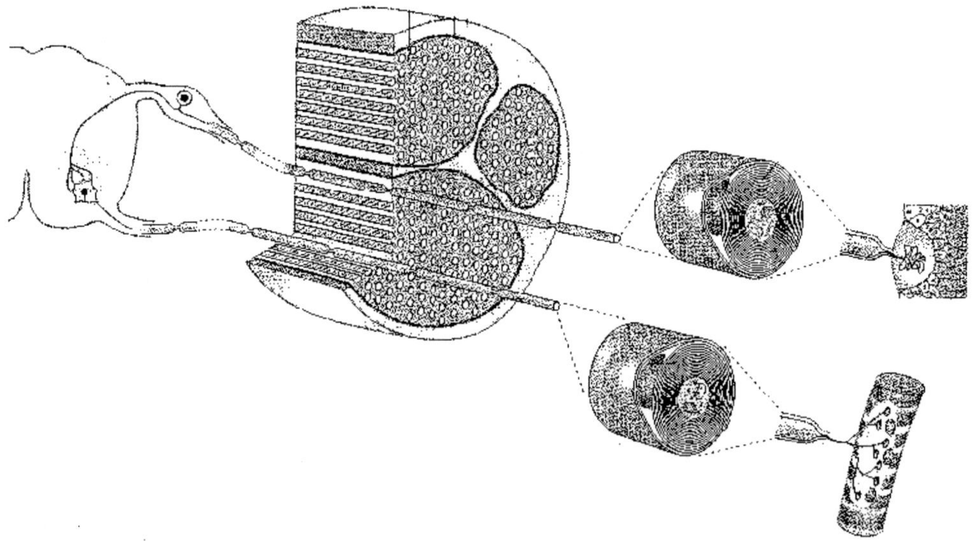

Abbildung 3-3: Querschnitt durch einen peripheren Nerv mit Nervenfasern und Bindegewebsumhüllung ausgehend vom Rückenmark bis hin zum Erfolgsorgan Muskel und Haut.

von einer Schicht Bindegewebe (Perineurium), die sich aus mehreren Lagen perineuraler Zellen zusammensetzt, die eigentlich spezialisierte Fibroblasten darstellen. Fibroblasten binden Kollagen und Matrix. So entsteht schützendes Perineurium, in dem motorische Nervenfasern lagern. Innerhalb dieser Faszikel, zwischen einzelnen eng aneinander liegenden Axonen, sind Nervenfasern noch einmal in kollagene und elastische Fasern gekleidet. Der Raum zwischen zwei Axonen heißt Endoneurium. Im Endoneurium verlaufen die Fasern vornehmlich in Längsrichtung, teilweise auch zirkulär. Durch diese Anordnung können Kollagen und Elastin Axone vor Dehnung schützen. Elastische Deformation, die durch Zugkräfte ausgelöst wird, stellt das Bindegewebe zu 100 Prozent wieder her. Somit kann eine im physiologischen Bereich liegende Nervendehnung, z. B. durch endgradige Beugung im Ellenbogengelenk, nicht zu einer Beschädigung von Erregung leitenden Nervenfasern führen! Darüber hinaus sorgen die erläuterten Bindegewebsschichten dafür, dass Entzündungen in umgebendem Gewebe nicht auf periphere Nerven übergreifen.

Die hohe Beweglichkeit der Wirbelsäule setzt auch das zentrale Rückenmark und die Nervenwurzeln erheblichen Zug- und Druckkräften aus. Aufgrund der bindegewebigen Hüllen stellen solche Impulse jedoch kein Problem für Nervenfasern dar. Hinzu kommt, dass Nervenbahnen in diesem Bereich, vergleichbar mit der Anordnung von Kollagen in Ligamenten, wellenförmig verlaufen. Beim Nach-vorne-Beugen werden diese Bahnen gerade gezogen, ohne dass es zu einer tatsächlichen Verlängerung von Nervengewebe kommt. Die vorderen (ventralen) Fasern sind etwas weniger gewellt als die hinteren (dorsalen), da ventral eine größere Verlängerung des Rückenmarks erzeugt wird. Auf diese Weise tolerieren Nervenbahnen im Rückenmarkskanal einen Längenunterschied bei flektierter Wirbelsäule von bis zu neun Zentimetern. In der Gesamtbetrachtung der Wirbelsäule findet die stärkste Verformung dabei in der Hals- und Lendenwirbelsäule statt.

Zu den erwähnten Sicherungssystemen gegenüber Biege- oder Zugkräften, nämlich der bindegewebigen Auskleidung von Nerven selbst sowie der wellenförmigen Anordnung innerhalb des Rückenmarkkanals, gesellt sich eine weitere Konstruktion hinzu, die Nervengewebe im Wirbelkanal vor Belastungen schützt. Hierbei handelt es sich um drei Vlieshüllen (Meningen), die den Wirbelkanal wie mehrlagige Tapete bedecken. Vom Inneren des Wirbelkanals nach außen betrachtet, schließt sich die weiche Rückenmarkshaut (Pia mater) an, die hinreichend mit Blutgefäßen versorgt ist. Zwischen der mittleren Schicht, der Spinnwebenhaut (Arachnoidea), und der Pia mater existiert ein Raum (subarachnoidaler Raum), in dem die Hirnflüssigkeit (Liquor cerebrospinalis) strömt. Außen befindet sich das stärkste und zugfesteste Vlies, die harte Rückenmarkshaut (Dura mater). Über feine Bänder hängt die Dura mater an den Wirbelkörpern. Gegenüber wird sie durch ein einzelnes Band (Septum) am Wirbelbogen fixiert. Dieses Vlies stellt kein starres Gebilde dar, denn innerhalb der knöchernen Hülle des Foramens ist die Dura beweglich. Um das Rückenmark im Wirbelkanal zentral zu halten, sorgen zwei weitere Bänder (Lig. denticulatum) für die entsprechende Fixierung. Bei Beugung und Streckung der Wirbelsäule wird, von der Arbeit der Muskeln und des Kapsel-/Bandapparates einmal abgesehen, ein Großteil der Dehnung vom starken Durasack aufgenommen, während die neuronalen Strukturen kaum Belastung erfahren.

In Bezug auf Bandscheibenschäden sind besonders die dem Rückenmark entspringenden Spinalnerven von Interesse. Aus jedem Wirbel treten jeweils zwei Spinalnerven heraus. Jeder Spinalnerv besteht aus einer ventralen Nervenwurzel, die wegführende (efferente) Fasern beinhaltet, und einer dorsalen Nervenwurzel, die entstprechend hinführende (afferente) Fasern beherbergt. Die hintere Wurzel vergrößert sich kurz vor der Verschmelzung zum Spinalnerven eiförmig zu einem Nervenknoten (Spinalganglion). Hierbei handelt es sich um eine Ansammlung von Nervenzellkörpern.

Nervenwurzeln zeigen einen anderen Aufbau als periphere Nerven. Ihnen fehlen isolierende Schwann-Zellen und verstärkendes Bindegewebe. Dennoch sind sie Belastungen nicht schutzlos ausgeliefert. Innerhalb des Wirbelkanals schirmt die Dura mater die Nervenwurzeln gegenüber schädigenden Einflüssen ab. Auch außerhalb der Wirbelsäule behält die Dura mater ihre schützende Funktion, denn Dura und Arachnoidea setzen sich in Gestalt von Epi- und Perineurium innerhalb der Spinalnerven fort. Wirkt nun ein starker Zug auf Spinalnerven, z. B. durch einen Unfall, wird die entstehende Zugkraft nicht über die Nervenwurzeln abgeleitet, sondern über die Dura, die ihrerseits über die Bandverspannung am Rückenmark zieht. Auf diese Weise kommt es eher zur Beschädigung des Rückenmarks als zu Verletzungen der Nervenwurzeln.

Nerven haben einen hohen Sauerstoffbedarf. Druck auf eine Nervenfaser vermindert ihre Durchblutung, da die Zirkulation des oberflächlichen Arteriennetzwerk behindert wird. Ein Beispiel hierfür ist das bekannte Karpaltunnel-Syndrom des Handgelenks. Nervengewebe reagiert auf Kompression mit einer lokalen Entzündungsreaktion im Epi- und Endoneurium. Die auftretende Schwellung (Ödem) belastet nervale Gefäße zusätzlich und produziert Schmerz. Bei einem Bandscheibenvorfall kommt es laut einhelliger Expertenmeinung zu ähnlichen Symptomen. Ausgetretenes Nucleusmaterial verursacht Druck auf

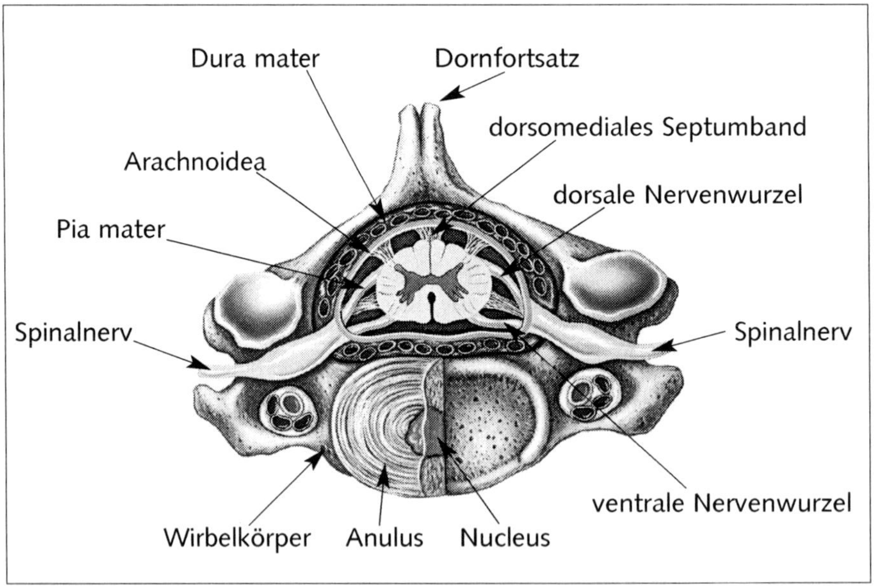

Abbildung 3-4: Das Rückenmark ist im Wirbelkanal in Hirnhäuten aufgehängt; diese sind ihrerseits mit Ligamenten an den Wirbeln befestigt (mit freundlicher Genehmigung der Firma rüdiger anatomie GmbH, Päwesiner Weg 19, 13581 Berlin, www.berlin-anatomie.de).

Spinalnerven, wodurch eine lokale Entzündung mit Schwellung entsteht. Aus welchen Gründen diese Theorie fragwürdig erscheint, wird in Kapitel 3.6 näher beleuchtet.

Dehnung stellt für das arterielle Netzwerk peripherer Nerven kein ernsthaftes Problem dar, weil es spiralförmig um die Nervenfaser verläuft und somit nicht unter Zugspannung gerät. Im Gegensatz zu den Rückenmarksnerven, die aufgrund ihrer eigenen wellenförmigen Anordnung und der sie schützenden Dura mater durch Dehnung nahezu keine Belastung erfahren, können periphere Nerven hingegen durch Dehnung sehrwohl beeinträchtigt werden. Durch Zugspannung nimmt nämlich der Durchmesser von Nerven ab, wodurch der Faszikeldruck ansteigt und die Durchblutung erschwert wird. Auch beim herkömmlichen Stretching kann beispielsweise der Ischiasnerv irritiert werden. Patienten/Kunden mit starken Bewegungseinschränkungen verzeichnen in der Regel auch einen starken Elastizitätsverlust kollagener Strukturen im nervalen Bindegewebe. Aus diesem Grund empfinden motorisch unflexible Menschen bereits die geringste Dehnung als unangenehm oder schmerzhaft.

Im ausgewogenen Zustand lässt Kollagen durch seinen wellenförmigen Verlauf Dehnung im physiologischen Bereich problemlos zu. Elastin sorgt nach der Deformation dafür, dass die ursprüngliche Form wieder hergestellt wird. Bei maximaler Dehnung, wie sie im Leistungssport bei starken Vorspannungen (Sprünge, Würfe) entsteht, kann die Elastizität von Nervengewebe unter Umständen ihre Grenzen erreichen. Wobei nicht etwa die Nervenfasern selbst an die Grenze ihrer Zugbelastung kommen, sondern die sie umgebenden kollagenen Strukturen. Axone liegen demnach auch bei maximaler Dehnung noch entspannt in den Faszikeln, da sie in Ruheposition stärker gewellt sind als die umliegenden Kollagenfasern.

In Gelenkbereichen entwickeln sich gelegentlich höhere Zugspannungen. An diesen Stellen lagert der Körper in die äußere Bindegewebshülle (Epineurium) mehr Fett ein, um die Nervenfasern vor Druck zu schützen. Würde dies nicht automatisch geschehen, könnten wir kaum schmerzfrei sitzen, weil der axiale Druck des Körpergewichts unter diesen Voraussetzungen permant auf dem Ischiasnerv (N. ischiadicus) lastet. Zudem sind die Faszikel, also die Axonbündel, an solch gefährdeten Positionen in mehrere kleine aufgespalten, da Kompression bei wenigen großen Faszikeln mehr Verformung verursachen würde. Diese Anpassung (Adaptation) ist angesichts der Tatsache sinnvoll, dass es bei starkem Druck zwar zu erheblichen Schmerzen kommt, aber eben nicht zu kompletten Ausfällen von Nerven.

Bei Verdrehungen der Wirbelsäule können zwar Vorfälle mit Kompression der Spinalnerven entstehen, bei der die Durchblutungssituation des Nervengewebes beeinträchtigt wird, Zerreißungen (Distorsionen) kommen aber im Allgemeinen nicht vor. Bei schweren Knochenbrüchen oder starken Vorfällen mit Rupturen von Blutgefäßen und erheblicher Ödembildung wird in der Regel auch Nervengewebe beschädigt. Im harmlosen Stadium sind nur Schwannzellen ohne Kontinuitätsunterbrechung der Neurone betroffen (Neuropraxis). Allerdings funktioniert die saltatorische Erregungsleitung in diesem Fall nicht wie gewohnt – sie läuft stark verzögert ab. Eine Heilung der Myelinscheiden dauert von wenigen Tagen bis mehreren Wochen. Die Symptome reichen von leichten Gefühlsausfällen bis zu schweren Muskellähmungen. Eine Demye-

linisierung ist reversibel, so dass das Nerv-Muskel-System relativ schnell wieder seine normale Funktion zurückerlangt.
Bei völliger Durchtrennung von Nerven, sowohl der Axone als auch ihrer Bindegewebsstruktur, hat die Nervenregeneration ein großes Problem: Nervenzellen sind nicht in der Lage, ihren Axonen ein adäquates Signal zu übermitteln, wieder aufeinander zuzuwachsen. Der mit dem Rückenmark verbundene Teil des durchtrennten Nervs bleibt funktionsfähig, der Rest stirbt ab. Nach zwei Tagen beginnt der innervierte Teil mit dem so genannten Sprießen, das etwa einen Millimeter pro Tag beträgt. Um beispielsweise einen Muskel wieder zu errreichen, den der durchtrennte motorische Nerv vorher innerviert hatte, braucht der Nervenstumpf einen vorgezeichneten Weg. Wenn das Bindegewebe des beschädigten Nervs zumindest noch teilweise intakt ist, ist die Route vorgezeichnet. Bei vollständiger Durchtrennung hilft allerdings nur noch eine operative Naht weiter, die indes nicht garantiert, dass alle Nervenfasern ihren programmierten Muskel erreichen. Postoperativ kann dabei ein erheblicher Verlust an Feinmotorik entstehen. Nerven wachsen jedoch auch ohne Route. Nur ist in diesem Fall das Ziel nicht klar definiert. So erlangen auch Querschnittsgelähmte bei täglich hartem Training ein gewisses Maß an Motorik zurück. Verhindern lässt sich allerdings nicht, dass motorische Nervenfasern in andere als vorher programmierte Muskeln einwachsen. Dadurch entstehen erhebliche Störungen im Bewegungsprogramm. Diese Beeinträchtigungen können so weit gehen, dass das Gegenteil von dem, was die Hirnrinde abgespeichert hat, ausgelöst wird. So würde zum Beispiel der Befehl zur Kniestreckung plötzlich zu einer ungewollten Flexion führen. Dies bestätigen Erfahrungen im Training mit dieser Patientengruppe.

3.5 Akuter Rückenschmerz

Schmerzempfindung

Schmerz ist ein körpereigenes Radarsystem. Er warnt unseren Organismus vor Eindringlingen wie einem schädigenden Reiz, der beispielsweise durch eine zu hohe Belastung entsteht. Dies trifft allerdings nur auf den akuten Schmerz zu, denn der multifaktoriell bedingte chronische Schmerz hat seine Funktion als Warnsignal längst verloren (siehe Kapitel 3.8). Akuter Schmerz signalisiert Schädigung bzw. drohende Schädigung von Körpergewebe. Dabei steht die Schmerzintensität nicht immer in direktem Zusammenhang mit dem Ausmaß des körperlichen Schadens. Schmerzempfindung liegt das schmerzaufnehmende (nozizeptive) System zugrunde, das sich aus zentralen Neuronen im Zentralnervensystem und peripheren Nerven in Haut, Muskeln, Organen etc. zusammensetzt. Über hinführende (afferente) Fasern bzw. Bahnen werden schädigende Einflüsse (Noxen) an das Rückenmark weitergeleitet.
In der Medizin kursieren verschiedene Theorien und Denkmodelle, die die Schmerzentstehung erklären sollen. Einen wesentlichen Beitrag lieferte der englische Neurologe HEAD Anfang des letzten Jahrhunderts. Im Selbstversuch ließ er sich einen Hautnerv durchtrennen und anschließend wieder zusammennähen. Das Ergebnis: Schwache mechanische (Druck, Zug) und thermische Reize (Hitze, Kälte) Reize nahm er auch ein Jahr später noch nicht wieder wahr, während kräftige Reize eine überproportional starke und lang anhaltende Schmerzausstrahlung auslösten. Der Brite schloss daraus, dass zwei unterschiedliche Systeme afferenter Nervenfasern existieren müssen – eines mit druck- bzw. berührungsempfindlichen Rezeptoren, das

langsamer regeneriert, und eines, das schnell wieder intakt und für die Schmerzvermittlung verantwortlich ist.
Bei gesunder Gewebeversorgung hemmen die in viel höherer Anzahl im Nerv vorkommenden schnell leitenden dicken Fasern die langsam leitenden dünnen Fasern. In intaktem Zustand nimmt der Körper Schmerz somit nicht wahr. Erst bei einer Verletzung bricht das schnell regenerierende System durch. Der entscheidende Aspekt in der Theorie von HEAD ist, dass es bei der Schmerzwahrnehmung zu einer Störung im Verhältnis dieser beiden Systeme kommt. Auf der Basis seiner Erkenntnisse wurden die so genannten Head-Zonen abgeleitet, deren neurophysiologische Grundlage die willkürliche Anordnung von motorischen, sensiblen und vegetativen Fasern innerhalb von Rückenmarksnerven darstellt. Rückenmarksnerven innervieren demnach sowohl Muskelfaserbündel als auch bestimmte Hautareale. Wenn Schmerzrezeptoren beispielsweise infolge eines Bandscheibenvorfalls gereizt werden, dann registriert der Mensch den Schmerz nicht nur im betroffenen Bereich der Wirbelsäule, sondern auch im dazugehörigen Abschnitt auf der Hautoberfläche (Dermatom). Bei Berührung reagieren diese Gebiete schmerzhaft. Der Fachbegriff hierfür lautet hyperalgische Zone. Erklärt wird dieses Übertragungsphänomen damit, dass Schmerzreize aus dem Gebiet des Bandscheibenvorfalls die Schmerzzentren des Gehirns in denselben aufsteigenden Fasern erreichen wie die sensiblen Fasern aus der Haut. Das Schmerzzentrum (oder die Schmerzzentren?) macht in diesem Fall einen Interpreta-

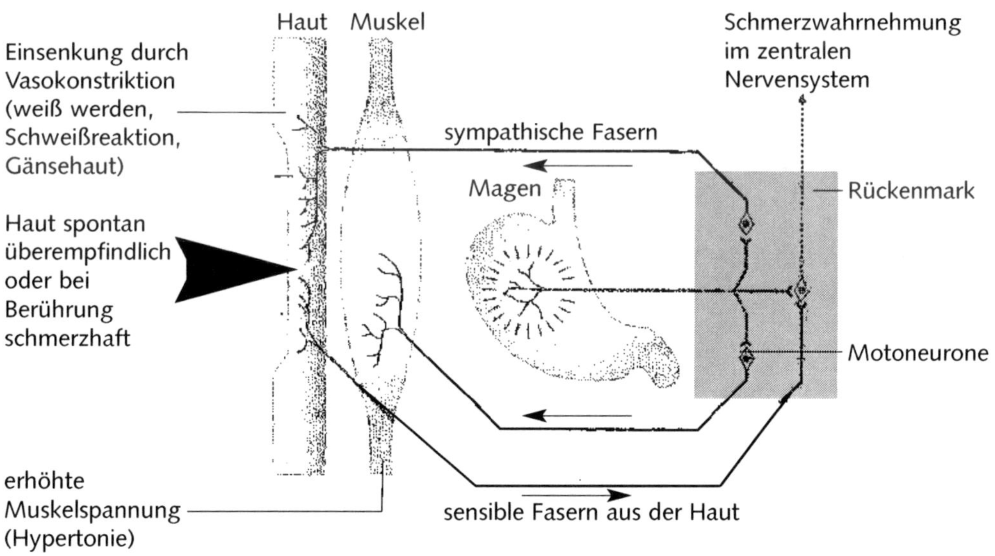

Abbildung 3-5: Die Schaltmöglichkeiten von Impulsen, die aus einem gestörten Organ mittels Synapsen das Rückenmarksniveau erreichen und u. a. das zentrale Nervensystem, die Haut und Muskeln beeinflussen.

tionsfehler: Da es Reize aus der Haut viel häufiger erhält als Impulse aus der Wirbelsäule, weil die Haut ständig in direktem Kontakt zur Umwelt steht, nimmt das Schmerzzentrum diese Schädigung als Hautschmerz wahr. So wird der Schmerz in das sensible Versorgungsgebiet des Nervs projiziert. Wenn wir einen Blick auf die Zuordnung der Hautsegmente werfen (Abb. 3-6), wird schnell deutlich, warum ein Bandscheibenvorfall im Segment L5/S1 eine Gefühlsirritation in der Außenkante des Fußes nach sich ziehen kann oder weshalb eine C8-Problematik oftmals zu einem Kribbeln auf der Kleinfingerseite führt. Die Head-Zonen sind bei der Lokalisation von Rückenbeschwerden ein wichtiges diagnostisches Hilfsmittel, weil jedes Hautareal mit einer bestimmten inneren Störung korreliert. Im Fachjargon hat sich der Begriff projizierter Schmerz durchgesetzt. Bei Amputierten tritt diese Projektion auch als Phantomschmerz auf. Hierbei reizt das Narbengewebe die Schmerzfasern der Nervenstümpfe auf mechanische Weise, wodurch die Schmerzwahrnehmung in die nicht mehr vorhandene Extremität projiziert wird.

Schmerzleitende Nervenfasern

Periphere Nerven setzen sich aus vielen tausend Nervenfasern zusammen. Wie wir wissen, leiten dicke, myelinisierte Nervenfasern (A-alpha- und A-beta-Fasern) Erregung aufgrund ihrer Markscheiden schneller weiter als dünne, unmyelinisierte Fasern (C-Fasern).

Fasertypen	Funktion	Durchmesser (μ)	myelinisiert	Leistungsgeschwindigkeit (m/s)
A-alpha-Fasern	Motorik, Reflexe Propriozeption	12–20	ja	70–120
A-beta-Fasern	Motorik, Berührung Druck	5–12	ja	30–70
A-gamma-Fasern	Muskeltonus Propriozeption	5–12	ja	30–70
A-delta-Fasern	Schmerz, Temperatur	1–4	ja	12–30
B-Fasern	präganglionäre Sympathicusfasern	1–3	ja	15
C-Fasern	Schmerz, Temperatur, präganglionäre Sympathicusfasern	0,5–1	nein	1,2

Tabelle 3-1: Typen von Nervenfasern.

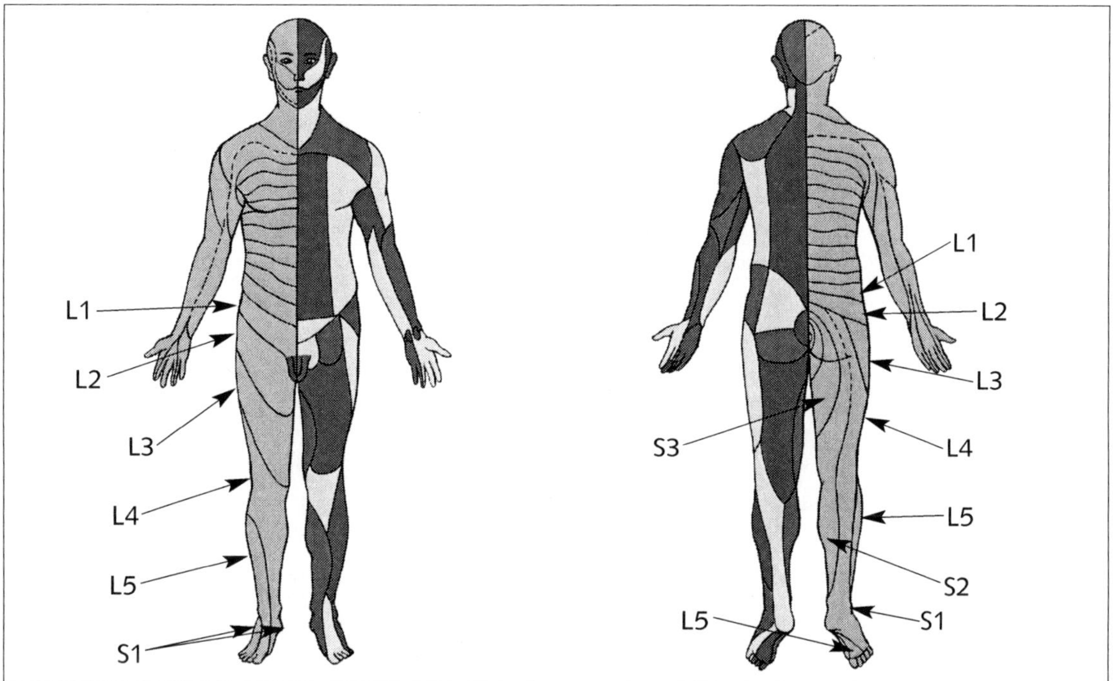

Abbilddung 3-6: Zuordung von Dermatomen zu Rückenmarksabschnitten auf der Vorderseite (links) und der Hinterseite (rechts) des Körpers (mit freundlicher Genehmigung der Fa. ruediger anatomie, Berlin).

Aufgrund ihrer hohen Übermittlungsgeschwindigkeit (50 m/s) sind dicke Nervenfasern für die Sensomotorik zuständig. Demgegenüber existieren afferente Nervenfasern mit nozizeptiven Eigenschaften sowohl in Gestalt von dünnen, marklosen, verhältnismäßig langsam leitenden C-Fasern (5 m/s) als auch in dünnen, etwas schneller leitenden und schwach bemarkten A-delta-Fasern. Bei einer plötzlichen Schnittverletzung beispielsweise ist die erste Wahrnehmung ein scharfer Schmerz (A-delta-Schmerz), der schnell abklingt, ehe ein länger anhaltender diffuser Schmerz (C-Schmerz) einsetzt.

NOORDENBOS (1959) fand schon früh heraus, dass bei einem Schmerzsyndrom im Ausbreitungsgebiet eines Nervs (Neuralgie) dicke, myelinisierte Nervenfasern stärker vermindert sind als dünne, unmyelinisierte. Diese Erkenntnis unterstützte die These von HEAD und unterstrich, dass im gesunden Zustand dicke Nervenfasern einen hemmenden Einfluss auf dünne Fasern ausüben. Aus dieser Feststellung heraus lassen sich zwei Begründungen für die Schmerzentstehung folgern:

1. Schmerz entsteht, wenn die natürliche Hemmung unmyelinisierter (dünner, langsam leitender) durch myelinisierte (dicke, schnell leitende) Fasern wegfällt.

2. Schmerz entsteht, wenn schmerzempfindliche, unmyelinisierte Nervenfasern so stark erregt werden, dass die Hemmung, die von myelinisierten Fasern ausgeht, nicht mehr ausreicht.

Gate-Control-Theorie

Das Auflösen der natürlichen Hemmung innerhalb eines Nervs wird als segmentale Hemmung bezeichnet. In der Diskussion diverser Denkmodelle zur Schmerzhemmung bzw. -entstehung hat sich die vom Psychologen Ronald MELZACK und dem Pathologen Patrick WALL in den Sechzigerjahren entwickelte Gate-Control-Theorie durchgesetzt. Gemeinsam fanden beide Wissenschaftler heraus, dass eine Stimulation dicker Nervenfasern über Berührung oder Vibration die Weiterleitung des Schmerzes über dünne Bahnen verhindern kann. Die Theorie beruht darauf, dass Schmerzinformationen, z. B. aus einem Bandscheibenvorfall der Wirbelsäule, auf dem Weg von der gereizten bzw. geschädigten Stelle über eine Schaltstelle im Hinterhorn des Rückenmarks zum Gehirn wandern, wo der Schmerz letztendlich erst wahrgenommen wird. Diese Schaltstelle verglichen die Begründer der Theorie mit einem Tor oder einer Pforte. Vor dem Eingang werden Schmerzsignale durch andere Impulse aus dem Körper verstärkt oder abgeschwächt. Diese Annahme erklärt, weshalb ein fester Händedruck auf die schmerzende Körperstelle die Schmerzwahrnehmung reduziert. Fußballer kennen diese Situation zur Genüge. Nach einem heftigen Tritt gegen das Schienbein presst jeder Kicker reflexartig beide Hände auf die getroffene Stelle am Unterschenkel. Die initialen Schmerzimpulse erhalten am „Tor" sozusagen Konkurrenz durch den Kompressionsdruck der Hände, der die stechende Intensität des Schmerzes dämpft. Auf diese Weise kommen auch Signale über das Ausmaß einer reflektorischen Muskelverspannung infolge eines Hexenschusses zu den bestehenden Schmerzinformationen aus dem verletzten Gewebe hinzu. Zusammen möchte die geballte Ladung von Schmerzimpulsen das Tor zur Großhirnrinde passieren. Eine hohe Muskelverspannung verstärkt in diesem Fall den Schmerz aus dem Verletzungsgebiet und forciert die Durchlässigkeit der Kontrollschranke. Potenzierte Schmerzinformationen haben so freie Fahrt in das Schmerzzentrum (die Schmerzzentren?) des Gehirns.

HUSEBO (2001) erklärt die Gate-Control-Theorie auf recht amüsante Weise. Der Norweger vergleicht das Tor mit einem Gatter zwischen zwei Weiden, durch das ein Herde Schafe hindurch möchte. Die eine Weide charaterisiert den Körper, die andere das Nervensystem. Das Gatter lässt jedoch nur ein Schaf nach dem anderen durch. Wollen alle Schafe gleichzeitig das Gatter passieren (Konkurrenz durch andere Impulse wie Trainingsreize oder Stimulation von Akupunkturpunkten), entsteht ein Stau. Die Schafherde (Summe der Schmerzimpulse) wird dadurch gebremst. Diese sinnbildliche Beschreibung der Schmerzhemmung wird durch das praktische Beispiel des Fußballers bestärkt.

Die Gate-Control-Theorie fordert geradezu auf, frühzeitig mit hohen Trainingsintensitäten zu beginnen, um der Schmerzempfindung Konkurrenz am „Tor" zu verschaffen. Hier setzt das Medizinische Freihantel-Trainingssystem bei akuten Rückenschmerzsymptomen an. Hoher axialer Druck auf die verletzte bzw. gereizte Stelle der Wirbelsäule aktiviert die schnell leitenden dicken A-beta-Fasern, die die schmerzempfindlichen dünnen A-delta- und C-Fasern hemmen. Hierdurch werden die Schmerzsignale an der Eintrittspforte im Rückenmark abgeschwächt. Parallel dazu erhält die Proliferationsphase der Wundheilung (nach einem Riss im kollagenen Faserring der Bandscheibe) notwendige Belastungsreize, um neu synthetisierte Kollagenfasern funktionell auszurichten.

Schmerzverarbeitung

Um die heilsame Wirkung intensiv gereizter motorischer Fasern durch Training bei akuten und chronischen Rückenschmerzen zu verstehen – bei der A-alpha- und A-beta-Fasern hemmend auf schmerzleitende A-delta- und C-Fasern einwirken –, bedarf es eines tieferen Exkurses in die Nozizeption. Unter dem nozizeptiven System versteht man alle Strukturen, die an der Aufnahme und Verarbeitung von Schmerz beteiligt sind. Noxe stehen für schädigende Reize, die sowohl vom Inneren des Körpers als auch von der äußeren Umwelt auf den Organismus einwirken können. Für die Aufnahme von Noxe sind so genannte Nozizeptoren verantwortlich. Nozizeptoren stellen ihrerseits periphere Antennen oder Empfänger (Sensoren) schädigender Reize dar, die über das primäre afferente Neuron Schmerz zum zentral im Rückenmark gelegenen sekundären sensorischen Neuron weiterleiten (Abb. 3-7). Wie bereits erwähnt, besitzt die menschliche Haut die am stärksten ausgeprägte Nozizeptor-Dichte. Die gleichermaßen als freie Nervenendigungen bekannten Rezeptoren befinden sich in hoher Anzahl auch in Gelenken und dort vor allem in den Gelenkkapseln. Diese spezialisierten Sensoren melden jede Art von Schaden wie z. B. Erguss oder Entzündung. Chemisch betrachtet, löst ein Sinnesreiz, der auf eine freie Nervenendigung trifft, ein Rezeptorpotenzial aus (Transduktion). Diesen Mechanismus erfahren wir, wenn wir ohne UV-Schutz einen kurzen Blick in die stechende Sonne werfen. Das ausgelöste Rezeptorpotenzial muss nach dem Alles-oder-nichts-Gesetz eine bestimmte Reizschwelle im primären affarenten Neuron überschreiten. Ist diese Einstiegshürde übersprungen, wird entlang des Axons ein Aktionspotential fortgeleitet (Abb. 3-8). Die Reizintensität eines Schmerzes wird allerdings nicht dadurch bestimmt, in welcher Höhe diese Hürde überquert wird – frei nach dem Motto: je höher das Rezeptorpotenzial, desto stärker der Schmerz –, sondern in welcher Frequenz sich das Rezeptorpotenzial entlädt. Die Umschaltung auf das sekundäre Neuron vollzieht sich im Hinterhorn des Rückenmarks. Von dort aus wird der Schmerzimpuls über ein System aufsteigender markhaltiger Nervenfasern (Formatio reticularis) zum Sehhügel (Thalamus) des Zwischenhirns weitergeleitet. Der Thalamus dient als subkortikale Sammel- und Umschaltstelle für alle sensibel-sensorischen Erregungen (Berührung, Schmerz, Temperatur, Gleichgewicht). Bildlich umschrieben, stellt der Thalamus die Chefsekretärin der Großhirnrinde dar, indem die von der Peripherie stammenden Reize nach Dringlichkeit und Zweck ausgesiebt, gemindert oder gegebenenfalls gestoppt werden. Zudem zeichnet der Sehhügel für das Zustandekommen von moto-

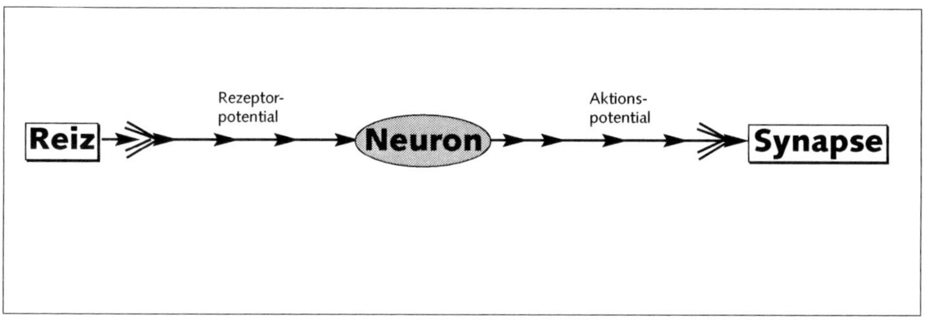

Abbildung 3-7: Primäre Reizverarbeitung.

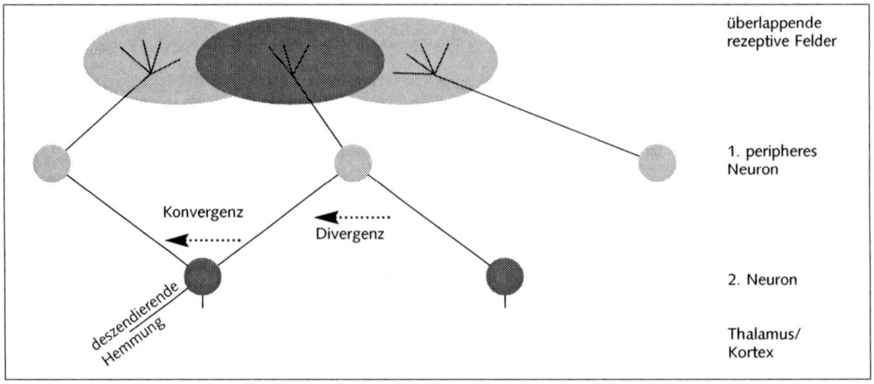

Abbildung 3-8: Sensorische Bahnen als Kette von Neuronen.

rischen Reflexen (z. B. reflektorische Verspannung nach akutem Hexenschuss) als Reaktion auf schmerzhafte Impulse verantwortlich. Öffnet der Thalamus sein Tor zum Bewusstsein, erreichen Schmerzimpulse übergeordnete Zentren der Großhirnrinde (Cortex) und werden dort als Schmerz wahrgenommen. Der Cortex entscheidet also darüber, ob ein Schmerzimpuls weitergeleitet wird oder nicht. Im Fall des akuten Rückenschmerzes ordnet der Thalamus sowohl die Fortleitung der Schmerzimpulse als auch die reflektorische Antwort über muskuläre Verspannung an. Er wird somit der Funktion des Schmerzes als viel zitiertes Warnsignal vollends gerecht. Ob es ein oder mehrere Schmerzzentren im Gehirn gibt, konnte die Wissenschaft bislang nicht eindeutig beweisen.

In dieser vereinfacht dargestellten Form einer Autobahn, auf der es eine hinführende und eine rückführende Fahrbahn gibt, vollzieht sich die Schmerzverarbeitung in Wirklichkeit allerdings nicht. Jedes primäre sensorische Neuron, wo das Rezeptorpotenzial in Aktionspotenzial umgewandelt wird, bildet auf dem Weg zum Rückenmark Netzwerkstrukturen mit anderen Neuronen. Durch diese Vernetzung werden Wahrnehmungsqualität und Filterleistungen erhöht. Auch nachdem Schmerzsignale im Rückenmark umgeschaltet worden sind und über die aufsteigenden Bahnen der Formatio reticularis die Großhirnrinde erreichen, findet zwischen einzelnen Hirnzentren eine Vernetzung statt. Hierdurch werden Schmerzimpulse mit hormonellen Prozessen gekoppelt, die z. B. für die Schweißproduktion bei einem akuten Hexenschuss sorgen.

Endogenes Opioid-System und Placebo

Die aufsteigenden, stark erregten Bahnen sind mit absteigenden hemmenden (deszendierenden) Bahnen rückgekoppelt. Unter normalen Bedingungen existiert im nozizeptiven System ein gesundes Gleichgewicht zwischen erregenden (exzitatorischen) und hemmenden (inhibitorischen) Prozessen, die sich gegenseitig so beeinflussen, dass keine Schmerzimpulse wahrgenommen werden. Demnach müssten extreme Leistungssituationen, die weit über die individuelle Belastbarkeitsgrenze hinausgehen, immer Schmerz verursachen. In Wirklichkeit sind Extremsportler wie eine besondere Spezies Triathleten, die den Ironman-Triathlon gleich dreimal am Stück absolviert, in der Lage, Kontrolle über ihr nozizeptives System zu gewinnen. Leistungssportler können den Schmerz für die Zeit der Höchstleistung gewissermaßen ausblenden. Diese Fähigkeit hängt wahrscheinlich, wie bereits zu Beginn dieses Kapitels angedeutet, mit dem körpereigenen

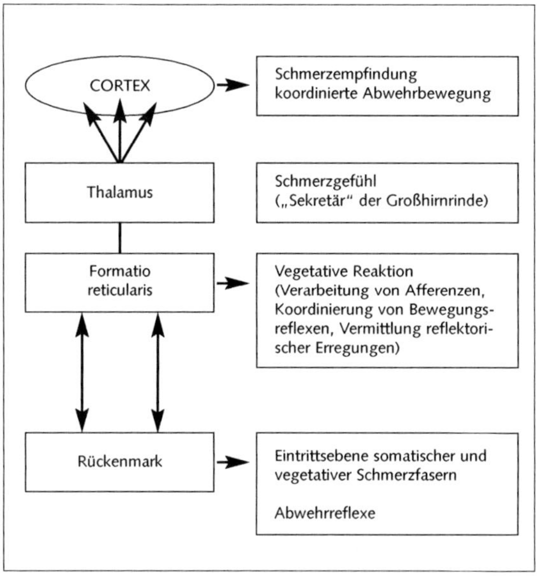

Abb. 3-9: Neuroanatomische Schmerzbahnen.

Opioid-System im Gehirn zusammen, das die Schmerzwahrnehmung auf gleiche Weise betäubt wie opioidhaltige Medikamente (siehe Kapitel 3.7). Nach heutigem Kenntnisstand wird das endogene Opioid-System vor allem unter verletzungsbedingten, krankhaften (pathophysiologischen) Bedingungen oder in extremen Stresssituationen mit oder ohne Schmerz aktiviert. Bei chronischem Schmerz hingegen deuten bislang alle Anzeichen darauf hin, dass dieses schmerzunterdrückende System inaktiv bleibt (WOOLF 1983/ THOMPSON 1984).

Substanzen des Opioid-Systems, wie dem beta-Endorphin, wird eine schmerzhemmende Wirkung im Hypothalamus zugeschrieben, während andere Enkephaline wie Dynorphin oder beta-Neoendorphin ihre analgetische Wirkung in den absteigenden Bahnen entfalten. Die Bedeutung dieser körpereigenen Schmerzhemmung liegt im ureigensten Instinkt begründet, dass ein verletzter Mensch in Lebensgefahr nicht durch Schmerzeinfluss in seiner Handlungsfähigkeit behindert sein darf, um gegebenenfalls mit einer Flucht- oder Kampfaktion reagieren zu können. Unter Ruhebedingungen ohne lebensbedrohliche Stressfaktoren ist genau das Gegenteil der Fall: Schmerz fungiert als wichtiges Signal, die Schonung des verletzten Gewebes aufrechtzuerhalten. Denken Sie einmal intensiv über diese Aussage nach. Spätestens jetzt müssten Sie zu der Erkenntnis gekommen sein, das es kaum etwas Perfekteres als den menschlichen Organismus gibt. In annähernd 100 Prozent aller denkbaren Situationen unternehmen autonome körpereigene Prozesse automatisch das Richtige. Wir müssen nur endlich lernen, Automatismen, auch wenn sie sich zu Beginn negativ auf unsere Handlungsfähigkeit auswirken, als perfekte Lösung des eigenen Körpers zu interpretieren. Was tun wir stattdessen? Mit Hilfe unseres eingeschränkten schulmedizinischen Wissens und dem scheinbar unbeugsamen Glauben an die Kraft der Pharmakologie behindern wir unsere Selbstheilungskräfte mehr, als dass wir ihnen tatsächlich unter die Arme greifen – und das auf Kosten des Gesundheitswesens!

Zahlreiche Placebo-Experimente bescheinigten, dass die Selbstheilungskräfte in Form endogener Opioide gute analgetische Wirkung zeigen. Wie bereits mehrfach erwähnt, wird der schmerzhemmende Effekt von Akupunktur ebenfalls auf die Stimulation von Opioid-Peptiden zurückgeführt. Zumindest wurde unter Akupunktur-Einfluss ein hoher beta-Endorphin-Wert nachgewiesen, der dies vermuten lässt. Aktuelle Studien zu diesem Thema werden mit Spannung erwartet. Was wir jedoch seit langem wissen, ist, dass die Zellmembran jeder Zelle Rezeptoren enthält, die wie ein Parkplatz für andere Moleküle in der Umgebung dienen. Zwei Puzzleteile passen dann zusammen, wenn ein Molekül mit dem richtigen Rezeptor in Kontakt gerät. Das Andocken eines Moleküls an eine Zelle verändert ihr Verhalten im Zellinneren. Auf diese Weise gehen spezifische Medikamente mit bestimmten Rezeptoren eine Verbindung ein und blockieren die Schmerzweiterleitung. Menschliche Gehirnzellen verfügen über spezialisierte Rezeptoren, die offenbar prädestiniert sind, mit morphin- oder opiumähnlichen Verbindungen (Stoffen, Molekülen) zu reagieren. Endorphine sind körpereigene morphiumähnliche Substanzen, die solche Zellmembranrezeptoren besetzen können. Hierdurch werden absteigende Nervenbahnen aktiviert und eingehende Schmerzsignale, die sich dem Rückenmark nähern, blockiert. Somit üben Endorphine eine ähnlich schmerzhemmende Wirkung aus wie medikamentöse Opiate. Darüber hinaus lösen Endorphine Euphorie aus, die jeder Sportler kennt, der beim Joggen durch den Stadtwald vor dem geistigen Auge neue Luftschlösser baut.

Augenscheinlich produzieren nur ganz bestimmte Gehirnareale Endorphine. Sie lassen sich aufgrund der selektiv durchlässigen Blut-Gehirn-Barriere, die den Stoffaustausch zwischen Blut und Hirnsubstanz kontrolliert, in Blutproben kaum messen. Mittlerweile gehen Wissenschaftler davon aus, dass es mindestens fünf verschiedene Endorphinarten und drei unterschiedliche Endorphinrezeptoren gibt. Die meisten davon befinden sich im Gehirn, einige in Teilen des Rückenmarks. Unstrittig ist mittlerweile, dass es sich beim Endorphinsystem um eine absteigende Bahn handelt, die im Gehirn beginnt, durch das Rückenmark verläuft und sich über periphere Nerven auf einen bestimmten Punkt an der Oberfläche des Körpers oder inneren Organen auswirkt.

Zusammenfassend kann man festhalten: Der größte Effekt schmerzlindernder Endorphinwirkung geht mit ziemlicher Sicherheit über absteigende, hemmende Bahnen vom Gehirn aus, während andere Teile des Endorphinsystems allein lokal wirken. Der amerikanische Placebo-Forscher BRODY (2000) urteilt hierüber folgendermaßen: „Es ist wahrscheinlich, dass zumindestens ein Teil der Placebo-Schmerzlinderung und vielleicht auch die Wirkungen, die Placebos auf Angst und Atemnot haben, deshalb auftreten, weil Placebos die Ausschüttung von Endorphinen stimulieren. Aber welche Endorphinbahn genau daran beteiligt ist und an welchem Ort im Gehirn oder im Nervensystem das geschieht, bleibt ein Geheimnis."

An der Wechselwirkung zwischen absteigenden, hemmenden und aufsteigenden, erregenden Systemen sind diverse Vermittler (Mediatoren) und Empfangsorgane (Rezeptoren) beteiligt. Im Falle eines akuten Hexenschusses sorgen Rezeptoren für eine erhöhte Erregbarkeit nozizeptiver Neurone. Dieser Mechanismus ist ein körpereigener Schutzvorgang. Dadurch genießt die verletzte Stelle im Wirbelsegment allerhöchste Priorität. Dem Bewußtsein wird hiermit signalisiert, keinen weiteren schädigenden Stimulus mehr zuzulassen. Leider ist unsere durch Pharmagelder gesponsorte Schulmedizin so ausgerichtet, diesen wertvollen Schutzmechanismus mit treffsicheren Medikamenten möglichst rasch auszusetzen. Zeichen, die der Organismus selbst setzt, werden einfach ignoriert. Die für die Gewebereparatur bedeutsame Entzündungsphase erhält somit nicht die adäquate Ruhe, die sie benötigt. Chronifizierung stellt nicht nur die zwangsläufige Folge sondern die logische Konsequenz dieser Verhaltensweise dar!

Bedeutung der Prostaglandine
Bei einer Gewebeverletzung setzen periphere Nozizeptoren so genannte Neuropeptide (Substanz P, CGRP) frei. Neuropeptide führen eine kurzzeitige Veränderung des Immunsystems (Immunmodulation) herbei, wodurch die Arbeit der weißen Abwehrzellen des Blutes (Lymphozyten) angeregt wird. Zudem stimulieren Peptide Mastzellen (Makrophagen, Fibroblasten) des Granulationsgewebes (gefäßreiches, faserarmes Bindegewebe), die während der Entzündungsphase Gewebedefekte wieder auffüllen und Histamin ausschütten. Histamin zeichnet wiederum verantwortlich für die Ausdehnung von Blutgefäßen (Vasodilatation), Adrenalinausschüttung und Schmerz, durch den direkten Einfluss auf sensible Nervenendigungen. Diese Einwirkung dehnt sich über eine bestimmte Fläche aus, d. h. weitere freie Nervenendigungen in unmittelbaren Nachbarschaft werden ebenfalls erregt, so dass sich eine kaskadenförmige Verbreitung von Schmerzimpulsen entwickelt.
Schmerzverstärkend (hyperalgesierend) bei einer Entzündung wirken neben dem angesprochenen Histamin zudem diverse Mediatoren (körpereigene, hormonähnliche Substanzen), die von verschiedenen Gewebeverbänden des Organismus bei pathologischen Prozessen freigesetzt werden. Zu den bedeutendsten zählen Serotonin, Bradykinin und Prostaglandine. Alle genannten Substanzen haben eines gemeinsam: ihr tatsächliches Auftreten bei jeder Entzündungsreaktion und ihre Fähigkeit, Nozizeptoren zu erregen (BECK und HANDWERKER 1974). Bradykinin löst, durch Prostaglandine des Typs E (PGE_2) potenziert, lokale Schmerzen aus, indem es über das Second messenger-Enzym Phospolipase-C aus der Zellmembran schmerzleitende Fasern (A-delta- und C-Fasern) reizt. Prostaglandine haben in der medikamentösen Schmerztherapie eine herausragende Stellung. In ihrer Synthese wirken zwei Enzyme als Katalysatoren: COX-1 besitzt eine Schutzfunktion für die Magenschleimhaut, erhöhte COX-2-Aktivität steigert wiederum die Schmerzauslösung. Hier liegt einer der Forschungsschwerpunkte der Pharmaindustrie, nämlich COX-2 zu hemmen, ohne die protektive Wirkung von COX-1 aufzuheben. Da dieses bislang nicht zufrieden stellend gelingt, bringen COX-2-Hemmer auch weiterhin erhebliche Nebenwirkungen mit sich, vor allem in Bezug auf die Magenschleimhaut.

Ablauf akuter Entzündungsschmerzen
In der Betrachtung akuter Traumata hat die Entzündungsreaktion eine zentrale Bedeutung. Unabhängig aller denkbaren Schädigungsmechanismen (traumatologisch, bakteriell, chemisch oder immunologisch) läuft eine Entzündungsreaktion in menschlichem Gewebe in nahezu identischer Art und Weise ab. Bei allen akuten, mechanisch hervorgerufenen Rückenschmerzproblematiken (z. B. Verhebetrauma) wird Gewebe in Mitleidenschaft gezogen. Defektes oder gereiztes Gewebe zieht stets eine körpereigene Wundheilung nach sich, die mit der initialen Entzündungsreaktion beginnt. Bei jeder Verletzung werden Zellen zerstört. Parallel kommt es immer auch zur Zerreißung kleinster Blutgefäße (Kapillaren). Der Organismus reagiert darauf mit einer reflexartigen Verkrampfung (Vasokonstriktion) im Verletzungsgebiet, um einen ersten labilen Verschluss herzustellen. Des Weiteren werden Granulozyten und Monozyten ins Wundgebiet gelockt, die eine Steigerung des Stoffwechsels bewirken und damit Zellen aktivieren. Dieser Vorgang geschieht in nur wenigen Minuten. Währenddessen kommt das Neuropeptid

Substanz P ins Spiel. Substanz P sorgt für die erste Schmerzempfindung, die in der Regel als stechender, gut lokalisierbarer Schmerz wahrgenommen wird und der Informationsleitung über A-delta-Fasern zuzuordnen ist. Einen solchen kurz auftretenden Schmerz spüren wir z. B. dann, wenn wir uns mit den Fingernägeln die eigene Haut kneifen. Anschließend, bereits nach nur einer Sekunde, verändert sich das Schmerzempfinden in Richtung eines langsam ansteigenden und oft brennenden Schmerzes. Dieser Schmerz wird über C-Fasern transportiert.

Im Zwischenzellraum entwickelt sich im weiteren Verlauf ein Ödem. Schwellung ist notwendig, damit Leukozyten, die für die Immunabwehr eine entscheidende Rolle spielen, das Wundgebiet erreichen und dort überleben können. Aus der anfänglichen Vasokonstriktion entwickelt sich somit unter zentraler Mitwirkung von Histamin eine Gefäßerweiterung (Vasodilatation). Innerhalb dieser Periode, die etwa 20 bis 30 Minuten dauert, zeichnet Histamin für die Schmerzentwicklung und die Steigerung der Gefäßpermeabilität verantwortlich. Histamin hat zu diesem Zeitpunkt die Rolle von Substanz P übernommen. Im weiteren Verlauf der ersten beiden posttraumatischen Tage, die die akute Entzündungsphase markieren, übernehmen in der Hauptsache Prostaglandine vom Typ E unterstützt von Leukotrienen die Schmerzreaktion. Beide Substanzen entstehen im Arachidonsäurezyklus, der sich im Visier der pharmokologischen Entzündungshemmung befindet (nähere Erklärungen siehe Kapitel 3.7). Schmerz ist unbedingt erforderlich, um intensive Belastungen bzw. Bewegungen, die zu einem erneuten Aufbrechen der Verletzung führen könnten, zu verhindern.

Substanz P, Histamin und PGE_2, das auch beim Nahrungsabbau von Fleisch entsteht, stellen folglich in zeitlicher Reihe geschaltete Übermittler (Mediatoren) für die Sensibilisierung von Nozizeptoren dar. Diese algogenen Substanzen reagieren in der Entzündungsphase in zweifacher Hinsicht: Erstens reduzieren sie die Erregbarkeitschwelle für noxische Reize und zweitens rufen sie bei einigen Schmerzfasern eine Spontanentladung von Aktionspotenzialen ins Zentralnervensystem hervor. Erstgenannte Reaktion stellt die Grundlage für eine Hyperalgesie her, zweitgenannte für einen spontanen Entzündungsschmerz. Die nur in Ansätzen beschriebenen Prozesse der ersten beiden posttraumatischen Tage verdeutlichen, dass zwei Maßnahmen direkt nach einer akute Rückenproblematik absolut kontraproduktiv sind:

1. Bewegung
2. Medikamentöse Schmerzhemmung

Beide Aspekte bedingen sich gegenseitig, denn eine über Schmerzmittel herbeigeführte Schmerzhemmung führt zwangsläufig dazu, dass der Patient/Kunde sich zu intensiv bewegt, was die Reparaturprozesse in hohem Maße beeinträchtigt. Nimmt man das Warnsignal Schmerz aus dem Spiel, ist das Tor für weitere schädigende Einflüsse sperrangelweit offen – so als würde der Trainer einer Fußballmannschaft bei einem 0:1-Rückstand alle elf Spieler in des Gegners Strafraum beordern! Wie fatal sich die entzündungshemmende Wirkung verschiedener Schmerzmittel tatsächlich auswirken kann, wird noch im Kapitel 3.7 ausführlich analysiert! Die vollständige Entzündungsphase dauert etwa 7 bis 9 Tage. In diesem Zeitraum räumen Fresszellen (Makrophagen) das Wundgebiet auf. Anschließend platzen die Makrophagen, um mit ihren umgewandelten Inhaltsstoffen Fibroblasten anzulocken. Wie bereits mehrfach besprochen, sind Fibroblasten für die Bildung von Matrix zuständig, aus der neue Kollagenfasern für Kapseln, Bänder, Faserknorpel oder Sehnen synthetisiert werden – ausnahmslos Strukturen, die auch bei einem Hexenschuss oder einem Bandscheibenvorfall traumatisiert sein können. Frische Kollagenfasern benötigen mechanische Reize, um sich funktionell auszurichten. Dies ist neben der aktiven Schmerzhemmung die entscheidende Grundlage für den frühzeitigen Einsatz (nach 5 bis 7 Tagen im schmerzfreien Bereich) des Medizinischen Freihantel-Trainingssystems.

Schmerzarten

Schmerzempfindung ist grundsätzlich subjektiv. Jeder Mensch hat eine andere Toleranzgrenze. Leistungssportler sind in der Lage, Schmerzen während der Belastung auszublenden. Ein Badmintonspieler beispielsweise, der soeben sein fünftes Dreisatzmatch eines Ranglistenturniers hinter sich gebracht hat, kann sich in der Pause kaum noch vorstellen, ein weiteres Spiel zu bestreiten – die Muskeln schmerzen, die Schulter lässt sich kaum noch anheben und die Knie wollen das Bein nicht mehr strecken. Wenig später auf dem Platz ist diese Empfindung dann plötzlich wie weggeblasen. Auch das sechste Spiel absolviert der erfahrene Turnierspieler vollkommen schmerzfrei – solange er sich bewegt! Nimmt er anschließend wieder auf der Tribüne Platz, brechen die Überlastungssymptome allmählich wieder mit steigender Intensität durch.

So mancher Tennisspieler schleppt chronische Schulterprobleme jahrelang von Turnier zu Turnier. Unter Wettkampfstress werden die Schmerzen einfach unterdrückt. In diesem Zustand hat es der Kroate Goran Ivanisevic 2001 immerhin noch zum Wimbledon-Titel gebracht. Thai-Boxer, die mit Händen und Füßen auf sich eintreten, schlagen sich vor einem Wettkampf so lange die Schienbeine wund, bis dort keine Schmerzwahrnehmung mehr existiert. Diese Beispiele sollen nicht beweisen, dass der Normalbürger simuliert, wenn er über Schmerzen klagt. Sie sollen lediglich unterstreichen, dass der menschliche Organismus in extremen Belastungssituationen über körpereigene Schmerzhemmsysteme (absteigende Bahnen, Opioid-Ausschüttung, C-Faser-Hemmung) verfügt, die zu einem gewissen Grad durchaus trainierbar sind. Auf diese Weise

NACHSORGE

Im viel zu späten Beginn der aktiven Therapie und der Fokussierung auf passive medikamentöse und krankengymnastische Maßnahmen liegt das größte Problem in der Nachsorge bei akuten Rückenproblematiken. Konservatives Handeln und z. T. mangelhaftes Verständnis vieler Mediziner und Therapeuten in Bezug auf Bewegung, Training und Intensität sowie das oft fragwürdige Vertrauen in die Möglichkeiten der Chirurgie und Pharmakologie führen dazu, dass viele Patienten chronische Rückenprobleme entwickeln und ihre Belastbarkeit für lange Zeit herabgesetzt bleibt. Das Aufbrechen chronischer Zustände verschlingt später unnötig Ressourcen des Gesundheitswesens, für die sich Berufsgruppen verantwortlich fühlen sollten, die eine progressive, aktive Vorgehensweise bei akuten Rückenproblemen kategorisch ablehnen!

erlangen Spitzensportler oder auch Abenteurer eine zeitliche Kontrolle über Schmerz.
Die International Organization for the Study of Pain (IASP) arbeitet bereits seit den Sechzigerjahren daran, Erklärungsmodelle und Einteilungen von Schmerz zu entwerfen. Auszugsweise lautet ihre weltweit respektierte Definition von Schmerz wie folgt: „Schmerz ist ein unangenehmes Sinnes- und Gefühlserlebnis, dass mit aktueller potenzieller Gewebeschädigung verknüpft ist ... Schmerz ist immer subjektiv. Jedes Individuum lernt die Verwendung des Begriffes Schmerz durch eigene Verletzungen in der Kindheit ... Schmerz ist daher ein Erlebnis, das wir im Zusammenhang mit einer bestehenden oder möglichen Gewebeschädigung sehen ... Viele Menschen berichten über Schmerzen auch ohne Gewebeschädigung oder eine erkennbare körperliche Ursache ... Schmerz ist nicht allein gleichzusetzen mit Aktivität in den Nozizeptoren und den nozizeptiven Bahnen, hervorgerufen durch einen gewebezerstörenden Reiz. Schmerz ist auch immer ein von einem Menschen empfundener psychischer Zustand."
Dieser Auszug hebt hervor, dass Schmerz letztendlich eine persönliche Empfindung widerspiegelt, die selbst bei einer akuten Rückenproblematik nicht immer eine klare Ursache (idiopathisch) hat. Bei chronischen Rückenproblemen wird die Diagnose verwischt. Obwohl das akute Problem behoben ist, bleiben die Rückenschmerzen erhalten. Chronische Zustände stehen somit in einer komplexeren Wechselwirkung von Psyche und Physis zueinander, obwohl auch eine akute Rückenproblematik ihre Wurzeln (Stress, mangelnde körperliche und geistige Erholung etc.) im psychischen Bereich haben kann (Näheres im Kapitel 3.6). Folgende Schmerzeinteilung hat nach den Richtlinien der Bundesärztekammer Gültigkeit:

1. Nozizeptiver Schmerz
Nozizeption beschreibt die Stimulation freier Nervenendigungen eines spezifischen nozizeptiven Neurons durch eine Gewebeschädigung (Noxe). Der nozizeptive Schmerz ist, wie bereits besprochen, die physiologische Antwort auf eine solch schädigende Noxe. Diese Schmerzart kann sowohl durch eine äußere Gewalteinwirkung (z. B. Kontusion) als auch durch innere Schädigung (z. B. Tumor) entstehen. Der nozizeptive Schmerz charakterisiert sozusagen den Prototyp des akuten Schmerzes, den wir bei Hexenschüssen und Bandscheibenvorfällen vorfinden. Undeutlich bleibt allerdings, ob die Nozizeption, statt durch Kompression auf Spinalnerven verursacht, nicht in Wirklichkeit ein reflektorischer Schmerz ist. Nozizeptiver und reflektorischer Schmerz dürfen bei akuten Rückenbeschwerden daher nicht isoliert voneinander betrachtet werden. Nozizeptiver Schmerz, durch einen Hexenschuss verursacht, kann mit dem reflektorischen Schmerz gleichbedeutend sein.

2. Neuropathischer Schmerz
Der Begriff Neuropathie umfasst pathologische Veränderungen peripherer Nerven, bei denen es zur Demyelinisierung der Schwann-Zellen markhaltiger Nervenfasern kommt (Polyneuropathie, Neuritis). Neuropathischer Schmerz findet somit seine Grundlage in der Veränderung des Schmerzleitungssystems, bei dem die körpereigenen Hemmsysteme funktionell oder anatomisch gestört werden. Neuropathien sind geprägt von überschießenden Reaktionen im Versorgungsgebiet beeinträchtigter Nerven (Neuralgien). Typisch sind elektrisierende Schmerzen ohne erkennbaren Auslöser. Sie können sich auch als Folge von akuten Rückenproblemen entwickeln, wenn z. B. der Ischiasnerv dauerhaft bedrängt wird.

3. Deafferenzierungsschmerz
Der Deafferenzierungsschmerz ist in Form des Phantomschmerzes bei Amputierten bekannt. In Bezug auf Rückenproblematiken wird er deshalb hier nicht näher beleuchtet.

4. Reflektorischer Schmerz
Der reflektorische Schmerz hat seinen Ursprung in der Muskulatur. Landläufig ist oft von Verspannungen die Rede. Neben dem nozizeptiven Schmerz stellt der reflektorische Schmerz den eigentlich spannenden Aspekt in der Diskussion über den akuten Rückenschmerz dar. Reflektorischer Schmerz ruft, durch eine Muskeldauerkontraktion bedingt, schmerzhafte Verhärtungen (Myogelosen) hervor. Infolge eines Traumas, wie z .B. einem Bandscheibenvorfalls, reagiert der Körper automatisch mit einer reflektorischen Verspannung jener Muskulatur, die Bewegungen des beschädigten Gewebes verhindern soll. Diese Form der reflektorischen Antwort ist sinnvoll, wenn sie sich nach absolvierter Gewebereparatur wieder löst. Häufig wird eine reflektorische Kontraktion auch dann ausgelöst, wenn psychischer Stress, berufliche Dauerbelastung oder chronische Fehlhaltungen vorherrschen, ohne dass anatomische Wirbelsäulenveränderungen vorliegen. In diesem Fall sind reflektorische Verspannungen die Ursache dafür, dass nozizeptive Schmerzen bei einer akuten Wirbelsäulenproblematik entstehen.

5. Psychosomatischer Schmerz
Psychosomatik bezeichnet die Wechselwirkung von Körper und Seele, wobei hier die psychogenen Erkrankungen die Ursache für somatische Zustände sind – nicht umgekehrt. Häufig spielen psychische Probleme eine zentrale Rolle in der Entstehung akuter oder chronischer Rückenprobleme ohne diagnostizierbare anatomische Grundlage. Psychosomatischer Schmerz ist ein körperlicher Schmerz, der sich aufgrund psychischer Leiden z. B. in der Wirbelsäule oder in inneren Organen niederschlägt. Allein die bloße Anwesenheit eines gut gelaunten Trainers kann bei psychosomatischen Zuständen bereits schmerzhemmend wirken. Pädagogisch geschickt verpackter Spaß an der Bewegung gibt sein Übriges hinzu.

6. Sympathisch unterhaltener Schmerz
Das sympathische Nervensystem verfügt über eigene efferente und afferente Strukturen, die vor allem die Durchblutung regeln. Unter normalen, schmerzfreien Bedingungen unterliegt das sympathische Nervensystem der Schmerzkontrolle absteigender (inhibitorischer) Schmerzhemmung. Bei Gewebeverletzungen kann es daher zur Störung des sympathischen Systems kommen. Stoffwechselbedingte (trophische) Störungen im Verletzungsgebiet sind die Folge, die gelegentlich bis zum Gewebeuntergang (Nekrose) reichen. Ein Beispiel für eine solche Störung liefert die sympathische Reflexdystrophie (Morbus Sudeck). Erhöhter Sympathikotonus bildet letztendlich den Auslöser für den sympathisch unterhaltenen Schmerz. Diese Schmerzart kommt bei Rückenschmerzproblematiken in der Regel nicht vor, schon eher bei schweren Gelenkverletzungen wie dem Supinationstrauma.

Frühzeitiger Trainingsbeginn

Bei akuten Rückenproblemen haben wir es in erster Linie mit nozizeptiven und reflektorischen Schmerzen zu tun. Inwieweit sich diese Schmerzarten bedingen bzw. beeinflussen, ist für die Nachsorge/Reha uninteressant. Darüber sollte sich die Schmerzforschung weiter den Kopf zerbrechen. Für uns Trainer/Therapeuten stellt sich vielmehr die Frage, mit welchen Maßnahmen wir den Rückenschmerz langfristig eindämmen. Chronifizierung vermeiden, muss das oberste Ziel lauten, ohne die initiale Bedeutung des Schmerzes zu verkennen. Die Schulmedizin bietet im Allgemeinen nur passive schmerzhemmende Lösungsansätze. Viele Ärzte betäuben ihre Schmerzpatienten mit der nebenwirkungsreichen „Pharmakeule", viele Therapeuten schwören auf ihre behandlerischen Fähigkeiten, um reflektorische Verspannungen aufzubrechen – medizinische Strategien, die wie ein Bumerang an ihren Ausgangspunkt zurückkehren! Solche Vorgehensweisen erfassen weder das Problem in seinem Kern (niedrigere Belastbarkeit), noch tragen sie dazu bei, Patienten/Kunden von einer Modifikation ihres bisherigen passiven Bewegungsverhaltens zu überzeugen!

Sowohl Schmerz als auch reflektorische Verspannung sind für einen begrenzten Zeitraum (Entzündungsphase) nötig, um betroffene Menschen vor ihrem eigenen Übermut zu schützen. Im Anfangsstadium stellt absolute Ruhe die beste Medizin dar, damit der Organismus seine körpereigenen Reparationsprozesse einleiten kann. Das allmähliche Abklingen akuter Beschwerden signalisiert, wann der Körper in die Aktivität zurückkehren darf. Bewegung im schmerztolerierbaren Bereich forciert die Schmerzhemmung. Kontrollierte Belastung unter den im MFT-System vorgegebenen Parametern liefert somit die wesentlich effizientere und vor allem nebenwirkungsfreie „Pille".

Angst ist der falsche Ratgeber. Viele Patienten/Kunden schränken ihre Beweglichkeit nach einem Hexenschuss vollkommen ein, da die Angst vor einem Rückfall (Rezidiv) zu groß ist. Dieser Angst gilt es frühzeitig und aktiv entgegenzuwirken, und zwar sofort nach Abschluss der initialen Entzündungsphase (2 bis 3 Tage)! Passive Maßnahmen helfen dem Patienten indessen nur kurzfristig weiter. Symptombekämpfung stellt daher keine Strategie dar, sondern führt geradewegs in eine therapeutische Sackgasse. Nur schmerzende Teile des Körpers zu behandeln, ist nutzlos. Der Schlüssel zum richtigen Konzept liegt in der korrekten zeitlichen Abfolge von Trainingsmaßnahmen, die sich an der Wundheilung orientieren. Massagen beispielsweise können unterstützend wirken, ersetzen aber niemals die aktive Therapie. Des Weiteren sei noch einmal ausdrücklich betont: Bei einer Vielzahl unserer Patienten/Kunden stehen wir vor der schwierigen Herausforderung, eine langfristig wirksame Verhaltensänderung in Richtung aktiver Lebensführung zu erreichen, um Zivilisationserkrankungen wie z. B. Osteoporose vorzubeugen. Mit unserer Hilfe müssen Betroffene lernen, die Ursachen ihrer akuten Rückenprobleme selbst zu beseitigen. Dieser Sprung ins kalte Wasser fällt ihnen leichter, wenn Sie als Trainer/Therapeut diese Prämisse vorleben! Ein Trainer, der nicht nur coacht, sondern auch regelmäßig an seiner eigenen Physis arbeitet, wird diese Konsequenz authentischer auf andere übertragen können. Für den Patienten/Kunden muss folgendes deutlich werden: Das Grundproblem seiner Beschwerden liegt in der viel zu niedrigen körperlichen Belastbarkeit. Dieser Zustand verändert sich weder durch Schmerzmittel noch durch Operationen – nachfolgende, zumeist deutlich schwerwiegendere Probleme werden hierdurch nur verschoben, aber keineswegs aufgehoben! Gutes psychologisches und pädagogisches Fingerspitzengefühl ist für einen Trainer/Therapeuten daher oftmals wichtiger, als eine Vielzahl unterschiedlicher passiver Behandlungskonzepte zu beherrschen, die sich ohnehin permanent verändern.

Wie gesagt: Es geht um langfristige Verhaltensänderungen der Patienten/Kunden, nicht um Selbstdarstellung des Betreuers!

3.5.1 Hexenschuss

Myogelosen und Lumbalgien

Akute Schmerzattacken, die in acht von zehn Fällen im Lendenbereich auftreten, müssen nicht immer direkt auf einen Bandscheibenvorfall hindeuten, denn die Bandscheibe selbst besitzt keine eigenen Nervenfasern. Die im Volksmund als Hexenschuss bekannte Lumbalgie ist vielmehr als Vorbote eines Prolapses zu sehen, denn sie weist deutlich auf eine bereits bestehende Belastbarkeitsminderung des fein abgestimmten Systems zwischen Bandscheibe, Wirbelkörper und den kleinen Wirbelgelenken hin. Lumbalgien treffen allerdings auch scheinbar belastungsstabile Leistungssportler. Grund hierfür sind häufig, wie bei Normalbürgern auch, schnelle Drehbewegungen in flektierter Wirbelsäule bei unkonzentrierter Trainingsarbeit – insbesondere in Ermüdungszuständen. Wie bereits im zweiten Kapitel besprochen, setzt eben auch unzureichende Regeneration die Belastbarkeit des Bewegungsapparates herab. Ein hochtrainierter Körper ist im ermüdeten Zustand genauso anfällig wie der eines Nichtsportlers im untrainierten Zustand.

Die Fachliteratur liefert sehr unterschiedliche Aussagen darüber, wo nun konkret die Ursachen für einen Hexenschuss liegen. Einige Autoren sprechen sogar davon, dass es bei einem Hexenschuss bereits zu einer Verlagerung des Nucleus ohne Zerstörung von Anulusgewebe kommt, der offenbar Wirbelnerven bedrängen soll. Eine klare Abgrenzung zur Bandscheibenvorwölbung (Protrusion) erscheint in diesem Fall nicht mehr sinnvoll. Zudem ist es ohnehin äußerst fragwürdig, ob Bandscheibengewebe überhaupt in der Lage ist, Wirbelnerven schmerzauslösend zu bedrängen (siehe Kapitel 3.5.2). Zur Definition eines Hexenschusses kommen zwei Beschreibungen näher in Betracht, ohne Anspruch auf Allgemeingültigkeit zu besitzen:

1. Die Facettengelenke können sich bei einer Bewegung so gegeneinander verkanten, dass die Gelenkkapsel, die im Gegensatz zur Bandscheibe mit reichlich Nervenfasern ausgestattet ist, eine reflektorische Verspannung der umgebenden Muskulatur auslöst.

2. Vom hinteren Längsband kann bei einer plötzlichen Überdehnung ein Kompressionsschmerz entstehen, der ebenfalls eine reflektorische Verspannung der wirbelsegmentstabilisierenden (paravertebralen) Muskulatur verursacht.

Aus beiden Erklärungen resultiert die Verspannung umliegender Muskulatur. Diese prompte reflektorische Reaktion des Körpers auf den einschießenden Schmerz ist, wie mehrfach betont, zweckmäßig, da der Körper in der Reparaturphase jegliche Bewegung unterbinden muss. Die autonomen Prozesse schützen den Menschen somit vor seiner eigenen Ungeduld, sich zu früh zu stark zu bewegen. Schmerzmittel setzen diese Schutzfunktion herab bzw. sogar ganz aus! Typisch für eine reflektorische Verspannung ist, dass interspinaler Druck, z. B. durch einfaches Husten oder Niesen ausgelöst, Schmerz verstärkt. Eine solche Situation darf selbstverständlich nicht zu einem Dauerzustand ausarten. Spätestens nach Abschluss der Entzündungsphase (7 bis 9 Tage) muss die volle Beweglichkeit angebahnt sein, sonst entsteht eine Schmerzvermeidungstendenz (Bewegungseinschränkung), die in einem muskelbedingten chronischen Rückenschmerz endet. Solche Bewegungslimitierungen haben Umprogrammierungen in natürlichen Bewegungsmustern (z. B. Gangbild) zur Folge. Auf Dauer gesehen, werden Bewegungssegmente durch diesen Zustand instabil. Zudem kommt es zum Nachlassen der Haltefunktion passiver (Band-Kapsel-Apparat) und aktiver Sicherungssysteme (autochthone Rückenmuskulatur) der Wirbelsäule.

Im Allgemeinen treten Hexenschüsse in der zweiten Lebenshälfte auf, da die Bandscheibe mit zunehmendem Alter an Elastizität verliert und so eine Höhenminderung erfährt. Diese Verschmälerung hängt damit zusammen, dass Kollagen aufgrund fehlender Reize mehr ab- als aufgebaut wird. Wenn Kompressions-, Dreh- und Biegekräfte fehlen, erhalten Fibroblasten keine mechanischen Signale, um neues Kollagenmaterial funktionell auszurichten. Hierdurch wird die Belastbarkeit kollagener Gewebeverbände deutlich reduziert. Infolge von Elastizitätsverlust verändert sich die Stellung beider Facettengelenkpartner zueinander, so dass die Gelenkfunktion erheblich gestört wird. Fehlbewegungen zwischen Wirbelkörpern sind Tür und Tor geöffnet. Kontinuierliche, mit hohen axialen Lasten (80 bis 100 % des eigenen Körpergewichts) durchgeführte Freihantelübungen aus dem MFT-System (Kniebeugen, Dead-lifts etc.) wirken der Höhenabnahme der Bandscheibe entgegen. Hinter diesem innovativem Übungspool verbirgt sich nicht nur ein rehabilitativer Fahrplan, sondern ein ebenso effektives Präventivkonzept hinsichtlich der Vermeidung von Hexenschüssen.

3.5.2 Protrusion und Prolaps

Vorwölbung und Vorfall

Wie bereits im Abschnitt Schmerzempfindung ausführlich erläutert, enthalten Nervenfasern sensible, motorische und sympathische Fasern in willkürlicher Anordnung. Schmerz, durch eine Vorwölbung (Protrusion) oder einen Vorfall (Prolaps) verursacht, wird durch sensible Afferenzen an das Rückenmark weitergeleitet. Dort laufen alle Schmerzfasern aus dem betroffenen Organ und den dazugehörigen Hautarealen zum gleichen Umschaltneuron zusammen. Über eine gemeinsame Bahn (Tractus spinothalamicus) steigen sie in der weißen Substanz des Rückenmarks zum Gehirn auf. Das Gehirn projiziert nun die eingehende Schmerzmeldung in das entsprechende Hautgebiet (Head`sche Zonen). In dieses Rückenmarksegment, wo sich das angesprochene Umschaltneuron befindet, laufen zudem motorische Nervenfasern in motorische Vorderhornzellen ein. Eingehende Schmerzreize können in diesem Bereich gleichzeitig motorische und/oder sympathische Neurone reizen. Die Folgen sind jedem bekannt, der täglich Rückenpatienten betreut bzw. sie gar am eigenen Leib erleben musste: Das Nervensystem reagiert auf die schädigenden Reize in der Wirbelsäule mit einer reflektorischen Verspannung (Syn.: Défense musculaire) jener Muskulatur, die den Bewegungsspielraum innerhalb des beeinträchtigten Bereichs auf ein Minimum reduziert. Es kann nicht oft genug gesagt werden: Der Organismus schützt sich vor sich selbst! Reflektorische Verspannung stellt eine Schutzfunktion unseres Körpers dar. Auch die gereizten sympathischen Fasern geben ihre Antwort, indem sie die Hautdurchblutung durch Gefäßverengung vermindern sowie Schweißdrüsen und Haarmuskeln aktivieren.

Auslöser dieser Schmerzverarbeitung soll laut einschlägiger medizinischer Fachliteratur vorwölbendes oder vorfallendes Nucleusmaterial sein, das offensichtlich eine Kompression auf Spinalnerven ausübt. Ohne diese allgemein gebräuchliche Formel vollends zu diskreditieren, so müssen doch ernsthafte Zweifel an der Darstellung erlaubt sein, wenn man sich überlegt, wie der Kern einer Bandscheibe eigentlich aufgebaut ist. Der Nucleus besteht aus Polysaccharidkomplexen, die eine hohe Wasseraufnahmekapazität besitzen. Solche Makromoleküle können Wasser bis zum Neunfachen ihrer eigenen Menge binden. Zusammen bilden sie eine gelartige Flüssigkeit, die sich mit dem Inhalt eines Coolpacks vergleichen lässt. Die Antwort auf die Frage, ob eine derartige Masse in der Lage ist, einen kompakten, myelinisierten und flexiblen Spinalnerven so zu bedrängen, dass eine tatsächliche Kompression entsteht, muss sich an dieser Stelle jeder Leser selbst geben.

Von Ausfallerscheinungen nach einem akuten Rückentrauma einmal abgesehen, ist es für die methodische Vorgehensweise beim Medizinischen Freihantel-Trainings-System unerheblich, ob eine Protrusion oder ein Prolaps vorliegt. Durch das Ausmaß der Bandscheibenschädigung ändert sich die inhaltliche Systematik in keinster Weise. Einen viel interessanteren Aspekt wirft die Frage auf, inwieweit die Intensität des Schmerzes die aktive Therapie erstens zeitlich und zweitens in ihrer Bewegungsamplitude (Range-of-motion) einschränkt.

Wenn wir uns noch einmal Kapitel 1 in Erinnerung rufen, dann bildet eine gesunde Bandscheibe mit einem intakten Bandapparat und harmonisch arbeitenden muskulären Sicherungssystemen eine äußerst stabile Konstruktion. Voraussetzung für hohe Stabilität ist,

QUERDENKEN

Vielleicht werden Sie die Zweifel an der Schmerzentstehung bei einem akuten Bandscheibenvorfall für Unsinn halten, weil es so in den Lehrbüchern steht. Der ein oder andere Trainer/Therapeut hingegen wird diesen Gedanken aufnehmen und weiter darüber nachdenken. Nachdenken ist ohnehin das Stichwort. Viele Dogmen in Therapie und Training werden undifferenziert hingenommen und ungefiltert weiter transportiert. Nicht nur bei der Thematisierung des Rückenschmerzes muss Querdenken erlaubt sein, denn es kursieren zu viele Kochrezepte (Rückenschule), die die guten von den schlechten Maßnahmen trennen sollen. Gut ist letztendlich nur das, was langfristig die Funktion verbessert!

dass dieses System permanent funktionelle Reize erhält, um der altersbedingten Degeneration entgegenzuwirken. Auch wenn uns die Anti-Aging-Welle zum Teil etwas anderes vorgaukeln möchte, so kann der Mensch dem Alterungsprozess nicht entfliehen. In Bezug auf die Bandscheibe bedeutet Alterung ein schleichendes Verschwinden von Polysaccharidkomplexen (Mukopolysaccharide) im Nucleus. Hierdurch sinkt das Wasserbindungsvermögen. Die Höhe der Bandscheibe nimmt demzufolge ab, was erhebliche Konsequenzen für das Bewegungssegment nach sich zieht. Gefügelockerung (Wirbelverschiebung) ist die nachhaltige Folge, bei der es zu unphysiologischen Zugbelastungen (Zerrbelastung) auf das sichernde Bandsystem kommt. Als knöcherne Reaktionen entstehen spondylotische Randwülste (Spondylosis deformans) an den Ansatzstellen des vorderen Längsbandes. Darüber hinaus verändert sich die Stellung der Facettengelenke zueinander, wodurch die Gefahr plötzlicher Hexenschüsse, bei denen sich Wirbelgelenke verkannten und eine schmerzhafte reflektorische Verspannung auslösen, sprunghaft ansteigt. Im Anulus fibrosus sind Kollagenfasern altersbedingt einem zunehmenden Zerfall (Fragmentierung) unterworfen. Höchstwahrscheinlich – dies ist noch nicht eindeutig nachgewiesen – tritt auch eine gesteigerte Lysosomen-Aktivität auf. Lysosomen sind im Golgi-Apparat gebildete Zellorganellen, die für den intrazellulären Abbau von organischen Substanzen wie Fetten, Glykogen oder Zellmaterial verantwortlich zeichnen. Ihre Aktivität kann zu einem Speicherdefekt führen. Das bedeutet, Wasser bindende Polysaccharide werden abgebaut und die Höhenminderung der Bandscheibe schreitet weiter voran.

Infolge der Fragmentierung von Anuluskollagen entstehen röntgenologisch nicht nachweisbare Risse und Spaltbildungen im äußeren Faserring, die zu einer so genannten ballonierten Bandscheibe führen können. Hierbei dehnt sich das Bandscheibengewebe in den Verlauf der Perforation aus. In Kombination mit osteoporotischen Prozessen, die Läsionen der Knorpelabschlussplatten zur Folge haben, verlagert sich Bandscheibengewebe zuweilen auch direkt in die Wirbelkörper hinein und bildet dort Schmorl'sche Knötchen aus, die auf dem Röntgenbild gut zu erkennen sind. Verlagerungen von Bandscheibenmaterial in Richtung Wirbelkanal müssen nicht zwangsläufig mit einen Bandscheibenvorfall im Zusammenhang stehen. Wenn die Stärke der Bänder und die Elastizität des Anulus ausreichen, bilden sich Protrusionen wieder zurück.

Das MFT-System hat vielfältige positive Wirkungen auf die Wirbelsäule zu bieten. Wie bereits am Beispiel des Gewichthebers veranschaulicht, verhindern Übungen mit freien Gewichten und hohen Intensitäten die Entstehung von Osteoporose im fortgeschrittenen Alter. Osteoblasten erhalten auf diese Weise funktionelle Reize zur Bildung von neuem Knochenmaterial. Ein weiterer Aspekt ist in Bezug auf Alterung wichtig: Die vegetative Erregbarkeit nimmt ab. Somit sinkt auch die Schmerzempfindlichkeit. Dies macht Verletzungen im Alter gefährlicher, weil das Warnsignal Schmerz ausfällt. Gerade deshalb sollten Senioren regelmäßig Freihantel- und Herz-Kreislauf-Training durchführen, um Verletzungen vorzubeugen.

Neben dem Erhalt bzw. der Steigerung der Knochendichte bewahrt Freihanteltraining durch alltagsspezifische dreidimensionale Beuge-, Streck- und Rotationsbelastungen die Elastizität kollagener Fasern der Bandscheibe. Ein weiterer präventiver Aspekt ist der positive Einfluss hoher axialer Belastungen auf Matrix des Nucleusgewebes. Matrix befindet sich dort, wo Druck entsteht. Kompression stellt das entscheidende Signal für Chondroblasten dar, Matrix zu resynthetisieren, die für den Erhalt Wasser bindender Mukopolysaccharide verantwortlich zeichnet. Ein akuter Bandscheibenvorfall setzt immer degenerative Vorschädigung voraus. Alterung ist ein natürlicher Prozess. Dagegen können wir uns nicht wehren. Auflehnen können wir uns jedoch gegen das Tempo, mit der Alterungsprozesse fortschreiten. Wenn man allerdings Belastungsreizen aus dem Weg geht, in Stress und Hektik lebt, sich fehlernährt und sich keine aktiven Erholungsphasen gönnt, darf es Niemanden wundern, wenn in so manchem 40-jährigen Manager der Körper eines graisen Rentners steckt.

Symptomlose Bandscheibenvorfälle
Überschreitet eine mechanisch hervorgerufene Belastungsspitze, zum Beispiel durch eine Rotationsbewegung in gebeugter Wirbelsäule ausgelöst, die Belastbarkeitsgrenze des vorgeschädigten Discus, kann die Kontinuität des Anulus verloren gehen. Wird zudem das hintere Längsband perforiert, dann dringt Bandscheibengewebe durch die entstandene Lücke in den Wirbelkanal vor (Bandscheibenprolaps). Dieses Fragment (Sequester), bestehend aus Teilen des Anulus, des Nucleus und der Knorpelplatten, die die Bandscheibe mit den Wirbelkörpern verbinden, steht in der Regel noch in Kontakt zum übrigen Gewebe. In seltenen Fällen entwickelt sich ein frei sequestierter Bandscheibenprolaps, der in den Wirbelkanal eindringt (KRETSCHMAR 1996). Bandscheibenvorfälle können komplett ausheilen. Der Nucleus wird durch Narbengewebe ersetzt. Innerhalb des Bewegungssegmentes kommt es dann zu einer knöchernen Versteifung (Ankylose). Der hierdurch entstehende minimale Bewegungsverlust verteilt sich indes auf alle Wirbelsegmente, so dass die tatsächliche Einschränkung der Beweglichkeit insgesamt äußerst gering ist.
Dass Bandscheibenvorfälle häufig nicht einmal bemerkt werden, hat eine 1994 durchgeführte Untersuchung in den USA (New England Journal 331, Seite 69–73) eindrucksvoll bewiesen: Ärzte untersuchten mit Hilfe von Kernspintomographie 98 gesunde, beschwerdefreie Personen und fanden bei jedem zweiten wenigstens eine Bandscheibenvorwölbung in den Rückenmarksraum. Ein Drittel der Untersuchten verzeichnete starke Vorwölbungen ohne Gewebeabschnürung. Ein Patient hatte sogar einen Vorfall mit Sequestration. In 38 Prozent aller Fälle war mehr als eine Bandscheibe betroffen. Zudem fiel bei der Untersuchung auf: Je älter die Probanden waren, desto häufiger lagen Protrusionen vor. Die Studie unterstreicht, dass der Bandscheibenvorfall offensichtlich nicht das entscheidende Problem darstellt, auf das ursächlich alles geschoben wird. Dennoch macht die Medizin austretende Gallertmasse, die auf Rückenmark oder Spinalnerven drückt, dafür verantwortlich, dass Schmerzen, Gefühlsstörungen oder Lähmungserscheinungen entstehen. Untermauert wird die Diagnose Bandscheibenvorfall mit einer Computertomographie, die auch häufig die gewünschten Ergebnisse zeigt. Spinalnerven sind

OVERLOAD

Die Ausführungen zum Thema Reizsetzung sollten Ihnen verdeutlichen, weshalb der einfache krankengymnastische Übungspool (Training mit dem eigenem Körpergewicht, Therabänder, Tubes etc.), den die Physiotherapie in Bezug auf Rückenkräftigung (Stichwort: Sanftes Krafttraining) gerne propgiert, nicht ausreicht! In puncto Stabilisierung der Wirbelsäule kommen wir mit funktionsgymnastischen Trainingsformen keinen Schritt voran. Deshalb sei noch einmal betont: Training bedeutet Overload! Übungen, die unterhalb alltäglicher Belastung liegen, haben in der Therapie nichts zu suchen! Mit unterschwelligem Training schadet man zwar weder Patient/Kunde noch sich selbst, aber den leeren Kassen des Gesundheitswesens. Es ist daher durchaus sinnvoll, das eigene routinierte Handlungsschema einmal gründlich zu überprüfen, anstatt vorgetretenen Pfaden unreflektiert zu folgen. Genügend Anregungen hierzu finden Sie im Praxisteil!

WILDWUCHS

Wenn man bedenkt, dass in den letzten Jahren ein Wildwuchs von Privat- und Spezialkliniken entstanden ist und seit geraumer Zeit auch öffentliche Krankenhäuser betriebswirtschaftlich, also gewinnbringend, geführt werden müssen, wird doch schnell klar, dass eine Bandscheibenoperation wirtschaftlich interessanter ist als das gesamte konservativen Therapiespektrum zusammen. Wozu wird ein Chirurg seinem bandscheibengeplagten Patienten raten, wenn er aufgrund hoher Investitionen finanziell unter Druck steht? Die Antwort dürfen Sie sich wiederum selbst geben. Als Trainer/Therapeut stehen Sie in der gesundheitsberatenden Verantwortung. Geben Sie Ihren Patienten/Kunden in der Überlegung von Für und Wieder einer Operation zu bedenken, dass die Entfernung von Bandscheibenmaterial nicht ihr eigentliches Problem löst – die viel zu niedrige physische Belastbarkeit!

jedoch äußerst elastisch und können einem Sequester problemlos ausweichen. Nach GRAULICH (1998) löst erst ein Bandscheibenvorfall, der den Spinalkanal stark verlegt, tatsächlich eine Schädigung von Nervengewebe aus. Der erfahrene Dorn-Therapeut schätzt diese Fälle indes auf höchstens zwei bis fünf Prozent ein! Wir wollen hier aber nicht über die Ausnahme sprechen, sondern über die Regel! Zu oft diskutieren wir zu lange über die Ausnahme. Wie jeder weiß, bestätigen Ausnahmen die Regel – und die Regel ist in diesem Fall Rückenschmerz, z. B. in Form einer Ischialgie, den es aktiv zu bekämpfen gilt.

Wie wir anhand der geschilderten Untersuchung erkennen müssen, treten Bandscheibenvorfälle auch bei vermeintlich Gesunden auf. Kann eine Computertomographie deshalb gesicherte Erkenntnisse über die Ursache z. B. einer Lumboischialgie oder einer Zervikobrachialgie liefern? Wohl kaum, denn der Patient/Kunde leidet nicht an einem Bandscheibenvorfall, sondern an den Folgen degenerativer Veränderungen der Wirbelsäule insgesamt.
Nicht wenige Experten halten drei von vier Bandscheibenoperationen ohnehin für vollkommen unnötig. Viele Menschen glauben allerdings, eine Operation würde ihren Körper mit wenigen chirurgischen Handgriffen wieder in Ordnung bringen – so, wie man nach einem Alkoholrausch zur Acetylsalicylsäuretablette greift, um seine Kopfschmerzen zu betäuben! Für die aktive Therapie ist es unerheblich, ob ein Hexenschuss, eine Protrusion oder ein Prolaps vorliegt. Wie bereits erläutert, ändert sich die inhaltliche Vorgehensweise des MFT-Systems durch die Diagnose nicht. Entscheidend ist vielmehr die Qualität des Schmerzes, die den Beginn des Trainings und das Bewegungsausmaß der Übungen einschränkt bzw. festlegt.
Im Allgemeinen unterscheidet man zwischen dem radikulären Wurzelschmerz, der sich in der segmentalen Begrenzung entlang des Dermatoms äußert, den Kompressionschmerz, der von der Schädigung des hinteren Längsbandes ausgeht, den Gelenkschmerz beim Hexenschuss, der sich infolge der Höhenminderung der Bandscheibe ergibt, und den Muskelschmerz. Alle Schmerztypen basieren auf ein und demselben Grundproblem: dem durch reflektorische Verspannung ausgelösten Muskelschmerz! KRETSCHMER (1996) beschreibt reflektorisch bedingte Muskelschmerzen als Folge von Gefügelockerung und Ausdruck

nachlassender Kompensation der Haltefunktion des Band- und Kapselapparates, die als schwer lokalisierbare, dumpfe Rückenschmerzen auftreten. Muskelschmerz tritt seiner Ansicht nach bereits im Frühstadium einer Bandscheibenerkrankung auf und lässt sich auch nach erfolgreicher Behandlung noch am längsten nachweisen. Diese Aussage liefert ein weiteres Indiz dafür, dass die eigentliche Diagnose – Hexenschuss, Protusion oder Prolaps – bei akuten Rückenproblemen ohne Lähmungserscheinungen keine trainingstherapeutische Relevanz besitzt. Wichtiger als die exakte Diagnose ist, frühzeitig und aktiv gegen Schmerz und Schmerzvermeidungstendenzen vorzugehen. Eigene Erfahrungen haben gezeigt, dass die Kombination des MFT-Systems mit geeigneten passiven Maßnahmen wie Akupunktur, TENS oder Magnetfeldtherapie sowohl bei akuten als auch bei chronischen Rückenproblemen große Erfolge erzielt.

3.6 Chronischer Rückenschmerz

3.6.1 Chronifizierungsprozess

Operationen nur selten indiziert

Wenn sich ein langfristig anhaltender Rückenschmerz entwickelt, hat der akute durch Gewebeläsion verursachte Schmerz, seine Aufgabe als Warnsignal verloren. Schmerzen werden im Allgemeinen als chronisch anerkannt, wenn sie eine Zeitspanne von sechs Monaten überdauern. Die Wundheilung traumatisierten Gewebes ist zu diesem Zeitpunkt längst an einem Punkt angekommen, wo Schmerz seine Rolle als Warnsignal nicht mehr auszuüben braucht, da die Festigkeit (>50%) für Alltagsbewegungen inzwischen ausreichend wiederhergestellt wurde. Demnach hat sich der Schmerz vom aktuellen Ereignis abgekoppelt und eingeprägt. Offensichtlich werden chronische Schmerzen als Schmerzerlebnis im Gedächtnis gespeichert. Nur so kann man erklären, dass scheinbar überwundene Schmerzen in Stresssituationen zurückkehren. Der 11. September 2001 hat dies eindrucksvoll bestätigt. Als Folge der Terroranschläge meldeten sich viele Amerikaner in den Schmerzambulanzen New Yorks. Sie glaubten, ihre Schmerzen bereits besiegt zu haben – offensichtlich eine Fehleinschätzung!

Der chronisch lumbale Rückenschmerz nimmt statistisch gesehen eine alarmierende Position ein: Etwa 80 Prozent aller Menschen klagen mindestens einmal in ihrem Leben über Beschwerden in der Lendenregion. Ein Drittel davon kämpft mit zeitweiligen Ischialgien. 53 Prozent geben rezidivierende Kreuzschmerzen bei leichter körperlicher Arbeit, 64 Prozent bei schwerer körperlicher Tätigkeit an. Als Krankheitsbilder unterscheidet die Medizin beim chronischen Rückenschmerz folgende Syndrome:

1. Lokales Lumbalsyndrom (Lumbalgie, chronischer Kreuzschmerz)
2. Lokales Wurzelsyndrom (Ischialgie)
3. Tiefe Querschnittssymptomatik (Kaudasyndrom)

Lumbalgien und Ischialgien stellen nur in den seltensten Fällen Indikationen für einen operativen Eingriff dar. Bei der Kaudasymptomatik, wo es zu Fußheber- und/oder Fußsenkerschwächen (Paresen) kommt, wird hingegen häufig eine Operation in Betracht gezogen. Kaudasyndrome tauchen allerdings selten auf und dürften weit unter zehn Prozent liegen. Wenn eine dreimonatige Trainingsphase mit begleitenden passiven Maßnahmen (z. B. Akupunktur, TENS, Magnetfeldtherapie etc.)

nicht zum Erfolg führt, dann sollte in Zusammenarbeit mit einem Wirbelsäulenspezialisten die weitere Vorgehensweise abgewogen werden. In der Regel treten Kaudasyndrome allerdings akut auf, so dass wir solche Patienten/Kunden erst nach dem chirurgischen Eingriff im Training zu Gesicht bekommen. In diesem Fall besteht unsere Hauptaufgabe darin, die Trainingssteuerung perfekt abzustimmen, um die allgemeine und spezifische Belastbarkeit zu erhöhen. Das Ziel lautet: Rezidive verhindern!

3.6.2 Ischialgien

Dorn-Therapie als vorbereitende Maßnahme

Die so genannte Lumboischialgie, die Schmerzen im Bereich des Versorgungsgebietes des Nervus ischiadicus beschreibt, stellt eine häufige Indikation bei chronischen Rückenproblemen dar. Viele Menschen, die ein Rückentrainingszentrum aufsuchen oder von ihrer Krankenkasse in eine Rehakur beordert werden, zeigen exakt diese Symptomatik. Ischialgien sind demnach eine besonders interessante Herausforderung für das MFT-System.

Als Ursache für eine Ischialgie nimmt man einen vorausgehenden Bandscheibenvorfall an, der auch tatsächlich oft per Kernspin- oder Computertomographie gefunden wird. Wie jedoch die angeführte Untersuchung aus den USA belegt, weisen eine Vielzahl von Patienten/Kunden Bandscheibenvorfälle auf, obwohl sie über keinerlei Rückenbeschwerden klagen. Logische Konsequenz: Nicht jeder diagnostizierte Bandscheibenvorfall kann somit verantwortlich für Ischiasschmerzen sein. Diese Aussage lässt sich durch anatomische Gegebenheiten untermauern, denn das Rückenmark endet in Höhe des Segmentes Th12/L1, so dass ein Bandscheibenvorfall zwar geringfügig auf Spinalnerven, nicht aber auf das Rückenmark drücken kann. Selbst eine Kompression von Spinalnerven erscheint eher unwahrscheinlich, denn, wie bereits an anderer Stelle erklärt, sind Spinalnerven äußerst elastisch. Demzufolge dürften Spinalnerven durch geringe Dehnung wohl kaum irritiert werden. Der flexible Nerv weicht gelartiger Gallertmasse aus dem Nucleus problemlos aus.

Dennoch entstehen Ischiasbeschwerden nicht aus heiterem Himmel. Betroffenen wird man weder bloße Einbildung unterstellen, noch auf psychische Probleme verweisen wollen. Einen höchst interessanten Ansatz, der zum Umdenken in der therapeutischen Behandlung veranlasst, liefert die Dorn-Therapie. Insbesondere der Mediziner GRAULICH (1998), der seit langem die manuelle Therapie nach Dorn mit der klassischen Schulmedizin verbindet, konnte in Bezug auf Ischialgien wertvolle Erkenntnisse sammeln, die zur Vorbereitung auf das Training nach dem MFT-System hilfreich sind. Nach GRAULICH (1998) entstehen Ischialgien auf der Basis chronischer Hüftsubluxationen. Wenn sich der Abstand zwischen den Gelenkpartnern im Hüftgelenk vergrößert, kommt es zur Beinlängendifferenz aus der sich eine Schrägstellung des Beckens und des Kreuzbeins (siehe Abb. 3-10) entwickelt. Eigene Erfahrungen unterstreichen, dass im Prinzip jeder Mensch eine geringfügige Längendifferenz zwischen linkem und rechtem Bein aufweist. Nicht jedem bereitet dieser Umstand sofort oder jemals Probleme. Mit zunehmender Manifestierung können sich jedoch Beschwerden einschleichen. Die Ursachenforschung tappt dabei oft im Dunkeln. Mediziner versuchen bei auftretenden Knie-, Hüft- oder Rückenbeschwerden das Ungleichgewicht mit Hilfe von Einlagen zu beheben. Einlagen for-

cieren allerdings die weitere Schrägstellung des Beckengürtels. Um dies zu vermeiden, hat die Dorn-Therapie einfache Griffe entwickelt, die der Patient/Kunde über einen gewissen Zeitraum mehrmals täglich in Selbstbehandlung einsetzt, damit sich die hüftumspannenden bzw. -fixierenden Strukturen (Muskulatur, Kapsel-Bandsystem) allmählich auf den neuen Abstand der Gelenkpartner einstellen.
Beckenschiefstände (siehe Röntgenaufnahme) offenbaren sich, wenn Schmerzpatienten nach einem akutem Hexenschuss unnatürliche Körperhaltungen einnehmen oder sich „unrund" fortbewegen. Instinktiv weicht der Körper dem drohenden Schmerz aus. Auf diese Weise entstehen im Verlauf des Chronifizierungsprozesses motorische Schmerzvermeidungsmuster, die das ursprüngliche Bewegungsprogramm „Aufrechter Gang" beeinträchtigen bzw. komplett umprogrammieren – vergleichbar mit der Entwicklung einer Hüftarthrose. Wenn Arthrotiker zu lange mit dem Gelenkersatz warten, zeigt sich die gleiche Problematik.

Das Piriformis-Syndrom

Fehlhaltungen aufgrund von Schmerzvermeidung setzen sich nach einer Operation fort. Solche fehlgesteuerten Programme nisten sich im motorischen Zentrum des Gehirns ein. Sie sind nur schwer umzubahnen. Anatomisch betrachtet, entsteht durch die Schieflage des Beckengürtels Zugspannung in einem der beiden Kreuzbeingelenke, während auf der anderen Seite vermehrter Druck wirkt. Auf der subluxierten Hüftseite tritt infolgedessen eine Veränderung in Tonus und Lage der tiefen, außenrotatorisch wirksamen Hüftmuskeln M. piriformis und M. obturatorius auf. Der M. piriformis entspringt der Innenfläche des Kreuzbeines und zieht zum körpernahen (pro-

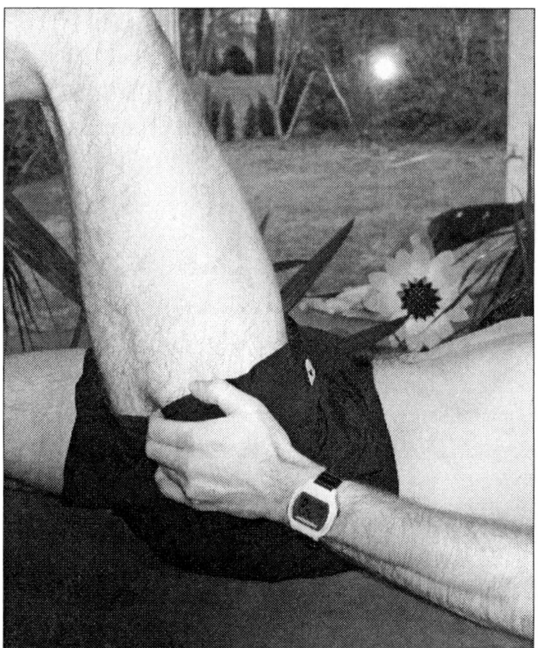

Der Hakengriff nach Dorn.

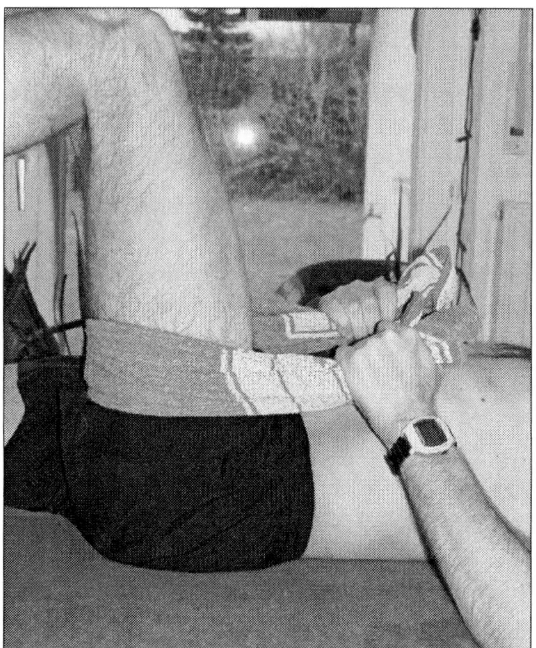

Der Handtuchgriff nach Dorn.

ximalen) Teil des großen Rollhügels (Trochanter major) am Oberschenkelkopf. Neben der Außenrotation im Hüftgelenk fungiert er zusätzlich als Synergist bei der Abduktion der unteren Extremität.

Im weiteren körperfernen (distalen) Verlauf (siehe Abbildung 3-11) setzen an der gleichen Trochanterstelle M. obturatorius internus und M. obturatorius externus an, etwas tiefer Mm. gemelli und M. quadratus femoris. Letzterer hilft zusätzlich bei der Adduktion des Oberschenkels. Der Nervus ischiadicus, der für die Weiterleitung von Schmerzimpulsen bei einer Ischialgie verantwortlich ist und dem Segmentbereich L4 bis S3 entspringt, besteht eigentlich aus zwei Komponenten: dem N. peronaeus communis und dem N. tibialis. Im kleinen Becken und im Oberschenkel wird er wie ein Schlauch von einer Bindegewebshülle eingefasst und erscheint deshalb als einzelner Nervenstrang. Der Ischiadicus verläßt das Becken durch das Foramen infrapiriforme und zieht zwischen M. obturatorius int. und M. piriformis in Richtung Kniegelenk. Diese beiden Außenrotatoren fassen den Nerv wie eine Zange. Wenn Sie im Rahmen Ihrer Ausbildung die Möglichkeit hatten, einen Ischiasnerv am Präparat begutachten zu dürfen, dann wird Ihnen die beachtliche Länge und vor allem die Dicke des Ischiasnervs noch in Erinnerung sein. Aus dieser Vorstellung heraus lässt sich unschwer konstruieren, dass unter bestimmten biomechanischen Voraussetzungen eine Tonusveränderung der genannten Muskeln zu einer wesentlich kräftigeren Kompression auf einen Nerv führt als der Druck von Nucleusmasse auf einen Spinalnerv. Wodurch kommt die muskuläre Spannungsänderung zustande? Wenn sich das Hüftgelenk in subluxierter Stellung befindet, entsteht Zug auf das Kreuzbein, das sich von seiner ursprünglichen Lage entfernt. Da der M. piriformis dem Kreuzbein entspringt, kommt es in diesem Muskel ebenfalls zu Dehnspannung – wie im Übrigen auch in alle anderen Außenrotatoren des Hüftgelenkes. Vor allem Piriformis und Obturatorius wirken in diesem dauerhaften Überdehnungszustand, der zwangsläufig eine Kontraktur

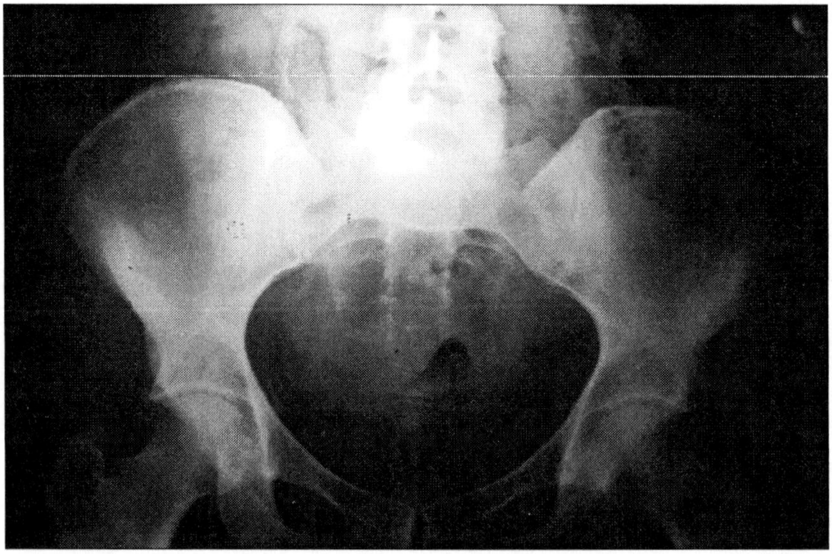

Röntgenaufnahme eines Beckengürtels mit deutlich erkennbarem Schiefstand.

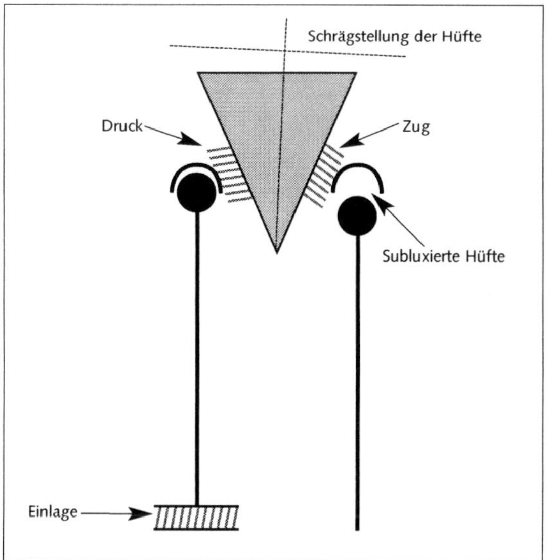

Abbildung 3-10: Folgen einer subluxierten Hüfte: Das Becken versucht die Beinlängendifferenz durch Schrägstellung auszugleichen; dadurch subluxiert das Kreuzbein und die tiefen Gesäßmuskeln werden unphysiologisch beansprucht.

ausbildet, auf den Ischiasnerv ein. Druck entsteht in dem Moment, wo der Piriformis bei bestimmten Körperhaltungen, wie z. B. dem Überschlagen der Beine im Bürostuhl, gedehnt wird. Da seine physiologische Dehnfähigkeit durch die Verspannung stark eingeschränkt ist, muss der Muskel die steigende Zugspannung durch eine Verkürzung des Weges kompensieren. Hierdurch übt er eine Kompression nach unten (kaudal) aus. Würde der Obturatorius gleichmäßig mit nach unten ziehen, wäre dieser Umstand für den Ischiasnerv problemlos. Da der Obturatorius allerdings wesentlich gelenknäher verläuft, ist der Zug nach unten minimal. Der Obturatorius lässt sich mit der fixierten Klinge einer Schere vergleichen. Die schneidende Klinge, der M. piriformis, macht den Scherenwinkel bei Bewegungen, die Dehnung der Außenrotatoren hervorrufen, kleiner. Auf diese Weise wirkt gleich von mehreren Seiten Kompression auf den Ischiasnerv ein, was zu einer erheblichen Beeinträchtigung der zirkulären Versorgung führt. Dabei hängt die Intensität des Schmerzes von der Art der Bewegung ab, die der Betroffene durchführt. Aktionen, bei denen es durch Innenrotation im Hüftgelenk zu starkem Dehnungszug auf die verspannten Außenrotatoren kommt, können ebenso Auslöser von Schmerz sein wie Bewegungsmuster, in denen die Hüfte enorm stabilisieren muss (Ausfallschritte, Sprünge).

Wenn die Verspannung der tiefen Gesäßmuskeln nicht intensiv und frühzeitig behandelt wird, antwortet der Körper auf die drohende Schmerzgefahr mit einer Schonhaltung. Laut GRAULICH überträgt die Schonhaltung bestehende Muskelkontrakturen auf weitere Muskeln im Gesäß (vor allem Mm. gemelli) sowie auf die Sehnenansätze der Oberschenkelmuskulatur. Auch diese Strukturen können Kompressionsdruck entwickeln und die Ischi-

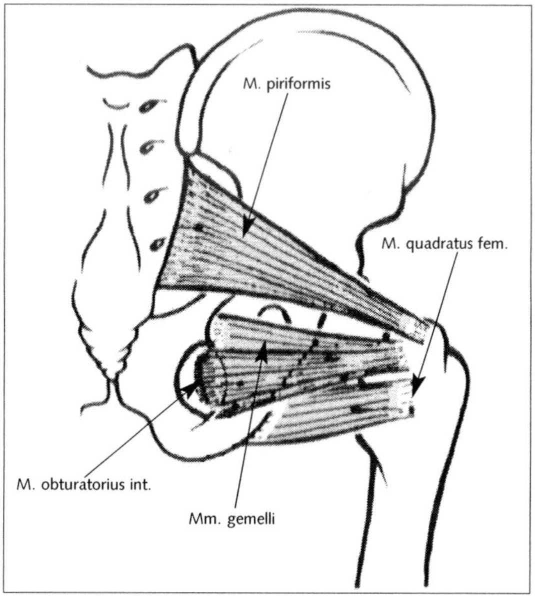

Abbildung 3-11: Hüftgelenk von dorsal mit Muskeln der Außenrotatorengruppe.

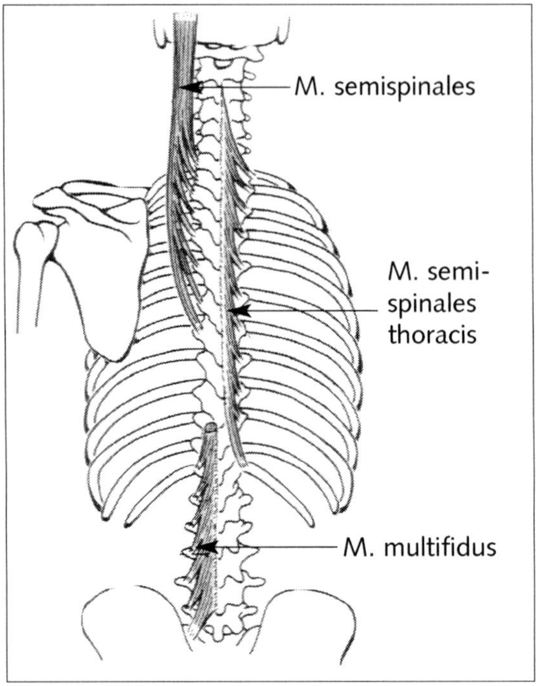

Abbildung 3-12: Erector spinae, Muskeln des Schrägsystems aus dem medialen Trakt.

algie verstärken. Dieses beschriebene anatomische Phänomen wird als Piriformis-Syndrom bezeichnet. Um es zu beseitigen, wäre der initiale Einsatz des MFT-Systems kontraproduktiv. Muskelkontrakturen lassen sich üblicherweise mit verschiedenen Massagetechniken lösen. Allerdings haben wir es hier mit tief liegender Muskulatur zu tun, die vom massigen großen Gesäßmuskel (M. glutaeus maximus) bedeckt wird. Für solche Zwecke hat sich die Schoberth`sche Massage bewährt. Sie kann äußerst schmerzhaft sein und gegebenenfalls ein Hämatom im Glutäalbereich verursachen. Im Zuge einer unbeeinträchtigten Wundheilung klingt der Erguss aber zügig ab. Parallel dazu entkrampft sich die muskuläre Verspannung. Im Anschluss an diese Vorbehandlung sorgen Übungen aus dem MFT-System für eine Stärkung der Außenrotatoren. Die zu trainierende motorische Hauptbeanspruchungsform hängt von der Belastungsstruktur ab. Hallensportler sind auf eine ausdauernde Stabilisierungsfähigkeit von Sprüngen und Ausfallschritten im Dehnungs-Verkürzungs-Zyklus angewiesen. Bürotätige sollten einseitige Haltungen durch körperliche Aktivität in Kombination mit vielfältigen koordinativen Bewegungsmustern (Sportspiele, Klettern etc.) ausgleichen.

3.6.3 Lumbale Gelenkstabilisation

Ansteuerung segmentnaher Muskelsysteme
Drei Viertel aller Rückenschmerzpatienten geben Beschwerden im Lumbalbereich an.

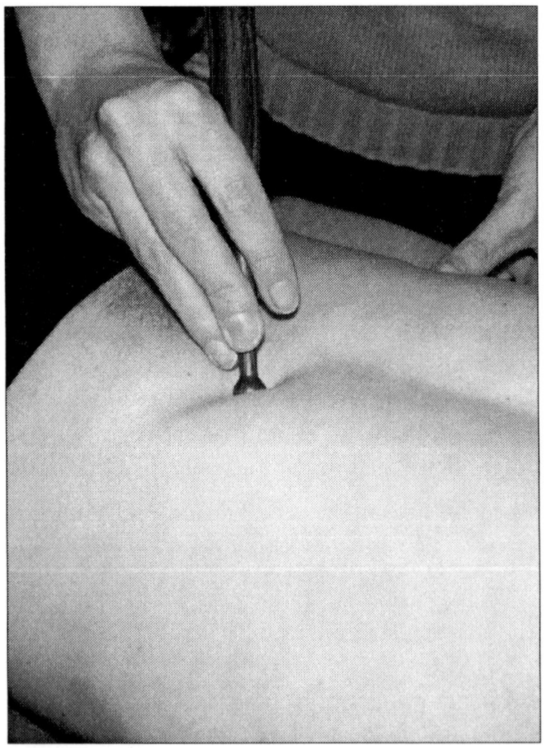

Der japanische Massagestab zum Einsatz bei der Schoberth`schen Massage.

Muskelfasern

Die Skelettmuskeln des Menschen bestehen immer aus einer Komposition von schnellen (Syn.: Fast-twitch/phasisch/weiße/Typ II) und langsamen (Syn.: Slow-twitch, tonisch, rote, Typ I) Muskelfasern, die im Muskel Seite an Seite eng aneinander liegen. Der Normalbürger ist mit einem ausgeglichenen Verhältnis von weißen und roten Muskelfasern ausgestattet (BADTKE 1987). In Extremfällen, wie z. B. innerhalb bestimmter Muskeln bei 100-Meter-Sprintern, kann dieses Verhältnis bis 90:10 oder 10:90 abweichen (HOLLMANN 1980). Neben der Erbanlage spielt auch die Funktion und das tägliche Aktivierungsmuster eine Rolle für das Faserspektrum. Eine funktionelle Umwandlung von schnellen in langsame Fasern ist in begrenztem Umfang möglich (HOWALD 1983).

Aufgrund dieser erdrückenden Statistik muss der Lendenregion besondere Aufmerksamkeit gewidmet werden. Wie bereits im Kapitel 1 näher erläutert, existieren zwei muskuläre Sicherungssysteme der Wirbelsäule. Präventives Gesundheitstraining konzentriert sich vor allem auf große, drehmomentproduzierenden Rumpfmuskeln, die für hohe Lasten zur Aktivierung muskulärer Bewegungsketten benötigt werden. Präventions- und Rehabilitationsprogramme – der Übergang ist fließend – beschränken sich in der Regel auf bekannte Übungen wie Crunches, Seitstütz oder rumpfaufrichtende Varianten. Alle haben in der Hauptsache die Kräftigung der großen, äußeren Rumpfmuskeln im Sinn. Viele Patienten/Kunden erreichen dadurch auch das gewünschte Trainingsziel, nämlich die Linderung ihrer Kreuzschmerzen. Häufig erzielen sie sogar vollkommene Schmerzfreiheit. Einige fallen allerdings durch das berühmte Raster. In diesem Fall klingen die Beschwerden entweder nur geringfügig ab oder reduzieren sich überhaupt nicht. Wie uns inzwischen klar sein dürfte, hat der Rückenschmerz vielfältige Ursachen, die wir durch Training allein nicht immer zufrieden stellend beeinflussen können. Osteophytäre Anlagerungen im Wirbelkanal sind ein Beispiel dafür. Häufig lässt sich diese Indikation nur operativ beeinflussen (beheben?). Zumindest bewirkt therapeutische Intervention kaum Besserung – abgesehen von der allgemeinen Belastbarkeit, die durch Training immer steigt.

Mitunter klagen Patienten/Kunden im Alltag weiterhin über Rückenschmerzen ohne diagnostizierbaren Grund, obwohl sie zwei- bis dreimal wöchentlich kontinuierlich ein Rückentrainingsprogramm absolvieren. In diesem Zusammenhang muss ein weiterer hochinteressanter Aspekt ins Spiel gebracht werden. Es geht um die segmentale Stabilisierung der Wirbelsäule, also die Aktivierung wirbelsäulennaher Muskelsysteme (siehe Kapitel 1), die beim herkömmlichen Aufbautraining wenig Berücksichtigung findet. In der ersten Trainingsphase verfolgt das MFT-System ebenfalls das Ziel, das äußere Muskelkorsett des Rumpfes aufzubauen. Mit der gewonnenen Muskelquantität (Querschnittsvergrößerung, intra- und intermuskuläre Koordination etc.) folgt im zweiten Abschnitt, im Gegensatz zur üblichen Vorgehensweise im Reha-Training, die Entwicklung der Schnellkraft, die die segmentnahen Muskelsysteme ansteuert. Diese Systeme müssen hinsichtlich Rekrutierung und Frequenzierung geschult werden, um schädigende Einflüsse, wie z. B. eine unvorhergesehene schnelle Drehung in der Wirbelsäule, muskulär abzuleiten. Wenn das Nerv-Muskel-System zu träge arbeitet, fängt das knöcherne Bewegungssegment die entstehenden Zug- und/oder Rotationskräfte ab. Bei einer geringfügigen Vorschädigung der Bandscheibe, kann es so leicht zu einem Hexenschuss oder Bandscheibenvorfall kommen. Bandscheibenschädigungen dieser Art verhindert das MFT-System durch kontrollierte schnellkräftige Bewegungsmuster mit niedrigem Widerstand, wenn zuvor durch hohen Widerstand die Basis für das Erreichen spezifischer Belastbarkeit gelegt wurde.

Nach erfolgreicher Grundsteinlegung durch den Aufbau der äußeren Rumpfmuskulatur gilt im weiteren Verlauf die ganze Konzentration den Segmentstabilisatoren, die für die Vermeidung von Rückfällen eine zentrale Rolle spielen. Um bereits in der Aufbauphase Koaktivierungen lumbaler und abdominaler Muskelfasern zu erzielen, erscheint es gegebenenfalls durchaus sinnvoll zu sein, ein weiteres Konzept in die Gesamtstrategie mit einzubringen. Physiotherapeuten der Universität Queensland (Australien) und des Karolinska-Instituts (Schweden) fanden heraus, dass zwei einzelne Muskeln bei der Stabilisierung der Bewegungssegmente der Wirbelsäule eine herausragende Bedeutung besitzen. Hierbei handelt es sich um den tiefen Bauchmuskel M. transversus abdominis und den segmentnahen Rückenmuskel M. multifidus. Die Wissenschaftler ermittelten einen hoch signifikanten Zusammenhang zwischen einer verstärkten Stabilisierung lumbaler Bewegungssegmente und einer Reduzierung der Schmerzintensität. Das hierfür entwickelte Übungsdesign hat die Reduzierung der Rückfallquote bei akuten lumbalen Rückenproblemen zum Ziel. In diversen Untersuchungen konnte die Wirksamkeit im rehabilitativen Prozess nachgewiesen werden. Aufgrund dessen lassen sich diese Übungen (siehe Abbildungen 3–15 bis 3–18) im Sinne der Vorbereitung, Ergänzung oder Begleitung des MFT-Systems übernehmen, um eine noch bessere Ausbeute bei der Reduzierung akuter und chronischer Rückenbeschwerden zu erzielen. Wie die Erfahrungen einiger Therapeuten indes bestätigen, lässt sich diese vorbereitende Behandlungsart nicht von jedem ohne Weiteres und ohne Fortbildung umsetzen. Deshalb liefern die folgenden Seiten auch nur einen kleinen Vorgeschmack, um sich näher mit dieser Innovation im Rahmen der manuellen Therapie zu beschäftigen (Nähere Informationen zu Fortbildungsmaßnahmen erfahren Sie bei den entsprechenden Fachverbänden).

Funktion des M. transversus abdominis

Warum sind gerade diese beiden Muskeln bei der Stabilisierung der Wirbelsegmente so wichtig? Die Forschungsgruppe untersuchte mit Hilfe von EMG-Messungen (Elektromyografie) die Aktivitätsmuster von Bauchmuskeln und Rückenstreckern bei Gesunden und Rückenpatienten. Heraus kam, dass der M. transversus abdominis bei allen Rückenpatienten ein erhebliches Defizit aufwies, und zwar nicht an Kraft, sondern an motorischer Kontrolle. Die Schlussfolgerung aus dieser Erkenntnis lautet, dass der M. transversus ein eigenes, von den anderen Bauchmuskeln unabhängiges Kontrollsystem besitzt, dass bei Rückenschmerz offensichtlich verloren geht. Die Folge: Der M. transversus, der im normalen Zustand vor der Extremitätenbewegung reagiert und bei Rumpfbewegungen durchgehende langsam-zuckende (tonische) Faseraktivität zeigt, neigt dazu, zusammen mit anderen Bauchmuskeln schnell-zuckend (phasisch)

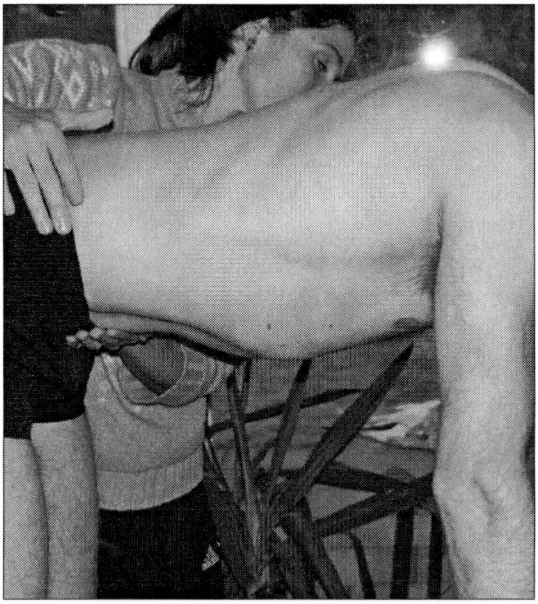

Bewusstes Erlernen des Einziehens der Bauchwand durch den M. transversus abdominis im Vierfüßlerstand.

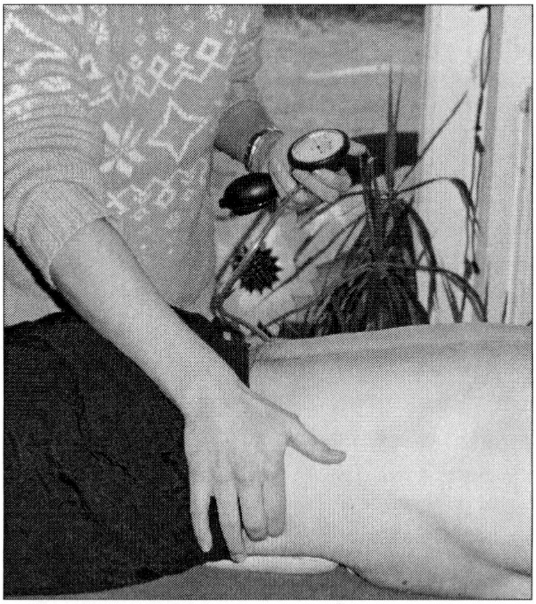

Test des Bauchwandeinziehens in Bauchlage, wobei die Kontraktion mit dem Pressure-Biofeedback (Stabilizer) überwacht wird.

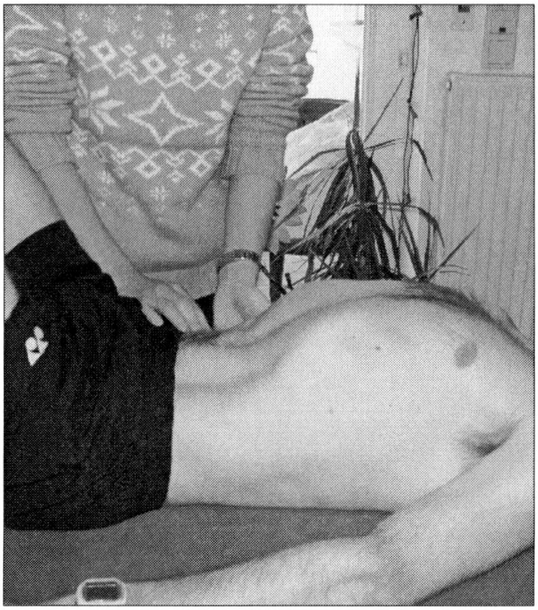

Üben des Bauchwandeinziehens in Rückenlage. Mittels EMG wird die Aktivität des M. obliquus externus überwacht.

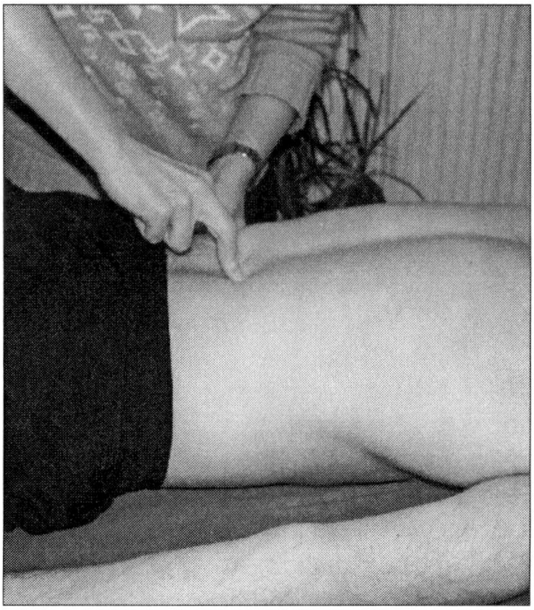

Manuelle Fazilitation des Therapeuten zur besseren Ansteuerung des segmentalen M. multifidus in Bauchlage.

zu arbeiten. Dadurch verliert er seine stützmotorische, stabilisierende Funktion (HODGES/ RICHARDSON 1996). Bei Gesunden findet somit eine automatisierte tonische Voraktivierung des M. transversus statt, d. h., noch bevor mechanische Kräfte überhaupt schädigend auf den Körper einwirken können, werden sie über den Tonus des M. transversus abgeleitet. Dieser Mechanismus geschieht unabhängig von der Bewegungsrichtung, da dieser Haltemuskel seine Länge kaum ändert. Bei Rückenschmerzpatienten reagiert der M. transversus zu spät. Darüber hinaus kehrt er seine tonische Funktion um, indem er die schnellen (Syn.: weißen, Typ II) Muskelfasern aktiviert, während die langsamen (Syn.: roten, Typ I) inaktiv bleiben. Dementsprechend wirkt der Stützmuskel fälschlicherweise als Synergist zu den dynamisch arbeitenden Bauchmuskeln. Anders ausgedrückt: Anstatt zu stabilisieren, wird er mit den übrigen Bauchmuskeln zum Rumpfbeuger. Zusammenfassend lässt sich hieraus schließen, dass bei Insuffizienz des M. transversus isometrische Übungen durchgeführt werden müssen, die eine relativ isolierte Aktivierung, ohne Koaktivierung anderer Bauchmuskeln, zulassen. Zudem ist häufiges Wiederholen nötig, um die motorische Kontrolle dieses Haltemuskels wiederherzustellen.

Die Aufgabe lässt sich nicht ganz einfach lösen, denn die Aktivität der flankierenden Bauchmuskulatur muss ständig kontrolliert werden. Empohlen wird für den M. transversus der Vierfüßlerstand als Ausgangsstellung (siehe Abbildung 3-15). In dieser Position lernt der Patient/Kunde, wie er den unteren (kaudalen) Bereich der Bauchwand langsam, sanft und kontrolliert einzieht. Bei normaler Atmung soll die Anspannung mehrfach statisch gehalten werden. Korrekturen müssen dann eingeleitet werden, wenn der Brustkorb durch eine Rumpfbeugung abgesenkt wird. In diesem Fall benutzt der Patient/Kunde anstatt des M. transversus den M. obliquus externus. Dadurch ist also eine Kontrolle leicht möglich. Zur besseren Ansteuerung des Muskels haben sich taktile Reize bewährt, die dem Patienten erleichtern, bestimmte Muskeln isoliert anzuspannen (Fazilitation). Hierbei nimmt der Therapeut eine taktile Stimulation durch die Finger medial von der Spina iliaca anterior vor. Wenn akute Rückenprobleme vorliegen und der Vierfüßlerstand schmerzhaft ist, kann anfänglich auch in Rückenlage begonnen werden. Zur Selbstkontrolle wird eine spezielle Apparatur (EMG-Biofeedback) zur Ermittlung der Muskelaktivität eingesetzt, der die Aktivität des M. obliquus externus überwacht. So erhält der Patient/Kunde eine visuelle Rückmeldung, ob er tatsächlich den M. transversus aktiviert, statt über andere Bauchmuskeln zu kompensieren.

Funktion des M. multifidus

Zentrale Bedeutung bei der segmentalen Stabilisierung der Wirbelsäule hat der M. multifidus. Er gehört zur Gruppe von Rückenmuskeln, die dem medialen Trakt des Erector spinae zugeordnet werden. Der mediale Trakt setzt sich aus vielen kleinen Muskeln zusammen, die über ein oder mehrere Bewegungssegmente ziehen. Zur besseren Differenzierung unterteilt man diese Muskelgruppe wiederum in ein Gerad- und ein Schrägsystem. Der M. multifidus gehört zum Schrägsystem. Er verläuft vom Kreuzbein (Os sacrum) bis zum 2. Halswirbel, also nahezu entlang der gesamten Wirbelsäule. Seine Anteile ziehen von den Querfortsätzen der Wirbelkörper zu den Dornfortsätzen, wobei sie zwei bis vier Wirbel überspringen. Zusammen mit den Synergisten aus dem Schrägsystem, dem M.

semispinalis thoracis und dem M. semispinalis, sowie den Muskeln des Gradsystems (Mm. intertransversarii, Mm. interspinales, M. spinales) zeichnet der M. multifidus für die Sicherung und Stützung der Wirbelsegmente verantwortlich. Einseitig innerviert, also bei einer Seitneigung des Oberkörpers, wirkt das Schrägsystem drehend (rotatorisch). In beidseitiger Innervation beim Vor- und Rückneigen des Oberkörpers wirkt das Schrägsystem hingegen streckend. Sowohl in Rotation als auch in Flexion und Extension der Wirbelsäule besitzt der M. multifidus folglich einen hohen Stabilitätseffekt und begründet daher seine außerordentlich präventive Funktion in der Vermeidung bzw. Beseitigung von Rückenschmerzen.

In beiden dargestellten Muskeln sind Typ-I-Muskelfasern (Syn.: rote/Slow-twitch) größer als Typ-II-Fasern (Syn.: weiße/Fast-twitch), obwohl sich dies tendenziell in menschlichen Muskeln andersherum darstellt (JORGENSEN u. Mitarb. 1993). Im Vergleich zu anderen Muskeln überwiegen tonische (rote/langsame) Muskelfasern (VERBOUT u. Mitarbeiter 1989) im lumbalen Erector spinae auch zahlenmäßig. Darüber hinaus kommt es wie beim M. transversus zu keiner nennenswerten Längenänderung, unabhängig von der Bewegung der Wirbelsäule. Die australische Forschungsgruppe zieht aus diesen Erkenntnissen folgende trainingspraktische Konsequenz: Um den tiefen Muskeln des Erector spinae und der Abdominalmuskulatur in ihrer Funktion der segmentalen Unterstützung und Kontrolle gerecht zu werden, sind Übungen mit geringer Belastung die bevorzugte Trainingsform.

Nun müsste dem aufmerksamen Leser widersprüchlich erscheinen, dass diese Folgerungen eigentlich im Gegensatz zum MFT-System stehen. Im Gegenteil: Zwar beginnt das MFT-System mit langsam-kontrollierten Übungen, allerdings mit vergleichsweise hohem Gewicht. Wenn das Problem des Rückenschmerzes tatsächlich ein Verlust motorischer Kontrolle des M. transversus und des M. multifidus ist, dann lassen sich die Übungen zur Beseitigung der Reflexhemmung dem MFT-System in idealer Weise vorschalten. Dies ist kein Widerspruch, sondern eine sinnvolle Ergänzung. Hierdurch werden mehrere Fliegen (diverse muskuläre Defizite) mit einer Klappe (dem gleichen Trainingskonzept) geschlagen: Phase 1 führt die fehlgesteuerten Muskeln in ihre ursprüngliche stabilisierende Funktion zurück, Phase 2 fördert durch hohes Gewicht den Aufbau des kompletten Rumpfmuskelkorsetts und die Zusammenarbeit funktioneller Muskelschlingen, während Phase 3 dafür sorgt, dass die tiefen Muskeln des Erector spinae durch schnelle Bewegungen mit geringen Zusatzlasten in ihrer Reizleitungsgeschwindigkeit und Voraktivierung trainiert werden. Dieses Gesamtpaket könnte die optimale Präventivmaßnahme zur Verhinderung von Rezidiven darstellen, bedarf indes detaillierter Kenntnisse und Erfahrungen des Betreuers!

Die Quintessenz der Forschungsgruppe in Bezug auf den M. multifidus lautet: Rückenschmerzen rufen direkt eine Dysfunktion des M. multifidus hervor – und dies unabhängig vom eigentlichen Krankheitsbild (HIDES u. Mitarb. 1994/1996). Dies bestätigt die These, dass es für die aktive Therapie unerheblich ist, ob ein Hexenschuss, eine Protrusion oder ein Prolaps vorliegt. Man nimmt an, dass die Dysfunktion auf eine Reflexhemmung zurückzuführen ist. Im Gegensatz zu anderen Rumpfmuskeln, die sich bei Schmerz reflektorisch verspannen, reagiert der M. multifidus genau entgegengesetzt. Untermauert wird diese Feststellung mit der Tatsache, dass der

M. multifidus nach einer Verletzung der Lendenwirbelsäule schnell an Umfang verliert. Diese Veränderung zeigt sich allerdings nur auf Höhe des geschädigten Wirbelsegmentes (HIDES u. Mitarb. 1994). Da alles darauf hindeutet, dass Reflexhemmung verantwortlich für die Dysfunktion des M. multifidus ist, muss eine weitere entscheidende Forderung an die Therapie chronischer Rückenschmerzen lauten: Reaktivierung der Eigenkontrolle des M. multifidus und des M. transversus!

Zur Testung und Aktivierung des M. multifidus erweist sich sich ebenfalls Fazilitation als hilfreich. Auf Höhe des schmerzenden Segments findet man gewöhnlich einen deutlich reduzierten Muskelumfang. Dort werden die Finger mit sanftem Druck positioniert. Der Patient/Kunde hat nun die Aufgabe, diesen Bereich isometrisch anzuspannen. Wie beim Transversus muss diese Spannung mehrfach gehalten werden, ohne die Atmung auszusetzen. Dabei bleibt der thorakale Erector spinae entspannt.

Die Dauer dieses Umschulungsprozesses bewerten die Verfassern unterschiedlich. Sobald isolierte Aktivierungen beider Muskeln wieder möglich sind, wird die Trainingsintensität über Haltedauer und Wiederholungen gesteigert.

Sollten Sie mit dem System zur segmentalen Kontrolle vertraut sein, können Sie es vorbereitend oder begleitend zum MFT-System einsetzen und höchstwahrscheinlich Ihre Erfolgsquote weiter steigern. Machen Sie Ihre eigenen Erfahrungen oder kombinieren sie das Medizinische Freihantel-Trainingssystem mit anderen vorbereitenden Maßnahmen (z. B Dorn-Therapie, Magnetfeldtherapie, Akupunktur etc.), die Sie bereits erfolgreich in der Praxis umsetzen.

3.7 Einfluss von Medikamenten

Pharma und Chronifizierung

„Lass deine Nahrung deine Medizin sein und deine Medizin deine Nahrung." Dieser weise Spruch stammt von Hippokrates, dem Arzt der griechischen Antike. Nach ihm legt noch heute jeder frisch „gebackene" Arzt seinen Eid ab. Der Begründer der wissenschaftlichen Heilkunde sah das Wesen der Krankheit in einer fehlerhaften Mischung der Körpersäfte. Müsste er heute betrachten, wie sich die „zivilisierte" Welt bei steigendem Bewegungsmangel und zunehmender Bequemlichkeit über- bzw. fehlernährt, wäre Hippokrates wohl froh darüber, nicht in diese Zeit zu gehören. Wenn er zudem wüsste, dass sich die heutige Medizin fast ausnahmslos symptomorientierter Lösungen bedient, hätte er wohl niemals seinen Namen für einen ärztlichen Eid gegeben. VAN WINGERDEN (1998) fügt an: „Es ist enttäuschend zu sehen, dass die Mehrheit der medizinischen Fakultäten den Zusammenhang von Ernährung und Gesundheit vernachlässigen und ihre Studenten unzureichend über die grundlegenden Probleme vieler Krankheiten informieren. Wahrscheinlich ist dies auf den starken Einfluss der pharmazeutischen Industrie auf den Lehrplan zurückzuführen."

Dieses Statement des niederländischen Professors führt uns mitten in das Thema dieses Kapitels. Laut Aussagen des Statistischen Bundesamtes (1997) nehmen 40 Prozent aller Frauen und 30 Prozent aller Männer in Deutschland regelmäßig rezeptfrei Schmerzmittel ein – sozusagen prophylaktisch! Auch HACKETHAL bezeichnete bereits 1985 den Konsum von einfachen Analgetika in der Bundesrepublik als „erschreckend hoch". Zu diesem Zeitpunkt wurden jährlich ca. 110 Millionen Packungen mit etwa drei Milliarden

Einzeldosen verkauft. Dabei war schon damals bekannt, dass das Risiko eines dauerhaften Analgetika-Konsums für ein Nierenbeckenkarzinom 55-mal, für ein Harnleiterkarzinom 16-mal und für ein Blasenkarzinom 5-mal höher ist als bei Normalpersonen (MIHATSCH u. KNÜSLI 1982). Wo liegen die Ursachen für diesen außerordentlichen Schmerzmittelmissbrauch? Ein wesentlicher Grund dürfte zweifelsohne die Macht der Werbung sein, mit der kapitalstarke Pharmakonzerne ihren psychologischen Feldzug antreten und dem Endverbraucher suggerieren, dieses oder jenes Produkt wäre nötig, um ein langes und gesundes Leben (Stichwort: Anti-Aging) zu genießen. Frei nach dem Motto: Wer täglich drei Kilometer joggt, lebt drei Jahre länger. Wer fünf Kilometer läuft, lebt fünf Jahre länger und wer Marathon betreibt, der stirbt überhaupt nicht mehr.

Pharmawerbung grenzt an Verharmlosung pur! So ziert beispielsweise Aspirin oder Voltaren großflächig Schaufenster von Apotheken, städtischen Werbeflächen oder Banden in Fußballstadien – sogar „Fußballehrer" werben vorbildhaft und ahnungslos für Schmerzmittel –, ohne dass der Patient/Kunde konkrete Hinweise auf nicht zu verleugnende Gesundheitsrisiken erhält. Nebenwirkungen können auch nicht Inhalt von Akquise sein. Grundzüge des Marketings lernt jeder Pharmareferent im ersten Schulungskurs – man will schließlich verkaufen! Risiken werden, so gut es eben geht, totgeschwiegen. Mit Ausnahme der gesetzlichen Auflagen, die wohl jeder Bundesbürger irgendwo im Hinterkopf abgespeichert hat, seine Bedeutung allerdings verkennt: „Über Risiken und Nebenwirkungen lesen Sie die Packungsbeilage oder fragen Sie ihren Arzt oder Apotheker." Kennen Sie jemanden, der eine Beilage aufmerksam liest, geschweige denn seinen Arzt oder Apotheker nach den Risiken tatsächlich fragt? Dieser Spruch wird in den Medien in einem solchem Eiltempo abgespult, das veranschaulicht: Eigentlich ist keiner

SOLIDARSYSTEM

Ohne die heutige Medizin im Grundsatz zu diskreditieren, so ist der Griff in die Pillenkiste bequemer und vor allem schneller als eine langwierige Gesundheitsberatung, die weder Geld bringt noch die überfüllten Wartezimmer dezimiert. Die Schuld allein den Ärzten in die Schuhe zu schieben, wäre ungerecht. Dies ist ein komplexes systemisches Problem des Gesundheitswesens, in dessen Haifischbecken hunderte von Interessensverbänden um die lukrativsten und größten Kuchenstücke buhlen. Jeder Verband, jede Gruppierung ist der Ansicht, die maßgeschneiderte Lösung zu kennen, ohne auf eigene Mittel verzichten zu wollen. Gesundheitspolitiker können dem kritischen Beobachter in dieser Hinsicht nur Leid tun, wenn sie vor lauter Hilflosigkeit über die steigenden Kosten ein weiteres Vorschaltgesetz beschließen müssen, um wenigstens für ein paar Monate gesetzliche Krankenassenbeiträge stabil zu halten. Über 250 gesetzliche Krankenkassen mit ebenso vielen hoch bezahlten Vorstandsvorsitzenden kann sich das Solidarsystem eigentlich schon lange nicht mehr leisten. Dennoch werden die Beitragszahler diesen Luxus wohl noch eine ganze Weile tragen müssen, ohne eine erkennbare medizinische Dienstleistung dafür zu erhalten!

Stoffe	Gruppe	Untergruppe	Funktion
Antipyretische Analgetika	Nicht-opioide	Nichtsaure antipyretische Analgetika	Hemmung der Prostaglandinsynthese (Entzündungshemmung, Fiebersenkung)
		Nichtsteroidale Antiphlogistika/ Antirheumatika	Siehe nichtsaure A. (nicht fiebersenkend)
Morphinartige Analgetika	Opioide	Schwache Opioide	Zentralnervöse Schmerzhemmung mäßiger bis starker Schmerzen
		Starke Opioide	Zentralnervöse Schmerzhemmung starker Schmerzen Narkose
Alternative Schmerzhemmer		Antidepressiva Antiepileptika Glukokortikoide	Hemmung der Prostaglandinsynthese (Entzündungshemmung)

Tabelle 3-2: Marktübliche Analgetika und Schmerzhemmmer mit ihren nachweisbaren Nebenwirkungen.

Medikamente	Nebenwirkungen
Aspirin ASS-ratiopharm Novalgin Gelonida (Paracetamol)	Verlängerte Blutungszeit Magen- und Darmschmerzen Übelkeit/Sodbrennen Blutungen der Magenschleimhaut Hemmung der Harnsäureausscheidung Eisenmangelanämie Magenbeschwerden vor allem in Kombination mit Alkohol und Kaffee Funktionseinschränkungen von Niere/Leber Aspirin-Asthma/Allergien
Voltaren Diclofenac Mobilat Ibuprofen/Indomet Ibuhexal/Arthotec	Siehe nichtsaure Analgetika
Tramal/Tramadol MST-mundipharma Morphin-Merck-retard Durogesic/Oxygesic L-Polamidon Dolantin/Dipidolar Valoron N Tilidin-ratiopharm plus Tilidator Hexal	Übelkeit/Schwindel Erbrechen/Verstopfung/Schwitzen Schwächeanfälle/Kreislaufzusammenbrüche Magen- und Darmbeschwerden Hautausschläge/motorische Schwäche Stimmungsveränderungen Allergische Reaktionen (Asthma, Atemnot) Blutdruckanstieg/Schockzustände Epileptische Krampfanfälle
Morphin/Fentanyl Oxicodon/Methadon Buprenorphin Hydromorphin	Siehe schwache Opioide Doppeltsehen/Augenzittern Koliken/Schüttelfrost/Ohnmachtsanfälle Allg. Schwäche bis hin zum Herzversagen
Saroten/Aponal Tegretol/Rivotril Fortecortin/Decortin H	Schwindel/Herz-Rhythmusstörungen Impotenz/zerebrale Krampfanfälle Funktionsstörungen von Organen

im gegenseitig profitierenden Netzwerk aus Medizin und Pharma an der Darstellung von Risiken und Nebenwirkungen interessiert! In erster Linie geht es ums Geschäft. Erst in zweiter Instanz um die Gesundheit von Patienten. Ein gesunder Mensch ist kein zahlender Kunde – ein chronischer Patient hingegen schon!

Trotz aller politischen Hintergründe muss es den Bewegungsexperten schon ein wenig wundern, aus welchem Motiv heraus viele Hausärzte ihren Patienten raten, regelmäßig Aspirin einzunehmen, um einem Herzinfarkt vorzubeugen. Beipackzettel fordern nicht gerade auf, von Anfang bis Ende studiert zu werden. Würde sich ein Mediziner intensiv mit jedem auf dem Markt neu erscheinenden Medikament auseinandersetzen, so müsste er seine Praxis zwei Tage pro Woche schließen. Das Zeitproblem der Ärzteschaft bietet jedoch dem versierten Pharmareferenten die Chance, neue Medikamente an den Mann (sprich: Mediziner) zu bringen. Verständlich, dass man nicht jedes kleinste Detail, d. h. alle Risiken und Nebenwirkungen, bei der Fülle unterschiedlichster Erkrankungen und Verletzungen im Einzelnen abwägen kann. Aber auf diese Weise gelangen neue Schmerzmittel, wie z. B. Vioxx und Celebrex, in den Umlauf, die noch wirkungsvoller das Symptom Schmerz bekämpfen, allerdings auch noch effektiver die körpereigenen Heilungsprozesse blockieren. Ausdrücklich gesagt werden muss an dieser Stelle, dass die geschilderte Kritik am alltäglichen Umgang mit Schmerzmitteln kein Plädoyer für deren völlige Ablehnung ist. VAN WINGERDEN (1996) unterstreicht: „Natürlich ist in bestimmten Fällen die Verabreichung von Medikamenten zweifelsohne die einzige Möglichkeit. Jedoch ist ein routinemäßiger Gebrauch von Medikamenten bei geringfügigen Läsionen, nur um bestimmte Symptome zu unterdrücken, indiskutabel." Wie einige Experten behaupten, wird in der Krebstherapie in Deutschland sogar mit zu geringen Dosen Morphin gearbeitet. Nur ist das Thema dieses Buches keine lebensbedrohende Krankheit wie Krebs oder Aids, sondern Rückenschmerz – eine zuweilen peinigende, aber doch vergleichsweise harmlose Angelegenheit.

Wir sollten also darüber nachdenken, was Schmerzmittel in der Behandlung von Bagatellverletzungen, zu denen auch der Bandscheibenvorfall gehört, zu suchen haben. Die Folgen, die daraus für den Wundheilungsprozess resultieren, müssen Teil unserer täglichen Gesundheitsberatung sein. Darüber hinaus sollten wir unsere Zeit nicht damit verschwenden, ständig neue passive Behandlungsmethoden zu erlernen, die das aktive Mitwirken der Patienten/Kunden in den Hintergrund rücken. Umfangreiches Wissen praxisrelevant zu vermitteln, ist eine unserer Hauptaufgaben. Statistiken, wie zu Beginn dieses Kapitels dargestellt, sollten der Vergangenheit angehören – Stichwort Aufklärung! Denn Schmerzmittel täglich wie vitaminhaltige Nahrungsergänzung einzunehmen, ist schlichtweg eine unverantwortbare Katastrophe und ein schlechtes Zeugnis für die moderne Medizin.

Im weiteren Verlauf dieses Kapitels sind die derzeit handelsüblichen Substanzen und Wirkstoffe dargestellt. Der Autor erhebt keinen Anspruch auf Vollständigkeit. Um die Wirkungsweise verschiedener Medikamente zu verstehen, bedarf es allerdings vorab eines kleinen Exkurses in die Welt der Hormone und Enzyme, von der die Wissenschaft bislang nur einen Bruchteil tatsächlich versteht. Im Übrigen ist dies die Crux im Umgang mit Schmerzmitteln: Ihre direkte Wirkung (Schmerzhemmung) kennen wir relativ genau, ihre Risiken und Nebenwirkungen (langfristige Folgen) dagegen nicht einmal im Ansatz. Zu viele Details körpereigener Prozesse sind noch gänzlich unbekannt. So hemmt Aspirin zwar die negative Funktion von Prostaglandin (PGE_2), nämlich die Schmerzentstehung, aber eben auch alle positiven Faktoren innerhalb der Wundheilung, die im Endeffekt zu mehr als 200 bekannten (!) Nebenwirkungen führen!

Analgetika und Antiphlogistika

Die Fülle von Schmerzmitteln, die auf dem Arzneimittelsektor erhältlich sind, muss dem Laien wie ein undurchsichtiger Dschungel vorkommen. Bezogen auf ihre Inhaltsstoffe, können jedoch vier wesentliche Gruppen klar voneinander abgegrenzt werden:

1. Morphinartige Analgetika (Opioide)
   a) schwache Opioide
   b) starke Opioide

2. Direkt schmerzstillende Präparate (Analgetika)
   a) nichtsaure antipyretische Analgetika
   b) nichtsteroidale Antiphlogistika/ Antirheumatika (NSAIDs)

3. Alternative Schmerzmittel
   a) Antidepressiva
   b) Antiepileptica

4. Kortikosteroide
   a) Glucokortikoide
   b) Mineralokortikoide

In Deutschland werden in der Schmerzbehandlung in erster Linie Opioide und nichtopioide Analgetika (analgetisch = schmerzempfindungshemmend) eingesetzt. Bei rheumatischen und allergischen Erkrankungen kommen Kortikosteroide, die natürlichen Steroidhormone der Nebennierenrinde, zum Einsatz. In höheren Dosen unterdrücken sie Entzündungserscheinungen. Deshalb werden Kortikosteroide gerne bei chronischen Sportverletzungen wie Sehnenansatzreizungen (z. B. Achillessehnenentzündung) verwendet, aber auch bei entzündlich-degenerativen Gelenkbeschwerden (aktivierte Arthrose).

Herkömmliche nichtopioide Analgetika bilden die Gruppe klassischer Schmerzhemmer, die beispielsweise auch bei akuten Hexenschüssen oder Bandscheibenvorfällen verabreicht werden. Analgetika wie NSAIDs (engl.: nonsteroidal antiinflammatory drugs) oder anders ausgedrückt, nichtsteroidale Analgetika wirken hauptsächlich im peripheren nozizeptiven System, haben aber auch einen hemmenden Einfluss auf die zentrale Schmerzverarbeitung im Zentralnervensystem. Opioide, die vor allem bei starken chronisch-degenerativen und lebensbedrohenden Krankheiten eingesetzt werden (Rheumatismus, Krebs etc.), wirken stärker zentral, also auf Rückenmarksebene und in den Schmerzzentren des Gehirns. Eine klare Abgrenzung zwischen zentraler und peripherer Wirkung, wie man früher glaubte, ist allerdings nicht möglich. Da starke Opioide im Allgemeinen nicht zum Einsatzgebiet des hier besprochenen Themas gehören, werden sie im Folgenden vor allem deshalb erwähnt, weil ihr Wirkmechanismus in etwa dem des körpereigenen Opioid-System entspricht. Auf der Grundlage dieses körpereigenen zentralen Schmerzhemmsystems wird die Effektivität diverser passiver und aktiver Maßnahmen zur Schmerzhemmung besser nachvollziehbar.

Auch die so genannten alternativen Schmerzmittel (Antidepressiva, Antiepileptika, Glukokortikoide) gehören nicht zur ersten Wahl bei der medikamentösen Hemmung des Rückenschmerzes und werden daher nur der Vollständigkeit halber erwähnt. Antidepressiva tauchen gelegentlich in der Behandlung chronischer Rückenschmerzpatienten auf, die beispielsweise an einer Verengung des Spinalkanals (Epiduralstenose) leiden. Ursache für eine solche Epiduralstenose oder Neuroforaminalstenose, die im Bereich der Nervenwurzel entsteht, ist häufig eine Bandscheibenoperation. Infolgedessen entwickeln sich gelegentlich wurzelbedingte (radikuläre) und pseudoradikuläre Schmerzen, die unter dem Begriff FBSS (engl.: failed back surgery syndrom) zusammengefasst werden. Dieses postoperative Rückenschmerzproblem spricht deutlich gegen eine operative Versorgung von Bandscheibenschäden, denn FBSS lässt sich sowohl medikamentös als auch durch andere aktive und passive Maßnahmen schwer beherrschen. Eine Kategorisierung verschiedener schmerzhemmender Substanzen liefert der WHO-Stufenplan (siehe Abbildung 3-13).

Acetylsalicylsäure und Paracetamol

Die wohl bekanntesten Mittel zur Schmerzreduktion, Acetylsalicylsäure (z. B. Aspirin, ASS-ratiopharm) und Paracetamol (z. B. ben-u-ron, Paracetamol-ratiopharm) dürfen in keiner Hausapotheke fehlen. Beide Präparate sind nicht verschreibungspflichtig. Sie werden auch deshalb nicht mehr so häufig verschrieben, weil die Zuzahlung inzwischen den tatsächlichen Preis überschritten hat. Dies hängt mit der so genannten „Aut-idem-Regelung" zusammen. Ärzten wird vom Gesetzgeber auferlegt, die jeweils günstigsten Medikamente einer Wirkstoffgruppe zu verordnen. So bedienen sich viele Bundesbürger regelmäßig (siehe Statistik zu Beginn des Kapitels) aus eigener Tasche dieser Mittel, um Kopf-, Glieder- oder Rückenschmerzen im Keim zu ersticken bzw. dem Schmerz präventiv entgegenzutreten. Leichter Zugang schützt indes vor Risiken und Nebenwirkungen nicht. Acetylsalicylsäure wirkt schmerzempfindungshemmend (analgetisch), fiebersenkend (antipyretisch) und entzündungshemmend (antiphlogistisch). Inwieweit die drei Wirkungskomponenten zum Tragen kommen, hängt von der jeweiligen Dosierung ab. Schmerz- und Fieberreduktion ist mit kleineren Dosen (0,5 bis 1 g) zu erreichen, antiphlogistische Wirkung zeigt Acetylsalizylsäure jedoch erst in höheren Mengen (2 bis 6 g pro Tag) über einen längeren Zeitraum eingenommen. Ein weiterer Effekt, der zur Empfehlung verleitet, Acetylsalizylsäure als präventives „Heilmittel" einzunehmen, ist die irreversible Hemmung der so genannten Thrombozytenaggregation. Thrombozyten sind jene Plättchen des menschlichen Blutes, die für Blutgerinnung und Blutstillung verantwortlich sind. Bei Gefäßschäden, die im Körper ständig irgendwo auftreten, sorgen Thrombozyten durch Zusammenballung (Aggregation) dafür, dass Wunden schnell geschlossen werden. Wenn diese Funktion gehemmt ist, verlieren Thrombozyten ihre Aggregationsfähigkeit. Fast überflüssig zu erwähnen ist, dass damit auch der Ablauf von Blutgerinnung und Blutstillung gestört wird.

Blut verändert unter Einfluss von Acetylsalicylsäure somit seine Viskosität. Es wird kurzzeitig dünnflüssiger. Ein Zustand, der bei einer arteriovenösen Verschlusskrankheit (AVK) positiv wäre, wenn er dauerhaft stabil bliebe. Nun haben Thrombozyten allerdings eine recht kurze Lebensdauer von lediglich zehn Tagen. Das Rückenmark produziert Thrombozyten jedoch ständig neu. Auf frische Thrombozyten hat die bestehende Dosis Acetylsalicylsäure allerdings kaum noch Einfluss. Deshalb verläuft die Wirkung des Präparates schnell im Sande. Auch die schmerzstillende Komponente

Parameter	Häufigkeit
Verlängerung der Blutungszeit	häufig
Magenschmerzen, Übelkeit, Sodbrennen	häufig
Mikroblutungen der Magenschleimhaut	regelmäßig
Größere Magenblutungen	selten
Massive, lebensbedrohende Magenblutungen	sehr selten
Nierenfunktionsstörungen	häufiger
Leberfunktionsstörungen	selten
Hemmung der Harnsäureausscheidung	regelmäßig
Allergische Reaktionen	selten
Analgetika-Intoleranz	bei Asthmatikern häufig

Tabelle 3-3: Häufigkeiten von Nebenwirkungen bei regelmäßiger Einnahme von Acetylsalicylsäure nach HACKETHAL 1985.

verpufft bereits nach etwa vier Stunden. Welche Gründe dies hat, wird im weiteren Verlauf bei der Besprechung der Prostaglandinsynthese deutlich. Demzufolge müssten Infarktgefährdete Patienten mehrmals täglich zur Aspirintablette greifen, um langfristig einen präventiven Nutzen daraus zu ziehen. Eine solche Vorgehensweise, die tatsächlich von vielen Medizinern empfohlen wird, schöpft nicht nur alle bekannten sondern auch alle unbekannten Nebenwirkungen aus – und die sind nicht so „ohne", wie es die Werbung dem Laien vermittelt (siehe Tabelle 3-3). Paracetamol wird seit 1949 als Analgetikum und Antipyretikum eingesetzt. Die Schmerzhemmung entfaltet sich überwiegend im Zentralnervensystem, weniger peripher. Von daher hat Paracetamol keinen größeren entzündungshemmenden Effekt und kann somit relativ bedenkenlos zur Schmerzhemmung bei Gewebeläsionen wie einem Bandscheibenvorfall eingesetzt werden. Störungen der körpereigenen Wundheilungsvorgänge bewirkt Paracetamol im Gegensatz zu allen anderen Analgetika nicht. Im Verhältnis zur Acetylsalicylsäure fallen auch die Nebenwirkungen eher gering aus. In seltenen Fällen entstehen Magen-Darm-Beschwerden (gastrointestinale Beschwerden), Allergien, Leberfunktionsstörungen und Analgetika-Intoleranz. Darüber hinaus wird die Thrombozytenaggregation durch Paracetamol kaum beeinflusst und die Gerinnungszeit nur unwesentlich verlängert.

Auswirkungen antiphlogistischer Analgetika

Antiphlogistika und Antirheumatika (NSAIDs) sind von ihren Anwendungsgebieten nicht zu trennen. Vorzugsweise finden sie in der Schmerztherapie bei Erkrankungen und Verletzungen des Bewegungsapparates ihren Einsatz. Deshalb ist gerade diese Medikamentengruppe in der Diskussion über akute und chronische Wirbelsäulenbeschwerden von besonderem Interesse. NSAIDs haben einen vergleichbaren Wirkmechanismus wie Acetylsalicylsäure. Der entzündungshemmende (antiphlogistische) Effekt greift allerdings deutlich stärker. Ebenfalls stärker ausgeprägt sind die Nebenwirkungen. So kommt es bei regelmäßigem Einsatz fast ausnahmslos zu erheblichen Beschwerden im Magen-Darm-Trakt, zu Kopfschmerzen, Schwindel und Ödembildung. Vor allem in Physiotherapie und Sportmedizin sind äußerlich anwendbare Antiphlogistika in Form von Salben, Cremes und Gelen ein ständiger Wegbegleiter. Voltaren, Diclofenac, arthrex, Ibuprofen, Indometacin und Piroxicam bilden die Hauptvertreter dieser Medikamentengruppe. Innerhalb der nichtsteroidalen Antiphlogistika dominiert die Substanz Diclofenac mit 65 Prozent aller Verordnungen (Stand 1999). „Mit ihnen gelingt es, den entzündlichen Prozess zurückzudrängen, die Beweglichkeit zu verbessern und den entzündlichen Schmerz zu mindern" (SCHMIDT 2000). Durch diese Aussage drängt sich die Frage auf, warum eine Entzündung überhaupt zurückgedrängt werden muss. Offensichtlich haben wir durch die vermeintlichen Erfolge der Pharma-Forschung ein vollkommen falsches Verständnis über die Zusammenhänge unseres Organismus entwickelt. Die Pharmaindustrie führt uns ständig in Versuchung, von außen in die hochkomplizierten, hormonell gesteuerten Systeme unseres Körpers einzugreifen, ohne diese überhaupt im Detail zu kennen. In diesem Punkt trifft die viel zitierte Äußerung zu: „Wir wissen, dass wir nichts wissen", oder anders ausgedrückt: „Je mehr wir wissen, desto mehr müssen wir erkennen, dass wir eigentlich nichts wissen." Warum greifen wir in die Regelkreisläufe ein? Weil uns nur ein ganz bestimmter Faktor innerhalb des Verletzungsgeschehens tatsächlich interessiert – Schmerz! Schmerz, der uns als Warnsignal dient und uns auf eine Gewebeschädigung hinweist. Die eigentliche Ursache von Rückenbeschwerden, die zu geringe Belastbarkeit, spielt in den ersten Überlegungen über geeignete Maßnahmen eine untergeordnete Rolle. Und so können Antiphlogistika weiter ihren Siegeszug antreten – mit verheerenden Auswirkungen. Denn nicht nur der Schmerz wird gehemmt, sondern auch die Entzündungsreaktion – der erste Baustein im Prozess der körpereigenen Wundheilung. Wie wir wissen, sorgt die hochkomplexe Wundheilung dafür, dass sich der Körper selbst repariert. Hemmen wir diesen Vorgang, legen wir auch unsere Selbstheilungskräfte lahm. Der Körper ist unter Einwirkung von NSAIDs definitiv nicht mehr in der Lage, seine Probleme selbst zu lösen. Die Hemmung des Schmerzes – einzig positiver Effekt, den Antiphlogistika hervorrufen – wird mit dem Aussetzen der natürlichen Wundheilungsprozesse teuer erkauft.

Bezogen auf das Thema Bandscheibenvorfall/Hexenschuss haben diese Aussagen folgende weitreichende Bedeutung: Grob erläutert, kommt es bei einer akuten Verletzung immer auch zur Zerreißung umliegender Blutgefäße und kleinster Kapillaren. Thrombozyten sorgen für einen ersten Blutpfropfen und setzen Entzündungsmediatoren wie Prostaglandine frei, die den Ausgangspunkt zur Schmerzentstehung (siehe Abschnitt Prostaglandinsynthese) darstellen. Schon nach dem ersten Verschluss beginnen Fibroblasten mit der Neuorganisation von Gewebe. Verletztes Gewebe wird weiter zerstört. VAN WINGERDEN (1998) beschreibt diesen Prozess „als wichtigste Nebenwirkung unseres Körpers." Sie dient dem Abtransport von totem Gewebe, Bakterien und anderen Fremdkörpern. Die Entsorgung übernehmen Makrophagen. Diese spezialisierten Fresszellen verdauen pathologische Organismen und Gewebereste. Auch der Bandscheibenvorfall, also das Nucleusmaterial, das durch den perforierten Anulus nach außen dringt, wird im Regelfall so verdaut – es sei denn, Antiphlogistika hemmen diesen Vorgang. Was passiert, wenn der Körper für Gewebereste keine Verwendung mehr hat? Im Normalfall transportiert er es ab. Wenn die entsorgende Funktion der Makrophagen aller-

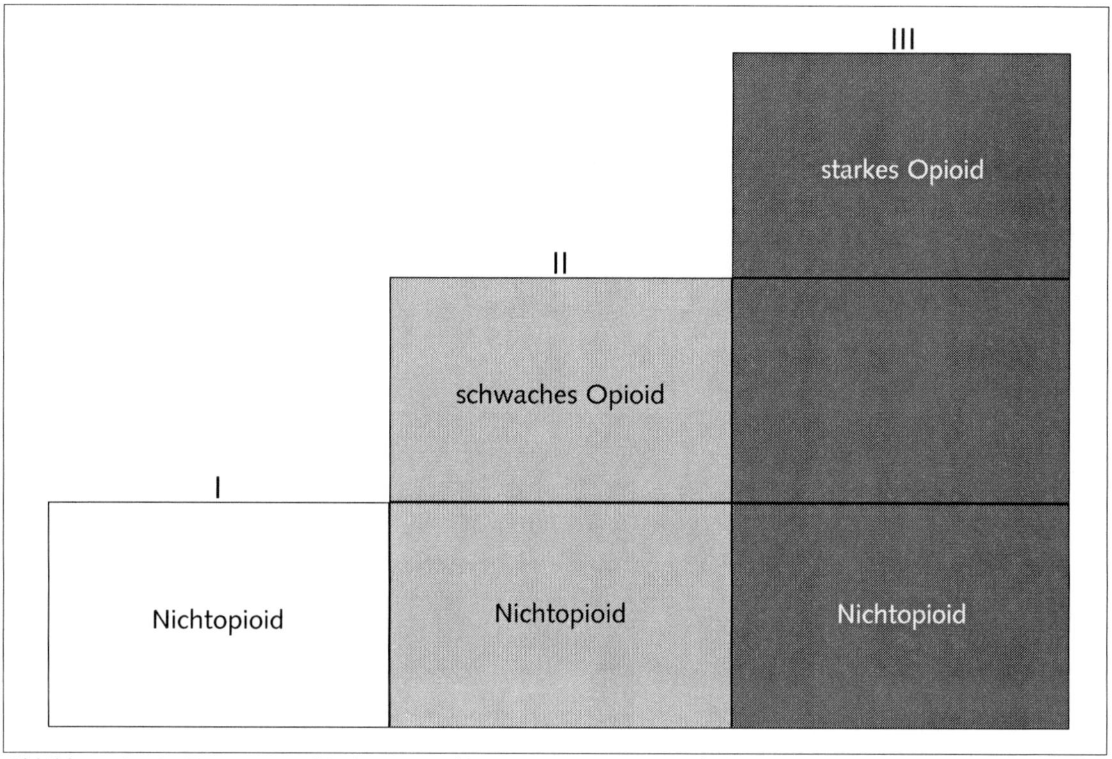

Abbildung 3-13: Einsatz verschiedener Medikamentengruppen nach dem WHO-Stufenplan.

dings blockiert wird, verkapselt der Organismus das Gewebe. Auf diese Weise verbleibt ein Bandscheibenvorfall langfristig als eingeschlossener, verhärteter Sequester im Verletzungsgebiet und kann dort gegebenenfalls spinales Nervengewebe dauerhaft irritieren.
Im Schulterschluss mit dem erwähnten Piriformis-Syndrom dürfte die Verkapselung ein weiterer Grund für die chronische Version des Rückenschmerzes sein – chronischer Rückenschmerz als Folge von Medikamentenmissbrauch! Nicht der Bandscheibenvorfall selbst stellt somit das eigentliche Problem dar, sondern der unverhältnismäßige Einsatz schmerzreduzierender Präparate und die damit verbundene Hemmung der Entzündungsreaktion! Zu einem hohen Prozentsatz ist chronischer Rückenschmerz hausgemacht. Gesundheitspolitiker sollten deshalb nicht allein über Chronikerprogramme nachdenken, sondern sich im gleichen Atemzug wenigstens die Frage stellen, weshalb so viele Menschen überhaupt chronische Syndrome entwickeln. Eine Verfehlung unserer Medizin in der Akutphase von Verletzungen?
Diese Folgerungen machen eines deutlich: Entzündungshemmung darf in der Öffentlichkeit nicht länger als positive Eigenschaft von NSAIDs gesehen werden. Alle Bewegungsexperten sind aufgefordert, dieses Image grundlegend zu verändern. Wenn wir überhaupt Medikamente für die Indikation Rückenschmerz benötigen, dann Präparate, die die Entzündung fördern. Nicht umsonst verwendet die Physiotherapie Querfriktionen bei chronischen Sehnenentzündungen. Die

Entzündung soll hierdurch neu entfacht werden, damit der Organismus die Chance erhält, den Abtransport von totem und die Reparation von verletztem Gewebe zu forcieren. Es kann nicht oft genug gesagt werden: Entzündungshemmung ist erstens der völlig falsche Begriff und zweitens der vollkommen falsche Ansatz. Ohne kritischen Umgang mit NSAIDs müssen später immense Kosten (Behandlungen, Diagnostik, Krankentagegeld) aufgewendet werden, um chronische Rückenschmerzen erträglich zu halten.

Hinsichtlich eines Hexenschusses bzw. eines Bandscheibenvorfalls wird im derzeit üblichen medikamentösen Vorgehen sprichwörtlich mit Kanonen auf Spatzen geschossen. Auch wenn der akute Schmerz groß ist, so sollten wir dem Körper doch die Ruhe geben, die er sich selbst nimmt. Wenn wir der initialen Entzündungsreaktion jedoch keine Möglichkeit einräumen, die Wundheilung mit seiner reparierenden Wirkung einzuleiten, dürfen sich weder Arzt, Therapeut noch der Patient selbst wundern, dass aus einem akuten Zustand ein chronischer wird – von der Pharmaindustrie scheint dies offensichtlich so gewollt und bewußt gesteuert zu sein! Anders kann man die Missachtung natürlicher Prozesse nicht deuten. Schwer vorstellbar, dass Mediziner und Pharmakologen Wundheilungsprozesse aus ihrem Gedächtnis gestrichen haben.

Kommt ein Präparat in Verruf, steht das nächste bereits Gewehr bei Fuß. SCHMIDT schreibt im Arzneimittelreport 2000: „1996 wurde Meloxicam (Mobec) in Deutschland zugelassen. Es gelangte schnell in die Gruppe der meistverordneten Arzneimittel, weist aber 1999 erstmals stark rückläufige Verordnungszahlen auf. Beim Bundesinstitut für Arzneimittel und Medizinprodukte (BfArM) sind zahlreiche Meldungen über gastrointestinale Nebenwirkungen (Ulkusbildung, Magen-Darm-Schädigung), schwere Hautreaktionen und anaphylaktische Reaktionen eingegangen." Die Nachweisbarkeit gesundheitsgefährdender Wirkungen bestimmter Präparate rennt der Neuentwicklung stets hinterher. Muss ein Präparat nach zähem juristischen Ringen schließlich vom Markt genommen werden, stehen vergleichbare Mittel bereits vor der Tür. So wie im Fall Vioxx und Celebrex. 1999 wurde Vioxx als neues Schmerzmittel eingeführt, Mitte 2000 folgte Celebrex. Beide Präparate werden von ihren Befürwortern als neue Erfolg versprechende Gruppe von Antiphlogistika gesehen, die entzündungshemmend wirken, ohne toxischen Einfluss auf den Magen-Darm-Trakt zu besitzen – angeblich! Gleichgültig, an welcher Stelle in der biochemischen Kette unzähliger physiologischer Abläufe Antiphlogistika letztendlich die Entzündungsreaktion hemmen, Tatsache ist: Sie wird gehemmt! Das Aussetzen der Selbstheilungskräfte kann niemals gesundheitsförderlich sein, nur weil der Schmerz nachlässt! Wie gesagt, wir sprechen hier über Rückenschmerz, nicht über Krebs oder andere lebensbedrohende Krankheiten.

Hemmung der Prostaglandinsynthese

Grundlage der schmerz- und entzündungshemmenden Wirkung nichtsteroidaler Antiphlogistika ist die so genannte Prostaglandinsynthese. Auch wenn diese Besprechung ein wenig über das hinausgeht, was wir Trainer oder Therapeuten in der täglichen Praxis benötigen, so ist es doch ungeheuer wichtig, einige physiologische Prozesse zumindest in Grundzügen zu kennen, um die Wirkung z. B. von Antiphlogistika besser nachvollziehen zu können. Solche Fakten müssen in die gesundheitsberatende Tätigkeit einfließen. Sie helfen,

dass Verhalten von Patienten/Kunden (auch das eigene!) im allzu leichtfertigen Umgang mit Schmerzmitteln zu verbessern.
Prostaglandine (PG) lautet die Sammelbezeichnung für hormonähnliche Substanzen (Gewebehormone, Mediatoren), die in ihrer Struktur nur geringfügig voneinander abweichen. PGs befinden sich überall in menschlichem Gewebe, vor allem in Organen und Keimzellen. Ihre Wirkungen sind vielfältig. In einem gesunden Organismus haben PGs Einfluss auf die Wirkung von Katecholaminen (Adrenalin, Noradrenalin, Dopamin), auf den Tonus der glatten Muskulatur und das kardiovaskuläre System in Form von blutdrucksenkenden bzw. -steigernden Effekten, hemmen die Thrombozytenaggregation und setzen Gewebehormone bestimmter Organe (Schilddrüse, Nebennierenrinde, Eierstöcke) frei. In pathophysiologischen Situationen, also bei Erkrankungen bzw. Verletzungen wie dem akuten Prolaps, spielen Gewebehormone eine Hauptrolle in der Entstehung von Fieber, Schmerz und Entzündungsprozessen. Alle chemischen Mediatoren werden von Mastzellen gespeichert, deren Quelle Stammzellen des Knochenmarks sind. In Entzündungsreaktionen setzen Mastzellen primäre (Histamin, Heparin etc.) und sekundäre Mediatoren (Prostaglandine, Leukotriene) frei, deren Zusammenwirken anschließend das schmerzaufnehmende (nozizeptive) System erregt.
Die Vorstufe der Prostaglandinsynthese bildet die vierfach ungesättigte Fettsäure Arachidonsäure, die aus Phospholipiden der Zellmembran freigesetzt wird. Aus dem Arachidonsäurezyklus entstehen über chemische Prozesse die einzelnen Prostaglandine wie PGE_2, PGF_2, Thromboxan und Prostazyklin. Parallel dazu zeichnet die Arachidonsäure noch für eine weitere Synthese verantwortlich, aus der so genannte Leukotriene hervorgehen. Auch auf diesem biochemischen Zweig entfalten verschiedene Analgetika ihren Wirkmechanismus (siehe Abbildung 3-16). Leukotriene sind prostaglandinähnliche Mediatoren, die im Arachidonsäurezyklus durch das Enzym Lipoxigenase produziert werden. Auch diese Gewebehormone wirken bei entzündlichen Prozessen. In Zusammenarbeit mit Prostaglandinen verstärken Leukotriene die durch Histamin und Bradykinin ausgelöste Ödembildung und den Schmerz (siehe Abbildung 3-15). Prostaglandine und Leukotriene sind selbst wenig schmerz- und entzündungsauslösend. Deshalb werden sie als sekundäre Mediatoren bezeichnet. Sekundäre Mediatoren schalten ihre Wirkung auf die primären Mediatoren Histamin, Bradykinin und Serotonin auf. In einer Art Koproduktion wird so die Entzündung wie auch die Ausdehnung der Gefäße (Vasodillatation) als Voraussetzung für die Ödembildung gefördert (vgl. HANDWERKER 1976).
Viele Analgetika sind organische Säuren. Damit die Arachidonsäure im ersten Schritt des Zyklus zum Zwischenprodukt PGG_2 oxidiert werden kann (siehe Abbildung 3-16), muss diese essentielle Fettsäure durch ein bestimmtes Enzym gebunden werden. Dieses Enzym, die Cyclooxigenase, stellt den Schlüssel in der entzündungshemmenden Wirkung von NSAIDs dar! Analgetika konkurrieren mit der Arachidonsäure um die Bindungsstelle der Cyclooxigenase. Hierdurch wird sowohl die Bildung von Prostaglandinen als auch von Leukotrienen gehemmt. Die fehlende Freisetzung dieser Mediatoren verhindert die schmerzverstärkende Wirkung auf Histamin, Bradykinin und Serotonin. Cyclooxigenase-Hemmung wird nicht nur durch nichtsteroidale Antiphlogistika (NSAIDs) hervorgerufen, sondern auch durch das anti-

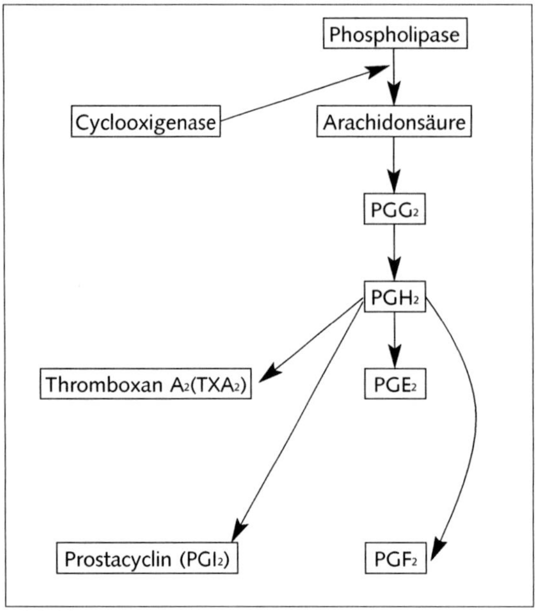

Abbildung. 3-14: Grundzüge der Synthese verschiedener Prostaglandine.

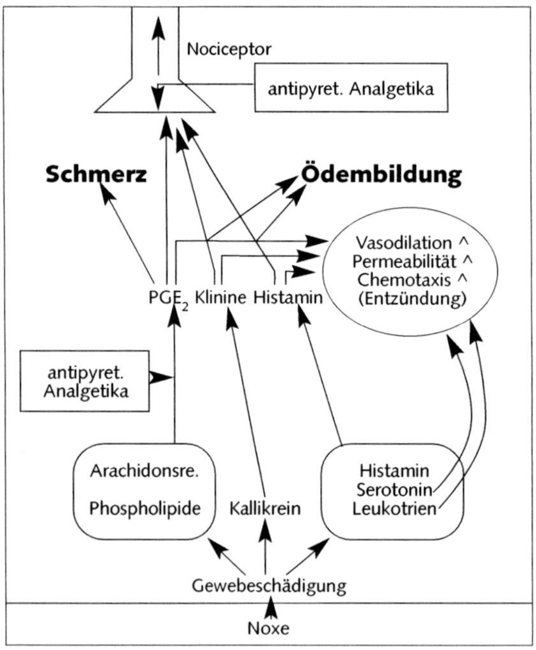

Abbildung 3-15: Vereinfachte Darstellung der peripheren Nozizeption und der Wirkungsweise antipyretischer Analgetika.

pyretische Analgetikum Acetylsalicylsäure. Infolgedessen sollte man Acetylsalicylsäure nicht als derart harmlos hinstellen, wie es in der Öffentlichkeit den Anschein erweckt. Aufklärung ist dringend erforderlich. Ebenso sollten sich Verantwortliche über die Einführung einer Rezeptpflicht Gedanken machen. Dann würde zumindest die erschreckend hohe Quote von Verbrauchern reduziert, die Acetylsalicylsäure als präventives Herz-Kreislauf-Mittel betrachten.

Im Falle von Paracetamol sieht die Sachlage etwas anders aus. „Niedrige Konzentrationen stimulieren, höhere hemmen die Prostaglandinsynthese. Hierfür scheint die Eigenschaft des Paracetamols als Radikalfänger verantwortlich zu sein" (HACKETHAL 1985). Paracetamol besitzt in geringer Konzentration offensichtlich einen positiven Effekt auf die Stimulierung der Entzündung. Wo allerdings hier die Grenzen liegen, lässt sich nur schwer beurteilen. Auf der sicheren Seite befindet sich in jedem Fall derjenige, der von entzündungshemmenden Präparaten Abstand nimmt – soweit dies erträglich ist.

Das Schlüsselenzym Cyclooxigenase dient der Pharmaforschung als Ansatzpunkt, nach noch wirksameren Entzündungshemmern zu suchen, die nicht die unerwünschten Nebenwirkungen, vor allem auf den Magen-Darm-Trakt, zeigen. Nebenwirkungen entstehen deshalb, weil zwei unterschiedliche Cyclooxigenase-Enzyme existieren, Cyclooxigenase-1 (kurz: COX-1) und Cyclooxigenase-2 (kurz: COX-2). Während COX-2 in der Hauptsache die Protaglandinsynthese in den Entzündungszellen hemmt, blockiert COX-1 die Synthese in anderen Körperzellen, z. B. in der Magenschleimhaut. Mikroverletzungen im besonders empfindlich reagierenden Magen-Darm-Trakt können unter COX-1-Einfluss nicht ausrei-

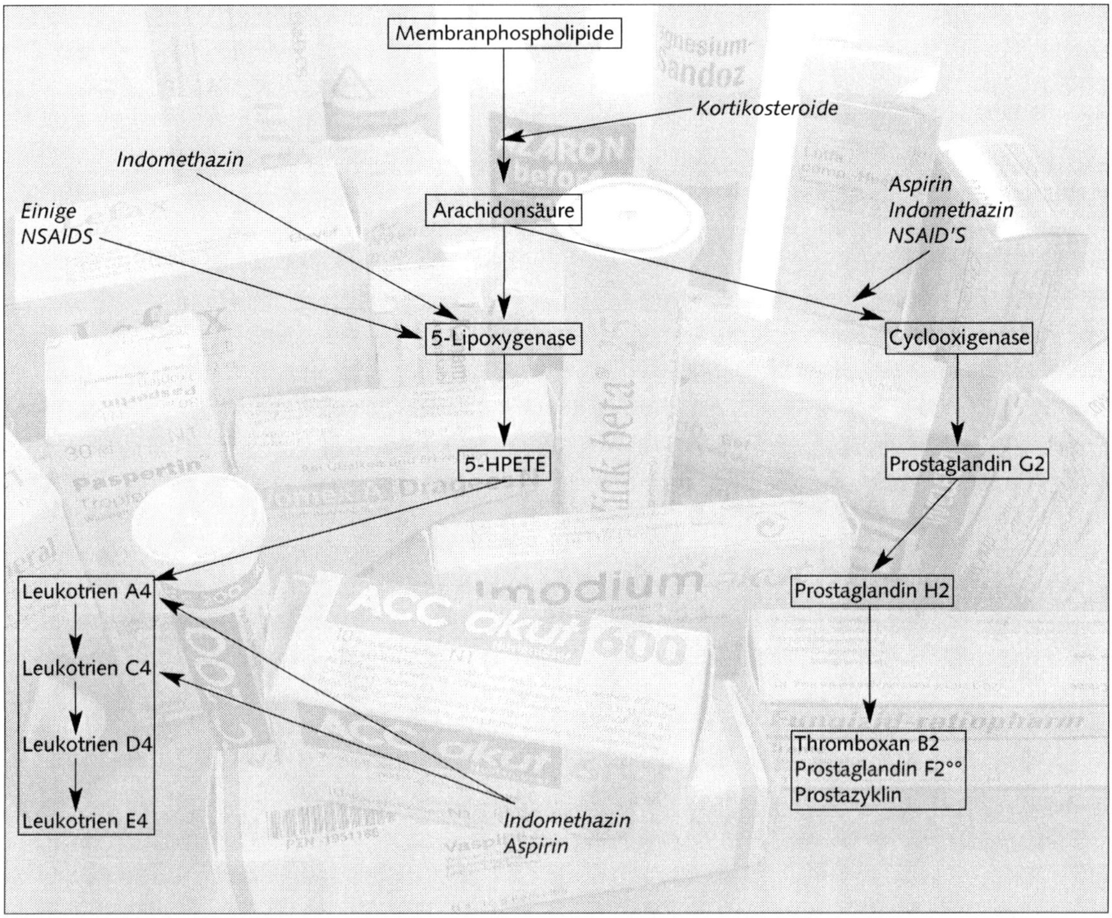

Abbildung 3-16: Die Wirkung bestimmter Medikamente auf den Arachidonsäurezyklus.

chend repariert werden. Aufgrund häufig auftretender Gastropathien verschreiben Ärzte in der Regel Kombinationspräparate, wie z. B. Arthrotec, dass sich aus Diclofenac und Misoprostol zusammensetzt. Letztgenanntes Präparat soll die Nebenwirkungen von Diclophenac abdämpfen. Allerdings zeigt auch Misoprostol – wie sollte es anders sein – wiederum unerwünschte Reaktionen. Ein Teufelskreis, vergleichbar mit dem Missbrauch leistungsfördernder Substanzen (Doping) im Hochleistungssport. Als extremes Negativbeispiel sorgte die Geschichte von Andreas Münzer vor einigen Jahren für Aufregung. Der Profi-Bodybuilder musste so viele dämpfende Mittel einnehmen, dass Mediziner bei der Obduktion der Leiche kaum noch Organe fanden.

Angeblich sollen neuere Medikamente wie die erwähnten Vioxx und Celebrex bei gleicher Effizienz hinsichtlich Entzündungshemmung und Schmerzreduktion schonender zu Werke gehen. Studien werden dies vor Markteinführung signifikant bestätigt haben, sonst hätten diese Mittel keine Zulassung erhalten. „Traue allerdings keiner Statistik, die du nicht

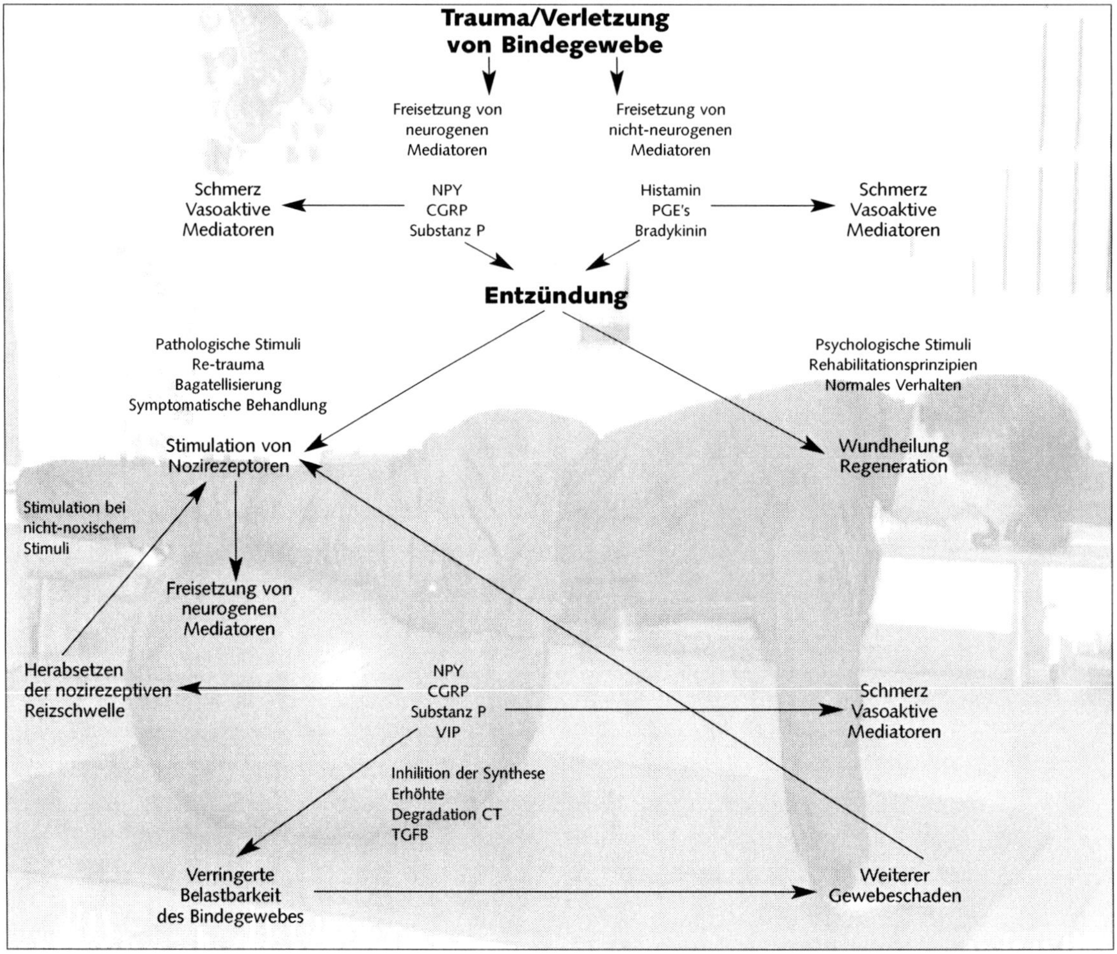

Abbildung 3-17: Der Teufelskreis von Verletzung und Gewebeschaden (modifiziert nach v. Wingerden).

selbst gefälscht hast", lautet ein bekannter Spruch in Fachkreisen. Skepsis gegenüber vermeintlich besseren Wirkstoffkombinationen ist immer angebracht, auch wenn die Ergebnisse allem Anschein nach noch so wasserdicht sind. Irgendwann taucht plötzlich wie Phönix aus der Asche eine unabhängige Studie auf, die die Gefährlichkeit dieser Präparate nachweist, so wie dies vor kurzem bei der Hormonersatztherapie geschehen ist. Die Crux: Ein Gegenbeweis dauert in der Regel so lange, dass die erwirtschafteten Umsätze die Entwicklungskosten längst profitabel überschritten haben. Juristische Verzögerungstaktiken und geschickte Öffentlichkeitsarbeit machen dies möglich! Wie viele Menschen dafür mit einem Teil ihrer Gesundheit zahlen, lässt sich nur erahnen (Stichwort: Lipobay-Affäre). Ähnliche Verhältnisse existieren im Hochleistungssport. Die Nachweisbarkeit leistungsfördernder Substanzen hinkt der Neuentwicklung stets hinterher. Auf diese Weise behalten viele durch Dopingmissbrauch erzielte Rekorde unter dem Deckmantel fehlender bzw. nicht zugelassener

Analytik ihre Gültigkeit. Wie auch immer man Schmerzpräparate konzipiert, dosiert oder kombiniert, unter dem Strich steht immer eine Liste unkalkulierbarer, gesundheitsschädlicher Effekte, die nicht nur zum Nachdenken veranlasst, sondern auch zur gezielten Aufklärung. Dies ist eine Herausforderung, der wir uns Trainer und Therapeuten stellen müssen!

Wirkmechanismus von Opioid-Analgetika

Auch wenn Opioid-Analgetika in Bezug auf akute und chronische Rückenbeschwerden eine eher untergeordnete Rolle spielen, so ist doch ihr Wirkmechanismus im Hinblick auf eine naturheilkundlich basierte Therapie hochinteressant. Denn neben der beschriebenen peripheren Schmerzhemmung unterstreicht ihre Wirkungsweise die Existenz zentralnervöser Hemmsysteme im Zentralnervensystem. Die Entdeckung der Morphinrezeptoren im ZNS, der Endorphine und Enkephaline, oder anders ausgedrückt, der so genannten endogenen Opioidpeptide (1975) hat die Schmerztherapie auf eine ganz neue Basis gestellt. So ist eine klare Abgrenzung zwischen dem peripheren nozizeptiven System und schmerzunterdrückenden Systemen im ZNS heute nicht mehr gültig, denn Morphinrezeptoren konnten überall im Körper, vor allem in den Organen, nachgewiesen werden. Allerdings scheint die zentrale Konzentration wesentlich höher zu sein. Studien (z. B. CHANG et al 1979) belegen hohe Konzentrationen von Morphinrezeptoren im Rückenmark und vor allem in Hirnarealen, die in Beziehung zum limbischen System stehen. Das limbische System stellt die übergeordnete Steuerungszentrale des gesamten autonomen (vegetativen) und hormonellen (endokrinen) Regulationssystems dar und wird deshalb als emotionales Hirn bezeichnet. Irgendwo hier liegt auch der schmerzhemmende Erfolg der Akupunktur

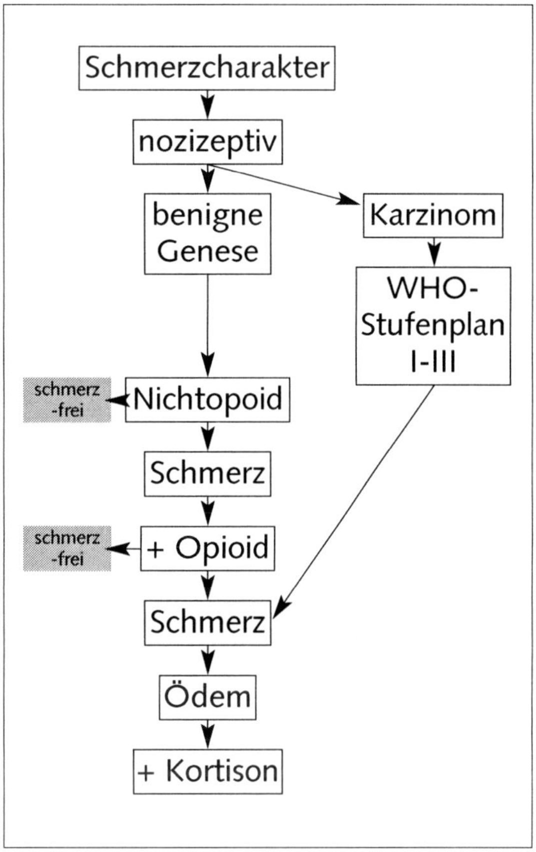

Abbildung 3-18: Einsatz von Medikamenten in der chronischen Schmerztherapie.

verborgen – auch wenn sich die hauchdünnen Nadeln letztendlich „nur" als Placebo erweisen sollten. Placebo heilt oft effektiver und vor allem schonender. Letztendlich ist nur das Ergebnis entscheidend. Und das Resultat sollte die Aktivierung der Selbstheilungskräfte sein. Dies geschieht durch Akupunktur offensichtlich häufig. Der Körper bleibt hierdurch frei von schädlichen Nebenwirkungen! Alternative Heilmedizin wurde noch vor kurzem von der klassischen Medizin ins Reich der Scharlatane verwiesen, während gesundheitsschädigende Medikamente legal, rezeptfrei und ohne große finanzielle Belastung erhältlich sind!

Opiate sind Analgetika, die sich chemisch vom Morphin ableiten. Morphin wird aus dem Saft des Schlafmohns gewonnen , der darüber hinaus noch andere analgetische Substanzen wie z. B. Codein enthält. Aus Codein entwickelt man schwach wirkende Opioide, die bei chronischen Schmerzen uneffektiv sind, da ihr Wirkzeitraum nur ganze vier Stunden beträgt. Länger, nämlich acht bis 12 Stunden wirkt Dihydrocodein (z. B. DHC Mundipharma). Grundsätzlich hat Codein eine stärkere Verstopfung (Obstipation) zur Folge als Morphin. Zu den schwachen Opioiden zählen Tramadol und Tilidin. Tramadol (z. B. Tramal, Tramundin retard) zeichnet sich durch eine kurze Wirkungsdauer und häufig verbundene Übelkeit aus. Ähnlich, jedoch schneller, wirkt Tilidin (z. B. Valeron N). Die Nebenwirkungsliste reicht von Übelkeit über Schwindel und Euphorie bis zu beeinträchtigter Reaktionsfähigkeit. Um den Nachteil der kurzen Wirkungsdauer einzugrenzen, entwickelte die Pharmaindustrie eine Retardtablette, die ihre schmerzhemmenden Substrate schrittweise an den Körper abgibt.

Der getrocknete Saft des Mohns, das Opium, ist der Menschheit nicht erst seit der Drogenzeit einer gewissen Christiane F. bekannt. Seit Jahrhunderten benutzen Menschen Opium als Schmerz- und Schlafmittel. Seit 1803 steht Morphin zur Verfügung, da es gelungen war, Morphin aus Opium zu isolieren. Bis zum Ende des 19. Jahrhunderts gehörte Opium in Europa und den USA zur gewöhnlichen Volksmedizin, die in jedem Tante-Emma-Laden für kleines Geld erhältlich war. Die Menschen damals, sowohl Erwachsene als auch Kinder, nahmen dieses Naturprodukt nicht nur als Schmerzmittel, sondern auch für das tägliche Wohlbefinden und als Schlaftrunk – so wie heutzutage einige Ärzte Acetylsalicylsäure empfehlen.

Lokalisation	**Effekt**
Limbisches System	Hemmung des Schmerzerleidens Tranquillizer-Effekt
Mittelhirn	Aktivierung deszendierender schmerzhemmender Systeme
Rückenmark	Segmentale Hemmung aszendierender, nozizeptiver Impulse

Tabelle 3-4: Komponenten der analgetischen Wirkung von Morphin (nach HACKETHAL 1985).

Im Gegensatz zu nichtopioiden Analgetika hat Morphin eine Komponente, die auf die Psyche einwirkt. So berichtet HACKETHAL (1985), dass Patienten unter Einfluss von Morphin zwar den Schmerz noch lokalisieren konnten, dass aber der Leidensdruck nachließ. Man schreibt diesen Tranquilizer-Effekt (beruhigend, schlaffördernd, muskelentspannend) dem limbischen System zu. Dabei kommt es zu Benommenheit, Lösung von Angst und Spannung, Konfliktabschirmung und Wärmegefühl. Zudem sind Konzentration und Leistungsfähigkeit stark eingeschränkt. Bei Schmerzpatienten werden diese Auswirkungen von der schmerzlösenden Wirkung überlagert, so dass „physisch gesunde" Drogenabhängige von der emotionalen Wirkung stärker betroffen sind. Schmerzforscher (z. B. HUSEBO 2000) sind deshalb der Ansicht, dass es bei Krebspatienten nicht zu einer psychischen Abhängigkeit von Morphin kommt, weil diese Patienten kein Verlangen nach den psychischen Effekten haben.

Weiterhin wurde dem Morphin nachgewiesen (LEWIS und LIEBESKIND 1983), dass es auch absteigende (dezendierende) schmerzhemmende Systeme aktiviert, die ihren Ausgang vom Mittelhirn nehmen und direkt in die einzelnen Spinalsegmente einstrahlen, wo sie aufsteigende nozizeptive Afferenzen hemmen. Des Weiteren entfaltet Morphin auch auf der Ebene der Spinalsegmente selbst seine analgetische Wirkung (segmentale Hemmung), wie bereits zu Beginn dieses Abschnitts erwähnt. Dennoch wird Opium im Allgemeinen nicht bei chronischen Rückenschmerzen berücksichtigt, weil es am besten auf akute Gewebedefekte anspricht. Sinnvoller wäre ein Einsatz beim akuten Bandscheibenvorfall, wenn nicht die psychische Beeinträchtigung hinzu käme. Der gravierende Nachteil den NSAIDs mit sich bringen, nämlich in die natürliche Wundheilung einzugreifen, entsteht durch Morphin nicht.

Opiate und Katecholamine (Endorphin, Enkephalin) setzen also sowohl im Rückenmark als auch im Hirnstamm an. Es ist nicht aus der Luft gegriffen, auch Sport in gewisser Weise als Droge zu bezeichnen, denn Bewegung sorgt für eine Ausschüttung von Endorphinen, die einen adäquaten schmerzhemmenden Wirkmechanismus wie Morphin entfalten. Die zentralnervöse Wirkung körpereigener Hormone bestätigt den Satz vieler Kunden/Patienten: „Wenn ich mich bewege, tut mir nichts mehr weh!" Für die meisten Rückenschmerzpatienten ist Bewegung der effektivste Schmerzhemmer. Prävention muss deshalb über Training erfolgen und nicht über die Einnahme fragwürdiger Präparate, deren Nebenwirkungen wir nur zu einem geringen Prozentsatz kennen – ein schon fast schizophrener Irrglaube, der auf dem Trägheitstrieb des Menschen basiert! „Aktiv vor passiv" sollte die Prämisse eines jeden Trainers/Therapeuten lauten, der seinen Beruf ausübt, um zur Gesunderhaltung bzw. zur Verbesserung eines Gesundheitszustandes beizutragen.

Weitere schmerzstillende Substanzen seien an dieser Stelle der Vollständigkeit halber erwähnt. So werden Antidepressiva (Saroten, Aponal) dann eingesetzt, wenn andere Schmerzmittel nicht oder nicht mehr wirken – vor allem bei chronischen Schmerzen. Auch Antidepressiva besitzen sowohl psychische als auch physische Nebenwirkungen, die nicht zu unterschätzen sind. Nur zwei Beispiele sind Müdigkeit und Herzrhythmusstörungen. Antidepressiva werden gelegentlich bei chronischen Rückenschmerzpatienten in Erwägung gezogen, die beispielsweise an einer Spinalkanalstenose leiden.

Glukokortikoide, unter Sportlern besser bekannt als Kortison (Kortikoide), werden aufgrund ihrer raschen Wirkung, insbesondere bei Ödemen und Entzündungen, sowie in der Behandlung rheumatischer Beschwerden benutzt – nicht so häufig im Problemfeld Wirbelsäule. In der Therapie chronischer Sportverletzungen ist der Gebrauch von Kortikoiden dagegen häufig. Dauerhafte Einnahme zieht unkontrollierbare Nebenwirkungen nach sich, die u. a. zur Osteoporose führen! Nebenwirkungen überwiegen bei weitem dem tatsächlichen Nutzen. Ähnlich wie NSAIDs wirkt Kortison nicht problem- sondern symptomlösend. Glukokortikoide hemmen ebenfalls den Arachidonsäurezyklus. Im Gegensatz zu NSAIDs setzt Kortison den Hebel allerdings noch früher an. So blockieren Glukokortikoide bereits die Freisetzung von Arachidonsäure aus den Phospholipiden der Zellmembran. Da hierdurch die Prostaglandinproduktion zum Stillstand kommt, wird die Schmerzwahrnehmung unterdrückt – leider auch die natürliche Entzündungsreaktion mit katastrophalen Folgen für die Gewebereparatur.

Einfluss der Ernährung auf die Entzündung

Anstatt die natürliche Entzündungsreaktion zu hemmen, wie dies in den meisten Fällen akuter Rückenbeschwerden geschieht, sollte alles dafür getan werden, die körpereigene Wundheilung zu fördern bzw. für einen unbeeinträchtigten Ablauf zu sorgen. Hierfür ist innerhalb der ersten drei Tage zum einen Ruhe nötig, zum anderen muss auch die Ernährung ihren Beitrag zur schnellen Gesundung leisten. Eigentlich überflüssig zu erwähnen ist, dass unsere Gesundheit von der täglichen Zufuhr essenzieller Nahrungsbestandteile abhängt. Wenn bestimmte Stoffe nicht in ausreichender Menge vorhanden sind, können die körpereigenen Systeme nicht optimal funktionieren. VAN WINGERDEN (1998) vergleicht dieses Naturgesetz mit einem Kraftfahrzeug: „Wenn man das falsche Benzin tankt, fährt ein Auto auch nicht sauber. Nur ist es im Körper viel komplizierter." Ein schlechter Ernährungszustand zeichnet für eine verminderte Immunreaktion verantwortlich. In diesem Fall ist die Infektions- und Entzündungsphase verlängert und die Makrophagen-Aktivität herabgesetzt, so dass Erreger und Fremdkörper nicht ausreichend unschädlich gemacht (phagozytiert) werden können. Diese Voraussetzungen schränken auch das Abtöten von Tumorzellen ein!

Ohne einen Anspruch auf Vollständigkeit zu erheben, so sollen doch einige wenige Aspekte in diesem Buch angesprochen werden, die für die Entzündungsreaktion von nicht unerheblicher Bedeutung sind. Da, wie wir inzwischen wissen, innerhalb der primären Entzündungsreaktion Prostaglandine gebildet werden, die den Schmerz verursachen bzw. verstärken, sollten in der akuten Phase alle Lebensmittel gemieden werden, die Prostaglandin vom Typ 2 (PGE_2) produzieren. Hierzu zählen alle tierischen Fette, die in PGE_2 umgebaut werden und demzufolge die Schmerzwahrnehmung potenzieren. Viele Experten sind ohnehin der Meinung, dass Fleisch nicht zur menschlichen Ernährung gehört.

Ein Mangel an Vitamin C wirkt sich am auffälligsten auf die Wundheilung aus. Ascorbinsäure spielt eine führende Rolle in der Bildung der Aminosäuren Lysin und Prolin. Beide Eiweiße sind die stabilisierenden Hauptbauträger von Kollagen. Nach einem Bandscheibenvorfall stellt die Reparation der perforierten Kollagenstrukturen des äußeren Faserrings das wichtigste Ziel dar, um die Belastbarkeit der betroffenen Bandscheibe mittelfristig zurückzugewinnen. Zusätzliche Supplementierung von Vitamin C, um einen fördernden Effekt auf die Wundheilung zu erzielen, scheint allerdings nicht notwendig zu sein. Ebenso wie die Industrie behauptet, ein Mangel an Vitaminen und Mineralien stelle die Ursache verschiedener Erkrankungen dar, könnte die Gegenbehauptung lauten: Vielleicht setzt der Körper die vermeintlichen Mangelerscheinungen sogar als eine Art Schutzreaktion ein, um weitere Gewebedefekte zu verhindern? Bewiesen ist in beide Richtungen nichts. Über Vitaminpräparate muss man ohnehin nicht lange diskutieren, denn ob sie vom Körper aufgenommen werden, ist äußerst fraglich. Berechtigte Zweifel sind in jedem Fall angebracht. Wer dennoch daran glaubt, sollte sein schlechtes Gewissen weiterhin mit einer

Brausetablette beruhigen. Schaden tut es nur der Haushaltskasse. Wenn wir allerdings von aktiver statt passiver Therapie sprechen, müssen wir auch der natürlichen Ernährung den Vorzug gewähren. Denn mit hoher Wahrscheinlichkeit haben natürliche Vitamin-C-Träger wie Zitrusfrüchte, Tomaten, Kiwi, grünes Gemüse und roter Paprika eine bessere Bioverfügbarkeit als künstliche Produkte.

Natürlich versucht die Industrie den Nutzen industriell hergestellter Substitute positiv und zweifelsfrei zu vermarkten. Verständlich, denn auch in diesem Wirtschaftszweig müssen Umsätze erzielt werden. Und mit einer Marketingstrategie, die der Bevölkerung einen Mangelzustand vergaukelt, läßt sich gutes Geld verdienen. Ob der Körper es braucht, steht auf einem ganz anderen Papier. Ein süffisantes Beispiel von VAN WINGERDEN (1998) bekräftigt die Kritik an Vitaminpillen und Eiweißpulvern: Ein Marktführer auf dem Gebiet der Nahrungsergänzung behauptete 1993 im holländischen Fernsehen, in den Niederlanden würden Nahrungsergänzungsmittel in den kommenden Jahren das Niveau der USA erreichen. Da die Volksgesundheit in den USA nicht besser ist als in Holland, erübrigt sich die Antwort auf die Frage, warum man mit Supplementierung aufhören sollte, bevor man begonnen hat, viel Geld aus dem Fenster zu werfen. Unabhängig davon, wie jeder Einzelne zur Vitamin-Supplementierung steht, eine Maßnahme sollte man in jedem Fall ergreifen: den Haushaltszucker konsequent aus dem Speiseplan verbannen, denn weißer Zucker ist ein Vitaminräuber!

Eine entzündungshemmende und somit schmerzreduzierende Wirkung erzielen essenzielle Fettsäuren. Linolsäure führt über Gammalinolsäure zu einer Umsetzung in PGE_1. Diese Reaktion wird durch Zucker, Alkohol und Fleisch gestört. Im Gegensatz zu PGE_2 wirkt PGE_1 entzündungshemmend. PGE_1 mildert somit die Schmerzentstehung während der Entzündung natürlich ab. Insofern könnte man von einem weiteren, nahrungsbedingten antiphlogistischen System sprechen. Wenn ein Mangel an essenziellen Fettsäuren und ein hoher Konsum von Fleischprodukten vorherrscht, verschiebt sich das Verhältnis zwischen PGE_1 und PGE_2 deutlich zugunsten des schmerzfördernden PGE_2. Die Waage hängt auf Seiten des Schmerzes durch. Da unsere tägliche Fettaufnahme eigentlich zu 15 Prozent aus essenziellen Fettsäuren bestehen sollte, der Durchschnitt in Europa aber nur bei etwa einem Prozent liegt, ist es ohnehin sinnvoll – unabhängig von der Entzündungsreaktion –, dem Körper vermehrt essenzielle Fettsäuren anzubieten. Linolsäure steckt vor allem in pflanzlichen Ölen. Als Bratensubstanz eingesetzt, denaturiert Olivenöl jedoch, so dass kaltgepresste Öle vor allem nicht erhitzt auf Salaten etc. wirkungsvoll zur Aufnahme von Linolsäure beitragen. Die Eikosapentoidsäure, eine weitere essenzielle Fettsäure, die sich vor allem in Fisch und Meerespflanzen befindet, führt zu PGE_3 – einem Prostaglandin mit ähnlicher antiphlogistischer Wirkung wie PGE_1. Überdies führt PGE_1 zur Abnahme der Leukotrien-Produktion. Offensichtlich ist die Eikosapentoidsäure gerade bei entzündlichen Erkrankungen wirksam. Zumindest im Rahmen des Verletzungs- bzw. Entzündungsgeschehens sollten Patienten/Kunden die erwähnten Aspekte in ihrem Ernährungsverhalten berücksichtigen. Ob sie es tatsächlich tun, entzieht sich im Allgemeinen unserer Aufgabe. Es sei denn, wir ziehen eine professionelle Ernährungsberatung hinzu. Wie man am Einfluss der Nahrung auf den Schmerz sieht, stellt Ernährungstherapie eine wichtige Säule dar, die in jede ganzheitliche Gesundheitsberatung gehört.

4. VORTEILE DES FREIHANTELTRAININGS

4.1 Maschinen- versus Freihanteltraining

Weisheiten der Werbung

Im Zusammenhang mit präventivem/rehabilitativem Training werden die Vor- und Nachteile stationärer Krafttrainingsmaschinen im Vergleich zu Freihanteln äußerst kontrovers diskutiert. Bei genauerer Betrachtung fällt allerdings auf, dass Gerätetraining vor allem dort Befürworter findet, wo wirtschaftliche Interessen damit verknüpft sind. Wer teure Maschinen verkaufen möchte, wird die Nachteile verständlicherweise nicht in die Öffentlichkeit tragen. Diese Vorgehensweise lässt sich mit dem Vertrieb von Medikamenten vergleichen. Vermeintlich positive Wirkungsweisen schmücken plakativ die Schaufenster von Apotheken. Nebenwirkungen werden lediglich klein gedruckt auf Beipackzetteln zusammengefasst. Dass dies ohnehin kein Patient ernsthaft liest, weiss auch die Pharmaindustrie – vor allem dann, wenn der Schuh drückt bzw. der Hausarzt ihm das Medikament mit bestem Wissen und Gewissen verschreibt.

Natürlich kann man Vorteile herausarbeiten, sie vermarkten und auf wissenschaftliche Untersuchungen verweisen, die womöglich noch selbst in Auftrag gegeben wurden. Aber „traue keiner Untersuchung, die du nicht selbst gefälscht hast!“, lautet ein Spruch in jenen Fachkreisen, die sich tagtäglich mit Wissenschaft beschäftigen. Jeder, der einmal eine solche Arbeit verfassen mußte, weiß, wie eine Statistik geschönt werden kann, um die aufgestellte Hypothese tatsächlich zu beweisen. Deshalb sollten alle Weisheiten, die in der Werbung verkauft werden, mit höchster Vorsicht genossen werden. Pauschalisierte Aussagen sind nicht nur oft undifferenziert, sondern auch leicht angreifbar. Deshalb kann auch niemand behaupten, seine Methode, sein Präparat, seine Behandlungsform sei die Lösung aller Rückenprobleme. Diesen Anspruch erhebt auch das Medizinische Freihantel-Trainingssystem (MFT) nicht. Die richtige Mischung macht´s!

Um zu einer Überzeugung zu gelangen, ist eine differenzierte, diverse Parameter berücksichtigende Betrachtungsweise nötig. Sowohl Maschinentraining als auch mehrdimensionales Training mit freien Gewichten haben Pro und Contra. Unter dem Strich liegen die Vorteile allerdings eindeutig auf Seiten des Freihanteltrainings. Dies belegen nahezu alle unabhängigen Aussagen der Sportwissenschaft. Verständlicherweise sehen dies Gerätehersteller und alle, die in Fitness und Therapie finanziell davon profitieren, anders – ohne trainingswissenschaftliche Grundlage! Die folgenden Ausführungen nehmen die einzelnen Faktoren näher unter die Lupe.

Parameter: Koordination

Koordination beschreibt das Zusammenspiel aller Rezeptoren, die eine Bewegung analysieren und kontrollieren. Koordination stellt sich immer spezifisch dar, d. h. eine Übertragbarkeit bestimmter Bewegungsprogramme existiert nicht. So fördert beispielsweise ein Radtraining mit hoher Trittfrequenz nicht die Frequenzschnelligkeit eines Sprinters. Trainingsgeräte geben den gesamten Bewegungsablauf vor. Training an Maschinen erfolgt in der Regel in nur einer Bewegungsachse. Hierdurch werden nur bestimmte Muskelbereiche intensiv belastet. Eine Aktivierung von Muskelketten findet dabei nicht statt. Freihanteltraining hingegen fordert koordinative Aspekte in allen anatomischen Ebenen. Der Transfer zu Alltagsbewegungen ist insofern herstellbar, da Bewegung und Stabilität kombiniert angesprochen werden.

Parameter: Balance

Unter Balance versteht die Sportwissenschaft das Aufrechterhalten des Gleichgewichts unter Einfluss von Störfaktoren. Balance ist die Voraussetzung für eine gute Koordination, die wiederum Sicherheit im Alltag gibt. Aus diesem Grund hat Balancetraining insbesondere im Alterssport eine herausragender Bedeutung. Gerätegestütztes Training spricht das Gleichgewichtsorgan im Ohr höchstens in dem Moment an, wo der Trainierende aufsteht, um das Gerät zu wechseln. Meistens führt der Trainierende seine Übungen zudem noch in sitzender Position aus. Eine Haltung, die Bürotätige bereits den ganzen Tag über einnehmen müssen. Freihantelübungen indessen regen das Gleichgewichtsorgan durch dreidimensionale Bewegungsmuster auf höchstem Niveau an.

Parameter: Stabilität

Stabilität drückt die Standfestigkeit von Gelenken aus. Gelenkstabilität wird unter anderem durch Erhöhung des Muskeltonus erreicht. Zwar erfüllen Trainingsgeräte diese Voraussetzung, jedoch unter passiver Stabilisierung der Gelenke. Das bedeutet: Die Gelenke des Trainierenden brauchen aktiv kaum Stabilisierungsarbeit zu leisten. Von daher stellt Maschinentraining keinen nennenswerten Transfer zwischen Muskeltonuserhöhung und aktiver Gelenkstabilisierung her. Viele Gerätehersteller stellen passive Stabilität indes als Vorteil heraus. Auf diese Weise sollen Kunden/Patienten angeblich gefahrloser trainieren können. Für die Gelenke stellt dieser vermeintliche Vorteil in Wirklichkeit ein erheblicher Nachteil dar. Betreiber kommerzieller Fitnessanlagen glauben, über stationäre Geräte ihren Kunden mehr Sicherheit zu bieten. Ein Trugschluss, der nur dazu führt, dass man am Kostenfaktor Personal spart und damit die Betreuungsqualität verringert.

Während eines Gerätetrainings verliert der Trainierende keine zusätzliche Energie, da der Körper zur Stabilisierung keine Extraportion Adenosinphosphat (ATP) benötigt. Deshalb könne die Energie ganz auf den lokalen Muskel gelenkt werden, der dadurch an Stärke zunimmt. So argumentieren Gerätehersteller bzw. Fitness-Ketten wie Kieser-Training, die reines Maschinentraining propagieren. De facto muss der Rekonvaleszent jedoch lernen, aktiv zu stabilisieren. Reines Hypertrophie-Training einzelner Muskeln ohne Koordinationsaspekt spielt im präventiven und rehabilitativen Aufbau nur direkt nach einer Verletzung bzw. Operation eine Rolle, um der schnell einsetzenden Atrophie entgegenzuwirken. In dieser Phase arbeitet man allerdings besser mit einem Muskelstimulationsgerät (z. B. Compex) als an stationären Geräten. Freihanteltraining fördert die Stabilität aller beteiligten Gelenke. Deshalb geht auch in diesem Fall der Pluspunkt eindeutig an das Training mit freien Gewichten.

Parameter: Propriozeptives Feedback

Propriozeptoren sind Bewegungsmelder in den gelenkumgebenden (periartikulären) Strukturen und Muskeln, die Bewegungsabläufe kontrollieren und gegebenenfalls korrigieren. Eine solche Korrektur (Feedforward) beugt Verletzungen vor. Funktioniert dieses System nicht reibungslos, schlägt beispielsweise ein Knöchel um, ohne dass das Gelenk den Versuch unternimmt, über die umgebende Muskulatur gegenzusteuern. Nach Unfällen wie Gelenkverstauchungen (Distorsionen) oder Operationen ist das Feedforward-System gestört. Propriozeptoren nehmen in diesem Fall zwar kinästhetische Bewegungsinformationen wahr, zu einem Informationsfluss kommt es aber nicht. So erhalten Empfangsorgane wie Muskeln keine Rückmeldung darüber, welchen Auftrag das ZNS denn nun verteilt hat, da überhaupt kein Auftrag vorliegt. Die Funktionseinschränkung der Rezeptoren ist reversibel, wenn verletzte Strukturen adäquate koordinative Reize erhalten. Ohne Training verlieren Gelenke und Muskulatur ihren propriozeptiven Schutzfaktor. Maschinen stimulieren das propriozeptive System nicht bzw. unzureichend. Deshalb spricht auch dieser Parameter eindeutig für Freihanteltraining.

Parameter Synchronisation

Synchronisation lässt sich mit dem aus der Trainingswissenschaft bekannten Begriff der intermuskulären Koordination vergleichen. Gemeint ist in beiden Fällen das funktionelle Zusammenspiel aller Muskelgruppen während Alltags- oder Sportbewegungen. Eine perfekte Synchronisation, d. h. die Aktivierung einer kompletten Kette zusammenarbeitender Muskeln (Closed-kinetic-chain-Prinzip), liegt bereits bei einfachsten Alltagsbewegungen vor. Wie soll beispielsweise eine Bizepsmaschine eine kinetische Kette des Körpers aktivieren? Wenn wir eine Bierkiste vom Boden anheben, reicht es nicht, dass nur die Armmuskulatur perfekt funktioniert. Damit eine solche Bewegung überhaupt schadensfrei möglich wird, müssen sowohl Schulter- als auch Rückenmuskulatur in der Lage sein, aktiv zu stabilisieren.

Beim Gerätetraining wird durch die liegende, sitzende oder unterstützte (passive) Haltung eine aktive Synchronisation praktisch verhindert. Deshalb sollte man stationäre Geräte im rehabilitativem Training der Wirbelsäule höchstens in Ergänzung zum Freihanteltraining einsetzen. Auch zu Beginn eines präventivmedizinischen Trainings finden Geräte sinnvolle Verwendung, um die allgemeine Belastbarkeit aufzubauen.

Parameter neuromuskuläre Entwicklung

Der Begriff neuromuskuläre Entwicklung umschreibt das Automatisieren von Bewegungsmustern. Wenn eine bestimmte Bewegung häufig wiederholt wird, werden Nervenfasern und Verbindungen zwischen den verschiedenen Nervenzellen dicker. Dieses Bewegungsmuster speichert das zentrale Nervensystem als Programm. Wird es in einer Unfallsituation benötigt, dann läuft das Programm automatisch, d. h. unwillkürlich ab. Insofern sind Automatismen, wenn sie sich in optimierter Form eingeschliffen haben, ein wichtiger Schutzfaktor vor Verletzungen. Nicht ohne Grund trainieren Profisportler ein und dieselbe Bewegung bis zur körperlichen und mentalen Erschöpfung. Im ermüdeten Zustand während eines Wettkampfs läuft dieses Programm dann trotz hoher muskulärer Übersäuerung immer noch ohne Streuverluste ab. Solche Reflexe, werden im Maschinentraining gar nicht bzw. vollkommen unfunktionell stimuliert. Gerätetraining trägt somit kaum zur Verletzungsprophylaxe bei.

Parameter Transfer

Der Transfer von Krafttraining in die Bewegungsstrukturen des Alltags wird seit langem heiß diskutiert. Hardliner sind der Meinung, es gäbe gar keinen Transfer von koordinativen Leistungen. Deshalb bräuchte man auch nur die Kraft von Muskeln trainieren und könnte die koordinativen Aspekte außer Acht lassen. Diese Behauptung trifft nur auf das Gerätetraining zu. Um einen Transfer herzustellen, müssen sowohl die Struktur einer Bewegung, die Parameter Synchronisation, Koordination und Gelenkstabilität sowie Kontraktionsmechanismen der Muskulatur mit Alltagsbewegungen übereinstimmen. Beim Gerätetraining sitzt der Trainierende in der Regel. Es muss jedem einleuchten, dass ein Transfer zu typischen Alltagsbewegungen wie Stehen, Bücken oder Anheben etc. nicht im Geringsten gegeben ist. Mit freien Gewichten lassen sich hingegen fast alle Transferaspekte reproduzieren und Alltagsbewegungen unter erschwerten Bedingungen imitieren, die einen hohen Trainingseffekt liefern.

Parameter: Technische Variationen

Training mit freien Gewichten ermöglicht zudem eine große Bandbreite von Übungen und eine hohe Variation innerhalb bestimmter Bewegungsmuster. Stationäre Geräte sind lediglich auf eine Bewegungsrichtung ausgelegt. Kombi-Geräte lassen immerhin auch die Gegenrichtung zu

Parameter: Kraftentwicklung

Training muss dem trainingswissenschaftlichen Prinzip der Superkompensation gerecht werden, um Anpassungseffekte zu erzielen – sonst sollte man besser nicht von Training sprechen. Wenn die Intensität dauerhaft zu niedrig ist (Stichwort: Sanftes Krafttraining), handelt es sich wohl eher um Beschäftigungstherapie. Unterschwelliges Training stellt deshalb ein Nullsummenspiel dar! Mit anderen Worten: Training verfolgt immer das Ziel, das Gleichgewicht (Homöostase) zwischen abbauenden und aufbauenden Prozessen zu zerstören. Erst hierdurch hieven die anabolen Prozesse den Organismus auf ein neues Leistungsniveau. Verschiedene Studien haben gezeigt, dass die Kraftentwicklung beim Training mit freien Gewichten schneller verläuft. Durch die zusätzlich aufzuwendende Energie für koordinative Aspekte kommt es zu einer wesentlich größeren Homöostasezerstörung. Demnach erhält Freihanteltraining auch dann den Vorzug, wenn das therapeutische Ziel die reine Steigerung der Kraft ist.

Parameter: Schnelligkeitsentwicklung

Muskelkraft schützt knöcherne Strukturen vor Distorsionen oder Kontusionen – allerdings nur dann, wenn motorische Nerven frühzeitig Kontraktion auslösen. Ein schnelles Anspringen motorischer Einheiten ist immer dann notwendig, wenn Gelenke und Wirbelsäule unvorhersehbare Gefahrensituationen bewältigen müssen. Die Fähigkeit, Schnellkraft zu entwickeln, stellt folglich ein weiterer Schutzfaktor z. B zur Sturzprävention bei Osteoporose dar und gehört deshalb in jedes medizinische Aufbautraining. Schnellkraft sollte sowohl konzentrisch als auch exzentrisch trainiert werden (plyometrisches Training). Herkömmliche Gerätetypen bieten allerdings in der Regel keine Möglichkeit, kombinierte Kontraktionsmuster auszuführen. Lediglich isokinetische Trainingssysteme sind ansatzweise dazu in der Lage, solche Bewegungsmuster zu simulieren. Aktive Stabilisation und Synchronisation fehlen jedoch auch in dieser, speziell für die Rehabilitation entwickelten

Trainingsapparatur. Wenn es im Training folglich darum geht, die Qualität (höhere Rekrutierung von motorischen Einheiten und schnellere nervale Ansteuerung) von Muskelfasern innerhalb von Muskelketten zu erhöhen, so kann dies nur mit Hilfe von freien Gewichten wirkungsvoll geschehen.

Parameter: Ballistische Impulse

Unter ballistischen Impulsen wird der Übergang vom konzentrischen zum exzentrischen Moment und umgekehrt verstanden. Der Begriff deckt sich mit dem in der Trainingswissenschaft besser bekannten Ausdruck des Dehnungs-Verkürzungs-Zyklus. Bei der Dehnung eines Muskels durch exzentrische Abbremsvorgänge und einem schnellen Übergang zur anschließenden Kontraktion wird elastische Energie frei, die für die konzentrische Muskelaktion genutzt werden kann. Ein solcher Zusatzimpuls entsteht bei einer so genannten Countermovement-Bewegung. Wird ein Tennisspieler weit nach außen getrieben, um einen tiefen Sliceball des Gegners zu retournieren, rutscht er mit zunehmender Knie- Hüftbeugung in die Feldecke. Kniestrecker und Gesäßmuskulatur arbeiten bis zu einem bestimmten Winkel abbremsend. Dort ist der Übergang zum konzentrischen Impuls. Nach erfolgtem Schlag drückt sich der Spieler wieder ab, um sofort zur Platzmitte zurückzukehren.

Orthopäden schätzen schnelle Richtungswechsel oft als zu gefährlich ein und raten ihren vorbelasteten Patienten von derartigen Bewegungen ab. Angeblich stellen sie eine zu hohe Belastung für den Bewegungsapparat dar. Wenn dem tatsächlich so wäre, dürften Patienten ab sofort nie wieder eine gewöhnliche Treppe absteigen, nicht mehr stolpern, einen Ball werfen – von Jogging und Golf ganz zu schweigen. Dehnungs-Verkürzungs-Zyklen (DVZ´s) begegnen dem Menschen im Alltag sozusagen an jeder Hausecke. Deshalb gehören schnelle Richtungswechsel in ein präventivmedizinisches Aufbautrainingsprogramm – natürlich nicht an den Anfang. Das versteht sich von selbst. Werden DVZ´s jedoch sytematisch und behutsam vorbereitet, beeinflussen sie die Qualität der Golgi-Sehnenapparate und Muskelspindeln positiv. Training in Dehnungs-Verkürzungs-Zyklen stellt somit aktive Prävention im Hinblick auf Muskel- und Sehnenverletzungen dar! Mit Ausnahme von Explosivkraft-Seilzügen einiger Hersteller sind schnelle Richtungswechsel an stationären Maschinen nahezu unmöglich auszuführen, da die erreichte Geschwindigkeit vom Gerät nicht übernommen wird. Mit freien Gewichten können solche Bewegungsmuster hingegen ideal reproduziert werden.

Parameter: Flexibilität

Um eine gute Beweglichkeit zu erhalten, sollten zwei Voraussetzungen erfüllt sein: Erstens müssen alle peri- und intraartikularen Strukturen wie z. B. Kapsel und Synovia die volle Bewegungsamplitude zulassen und zweitens muss die Muskulatur ein Gelenk in komplexen Bewegungen stabilisieren können. Bei einer Bewegungseinschränkung wird häufig die vermeintlich verkürzte Muskulatur gedehnt und das Gelenk mobilisiert. Bei der Behandlung wird aber nicht berücksichtigt, dass die viskoelastischen Eigenschaften des Bindegewebes dafür sorgen, dass bereits 20 bis 30 Minuten später der gleiche Zustand erreicht ist wie vorher. Plastische Deformation, also eine langfristig manifestierte Gewebeanpassung, die über Mobilisation erreicht werden soll, findet nicht statt und sorgt demnach auch nicht für eine dauerhafte morphologische Anpassung.

Parameter	Freie Gewichte	Maschinen
Transfer zum Alltag	vorhanden	nicht vorhanden
Neuromuskuläre Entwicklung	spezifisch	unspezifisch
Koordination	spezifisch	unspezifisch
Balance	positiv/funktionell	negativ
Stabilität	positiv/funktionell	negativ
Propriozeptives kinästhetisches Feedback	funktionell	nicht funktionell
Synchronisation	funktionell	nicht funktionell
Kraftentwicklung	hoch	mittel
Schnelligkeits-entwicklung	hoch	niedrig
Flexibilität	positiv	negativ
Beschleunigung	hoch	niedrig
Ballistische Impulse	stark	wenig
Countermovement	hoch	niedrig
Systemeffekt/ Hormonproduktion	hoch/spezifisch	niedrig
Helfer	notwendig	nicht notwendig
Geschicklichkeit	schwierig => hoher Transfer	einfach => kein Transfer
Budget	gering	hoch
Technische Variationen	viele	wenige/keine

Tabelle 4-1: Zusammenfassende Darstellung der Vorteile eines präventivmedizinischen Trainings mit freien Gewichten gegenüber Maschinentraining.

Plastische Deformation lässt sich nur aktiv erreichen, wenn in der vollen Bewegungsamplitude und in alle Bewegungsrichtungen, die das verletzte Gelenk zulässt, trainiert wird. Mittels freier Gewichte können sämtliche Bewegungsrichtungen kombiniert und somit funktionell angesteuert werden.

Parameter: Systemeffekt
Systemeffekt beschreibt die Wirkung eines präventiven Krafttrainings auf den gesamten Organismus. Aufgrund der Tatsache, dass Freihanteltraining wesentlich mehr Muskulatur beansprucht als dies beim gerätegestützten Krafttraining der Fall ist, kommt es zu einer größeren und spezifischeren Hormonproduktion. Dadurch ist die Kraftentwicklung letztendlich wesentlich höher. Zudem enstehen größere Anpassungserscheinungen (Adaptationen) sowohl auf das kardiovaskuläre als auch auf das pulmonale System.

4.2 Zusammenfassung

Freihanteltraining mit klaren Vorteilen
Alle hier aufgeführten Parameter sprechen im Ergebnis eine deutliche Sprache: Freihanteltraining liefert in allen Belangen klare Vorteile gegenüber gerätegestütztem Training. Dieses Resultat soll nun keineswegs bedeuten, alle Krafttrainingsgeräte sofort von den Trainingsflächen zu verbannen. In den ersten Phasen eines präventiven oder rehabilitativen haben Geräte durchaus ihre Daseinsberechtigung. Insbesondere wenn man die Unerfahrenheit der Patienten/Kunden bedenkt. An Maschinen kann die Körperwahrnehmung geschult, Bewegungen angebahnt und isoliert Muskeln auftrainiert werden, die im Rechts-Links-Vergleich Defizite aufweisen. Leider sind diese Aspekte relativ schnell erschöpft. Natürlich läßt sich Gewicht und Umfang steigern. Im Hinblick auf koordinative und stabilisierende Effekte stößt Gerätetraining jedoch rasch an seine Grenzen. Aber gerade die Parameter Propriozeption, Stabilität und Synchronisation sind die entscheidenden Qualitätsfaktoren beim Aufbau wirksamer Schutzmechanismen nach Gelenkverletzungen oder Problemen der Wirbelsäule. Und diese Parameter können ohne Zweifel mit freien Gewichten und dreidimensionalen Übungen weitaus besser angesteuert werden.

Therapeutische Kreise lassen in diesem Zusammenhang häufig verlauten, Freihantelübungen wären für Patienten/Kunden zum einen viel zu gefährlich und zum anderen zu schwierig. Eine solche Aussage hat vermutlich Selbstschutzcharakter, denn oftmals sind Therapeuten und Trainer selbst nicht in der Lage, Kniebeugen, Dead-lifts oder Bankdrücken korrekt auszuführen. Übungen am Seilzug beispielsweise, wo z. T. mit Gewichtssteigerungen von 250 Gramm gearbeitet wird, sind nur als schlechter Scherz zu werten. Therapeuten bzw. Trainer, die so arbeiten, sind nicht in der Lage, Belastungen zu beurteilen. Um nicht Gefahr zu laufen, etwas Falsches zu tun, stellen ängstliche Therapeuten eine permanente Unterforderungssituation her. Die geringste Steigerung wird sofort mit Überlastung in Verbindung gebracht. Letztendlich charakterisiert „Überlastung" das, was wir beim Rekonvaleszenten erreichen möchten. Ohne Überlastung keine Superkompensation!

Auch wenn Gerätetraining in allen Belangen Nachteile aufweist, so wirft die Frage nach der richtigen Trainingsmethode aus ökonomischer Sicht ganz andere Fragestellungen auf – vor allem für Betreiber von Anlagen, die „Medizinische Fitness" anbieten. Wie kann ich Frei-

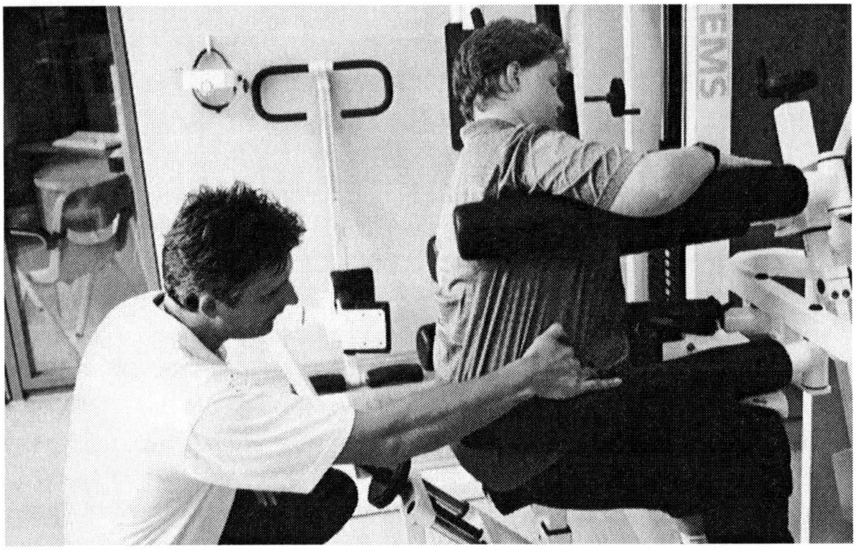

Personal Training: Eine ideale Betreuungsform für Bandscheibenpatienten.

hanteltraining in mein Bewegungsangebot integrieren, ohne mit dem Bodybuilding-Image konfrontiert zu sein? Wie lässt sich Freihanteltraining integrieren, ohne dass mir die Personalkosten davonlaufen. Denn eines ist auch klar: Ein unter medizinischen Gesichtspunkten durchgeführtes Freihanteltraining benötigt zumindestens in der Anfangsphase erfahrenes, therapeutisch versiertes Betreuungspersonal, das nun einmal seinen Preis hat. Wer diese Voraussetzungen nicht erfüllen kann, der sollte lieber die Finger von einem medizisch orientierten Trainingsangebot lassen. Allerdings entstehen auch beim Freihanteltraining vergleichbare Gewöhnungseffekte wie beim Maschinentraining, nur eben wesentlich effektiver: Der Patient/Kunde kann nach einer Phase des koordinativen Lernprozesses seine Übungen sehrwohl selbstständig absolvieren. Demzufolge wäre Patienten durchaus zuzumuten, Übungen mit einfachen Hilfsmitteln (Langhantel, Kurzhanteln) zu Hause fortzuführen. Auf diese Weise würden sich Patienten unabhängig vom Therapeuten machen und lernen, wieder selbst für ihre Gesundheit einzustehen. Natürlich ist an einem solchen Szenario weder die Medizin, noch die Physiotherapie oder ein kommerzielles Gesundheitszentrum interessiert. Ein mündiger, sich selbst therapierender Patient? Keine Sorge, die wenigsten Menschen bringen so viel Selbstdisziplin auf, dass eine tatsächliche wirtschaftliche Gefahr bestünde.

Eine ideale Betreuungsform für das Wirbelsäulentraining ist Personal Training. Kompetente Trainer/Therapeuten coachen ihre Patienten zu Hause, stellen neue Trainingspläne auf, geben Korrekturanweisungen und motivieren zu eigenständigem Handeln. Nach Abschluss einer ambulanten bzw. stationären Rehabilitation muss nicht bei jeder Einheit ein Trainer zugegen sein. In Form einer Betreuung „an der langen Leine" könnten so erhebliche Kosten gespart werden. Leider werden solche Vorstellungen seitens der Kostenträger belächelt. Wie lange noch?

5. TRAININGSGRUNDSÄTZE ZUM EINSATZ FREIER GEWICHTE

5.1 Progressives Stufenmodell zum Aufbau von Kraft und Power

Systematik des MFT-Systems

Nach einer akuten Bandscheibenproblematik stellt nicht das vorgewölbte oder ausgetretene Nucleusmaterial das schmerzproduzierenden Problem dar, sondern die reflektorische Muskelverspannung, die zu erheblichen Einschränkungen in der Beweglichkeit führt. Zu welchem Zeitpunkt das Training (aktive Therapie) nach akuten Verletzungen der Wirbelsäule beginnen darf, hängt vom Grad der Beweglichkeit ab, die in der Regel nach Ablauf der Entzündungsphase allmählich wieder zunimmt. Auch bei chronischen Wirbelsäulenproblemen bestimmt letztendlich der Schmerz die Übung, die Intensität und das Bewegungsausmaß. Detaillierte Angaben zu diesen Parametern folgen in Kapitel 7.

Das progessive Stufenmodell (siehe Abb. 5-1) zum rehabilitativen Aufbau quantitativer Muskelmasse und qualitativer Kraftfähigkeiten sieht zu Beginn jeder Verletzung ein Kraftausdauertraining vor, dass von koordinativen (propriozeptiven) Inhalten flankiert wird. Diese

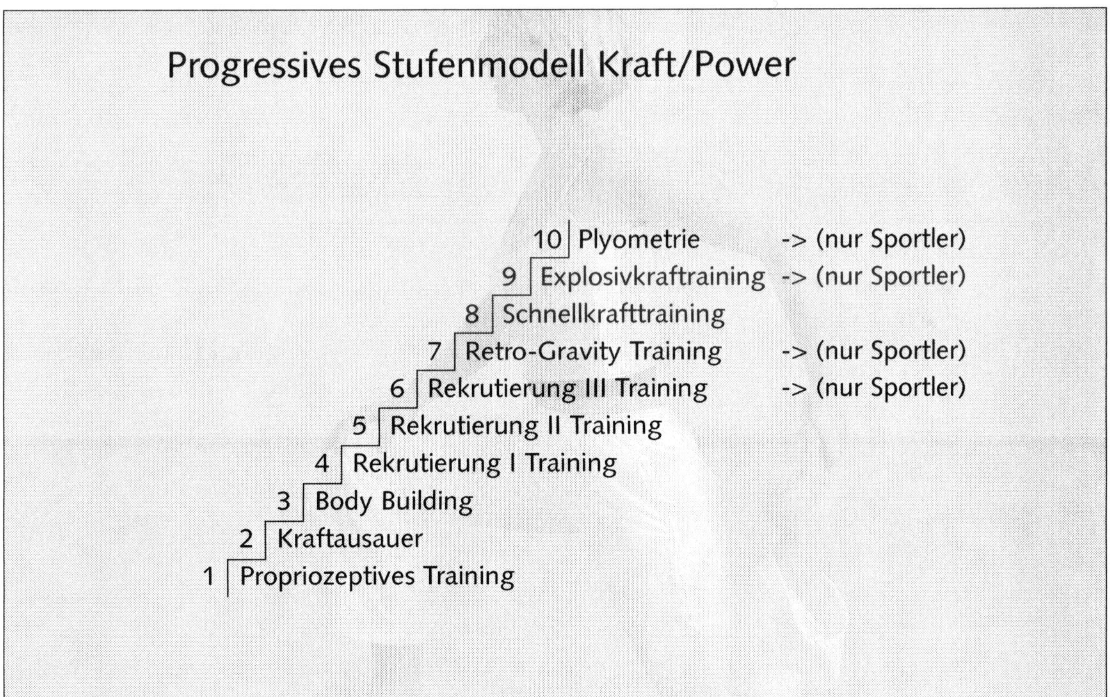

Abbildung 5-1: Das progressive Stufenmodell zur Entwicklung vielfältiger Kraftfähigkeiten (modifiziert nach v. Wingerden).

Stufe/Inhalt	Sätze	Wdhlg.	% Max.	Person	Ausführung	Pausen
1. Propriozeptives Training	indiv.	indiv.	indiv.	Alle	statisch/dynam.	spezifisch
2. Kraftausdauer	4	20-30	40%	Alle	langsam-dynam. (2-1-2 Rhythmus)	30-120 sec.
3. Bodybuilding	2-6	8-12	60-75%	Alle	langsam-dynam. (3-0-1 Rhythmus)	45-90 sec-
4. Rekrutierung I	5	6	80%	Alle	langsam-dynam. (3-1-3 Rhythmus)	3 min.
5. Rekrutierung II	5	3	90%	Alle	langsam-dynam. (2-1-2 Rhythmus)	3-5 min.
6. Rekrutierung III	5	1-2	98%	Sportler	langsam-dynam. (2-1-2 Rhythmus)	5-6 min.
7. Schnellkraft-Training	10	10 sec.	70%	Alle	maximal schnell (max. Wdhl.zahl in 10 sec.)	3-5 min.
8. Explosivkraft-Training	10	5 sec.	40%	Sportler	maximal schnell (max. Wdhl.zahl in 5 sec.)	3-5 min.
9. Plyometrie	indiv.	indiv.	indiv.	Sportler	maximal schnell	spezifisch

Tabelle 5-1: Serien und Wiederholungen zum Stufenmodell (modifiziert nach v. Wingerden).

Phase kann aus einem Mix freier Übungen mit Hanteln, Kleingeräten oder dem eigenen Körpergewicht und Übungen an Stationsgeräten bestehen, sollte sich aber keinesfalls nur aus einem Gerätezirkel zusammensetzen. Erklärtes Ziel ist die Reaktivierung von Propriozeptoren in Muskeln, Bändern, Kapseln und Gelenken sowie die Erhöhung der lokalen Muskelausdauer im und um das Verletzungsgebiet herum. Nach einem Abschnitt des gezielten Muskelaufbaus, in der die Bodybuilding-Methode nachweislich die besten Hypertrophie-Ergebnisse produziert (Stufe 3), folgen Zeiträume, in denen der Aufbau funktioneller Kraftfähigkeiten (Rekrutierungsfähigkeit motorischer Einheiten (Stufen 4–6) und Frequenzierungsfähigkeit der Fast-twitch-Muskelfasern (Stufen 7–9)) im Vordergrund steht. Von Beginn an folgt diese Trainingsmethodik den Karten 1 bis 10 des Medizinischen Freihantel-Trainingssystems (siehe Kapitel 9). Die letzte Stufe, das plyometrische Training (Stufe 9), ist nicht mehr Inhalt des MFT-Systems, da an dieser Stelle sportartspezifische Belastungen wie z. B. Hochweitsprünge, Sprungläufe etc. zum Einsatz kommen. Plyometrisches Training oder Training im Dehnungs-Verkürzungs-Zyklus stellt die anspruchsvollste Trainingsform für menschliches Gewebe dar. Die Reizsetzung trifft Muskel- und Bindegewebe in maximaler Ausprägung. Inwieweit dieses Stufenmodell bis zum Ende durchgeführt wird, hängt einerseits vom Leistungsstand des Patienten/Kunden ab (Nichtsportler/Hobbysportler/Leistungssportler?), andererseits von den spezifischen Anforderungen, die der Beruf oder die Sportart des Kunden/Patienten stellt. Für nicht Sport treibende Normalbürger endet das Stufenmodell mit der Phase des Schnellkrafttrainings (Stufe 7). Zudem sollten Sie bei diesem Klientel auf Rekrutierung III und die Stufe des supramaximalen Trainings (Retro-Gravity Training) verzichten.

Die meisten Sportler benötigen indes Explosivität und schnelle Dehnungs-Verkürzungs-Zyklen (Plyometrie). Demzufolge müssen diese Qualitäten am Ende der Rehabilitation wieder schmerzfrei und ohne Bewegungseinschränkung möglich sein. Ohnehin sollte jeder Rekonvaleszent ein so genanntes präventives Funktionstraining (siehe Medizinische Fitness, Band 1: Das Fünf-Stufenmodell der Rehabilitation) nach Abschluss der Therapie beibehalten, um Rezidive zu vermeiden und letzte psychische Hemmschwellen (Vermeidung bestimmter Bewegungen oder Körperhaltungen) endgültig zu beseitigen. Manifestierte Schonhaltungen infolge einer akuten Bandscheibenproblematik ziehen langfristig wesentlich schwerwiegendere Probleme nach sich.

5.2 Die Variation als Voraussetzung für Trainingseffekte

Eigene Nachvollziehbarkeit entscheidend

Das MFT-System katalogisiert ausgewählte Übungen (Kapitel 9: Karten 1–10), die jeweils eine bestimmte Bewegungsfunktion der Wirbelsäule repräsentieren. In einem adäquaten Zeitraum, der sich an der Wundheilung orientiert, werden alle Bewegungsebenen der Wirbelsäule angebahnt und stabilisiert, so dass der Kunde/Patient mit Abschluss dieses Trainingsprogramms schmerzfrei seinen gewohnten Tätigkeiten nachgehen kann. Um möglichst hohe Trainingeffekte zu erzielen, müssen einige Trainingsparameter der klassischen Trainingslehre berücksichtigt werden, die im rehabilitativen Training jedoch nicht stur eingesetzt werden dürfen, da der Heilungsprozess nicht immer optimal verläuft. Die Nachvollziehbarkeit bzw. Eigenerfahrung des Trainers/Therapeuten im Umgang mit Trainingsparametern spielt eine nicht unerhebliche Rolle. Ohne ausreichende Selbsterfahrung ist eine Beurteilung von Belastung und Intensität vor allem in der Arbeit mit freien Gewichten kaum möglich!

Obwohl der Übungspool des MFT-Systems einem geordneten Schema folgt, müssen die Trainingsinhalte in Abständen variiert werden. In den Fitness-, Gesundheits- und Rehazentren hierzulande wird der Aspekt Variation augenscheinlich in erheblichem Maße vernachlässigt. Die Ursachen dürften zum einen in der fehlenden Selbsterfahrung des Betreuers liegen, zum anderen mit wirtschaftlichen Erwägungen (Stichwort: Personalkosten!) zusammenhängen. Ohne Variation erreichen viele Trainierende indes ihre gesteckten Trainingsziele nicht. Dies gilt nicht nur für das Wirbelsäulentraining!

Wenn das gesteckte Ziel Schmerzfreiheit sowie Stabilisation und Stärkung der Wirbelsäule lautet, stellt die Variation der Trainingsparameter (Satzzahl, Wiederholungszahl, Widerstandshöhe, Geschwindigkeit etc.) ein wichtiger Faktor dar, der über Erfolg oder Mißerfolg entscheidet. Diverse Gründe sprechen dafür, dass Trainingseffekte durch Variationen überhaupt erst ermöglicht und später optimiert werden. Diese lassen sich bezogen auf die Wirbelsäule in Anlehnung an GOTTLOB (2001) wie folgt zusammenstellen:

1. Jede geringste Variation des Trainings stellt eine neue Herausforderung für das Nerv-Muskel-System dar. Aus jeder Veränderung von Trainingsparametern resultieren unterschiedliche propriozeptive Afferenzen, für die der Körper als Reaktion darauf entsprechende Efferenzen entwickeln muss. Eine durch hohe Variation aufgebaute Rückenmuskulatur kann auf jede denkbare Bewegung der Wirbelsäule mit der nötigen Spannung antworten.
2. Jede neue Übung und jeder Wechsel der Übungsgeometrie (Positionierung, Winkelbereiche) führt zu divergierenden Beanspruchungen der agonistischen und synergistischen Muskelanteile. Hierdurch erhöht sich die Kraft der wirbelsäulenumspannenden Muskulatur in verschiedenen Winkelstellungen.
3. Aus Variationen resultieren vielfältige Reize, die die intra- und intermuskuläre Koordination verbessern. Durch Variationen im Trainingsprozess werden immer wieder neue motorischen Einheiten rekrutiert. Der Körper, der stets bestrebt ist, eine Bewegung/Belastung zu ökonomisieren, erhält auf diese Weise permanent unbekannte Reize. Die Homöostase kommt ständig aus dem Gleichgewicht. Diese Mechanismen sorgen für eine Steigerung von Kraft, Koordination und Muskelvolumen.
4. Die Variation von Übungen und Ausführungstempo führt zu unterschiedlichen Beanspruchungen des Bindegewebes. Bezogen auf die Wirbelsäule erhalten hierdurch sowohl die lamellenartige Anulusstruktur als auch die Muskelfaszien der gesamten Rückenmuskulatur wechselnde Adaptationsreize. Muskelfaszien sind nicht unwesentlich an der Kraftübertragung beteiligt.
5. Die Festigkeit von Knochen und Gelenkstrukturen bildet sich multidirektional aus, d. h., die Biege- und Druckfestigkeit nimmt in alle Richtungen zu. Zudem werden die Gelenkfacetten der Wirbelsäule widerstandsfähiger gegenüber unerwartet hohen Bewegungsausschlägen und Belastungsspitzen.
6. Abwechselung im Training erhöht im Allgemeinen die Trainingsmotivation und sorgt somit für Kontinuität im Trainingsprozess. Kontinuität und Intensität sind insbesondere für die Erhaltung eines schmerzfreien Zustandes der Wirbelsäule von hoher Bedeutung. Deshalb erfordert auch ein Erhaltungstraining (präventives Funktionstraining) Variationen. Im Seniorensport sind diese Maßnahmen oft nur schwer umsetzbar. Ältere Menschen haben Probleme damit, etwas Erlerntes andauernd zu verändern. An dieser Stelle ist das pädagogische Geschick des Trainers gefragt. Senioren müssen die Vorzüge von Trainingsvariationen erleben. Variationen können dem Alterssportler einfacher „verkauft" werden, wenn man von bekannten Bewegungsmustern ausgeht.

Durch die Variation folgender Trainingsparameter wird die Belastbarkeit kontinuierlich gesteigert:

1. Pausen zwischen Serien oder Wiederholungen
2. Übungen
3. Gewicht und Belastungsart
4. Schnelligkeit der Übungsdurchführung (Tempo/Rhythmus)
5. Anzahl der Serien
6. Anzahl der Wiederholungen

5.3 Trainingswiderstand

Wächst der Mensch am Widerstand?

Um beurteilen zu können, welche Widerstandsarten sich auf die wirbelsäulenumspannende Muskulatur am effektivsten auswirken, bedarf es einem kleinen Exkurs in die Bio-

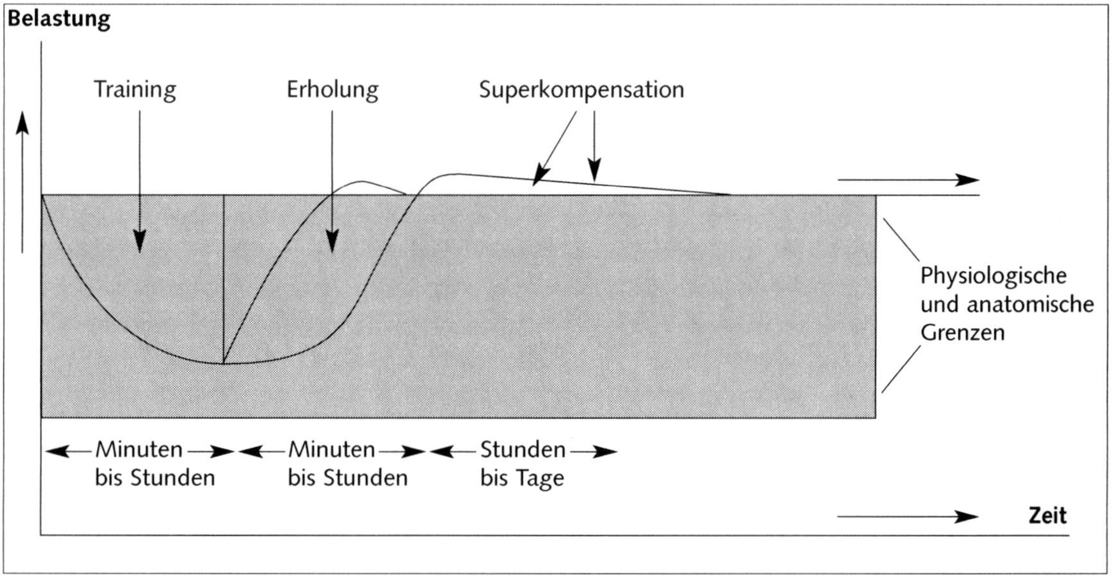

Abbildung 5-2: Das System der Superkompensation (nach v.Wingerden).

mechanik. So genannte Federkräfte kennen wir aus der Arbeit mit Thera-Bändern, Tubes, Expandern und Trainingssystemen mit Stahlfedern, wie sie häufig noch in alten Sporthallen vorkommen. Federkräfte wirken proportional zum zurückgelegten Weg. Die Kraftzunahme hängt von von der Federkonstante ab, also z. B. von der Stärke eines Thera-Bandes. Dabei steigt die Widerstandskurve steil an. Dementsprechend ist der Widerstand am Anfang wesentlich geringer als am Ende. Dieses Verhalten eignet sich bei kleinen Bewegungen wie Innen- und Außenrotation im Schultergelenk. Bei raumgreifenden Aktionen, wie die Aufrichtung des Oberkörpers, ist die Startbelastung bei Bewegungsbeginn viel zu gering. Für den Aufbau der Rumpfmuskulatur können derartigen Hilfsmittel daher getrost vernachlässigt werden.

Bei Reibungskräften unterscheidet man zwischen Reibung, die durch zwei Festkörper entsteht, die gegeneinander bewegt werden und Reibung, die sich bei Bewegungen in Flüssigkeiten entwickelt. Reibungskräfte treten beispielsweise auf, wenn wir versuchen einen Wagen anzuschieben, der nicht anspringen will. In diesem Fall müssen wir erst die Haftreibung und somit eine hohe Belastungsspitze überwinden. Würden wir, wie beim Krafttraining ein Gewicht, das Auto hin- und herschieben, dann käme es jeweils in den Umkehrpunkten zu einer hohen Belastungsspitze. Logischerweise besitzt diese Trainingsform nicht allererste Priorität, um die alltagsspezifische Belastbarkeit der Wirbelsäule zu erhöhen. Im Wasser verhalten sich Reibungskräfte proportional zur Geschwindigkeit. Um so schneller man einen Brustarmzug durchführt, desto stärker wird der Widerstand für die Arme. Die Reibungskraft des Wasser lässt sich optimal bei Patienten ausnutzen, die aufgrund ihres Verletzungsmusters (z. B. Gelenkverletzungen) akut schmerzgefährdet sind. Denn in dem Moment, wo plötzlich Schmerz auftritt, bricht der Patient die Bewegung ab. Der Widerstand ist sofort gleich Null. Im

Wasser besteht folglich nicht die Gefahr, dass Gewichtsscheiben von Trainingsgeräten durch die Schwerkraft zurückschnellen und das beeinträchtigte Gelenk erneut verletzen. Ein großer Nachteil im Hinblick auf die Vorbereitung von Alltagsbelastungen ist der Widerstandsabfall am Umkehrpunkt von konzentrischer zu exzentrischer Bewegung. Training im Wasser löst somit keine Stabilisationseffekte aus. Dehnungs-Verkürzungs-Zyklen, die in Alltagsbewegungen (z. B. Sprünge) benötigt werden, können im Medium Wasser nicht trainiert werden. Da Wasser die Schwerkraft um etwa 90 Prozent reduziert, liefert der Wasserwiderstand auch keine alltagstypischen Druckbelastungen für Gelenke und Bandscheiben, die zur Anregung von Stoffwechselprozessen in unzureichend durchbluteten (bradytrophen) Geweben erforderlich sind. Zumindest in Bezug auf die Wirbelsäule produzieren Reibungswiderstände ungünstige Widerstandskurven, da in jedem Umkehrpunkt einer Bewegung der Widerstand zunächst abfällt, ehe dann ein hoher Widerstand eine hohe Belastungsspitze provoziert. Zwar sind Aquajogging oder Wassergymnastik im Akutstadium bestimmter Gelenkverletzungen durchaus empfehlenswert, für die Wirbelsäule bleiben solche Trainingsmaßnahmen im Sinne der Wiederherstellung funktioneller Belastbarkeit

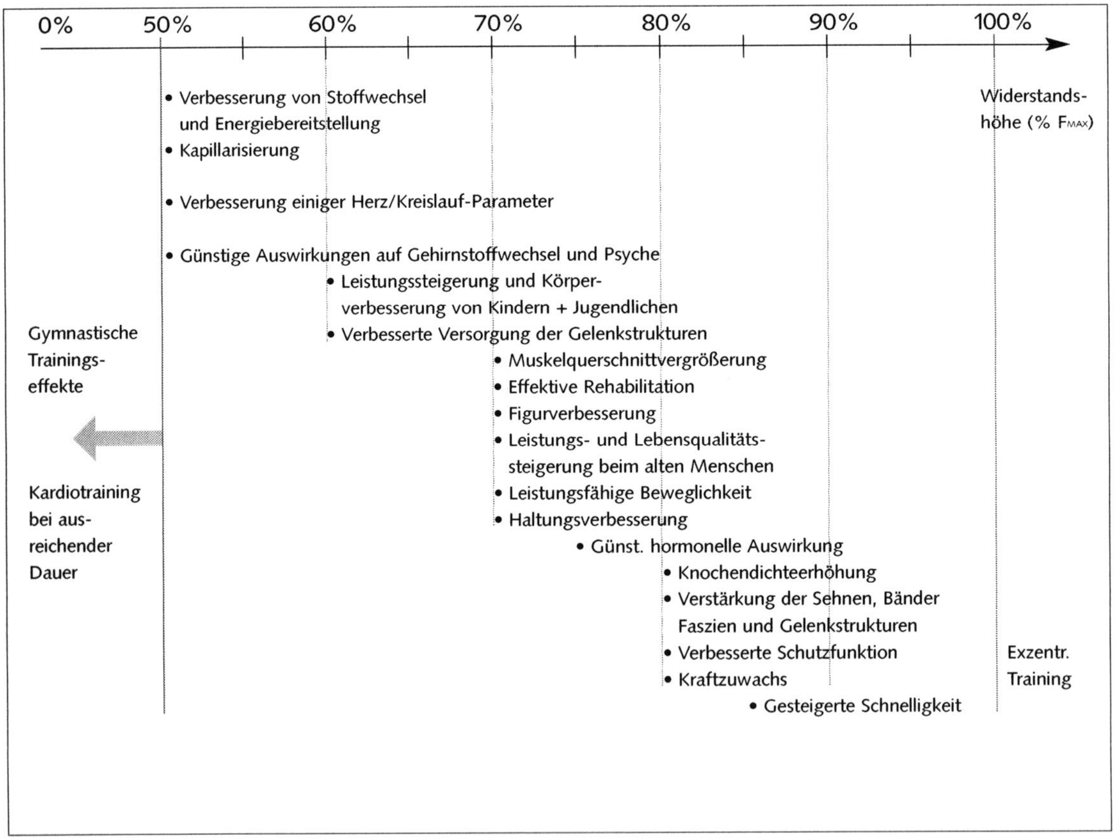

Abbildung 5-3: Auswirkungen eines diferenzierten Krafttrainings in Abhängigkeit der Intensität (nach GOTTLOB 2001).

(= Umsetzung motorischer Grundeigenschaften Kraft, Koordination, Geschwindigkeit, Ausdauer, Flexibilität in alltägliche Belastungsmuster) aber ohne jegliche Relevanz.
Beschleunigungskräfte folgen dem mechanischen Grundgesetz: Kraft ist gleich Masse mal Beschleunigung. Wird ein Gewicht (z. B. eine Langhantel) überwunden oder abgebremst, so ist hierfür eine enstprechend große Kraft nötig. Diese Kraft, die als Gewichtskraft bezeichnet wird, dominiert bei allen Alltags- und Sportbewegungen. Der Mensch, oder besser gesagt sein Gewebe, hat sich im Laufe der Evolution optimal auf die Verarbeitung von Gewichts- bzw. Beschleunigungskräften spezialisiert. Wirken diese Kräfte nicht mehr auf den Körper ein, athrophiert das kraftverarbeitende Gewebe in Knochen, Muskeln und Bindegewebe. Eine Folge ist u. a. Osteoporose. Pharma und Medizin empfehlen durch Substitution von Kalzium, einen adäquaten Ausgleich herzustellen. Ohne die Verarbeitung von Kräften erhält Knochengewebe jedoch keine funktionellen Reize, anabole Prozesse über das vorhandene Maß des natürlichen Turn-overs einzuleiten, die die Festigkeit von Knochen erhöhen würden. Mit einfachen Worten: ohne Training kein Aufbau! Das bloße Einnehmen von Präparaten verpufft wirkungslos!
Als Gewichtskraft bieten sich neben dem eigenen Körpergewicht Maschinen und Freihanteln an. Wie bereits erwähnt, erzeugen Trainingsgeräte und Hanteln zwar gleichermaßen Beschleunigungskräfte, allerdings bringen nur Freihanteln diese Effekte in einen Konsens mit alltagsspezifischer Koordination. Beschleunigungskräfte treten nämlich im Alltag nie isoliert auf. Beim Laufen beispielsweise kommen Reibungskräfte hinzu, die die Muskelkraft auf den Boden übertragen. Im Freihanteltraining müssen alltagstypische Kombinationen aus den beschriebenen Kräfte überwunden werden, die an eingelenkigen Trainingsgeräten nicht auftreten. Wenn also ein zyklisch orientierter Sprinter keine azyklischen Spielsportarten betreibt, weil kein koordinativer Zusammenhang beider Bewegungen existiert, dann liefert das Training an einer Beinstreckmaschine auch keinen funktionellen Trainingseffekt, der das Leben im Alltag erleichtert!

5.4 Trainingsintensität

Das Scheiden der Geister

Für ein präventivmedizinisches oder rehabilitatives Training gelten prinzipiell erst einmal die gleichen trainingswissenschaftlichen Grundsätze wie im Leistungstraining – auch wenn dies einige Fachleute vehement von sich weisen. Um Muskel- und Bindegewebe zu stärken, müssen überschwellige Reize (Overload) gesetzt werden. Belastbarkeit und Zugfestigkeit kontraktiler, kollagener und elastischer Elemente in der Muskulatur, in den Gelenkfacetten und den verschiedenen Bindegewebstypen im Anulus der Bandscheibe, der Ansatzzonen des Anulus an den Wirbelkörpern sowie den Muskelfaszien hängen von der Intensität der Kräfte ab, die auf die entsprechenden Gewebe einwirken. Der im therapeutisch orientierten Training wohl am häufigsten verletzte Trainingsgrundsatz ist das Prinzip der Superkompensation. An diesem Modell scheiden sich die Geister aller an Prävention und Rehabilitation beteiligten Berufsgruppen. Die Einschätzung darüber, welche tolerierbare Reizstärke noch Trainingseffekte auslöst und welche schon zur Verletzung führt, geht weit auseinander.
Wie im Kapitel Belastbarkeit näher erläutert, wird der Begriff Überbelastung in der Sport-

Trainingsprogramme

Methode	Serien	Wiederholungen	Belastungsgestaltung	Wochen
A	4	8 bis 10	ca 80 % der Maximalkraft, konstante Lasten	16
B	3	4 bis 6	ca. 85% der Maximalkraft, konstante Lasten	15
C	8	2 bis 10	pyramidenförmiger Aufbau (ansteigend/abfallend)	17
D	5	8 bis 1	halbe Pyramide (nur ansteigende Last)	16
E	1	10+	negative Wiederholungen (mit Partner) bis zur totalen Erschöpfung	16

Kraftzuwächse und Massenzunahme

Programm	Körpergewicht	Kniebeuge	Bankdrücken	Bankziehen
A	2kg	20kg	5kg	10kg
B	4,5kg	25kg	15kg	15kg
C	5,5kg	20kg	10kg	10kg
D	6,5kg	25kg	15kg	15kg
E	6,5kg	35kg	20kg	25kg

Tabelle 5-2: Anwendungsdauer und Grundcharakteristik bestimmter Trainingsprogramme. Tabelle 5-3: Kraftzuwächse bzw. Massenzunahme als Effekt unterschiedlicher Trainingsprogramme.

medizin fehlinterpretiert. Überbelastung dient häufig als Erklärung für chronische Rückenleiden. Nicht aber die Überbelastung im Sinne einer zu hohen Reizintensität ist das eigentliche Problem, sondern die hohen Umfänge einseitiger Belastung sowie die chronische Unterforderung des Bewegungsapparates. Überbelastung produziert Overload. Nur so wird man dem Prinzip der Superkompensation gerecht und erzielt Trainingseffekte. Die Reizstärke darf jedoch nicht die anatomischen und physiologischen Grenzen der Belastbarkeit überschreiten. Von daher muss sich die Intensität einer Trainingsbelastung innerhalb des Toleranzbereichs verschiedener Gewebe bewegen und sich am schwächsten Glied – dem verletzten Gewebe – orientieren.

Im Falle eines Bandscheibenvorfalls stellt das schwächste Glied Anulusgewebe dar. Der Toleranzbereich lässt sich leicht erkunden, denn ein Überschreiten würde Schmerz provozieren. Deshalb sieht das MFT-System Try-out-Übungen vor, die jenen physiologischen Grenzbereich in der Funktion ausloten, der an den Schmerz heranreicht, ihn aber nicht überschreitet. Nach dem Try-out besteht Gewissheit darüber, welches Bewegungsausmaß der Körper momentan verträgt.

BEURTEILUNG

Die Erfahrungen in der täglichen Praxis zeigen, dass vor allem nicht Sport treibende Mediziner und Therapeuten erhebliche Schwächen in der Beurteilung wirksamer Belastungsreize aufweisen und deshalb ihre Patienten lieber passiv versorgen (Schmerzmedikamente, Fango, Massage, Elektrotherapie etc.). Erst wenn alle passiven Möglichkeiten erfolglos ausgeschöpft sind, wird über eine aktive Therapie ernsthaft nachgedacht – als letzter Notnagel vor einer drohenden Operation! In diesem Fall greift man jedoch häufig zu Maßnahmen (Wirbelsäulengymnastik, Rückenschule), die zur Beseitigung chronischer Rückenbeschwerden gar nicht beitragen können, weil ihre Intensität viel zu gering ist. Man könnte meinen: Zumindest richten sie keinen Schaden an. Der Patient/Kunde ist erst einmal ruhig gestellt. Wie bei allen Trainingsformen in der Therapie gilt auch für das Medizinische Freihantel-Trainingssystem (MFT): Regelmäßiges Eigentraining stellt die Grundlage für den Einsatz aktiver Therapie in der Behandlung/Betreuung von Rückenschmerzpatienten dar.

In der gängigen Literatur besteht die einhellige Meinung: Superkompensation ist das führende Hauptziel eines jeden Trainings. WEINECK (1997) beschreibt den Begriff als überschießende Wiederherstellung. Der menschliche Körper reagiert auf alle überschwelligen Reize mit einem Regenerationsprozess, der die Leistungs- und/oder Belastungsfähigkeit über das Ausgangsniveau hebt. Wenn wir uns verletzen, bildet der Organismus mehr Narbengewebe als tatsächlich nötig. Muskelverletzungen sind an ihren Nahtstellen nach Abschluss der Wundheilung fester als vorher. Eine solche „Überreaktion" charakterisiert die Superkompensation.

Grundsätzlich nimmt die Leistungsfähigkeit des Organismus nach einer anstrengenden Trainingseinheit anfänglich ab. Der anschließende Regenerationsprozess sorgt für einen allmählichen Wiederanstieg, der das Ausgangsniveau überschreitet und letztendlich auf einem erhöhten Niveau endet. Erfolgen an dieser Stelle keine weiteren überschwelligen Trainingsreize, geht das gewonnene Niveau wieder verloren. In diesem Fall wäre der Trainingseffekt gleich Null. Deshalb ist Kontinuität der entscheidende Faktor im Trainingsprozess, um seine Ziele zu realisieren.

Werden Belastungsreize während einer Trainingseinheit in die Phase unvollständiger Erholung gesetzt, ergibt sich der Effekt der summierten Wirksamkeit. Hierbei schöpft der Organismus das energetische Potential (Glykogenspeicher) vollkommen aus. Dieser Trainingseffekt tritt in der Praxis dann auf, wenn die Serienpausen nicht zur vollständigen Erholung ausreichen. Deshalb sollte im Aufbautraining auf die Einhaltung kurzer Pausen (< 2 min) geachtet werden, wenn man eine hohe Effizienz in Sachen Kraftausdauer gewährleisten möchte.

Superkompensation bezieht sich in der Trainingslehre jedoch nur auf trainingsbedingte Veränderungen des Energiestoffwechsels. Die überschießende Wiederherstellung vollzieht sich in Form einer Steigerung der Glykogenspeicher in Muskeln und Leber. Da nach einigen Trainingseinheiten unter Berücksichtigung ausreichender Erholung mehr Energie zur Verfügung steht, werden größere Belastungen

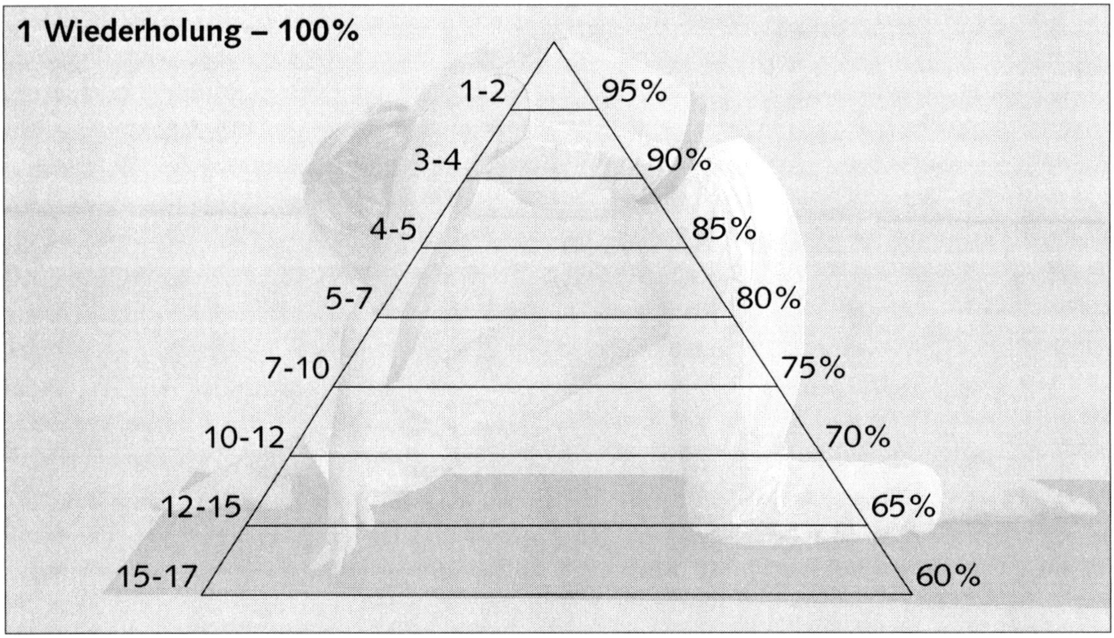

Abbildung 5-4: Korrelation von Intensität und Wiederholungszahlen anhand der Maximalkraftpyramide.

möglich, die einen intensiveren Hypertrophiereiz setzen. Insofern bildet die energetische Adaptation die Voraussetzung dafür, dass Muskel- und Bindegewebe überschwellige Reize erhalten. Erst hierdurch findet eine Zerstörung der Homöostase in der Muskulatur statt, die eine vermehrte Einlagerung neuer Eiweißmoleküle möglich macht – der Muskel wächst!

Der Prozess der Energiespeichererhöhung begründet, weshalb es ratsam ist, zu Beginn eines Rückentrainingsprogramms die allgemeine Belastbarkeit durch extensives Ausdauertraining (Steigerung der lokalen Muskelausdauer, Verbesserung der Herz-Kreislauf-Parameter) aufzubauen. Fehlt diese energetische Vorbereitungsphase, könnten hohe Belastungsreize neue Verletzungen hervorrufen.

Um zu verdeutlichen, dass Wirbelsäulentrainingsprogramme grundsätzlich eine hohe Intensität in Richtung der individuellen Maximalkraft anstreben sollten, hat GOTTLOB (2000) eine Einteilung vorgenommen, die die Auswirkungen eines Krafttrainings in Abhängigkeit der Widerstandshöhe zeigt. Diese Einstufung unterstreicht, dass Krafttrainingsübungen mindestens 70 Prozent der individuellen Maximalkraft erreichen müssen, um eine tatsächliche Erhöhung des Muskelquerschnitts und eine sichtbare Haltungsverbesserung hervorzurufen. Hinsichtlich der Erhöhung der Knochendichte, Verstärkung der Sehnen, Bänder, Faszien und Gelenkstrukturen sowie der Verbesserung der Gelenkstabilität und der Schnelligkeit sind Werte über 80 Prozent anzustreben. Diese Feststellung wurde hinreichend wissenschaftlich belegt (z. B. FIATARONE 1990/1994, CHARETTE 1991), findet aber offensichtlich im medizinisch-orientierten Aufbautraining der Wirbelsäule – wenn man die Trainingskonzepte in ambulanten und stationären Reha-Einrichtungen beobachtet – kaum Berücksichtigung.

Nun könnten Sie sich an dieser Stelle fragen, weshalb Patienten/Kunden überhaupt ihren Muskelquerschnitt steigern und ihre Schnelligkeit erhöhen sollen? Ich möchte meine Patienten/Kunden doch weder zu Bodybuildern noch zu Sprintern machen. Wie am Anfang dieses Kapitels erwähnt, ist Kraft physikalisch ausgedrückt gleich Masse mal Beschleunigung. Beide Parameter, nämlich Masse im Sinne von Muskelhypertrophie und Beschleunigung bezogen auf die Schnelligkeit bzw. Rekrutierungsfähigkeit des Nerv-Muskelsystems, bringen für sich allein betrachtet noch keinen verbesserten Schutz vor Verletzungen. Traumen wie Knochenfrakturen, Luxationen, Muskel- und Sehnenrisse sowie Bandscheibenschädigungen enstehen nun einmal bei kurzeitig hohen und schnell wirkenden Belastungen. Der Hexenschuss (Lumbago) stellt ein typisches Beispiel hierfür dar. In der Regel tritt Lumbago in überraschenden, plötzlich und schnell einsetzenden Situationen auf, z. B. wenn uns etwas aus Hand fällt und wir reflexartig danach greifen, was eine schnelle Rotation und Torsion der Wirbelsäule bzw. der Wirbelsegmente zur Folge hat. In diesem Fall hilft viel Muskelmasse nur bedingt weiter. Zwar haben kräftige Muskeln bessere Dämpfungseigenschaften und können dadurch mehr Kräfte ableiten. In einer solchen Situation ist aber nicht nur die Quantität sondern auch die Qualität der Muskulatur gefragt. Eine Vielzahl motorischer Einheiten (bestimmte Anzahl Muskelfasern, die von einem motorischen Nerv innerviert werden) müssen in Millisekunden synchron rekrutiert werden, um eine Schutzspannung gegen übermäßige Rotation und Torsion aufzubauen. Diese Zielsetzung lässt sich durch ein langsam-kontrolliertes Widerstandstraining im submaximalen Bereich (bis 70 Prozent der Maximalkraft), wie im Reha- und Fitnesstraining üblich, nicht erreichen! Hierbei entstehen keinerlei Überraschungseffekte für die Muskulatur, die auf Gefahrensituationen vorbereiten würden. Jeder Trainingswissenschaftler weiss, dass Maximalkraft die Voraussetzung für Schnellkraft darstellt. In der Therapie scheinen sportwissenschaftliche Erkenntnisse keine Lobby zu haben, sonst würde man auf Schnellkrafttraining nicht verzichten. Selbstverständlich müssen Patienten/Kunden allmählich an diese Intensitätsbereiche herangeführt werden, denn die passiven Strukturen der Wirbelsäule adaptieren aufrund schwächerer Kapillarisierung wesentlich träger, als die gut durchblutete Muskulatur! Langsames Heranführen an hohe Trainingsintensitäten erfordert pädagogisches Geschick, denn die Einsicht, sich hohen Gewebespannungen auszusetzen, reift erst über viele Gespräche auf der Basis handfester Argumente.

Als Orientierungswert für ein Rekrutierungstraining, dass die Grundlage für Schnellkraft legt, dient das eigene Körpergewicht. Nach Einschätzung von V. WINGERDEN (1998) sollte jeder Normalbürger in der Lage sein, sein eigenes Körpergewicht vom Boden anzuheben (Dead lift). Wenn Sie über diese Aussage intensiv nachdenken, werden Sie zu dem Ergebnis kommen, dass die meisten Patienten/Kunden weit von normaler Belastbarkeit entfernt sind. Als Trainer/Therapeut stehen wir somit vor der schwierigen Aufgabe, Betroffene Schritt für Schritt in diese Belastungs- und Geschwindigkeitsbereiche zu führen. Ansonsten würde sich ein Trainingsprogramm lediglich im Rahmen der Verbesserung kardiovaskulärer Parameter bewegen. In diesem Fall darf sich allerdings niemand wundern, wenn ein wirksamer Einfluss von Krafttraining z. B. auf die Reduzierung von Rückenschmerz ausbleibt.

5.5 Serien und Wiederholungen

Einsatz- besser als Mehrsatztraining!

Der im Rahmen des Prinzips der Superkompensation beschriebene Effekt der summierten Wirksamkeit steht im krassem Gegensatz zu den Aussagen, die die Verfechter des Einsatztrainings (z. B. KIESER 1998/PHILIPPP 1999) propagieren. Diese Autoren behaupten, ein Satz (Serie) pro Übung würde ausreichen, um den gleichen Trainingseffekt zu erzielen wie Drei- oder Fünfsatztraining. Ihrer Theorie folgend, würden Millionen Mitglieder in Trainings- und Therapiezentren viel Zeit mit umfangsorientiertem Training vergeuden. In der Tat stützen die Ergebnisse vieler Untersuchungen das Einsatz-Prinzip. Die Sportwissenschaft kommt bislang zu keinem eindeutigen Resultat. PHILIPP (1999) stellt bei einer Untersuchung der Freihantelübungen Kniebeuge, Bankdrücken und Bankziehen fest, dass Einsatztraining mit zehn Wiederholungen plus einer eben noch überwindbaren Anzahl negativer Wiederholungen mit Partnerunterstützung bis zur totalen Erschöpfung in puncto Kraftzuwachs und Körpermassenzunahme die höchsten Zuwachsraten erzielt. Hohe Zuwachsraten sind im Anfangsstadium eines Aufbautrainings jedoch nicht hypertrophischer Natur. In den ersten Wochen erzielt Training lediglich eine Pseudo-Kraftzunahme. Schnell kommt es zur Anpassung koordinativer Faktoren und zur Abnahme des Ermüdungsgrades, wodurch insgesamt höhere Wiederholungszahlen möglich werden. Der tatsächliche Kraftgewinn hängt von der individuellen Lerngeschwindigkeit ab. Deshalb reizen Personen, die bereits mehrere Trainingsperioden in ihrem Leben absolviert haben, diese erste hauptsächlich koordinativ geprägte Phase schneller aus als Trainingsanfänger. Wenn Mehrsatztraining tatsächlich keine besseren Trainingseffekte bewirkt als das Einsatzprinzip, dann steht die Erhöhung des Trainingsumfangs sowohl energetisch als auch zeitlich in keinem Verhältnis zu ihrem Nutzen!

Die Grundlage für diese Annahme, die vor allem KIESER, Gründer der Kieser-Trainings-

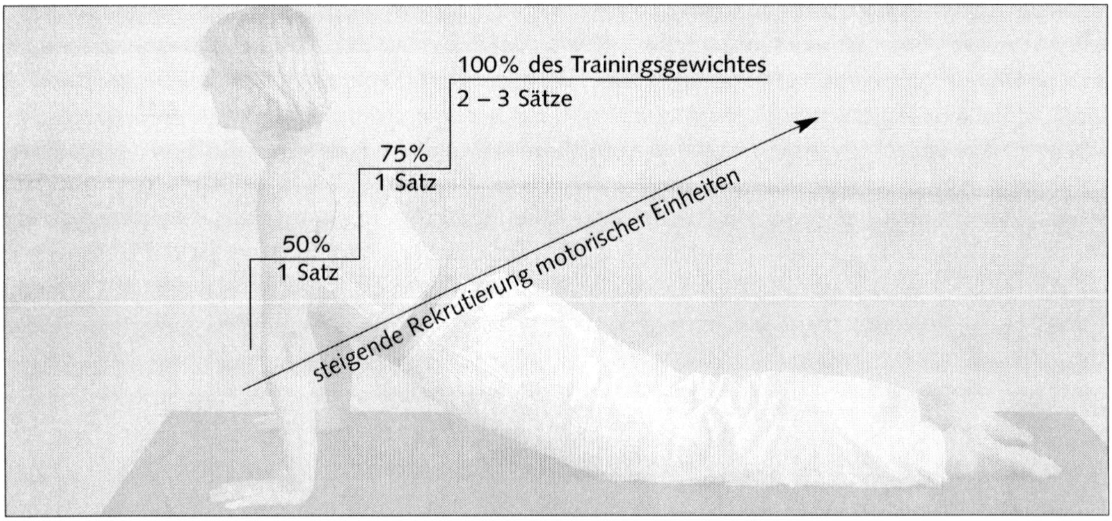

Abbildung 5-5: Tonisierung der Arbeitsmuskulatur mit Hilfe zweier Aufwärmsätze.

betriebe, propagiert und als effektivste Trainingsmethode im Bezug auf Muskelkräftigung vermarktet, lieferte HETTINGER (1962), der bereits frühzeitig erkannte, dass für einen Trainingsreiz die Muskelspannung und nicht die Bewegung verantwortlich ist. Zudem stellte er fest, dass keine Addition von Trainingsreizen stattfindet. Zur Entwicklung hoher Muskelspannung, hat sich isometrisches Training in der Anfangspphase als am wirksamsten herausgestellt. Reicht deshalb ein isometrisches Einsatztraining auf Dauer aus?
SCHMIDTBLEICHER (1999) kommt hinsichtlich der Effektivität bestimmter Satzzahlen zu anderen Ergebnissen. Er stellt mehrer Untersuchungen heraus (SANBORN 1998/MARX 1999), die beweisen, dass nach einer übereinstimmenden ersten Phase koordinativer Lerneffekte, mittelfristig Mehrsatztraining effektiver ist. Den mittelfristig höheren Kraftgewinn eines Mehrsatztrainings begründet SCHMIDTBLEICHER mit einer besseren hormonellen Auslenkung. Eine erhöhte Ausschüttung des Wachstumshormons Testosteron lässt sich nach mehrmonatigem Training nur noch bei einem Mehrsatztraining nachweisen. Darüber hinaus bestehen bei einem Mehrsatztraining die weitaus größeren Effekte in puncto Körperfettreduktion! Zusammenfassend bilanziert SCHMIDTBLEICHER im Gegensatz zu KIESER, dass Einsatztraining zwar eine attraktive Alternative zum Mehrsatztraining darstellt, für den dauerhaft leistungsfördernden Gebrauch Mehrsatz-Trainingsprogramme jedoch besser geeignet sind.
Bei der Frage nach der optimalen Satzzahl bleiben die von V. WINGERDEN publizierten Forderungen an ein optimales Aufbautraining unberücksichtigt. Wie schon mehrfach betont, ist für das Training der Wirbelsäule und der Bekämpfung des Rückenschmerzes nicht nur die Muskelspannung von Interesse. Koordinativen Aspekten wie Propriozeption, Synchronisation und neuromuskuläre Entwicklung sollte mindestens die gleiche Priorität eingeräumt werden. Nur das Zusammenwirken koordinativer und kraftentwickelnder Faktoren stellt den Transfer zu Belastungsprofilen des Alltags her. Für diesen Zweck bieten sich die Übungen des MFT-Systems (Kapitel 9) in optimaler Weise an, da sie alle Parameter in funktioneller Hinsicht berücksichtigen.
Wie sollten nun Satz- und Wiederholungszahlen im Freihanteltraining gestaltet werden, um einerseits höchstmögliche Effizienz im Training zu erreichen und andererseits keine wertvolle Zeit zu verlieren, die sich auf Kosten der Trainingsmotivation auswirken könnte? Für die Hypertrophie- und die Rekrutierungsphase

KIESER-METHODE

Die Diskussion über Satzzahlen veranschaulicht, dass die derzeit vorhandenen Untersuchungen doch erheblich voneinander abweichen. Der kritische Trainer/Therapeut muss zu dem Ergebnis kommen, dass keine Theorie die Wahrheit für sich beanspruchen kann. So kann auch KIESER nicht undifferenziert behaupten, dass Einsatztraining das Non-plus-Ultra darstellt! Trainer, die ohne hinterfragen zu dürfen und ohne Raum für eigene Überzeugung vorgegebene inhaltliche Trainingsmodalitäten abspulen müssen, können keine Kompetenz entwickeln. Die Individualität des Menschen wird durch methodische Dogmen, die in den Rahmen irgendeiner Marketingstrategie passen müssen, über den Kamm geschoren.

empfiehlt sich in Anlehnung an V. WINGERDEN (1998) eine Pyramide mit vier bis fünf Sätzen, wobei sich die letzten zwei bis drei Sätze an der Trainingsintensität der jeweiligen Trainingsmethode (z. B. Hypertrophie = 60 bis 75 Prozent der Maximalkraft) orientieren. Um zu hohe initiale Spannungen zu vermeiden und damit die Gefahr muskulärer Verletzungen zu mindern, werden zwei tonusaufbauende Sätze vorgeschaltet. Satz Nr. 1 bahnt mit 30 bis 50 Prozent der Trainingsintensität und ca. 20 bis 30 Wiederholungen die Bewegung an und bringt alle Herz-Kreislaufparameter auf Trainingsniveau. Satz Nr. 2 sorgt mit etwa 50 bis 75 Prozent und 12 bis 15 Wiederholungen für eine ausreichende Rekrutierung und Frequenzierung motorischer Einheiten in der gesamten Muskelschlinge oder besser gesagt, in allen Muskelketten, die für die entsprechende Übung benötigt werden. Diese Serien dienen der Vorbereitung auf die eigentlichen Trainingssätze. Auf diese Weise wird die Muskelspannung (Tonus) sukzessiv erhöht und die Gefahr von Muskelverletzungen bei einem intensiven Freihanteltraining auf ein Minimum reduziert (siehe Abb. 5-5).

5.6 Trainingsgeschwindigkeit

Übungstempo je nach Zielsetzung

Die Geschwindigkeit (Rhythmus/Tempo) mit der die MFT-Übungen aus den Karten 1 bis 10 durchgeführt werden, hängt von der Stufe, der Höhe der Belastung und der Zielsetzung ab. Tempo lässt sich in der Trainingssteuerung wie folgt kennzeichnen: Für eine Kniebeuge beispielsweise bedeutet der Rhythmus 2-1-2 eine zwei Sekunden dauernde Beugung bis zu einem bestimmten Kniegelenkswinkel (in der Regel < 90 Grad), ein Verharren im Umkehrpunkt von einer Sekunde sowie eine Streckung bis zur Ausgangsposition, die wiederum zwei Sekunden beansprucht.

Ziffer	Bewegung
1	Exzentrik
2	Umkehrpunkt
3	Konzentrik

Tabelle 5-4: Die Bezeichnung der Ausführungszeiten von exzentrischer, konzentrischer und stabilisatorischer Phase im Umkehrpunkt der Bewegung.

Kraftausdauer und Hypertrophie (Stufen 2 und 3) sind geprägt von langsam-kontrollierten Bewegungsführungen. Zur Anbahnung einer Bewegung mit dem Ziel Kraftausdauer eignet sich der 2-1-2-Rhythmus. Im Hypertrophietraining können sowohl die exzentrische als auch die konzentrische Phase verlängert werden (z. B. 3-1-3), um mit submaximalem Gewicht einen möglichst hohen Reizumfang zu erzielen. Ist die Zielsetzung, intensive Reize im Bindegewebe zu setzen, wie z. B. nach einem Bandscheibenvorfall (auch nach Bänder- und Sehnenrissen), fördert eine lange exzentrische Phase die Reorganisation neuer Kollagenfasern in der Proliferation. Nach einem Prolaps wird das Hypertrophietraining dann im Rhythmus 8-3-1 durchgeführt. Langes Verharren im Umkehrpunkt wirkt sich immer dann positiv aus, wenn es um die Stabilisierung eines schmerzfreien Zustandes mit hoher Intensität geht.

TRAININGSEFFEKTE

Es ist zu bezweifeln, dass trainingswissenschaftliche Grundsätze konsequent in der täglichen Therapiepraxis umgesetzt werden. Therapeutische Trainingssteuerung orientiert sich mehr an den Lücken im Behandlungsplan, als an Superkompensationszeiten. Auf diese Weise bleiben die gewünschten Trainingseffekte oft aus.

5.7 Periodisierung und Regeneration

Dreimal täglich kurz und bündig

Der Begriff Periodisierung (Trainingshäufigkeit) wurde ursprünglich vom russischen Trainingswissenschaftler MATWEYEW (1961) eingeführt, um die Abfolge verschiedener Trainingseinheiten innerhalb eines bestimmten Trainingszeitraumes zu systematisieren. Periodisierung bezieht sich also auf die Zahl der Trainingseinheiten, die pro Woche absolviert werden. Die Planung der Trainingshäufigkeit wird von zwei Größen bestimmt: Intensität und Superkompensationszeit! Dabei bestimmt die Höhe der Intensität die Superkompensation. Je höher die Intensität ist, desto länger dauert die Regeneration und desto später setzt die Superkompensation (siehe Tabelle 5-5) ein. Im Frühstadium einer Rückenverletzung (Prolaps/Protusion/Hexenschuss) genießt aerobes Training oberste Priorität, soweit sich der Kunde/Patient bewegen kann. Nach Angaben von V. WINGERDEN (1998) ist es in dieser Phase besser, dreimal täglich relativ kurz zu trainieren, als eine lange Trainingseinheit zu durchlaufen. Nach aerobem und koordinativem Training benötigt der Körper lediglich eine Regenerationszeit von 12 bis 24 Stunden. Deshalb kann extensives Ausdauertraining und propriozeptives Training, sofern es der Schmerz erlaubt, durchaus täglich und im direkten Anschluß an die Entzündungsphase erfolgen. Entscheidender Aspekt hierbei ist die Wahl des am wenigsten schmerzprovozierenden Gerätes (Ergometer, Sitzfahrrad, Laufband etc.), die bei jedem Kunden/Patienten unterschiedlich ausfallen kann. Deshalb sollte man

Koordination	12 Stunden
Aerobe Ausdauer	12-24 Stunden
Kraftausdauer	36-48 Stunden
Maximalkraft	48-72 Stunden
Schnellkraft (Rekrutierung)	48-72 Stunden
Explosivkraft	72 Stunden
Sportartspez. Training	48-72 Stunden

Tabelle 5-5: Superkompensationszeiten verschiedener Trainingseinheiten.

auch hier im Try-out-Verfahren vorgehen. Ganz anders sieht es im weiteren Verlauf des Stufenmodells aus. Bei steigender Intensität müssen die Trainingszeiten schon genau gesetzt werden, um die Effekte der Superkompensation auszunutzen. Wie Tabelle 5-5 zeigt, muss man in der Phase des Rekrutierungstrainings (auch Schnellkrafttraining!) ein Minimum an Regeneration von 48 Stunden und ein Maximum von 72 Stunden berücksichtigen. Leistungssportler bewältigen etwa jeden dritten Tag eine hochintensive Trainingseinheit, während Trainingseinsteiger drei Tage zwischen intensiven, rekrutierenden Belastungen pausieren sollten.

5.8 Übertragbarkeit von Koordination

Isoliertes Krafttraining in der Manöverkritik

„Es gibt keine Übertragung koordinativer Fähigkeiten. So nützt z. B. der bei der Hantelkniebeuge entwickelte Gleichgewichtssinn dem Trainierenden eben nur bei der Hantelkniebeuge, nicht beim Skifahren oder Radfahren." Diese Aussage von KIESER (1999) gibt dem gerätegestützten Training mit folgenden Argumenten den Vorzug:

1. Training an Maschinen stellt keinerlei Anforderungen an die Koordination. Es muss nichts erlernt werden.

2. Der mit Maschinen erzielte Trainingsfortschritt ist reiner Kraftgewinn, nicht eine Mischung aus Kraft- und Koordinationsgewinn.

Richtig ist, dass Maschinentraining keine koordinativen Reize vermittelt. Richtig ist auch, dass der Trainierenden dabei nichts lernen muss. Und ebenso korrekt ist, dass isoliertes Krafttraining einzelner Muskeln reinen Kraftgewinn ergibt. Alles richtig also? Würde man diese Argumente als Vorteil auffassen, dann müßten leistungsorientierte Bodybuilder höhere Kraftwerte erzielen als professionelle Gewichtheber. Dann würden Gewichtheber nur an Maschinen trainieren und nicht mit der Langhantel arbeiten. Genau das Gegenteil ist der Fall. Gewichtheber entfalten deutlich mehr Kraft und trainieren höchstens zum motivationalen Ausgleich an Maschinen. In welcher alltäglichen Bewegung braucht der Mensch die Kraft eines isolierten Muskels? Etwa beim Aufsteigen einer Treppe, beim Anheben einer Bierkiste oder bei einem Sprung in der abendlichen Volleyball-Hobbyrunde? Fällt Ihnen eine Situation ein?

Am Anfang einer Bewegung (z. B. ein Bizepscurl), steigt die Kraft des Muskels proportional zum Grad der Verkürzung. Ab einem bestimmten Winkelgrad, der je nach Gelenk unterschiedlich ist, nimmt die Spannung wieder ab. Mit Hilfe von Hebelgesetzen lässt sich dieses Kontraktionsverhalten leicht erklären. KIESER (1999) deutet diesen Zustand als muskuläre Schwäche und empfiehlt, die grafisch darstellbare Kraftkurve an eigens hierfür konzipierten Maschinen zu begradigen. Dahinter steckt die Überlegung, dem Muskel durch eine spezielle Trainingsapparatur einen gleich hohen Trainingsreiz in jedem Winkel des anatomischen Bewegungsspielraums zu vermitteln. Eine solche Laborsituation kommt faktisch in der Natur nie vor. Warum sollten wir dann etwas trainieren, was der Körper nie gebraucht! Kraft und Koordination stehen bei jeder natürlichen Bewegung in direktem Zusammenhang. Sie sind voneinander abhängig. Isoliertes Krafttraining spielt insbesondere im rehabilitativen Training keine Rolle, da die gestörten proprio-

zeptiven Verschaltungen hierüber keine funktionellen Reize zur Neuausrichtung von Efferenzen erhalten. Die These, dass Koordination nicht übertragbar ist, trifft nur auf die Beziehung zwischen zyklischen und azyklischen Bewegungen zu. Aus diesem Grund bereitet ein Radfahrer seine zyklische Schnelligkeit auch nicht mit azyklischen Bewegungen aus Spielsportarten vor. Wer glaubt seine Sprinterqualitäten a` la Zabel mit schnellen Antritten beim Squashspiel zu verbessern, der befindet sich in der Tat auf dem berühmten Holzweg!
KIESER (1999) stützt sich mit seinen Aussagen noch auf alte Programmtheorien, die davon ausgehen, dass für jede spezifische Bewegung ein eigenständiges motorisches Programm im Zentralnervensystem (ZNS) existiert. Demnach werden Bewegungen komplex, das heißt in feinstmotorischer Form als größeres komplettes Programm im ZNS gespeichert. Neuere Erkenntnisse (BAUERSFELD 1992) zeigen, dass motorische Programme nicht in Form von großen komplizierten Programmen für alle programmgesteuerten Bewegungen vorkommen, sondern als elementare Unterprogramme vorhanden sind. Wenn wir uns alle fünf Jahre die Schlittschuhe schnüren, stellen wir fest, dass ein wackliger Start schnell von eingeschliffenen Bewegungsmustern abgelöst wird – vorausgesetzt diese Bewegungsprogramme wurden in der Kindheit angelegt. Ein übergeordnetes Programm löst das Unterprogramm ab. Unterprogramme sind für viele komplexe Bewegungen als Basiskoordination nutzbar. Als Beispiel dient das grobmotorische Programm Wurf, das z. B. für einen komplexen Schmetterschlag im Tennis oder im Badminton als Basismuster dient. Kinder, die das Werfen nicht korrekt erlernen, haben später erhebliche Schwierigkeiten, komplexe Bewegungen auszuführen. Einem Tennisspieler hingegen fällt es relativ leicht, den Golfball zu treffen, da elementare Grundmuster wie Hand-Auge-Koordination oder Schwungübertragung bereits vorliegen.
Bewegungsprogramme müssen eine hohe Variabilität aufweisen. Ansonsten wäre es schier unmöglich, Korrekturen während einer Bewegung einzuleiten, wie z. B. erfolgreich

! PROVISIONEN

Das Fehlen koordinativer Reize als Vorteil auszulegen, grenzt an ein fachliches Armutszeugnis und an einer Verdrehung trainingswissenschaftlicher Erkenntnisse. Dass hinter diesen Argumenten wirtschaftliche Aspekte stecken, wird deutlich, wenn man weiss, dass ein Maschinenpark eine Millioneninvestition zur Folge hat, die dem Franchise-Geber einen warmen Geldsegen in die Kasse spült. Eine lohnende Geschichte, die die Trainingslehre allerdings völlig auf den Kopf stellt. Unverständlich ist, dass solche Aussagen von einigen Medizinern gestützt werden. Verständlich wird es für den Laien, wenn er auch hier weiss, dass in der Regel ein Mediziner Franchise-Nehmer ist und viele Kollegen im Umfeld am Kunden fleissig mitverdienen. Wenn Kooperationsärzte ihre Patienten in ein solches Trainingszentrum schicken, erhalten sie im Gegenzug geldwerte Vorteile in Form von Provisionen. Eine Auseinandersetzung mit den Inhalten findet dabei nicht statt. Warum nicht? Weil die Grundlagen und das tatsächliche Interesse fehlen, denn Themen wie Trainings- und Bewegungslehre sind nicht Teil der Mediziner-Ausbildung!

auf einen Tennisball zu reagieren, der plötzlich von der Grundlinie wegspringt. Diese Tatsache widerspricht ebenfalls der Kieser-Theorie, da es nicht vorstellbar ist, dass ein Tennisschlag als kompliziertes Bewegungsprogramm vorliegt und trotzdem eine hohe Variabilität aufweist.

Man kann an dieser Stelle festhalten, dass Bewegungen als elementare, übertragungsfähige Grundprogramme vorliegen. Alle Dehnungs-Verkürzungs-Zyklen (Sprünge, Läufe etc.) entsprechen solchen Grundprogrammen, die in einem ganz bestimmten Zeitraum ablaufen. Unterschieden wird zwischen einem kurzen (< 200 Millisekunden) und einem langen Zeitprogramm (> 200 Millisekunden). Diese sind von individuellen morphologischen Voraussetzungen (z. B. erblich angelegte Muskelfaserzusammensetzung) und dem Trainingszustand abhängig. EMG-Messungen (Elektromyographie) bei ein und derselben Testperson veranschaulichen, dass unterschiedliche Bewegungen (siehe Abbildung 5-6) ein nahezu gleiches Zeitprogramm produzieren. Folglich ist ein azyklisches Zeitprogramm auf strukturähnliche Bewegungen übertragbar. Dieses belegen diverse unterschiedliche Untersuchungen (GUNDLACH 1987, HAUK 1988). Andere Studien (MÜLLER 1986/FISCHER 1989) beweisen, dass azyklische und zyklische Bewegungen nicht übertragbar sind. In dieser differenzierten Darstellung würde die Kieser-These stimmen. Allerdings sehen weder das Konzept nach KIESER noch das hier vorgestellte MFT-System Lauf- oder Radprogramme vor, um azyklische komplexe Bewegugsmuster des Alltags zu trainieren. Aus diesem Grund sind die Aussagen von KIESER nicht nur haltlos sondern entbehren auch jeglicher sportwissenschaftlicher und therapeutischer Grundlage.

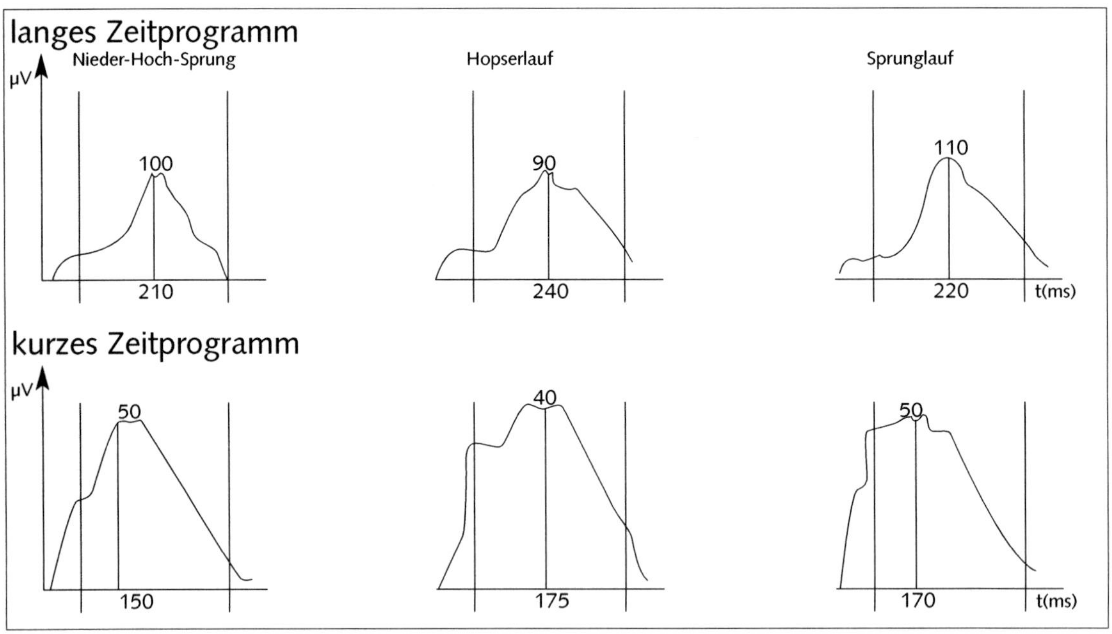

Abbildung 5-6: Innervationscharakteristik des M. gastrocnemius beim Nieder-Hoch-Sprung, Hopserlauf und Sprunglauf beim kurzen und langen Zeitprogramm (nach BEHREND 1988).

Umso näher die Bewegungsstruktur einer Trainingsübung an eine Alltagsbewegung heranreicht, desto effektiver der Trainingseffekt. Jedem Bewegungsexperten muss daher einleuchten, dass eine Kniebeuge oder ein Deadlift im geschlossenen System eine ADL-Bewegung (Activities of daily living) wesentlich wirkungsvoller trainiert, als eine Bewegung am Beinstrecker oder -curler.
Verletzungen der Wirbelsäule, wie ein akuter Bandscheibenvorfall oder Hexenschuss, passieren in hoher Geschwindigkeit, aber niemals innerhalb langsam-kontrollierter Bewegungsabläufe. Wenn kleinste Verdrehungen so schnell ablaufen, dass sie bewußt nicht mehr regel- bzw. steuerbar sind, setzt die Schutzkontraktion von Muskelfasern zu spät ein. Vor allem dann, wenn sie nicht gewohnt ist, in schnellen Bewegungen Stabilisationsarbeit zu leisten. Die entstehende Torsionskraft wirkt so ungehindert auf passives Gewebe wie den Anulus der Bandscheibe ein – mit den bekannten Folgen!
Kurze, elementare, also grobmotorische Zeitprogramme setzen dort an, wo schnelle Bewegungen bis 200 Millisekunden auftreten. Auch diese Erkenntnis unterstreicht, dass Grundübungen aus dem Repertoire des Freihanteltrainings in die Rehabilitation der Wirbelsäule gehören, da sie genau diese elementaren Programme trainieren. Auf äußere Reize, die beispielsweise in unvorhersehbaren Unfallsituationen auftreten, reagiert der untrainierte Körper erst nach einer Zeitspanne von 200 Millisekunden. Die meisten Menschen, insbesondere Senioren, denen seitens der Sportmedizin von allen schnellen Bewegungen abgeraten wird, sind auf schnell einwirkende Reize nicht vorbereitet. Je träger das Rekrutierungssystem der schnellen Muskelfasern arbeitet, desto schwerer hat es letztendlich das Nerv-Muskel-System, eine Verletzung zu verhindern. Deshalb müssen im Wirbelsäulentraining (ab Stufe Rekrutierung I) neben Reflexübungen und Training mit hohen Lasten später auch schnellkräftige Bewegungsmuster gegen niedere Lasten eingebaut werden, damit die Wirbelsäule auf schnelle Reiz-Reaktionsmuster vorbereitet wird. Auf der Grundlage dieser Ausführungen zur Übertragbarkeit von Koor-

EINSPARPOTENTIAL

Die erschreckend hohe Zahl von Rezidiven nach Kur- und Rehaaufenthalten oder ambulanten therapeutischen Maßnahmen verdeutlicht, dass in Prävention und Rehabilitation oftmals nichts wirklich Entscheidendes getan wird, was den katastrophalen körperlichen Istzustand vieler Menschen langfristig verändern würde. Die Folge: Die Belastbarkeit stürzt nach einem kurzen quantitativen Zwischenhoch wieder ins Bodenlose ab. Dabei wird den meisten Patienten am Ende einer Wirbelsäulenrehabilitation nicht einmal eine Empfehlung zu weiterführenden Trainingsmaßnahmen gegeben. Über diese Problematik sollten sich eigentlich die Kostenträger Gedanken machen, wenn von Einsparpotentialen die Rede ist. Der Kunde/Patient muss immer die aktive Rolle ausfüllen. Diese Forderung scheint in unserem Gesundheitswesen derzeit noch immer ein Fremdwort zu sein. Wie sonst ist die Übermacht passiver Behandlungsmethoden zu erklären. Jede noch so zweifelhafte passive Behandlung wird von den „kranken" Kassen erstattet. Für aktive Maßnahmen fehlt das Geld!

dination und einem kleinen Exkurs in den Bereich der Zeitprogramme erscheint es mehr als unverständlich, dass viele Sportmediziner und Therapeuten, die sich hinter der Fassade passiver Mobilisationstechniken verstecken, Schnellkraft- und Rekrutierungstraining kategorisch ablehnen. Als Begründung führen sie die Verletzungsgefährdung an – ein Trugschluss! Ohne den Einsatz dieser Trainingsformen, baut der Körper keinen ausreichenden Schutz vor typischen Bandscheibenverletzungen auf. Natürlich stehen Rekrutierungs- und Schnellkrafttraining nicht am Anfang einer Rehabilitation, aber es darf nicht die Regel sein, dass in stationären und ambulanten Reha-Einrichtungen wie auch in kommerziellen Gesundheitszentren nur langsam-kontrolliertes Kraftausdauertraining stattfindet. Auf diese Weise treten wir der Volkskrankheit Rückenschmerz nicht alltagsspezifisch entgegen. Die Belastungsspitzen im Alltag sind höher als im Training. Wie soll Training dann zur Wiederherstellung der Belastbarkeit beitragen?
Rehabilitationskonzepte werden abgebrochen, ehe sie richtig begonnen haben. Nach einer Bandscheibenoperation kann ein stationärer Aufenthalt nur dann von Erfolg gekrönt sein, wenn der Patient/Kunde im Anschluß unterschiedlichste Kraftqualitäten (siehe Stufenmodell) kombiniert mit koordinativen Aspekten aufbaut. Langfristig sollte zudem ein Erhaltungstraining (präventives Funktionstraining) den erarbeitenden Zustand stabilisieren. Dies kann nur in einer Zusammenarbeit stationärer Einrichtungen mit Trainingszentren vor Ort umgesetzt werden. Alles andere führt früher oder später zum Rückfall (Rezidiv)!

6. WARM-UP UND COOL-DOWN

6.1 Sinn und Zweck aktiver und passiver Dehnungsübungen

Verletzungsprophylaxe oder Zeitvergeudung?
Wie bereits in Band I (Medizinische Fitness) ausführlich beschrieben, sorgt das Thema Aufwärmen vor sportlichen Aktivitäten immer wieder für frischen Diskussionsstoff unter Trainern, Therapeuten und Gelehrten. Im medizinischen Aufbautraining und in der Physiotherapie ist das aktive und passive Dehnen eine gern durchgeführte Behandlungsmaßnahme. Stretching wird sowohl von Therapeuten als auch von Patienten oder Kunden als selbstverständliche Vor- und Nachbereitung eines Trainingsprogrammes erachtet. Für Experten und Laien scheint Stretching gleichermaßen in Fleisch und Blut übergegangen zu sein. Auch die manuelle Therapie nutzt passive Dehnung, um Verspannungen zu lösen, oder muskuläre Dysbalancen auszugleichen. Stretching liegt der Gedanke zugrunde, dass Dehnung der Muskulatur eine größere Geschmeidigkeit verleiht. Hierdurch soll angeblich ein präventiver Effekt in Bezug auf Verletzungen entstehen. Die positive Wirkung auf die Prophylaxe von Verletzungen ist allerdings bis heute nicht schlüssig bewiesen. So wird es auch weiterhin das Phänomen geben, dass sich ein Leichtathlet Stunden vor dem Wettkampf dehnt, während sich ein Tennisspieler nur warmläuft, um dann sofort zum Schläger zu greifen. Beiden Sportlertypen kann man keine signifikant höhere Verletzungsrate nachweisen.
Stretching ist in der Sport treibenden Gesellschaft zur Routine geworden – nicht nur für professionelle Athleten, sondern auch für Freizeitcracks und Patienten. Sieht ein Trainer/Therapeut für seinen Neukunden keine Dehnungsübungen vor, muss er schon gute Gründe für seine Vorgehensweise liefern. In der Regel sind Dehnungsübungen für Patienten nach einem langen Leidensweg stationärer oder ambulanter Therapien, krankengymnastischer Behandlungen und diverser Fehlversuche in Gesundheitsstudios zur festen Größe geworden. Bewusster Verzicht auf Stretching führt bei vielen „erfahrenen" Patienten/Kunden zwangsläufig zu Unverständnis: „Warum brauche ich bei ihnen keine Dehnungsübungen durchführen? In der Kur war das Pflicht. Da wurde immer besonders darauf geachtet!" Was dem Menschen eingetrichtert wird, entwickelt sich zu einem Verhaltensprogramm, das nicht immer richtig sein muss. Aber wie schon gesagt: Ambitionierte Trainer und Therapeuten sollten ihr Handeln nicht automatisieren. Bewahren Sie sich ihre Fähigkeit, scheinbar unverwerfliche Gesetzmäßigkeiten kritisch zu hinterfragen und im Zweifelsfall auch auf die ein oder andere Behandlungsform zu verzichten.
Laut populärwissenschaftlicher Darstellung soll Stretching nicht nur Verletzungen vorbeugen, die Geschmeidigkeit von Muskeln erhöhen, Muskeln verlängern, den Bewegungsumfang von Gelenken steigern, sondern auch noch Muskelkater verhindern sowie Muskelspindeln zur Verbesserung der Koordination sensibilisieren. Ein ganzes Bündel positiver Eigenschaften, denen viele Übungsleiter, Trainer, Therapeuten und Leistungssportler offensichtlich „blind" vertrauen, sonst würde man Stretching nicht so undifferenziert einsetzen.

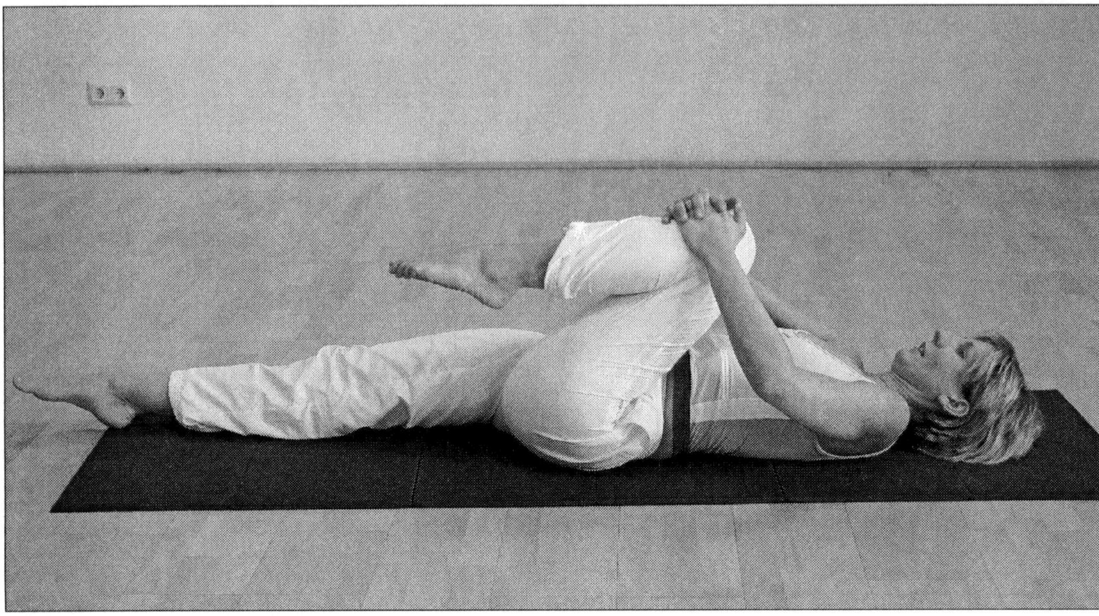

Aktiven Stretchingmaßnahmen werden vor und nach einem Training eine Vielzahl positiver Eigenschaften zugeschrieben. Halten Dehnungsmethoden tatsächlich, was sie versprechen?

Verkürzung als optimale Anpassung

Aufgrund dieser Fragwürdigkeit bedarf das Aufwärmverhalten vor Einsatz des Medizinischen Freihanteltrainings-Systems einer genaueren Prüfung. Folgendes Naturgesetz entzieht sich jedem Zweifel: Der Körper paßt sich den Belastungen an, denen er ausgesetzt wird. Hierzu lässt sich ein typisches Beispiel für unsere westliche Gesellschaft anführen: Verbringt ein Erwachsener sein Arbeitsleben zum größten Teil im Sitzen, dann stellt sich der Körper auf diese Haltung ein. Im Laufe der Zeit erfolgen Anpassungen im aktiven und passiven Bewegungsapparat. Der Organismus adaptiert an das Bewegungsmuster Sitzen. Ein passionierter Nichtsportler, der seine Jugend vor dem PC verbracht hat, kommt viel besser mit einem Bürojob zurecht als ein langjähriger Leistungssportler, der plötzlich an den Stuhl gefesselt wird. Im allgemeinen Sprachgebrauch trifft an dieser Stelle der Satz zu: „Er hat mehr Sitzfleisch angesetzt." Hat nun jener Nichtsportler nach etlichen Jahren auf der Karriereleiter endlich den Sinn eines Bewegungstrainings erkannt, sind plötzlich die Gelenke eingeschränkt, die Muskeln steif und die Bewegungen unkoordiniert. Würde man mit therapeutischer Spitzfindigkeit Muskelfunktionsprüfungen nach Janda oder Kendall vornehmen, so wären diesen Maßstäben folgend, sicherlich diverse Muskeln verkürzt und beteiligte Gelenke in ihrem Bewegungsausmaß limitiert. Die logische Konsequenz: Sporteinsteiger müssen Dehnungsübungen durchführen, um muskuläre Dybalancen auszugleichen. Auch wenn Stretching angenehm, erwärmend, wohltuend oder entspannend empfunden wird, so wirft diese Maßnahme als therapeutische Behandlung zumindest aus histologischer Sicht Fragezeichen auf. Liegt in diesem Beispiel nicht lediglich eine optimale Anpassung an geringe Bewegungsausschläge vor, die der

Bürojob nun einmal mit sich bringt? In jedem Fall führt Stretching nur zu einer vorübergehenden Verlängerung von Muskulatur. Die viskoelastischen Eigenschaften des Bindegewebes sorgen dafür, dass der kurzfristig verlängerte Muskel in seinen ursprünglichen Zustand zurückkehrt. Ein weiterer Faktor ist die Elastizität so genannter Titine. Titine stellen elastische Eiweiße dar, die in einem bestimmten Abschnitt (Sarkomer) einer Myofibrille verhindern, dass die Filamente Aktin und Myosin bei passiver Dehnung nicht vollkommen auseinander gezogen werden. Das heißt, auch bei einer grenzwertigen Dehnung eines Muskels überlappen sich Aktin und Myosin immer noch geringfügig, so dass Filamente zumindest minimal kontrahieren können, um Überdehnung zu verhindern. Entspannt sich ein Muskel wieder, kann dieser Vorgang nicht den kontraktilen Elementen eines Muskels zugeschrieben werden. Das Zurückfedern kontraktiler Filamente geschieht u. a. durch die Elastizität der Titine. Parallel hierzu sind noch weitere bindegewebige Strukturen für An- und Entspannung verantwortlich, die in der Trainingswissenschaft bislang wenig berücksichtigt wurden. Die Rede ist von einem System aus Bindegewebshäuten und -scheidewänden (Endo-, Peri- und Epimysium), die sich in und zwischen den Muskeln befinden. Diese speziellen Gewebetypen unterstützen in einem von der Trainingslehre noch unterschätzten Ausmaß die Übertragung von Kräften im gesamtem Bewegungsapparat. Die Existenz bindegewebiger Verbindungen zwischen Muskeln und Muskelabschnitten unterstreicht, dass Training Muskelgruppen aktivieren muss, die in funktionellem Zusammenhang zueinander stehen (Muskelschlingen). Isoliertes Krafttraining einzelner Muskeln trägt somit wenig zur Kraftübertragung bindegewebiger (myofaszialen) Bahnen bei, die für Alltags- und Sportbewegungen notwendig sind.

Kein Stretching vor dem Training?

Je weiter man einen Muskel dehnt, desto größer wird der passive Widerstand. Dieser Widerstand, der den Muskel nach einer Dehnung wieder in seine Neutralposition zurückführen will, ist das Ergebnis aus dem elastischen Zusammenspiel erwähnter Titine, des Muskelbindegewebes, der Sehnen und Sehnenplatten und der Blutgefäße. Aufgrund solcher elastischen Prozesse ist Stretching vor dem Freihanteltraining somit überflüssig. Übermäßiges Dehnen kann sogar gefährlich werden. Irgendwann erreicht man den Punkt, wo sich Aktin und Myosin kaum noch überlappen. Demzufolge verliert der Muskel an Tonus. Weil das vollständige Zurückfedern eine gewisse Zeit dauert, weist der Muskel in dieser Phase eine zu geringe Spannung auf, um Schnellkraftbelastungen tolerieren zu können. Zur Vorbereitung auf Schnellkraftbelastungen ist schnelles Dehnen empfehlenswerter. Hierbei wird der so genannte myostatischen Reflex ausgelöst. Bei diesem Reflex melden Muskelspindeln einen schnellen Dehnreiz. Auf Rückenmarksniveau wird durch erhöhte Aktivierung von Motoneuronen der Muskel in konstanter Länge gehalten. In diesem Fall wird die Dehnungsenergie von der Sehne aufgefangen. Hüpfende, federnde Bewegungen in der Gelenkachse Hüfte-Knie-Fuß machen deshalb immer dann Sinn, wenn der Unterkörper schnell einwirkende Belastungsreize verletzungsfrei widerstehen soll.

Stress the function

Um die Brücke zum eingangs erwähnten Beispiel des sitzenden Workaholics zu schlagen, stellt sich erneut die Frage, warum in Training und Therapie viel Zeit und damit Geld vergeudet wird, adaptierte, funktionelle Verkürzungen

Parameter	Effekte
1. Erhöhung der Körperkerntemperatur	Ausnutzung einer höheren Enzymleistung bei einer optimalen Körperkerntemperatur ab 38,5 Grad Celsius
2. Anregung des Herz-Kreislauf-Systems	Erhöhung der Pulsfrequenz Erhöhung des Blutdrucks Erhöhung der Muskeldurchblutung Erhöhung des Atemminutenvolumens
3. Hormonelle Umstellung	Vermehrte Ausschüttung leistungsfördernder Hormone (z. B. Adrenalin, Glukagon)
4. Muskuläre Umstellung	Erhöhung des Spannungszustandes Erhöhung der Kontraktionsgeschwindigkeit Verbesserung der Stoffwechsellage Erhöhung der Muskel- und Sehnenspindelaktivität Reduktion des Verletzungsrisikos
5. Vorbereitung passiver Strukturen	Erhöhte Produktion von Synovialflüssigkeit Verbesserte Duchblutung der Gelenksysteme Erhöhung der Elastizität und Plastizität kollagener Fasern Erhöhte Belastbarkeit gegen mechanische Reize
6. Verbesserte nervale Reizleitung	Höhere Rezeptorempfindlichkeit Beschleunigung der Reizleitung Verbesserung der Koordination
7. Mentales Einstimmen	Verbesserte Wahrnehmung (Wachheitszustand) Verbesserte Lern- und Leistungsbereitschaft

Tabelle 6-1: Wichtige Effekte des Aufwärmens (nach FREIWALD 1991).

aufzudehnen, anstatt das Bewegungsausmaß der einseitig belasteten Gelenke durch variationsreiche dreidimensionale Bewegungen zu erhöhen. Die Funktion (Bewegung) bestimmt nun einmal das Organ (Gelenk)! Wenn der Körper an die einseitige Position des Sitzens adaptiert, warum sollten sich die Gelenke und das muskuläre Zusammenspiel nicht auch der neu aufgenommenen sportlichen Aktivität anpassen? Eine vollkommene Neuprogrammierung geschieht natürlich nur dann, wenn der Organismus möglichst viele und vor allem vielfältige Bewegungsreize erhält. Tägliches Jogging wäre zwar gut für das Herz-Kreislaufsystem, würde jedoch wieder zu einer einseitigen funktionellen Anpassung führen - nämlich an die Funktion des Laufens!

Auch professionelle Fußballer zeigen funktionelle Anpassungen. In den Augen vieler Therapeuten weisen die meisten Fußballer eine Verkürzung der ischiocruralen Muskulatur auf. Diese Verkürzung wird häufig als Erklärung für die Ursache von Knie- oder Muskelverletzungen angeführt. In Wahrheit ist diese Verkürzung eine Adaptation an die Funktion des Schießens. Bei einer Schussbewegung wird

Aufwärmübung	Ausführung und Vorteile
Ergometer	Sitzende oder auch liegende Ausführung möglich; sehr gelenkschonend; körpergewichtsunabhängig
Cross-Trainer	Sehr gelenkschonend
Powerwalking	Schnelles Gehen auf Wegen oder Laufband; einfache Ausführung; ortsunabhängig; körpergewichtsunabhängig
Rebound	Sprungübungen auf Minitrampolin; gelenkschonend; koordinativ anspruchsvoll
Stepper	Je nach Gerätekonstruktion teilweise knie- und/oder hüftgelenkbelastend
Leichtes Hüpfen	Gute Aufwärmübung auf weichen Unterlagen; auf dämpfendes Schuhwerk achten
Leichtes Klettern	Auf beweglichen Kletterwänden oder im Sinne eines Boulderns (Klettern auf Absprunghöhe) an einer Kletterwand; Geschwindigkeit zum Aufwärmzweck niedrig halten; gelenkschonend
Rudergerät	Gute Ganzkörperübung; schwierige Ausführung; körpergewichtsunabhängig

Tabelle 6-2: Günstige Aufwärmübungen (nach GOTTLOB 2002).

das Knie aktiv gestreckt. Wird am Ende dieser Bewegung der Ball getreten, muss die ischiocrurale Muskulatur abbremsend (exzentrisch) arbeiten, um eine Überstreckung des Knies zu verhindern. Übermäßiges Dehnen der Beinbeuger würde zur Adaptation in einer verlängerten Position führen, die für diese sportartspezifische Bewegung vollkommen ungeeignet ist. In diesem Fall steigt sogar die Belastung für die Kreuzbänder. Eine verkürzte Beinbeugemuskulatur charakterisiert folglich eine Anpassung, die dem Schutz des Knies dient. Ausgiebiges Stretching, d. h. jeden Tag in langen Dehnphasen über einen längeren Zeitraum angewandt, verändert das Zusammenspiel von Muskeln und Gelenken. Wohl kaum ein Fußballtrainer dürfte daran interessiert sein, aus einem Kicker einen Bodenturner zu machen.

V. WINGERDEN (1998) bezeichnet die in diesem Zusammenhang stehende Forderung nach Bewegung statt Dehnung mit „stress the function!" Frei übersetzt bedeutet diese Aussage so viel wie: Bringe Stress (Bewegungsreize) auf die Funktion (Gelenk/Muskel), dann wird sich die Funktion dem Stress anpassen. Menschen, die ihre Arbeitszeit im Sitzen verbringen müssen, kann man daher nur raten, viele unterschiedliche Bewegungen in der Freizeit auszuführen, als sich erneut eine einseitige Anpassung durch häufiges Lauftraining zu erarbeiten. Welche Bewegungen können hierfür besser geeignet sein, als Übungen aus dem unerschöpflichen Pool des Freihanteltrainings? Stretching sollte diesen Ausführungen nach nicht zum Warm-up vor einem Training mit freien Gewichten gehören! Welche Aufwärmübungen besser geeignet sind, fasst Tabelle 6-2 zusammen.

6.2 Globales und lokales Aufwärmen

Betriebstemperatur als Voraussetzung

GOTTLOB (2002) unterscheidet zwischen globalem und lokalem Aufwärmen. Da es sich im Freihanteltraining um eine Ganzkörperbelastung handelt, müssen sowohl sämtliche Herz-Kreislauf-Parameter als auch alle muskulären Faktoren auf Trainingsreize eingestimmt werden. Unter globalem Aufwärmen versteht die Sportwissenschaft die Aktivierung von Effekten, die das kardiovaskuläre System auf Betriebstemperatur bringen. Hierzu gehören die Erhöhung von Pulsfrequenz, Blutdruck, Muskeldurchblutung etc. (siehe Tabelle 6-1). Bei der Trainingsplanung sind folgende Aspekte zu berücksichtigen:

1. Die Aufwärmdauer sollte zwischen minimal fünf Minuten (junge Menschen mit hoher individueller Leistungsfähigkeit/normale Außentemperatur) und maximal 15 Minuten (ältere Menschen/niedrige Außentemperatur) betragen.

2. Bei der Wahl des Aufwärmgerätes sollte darauf geachtet werden, dass möglichst alle großen Muskelgruppen integriert sind.

3. Der Puls sollte durch stufenmäßige Belastungserhöhung auf Trainingsniveau gebracht werden.

Zum Erreichen der Ziele im Sinne eines globalen Aufwärmens eignen sich Stationsgeräte, die das Herz-Kreislauf-System anregen und funktionelle Muskelschlingen aktivieren (z. B. bewegliche Kletterwände, Cross-Trainer, Rudergeräte etc.).

Beim lokalen Aufwärmen zur Vorbereitung auf Freihantelübungen interessiert nicht in erster Linie die Erhöhung des Spannungszustandes eines einzelnen Muskels, sondern die Aktivierung von Muskelketten, die beispielsweise für eine Kniebeuge benötigt werden. Was liegt in diesem Zusammenhang näher, als die auf dem Trainingsplan stehende Übung selbst mit geringer Intensität als Warm-up zu benutzen, um keine koordinativen Streuverluste zu erhalten. Mit anderen Worten: Es macht wenig Sinn, eine Kniebeuge im geschlossenen System mit einem Beinstreckgerät im offenen System vorzubereiten, da koordinative und stabilisierende Faktoren hierbei keine Brücksichtigung finden. Lokales Aufwärmen erfolgt in der Funktion selbst. Hierfür eignet sich ein Aufwärmsatz mit etwa 30 bis 50 Prozent des individuellen Leistungsmaximums und einer Wiederholungszahl von 20 bis 40.
Um Verletzungen vorzubeugen, sollte man im Sinne des Pyramidensystems die Belastung Stufe für Stufe auf die trainingswirksamen 70 bis 80 Prozent des Leistungsmaximums bringen. Im Klartext heißt das: Ein Patient/Kunde, der üblicherweise einen Kniebeugensatz mit 80 Kilogramm und 8 bis 12 Wiederholungen absolviert, führt zuerst den beschriebenen Aufwärmsatz mit 40 Kilogramm aus. Um die Spannung im Muskel weiter zu forcieren, folgt ein weiterer Satz (Serie), der etwa 25 Prozent (= 60 Kilo mit 12 bis 15 Wiederholungen) unter dem tatsächlichen Trainingsgewicht liegt. Nach dem Pyramidensystem zu verfahren, verringert vor allem bei jenen Patienten/Kunden die Verletzungsgefahr, die bereits in der Lage sind, mit hohem Zusatzgewicht zu arbeiten. Ansonsten könnte der Sprung vom Aufwärmsatz zum Trainingssatz zu hoch sein.

6.3 Sinn und Zweck des Abwärmen oder Cool-downs

Beruhigung der Erregungslage

Zum Ausklang einer hoch belastenden oder schnellkräftigen Trainingseinheit raten Experten, den Körper in eine tiefe Entspannung zu bringen. Bewährt haben sich z. B. Yogatechniken oder die CHRS-Methode. Wenn Muskeln in einer verlängerten Position statisch angespannt werden, scheint eine tiefere Entspannung der zuvor intensiv belasteten Muskulatur möglich zu sein. Nach FREIWALD (1991) lautet das eigentliche Ziel des Abwärmens, den aktivierten Stoffwechsel sowie die sympathikotone Erregungslage zu beruhigen. Der Organismus sollte umgehend von einer katabolen in eine anabole Stoffwechsellage umschalten. Hierdurch leiten die körpereigenen Prozesse zum einen die für die Wiederherstellung der Homöostase verantwortlichen Reparaturvorgänge ein, zum anderen sorgen sie für die Regeneration der Glykogen- und Triglyceridspeicher in Fettzellen, Muskulatur und Leber.

An dieser Stelle stellt sich natürlich wiederum die Frage, ob der Körper diese Regenerationsprozesse nicht selbst in ausreichendem Maße initiiert. Müssen wir diese sensiblen, hormonell gesteuerten körpereigenen Prozesse durch passive oder aktive Maßnahmen unterstützen oder reicht Ruhe aus? Auch auf diese Frage kann die Wissenschaft bislang keine zufriedenstellende Antwort geben. Verständlicherweise plädieren die Verfechter einer bestimmten Methode (z. B. CHRS) für aktives Abwärmen. Zudem werden wir in unserer Erfolgsgesellschaft dahingehend beeinflusst, immer etwas gegen oder für eine Sache zu tun. Den Dingen einfach nur freien Lauf zu lassen, fällt den meisten Menschen schwer. Genauso schwer fällt es Trainern und Therapeuten, ihren Schützlingen zu raten, für ein paar Tage die Füße hoch zu legen. Ruhe zu verschreiben, stellt offenbar ein Synonym für

Parameter
1. Kontrollierte Rückführung der Körperkerntemperatur
2. Kontrollierte Rückführung aller auf Leistung eingestellten Körperfunktionen
3. Beruhigung der Herz-Kreislauf-Tätigkeit
4. Muskuläre Umstellung - Ausschwemmung der sauren Stoffwechselzwischenprodukte - Beschleunigte Einleitung regenerativer Stoffwechselprozesse
5. Passive Strukturen - Ausschwemmung von Stoffwechselprodukten - Schaffung günstiger Bedingungen zur Gelenkregeneration
6. Beschleunigter Entzündungsabbau - schnelle Versorgung mit Entzündungsmediatoren

Tabelle 6-3: Effekte des Abwärmens (nach FREIWALD 1991).

Inkompetenz dar. Untersuchungen, die eine bessere Regeneration als reine Inaktivität z. B. nach bestimmten Yogaübungen eindeutig belegen, fehlen ohnehin. Als selbstkritischer Trainer/Therapeut kommt man irgendwann zu der Erkenntnis, dass das gute alte Hausrezept – die heiße Badewanne – zumindest die gleichen Effekte erzielt. Darüber hinaus steht die Frage im Raum, ob tonusminderndes Stretching nach einem Freihanteltraining die Superkompensation nicht unnötig beeinträchtigt. Weniger ist oft mehr!

Eigene Erfahrungen mit dem MFT-System haben gezeigt, dass ein 10- bis 15-minütiges Kardiotraining mit niedriger Intensität seinen Zweck mehr als erfüllt. Denn insbesondere multimorbide Patienten können im Rahmen des Abwärmens noch einmal ein Reiz auf ihr Herz-Kreislauf-System setzen, der zur Steigerung der allgemeinen Belastbarkeit in jedem Fall sinnvoll ist.

7. TRAININGSPLANUNG BEI AKUTEM RÜCKENSCHMERZ

7.1 Basisüberlegungen zur Trainingsplanung nach akutem Rückenschmerz

Fibroblasten, Matrix und Kollagen

In der körpereigenen Wundheilung spielen die in diesem Buch bereits mehrfach erwähnten Fibroblasten eine zentrale Rolle. Dies unterstreicht ihre Bedeutung für das Training der Wirbelsäule! Fibroblasten sind spezialisierte Zellen des menschlichen Bindegewebes. Die Funktion der Fibroblasten, auf bestimmte Reize zu reagieren, stellt die Grundlage dafür dar, dass Trainingbelastungen im Gewebe überhaupt verstärkende Effekte erzielen. Somit lohnt sich eine genauere Betrachtung, um die Methodik des MFT-Systems auch in physiologischer Hinsicht zu verstehen.
Fibroblasten besitzen die Eigenschaft, sich in beschädigtem Gewebe stark zu vermehren, um die Matrix- und Kollagensynthese zu initiieren. Dieser Prozess geschieht nach einem akuten Trauma automatisch, weil defektes Gewebe Wachstumsfaktoren (engl.: Basic Fibroblast Growth Factor) absondert, die von Rezeptoren auf der Fibroblastenmembran wahrgenommen werden. Wenn die Ausscheidung von Wachstumsfaktoren beendet ist, müssen Fibroblasten zur Verstärkung und zur funktionellen Ausrichtung der Gewebelücke weiterhin aktiv bleiben. Die Rezeptoren der Fibroblasten reagieren nicht nur auf Spannung, die bei einer pathologischen Situation durch so genannte Cross-links (Verklebungen von Kollagenfasern) entsteht, sondern auch auf mechanische Belastungen. Trifft Spannung auf Gewebe, führt dies immer zur Aktivierung von Fibroblasten. Diese nehmen ihre Arbeit auf oder halten sie bei ausreichend hohen Reizen nach einem Trauma weiter aufrecht, um entweder neue Kollagenfasern zu produzieren oder bestehende zu verstärken. Neue Fasern werden erst einmal willkürlich angelegt. Einwirkende Spannung bestimmt dann die Zugrichtung, in die sich resynthetisierte Fasern ausrichten müssen. Somit stellt die Art und die Richtung eines Belastungsreizes das entscheidende Signal dar, um Gewebe funktionell zu stärken.
Fibroblasten produzieren sowohl Matrix als auch Kollagen- und Elastinfasern. Matrix benötigt der Körper vor allem an Stellen, wo Druck entsteht, Kollagen hingegen, wo Zugreize wirken. Matrix als Grundsubstanz von Bindegewebe lässt sich mit dem Fundament, den Decken und den Wänden eines Hauses vergleichen, in denen eingebettet sich die Möbel (Kollagen, Muskel- oder Nervenzellen), befinden. Dementsprechend füllt Matrix den Raum zwischen den Zellen und den Fasern des Bindegewebes auf.
Hauptsächlicher Bestandteil von Matrixmolekülen sind Proteoglykane, die chemisch betrachtet, eine zentrale Eiweißkette mit unverzweigten Zuckermolekülen (Polysaccharide) darstellen, grafisch eher wie eine Flaschenbürste aussehen. Die Bürsten sind in diesem Fall so genannte Glycosaminglykane. Als bekannteste „Bürste" wurde die Hyaloronsäure im Bezug auf Arthrose bekannt. Mit

Hilfe der Hyaloronsäure versucht die Medizin die Grundsubstanz (Matrix) des Knorpels wieder aufzubauen, um Arthroseschmerz zu lindern. Glykosaminglykane sind auch für die Rehabilitation von Bandscheibenvorfällen von zentraler Bedeutung. Wissen sollt man nämlich, dass sich die Synthese (Turn-over) relativ schnell vollzieht. Hyaloronsäure braucht lediglich zwei bis vier Tage, andere Bestandteile der Matrix sieben bis zehn Tage. Symptome, wie Schmerz und Bewegungseinschränkung werden allein durch die Wiederherstellung des normalen Zellmetabolismus und die damit einhergehende Erholung der Matrix-Homöostase zurückgedrängt. Demnach gleicht die Wundheilung den Verlust ausgetretener Nucleusmasse bei einem Prolaps, zumindest was die Resynthese der Matrixkomponenten anbelangt, innerhalb einer Woche aus. Bandscheiben benötigen deshalb spätestens nach einer Woche Kompressionsreize!

Proteoglykane sind negativ geladen, wodurch sie Wasser anziehen. Zwischen den Proteoglykanen ordnen sich positiv geladene Kollagenfasern an. Matrix und Kollagen stabilisieren sich im Bindegewebe praktisch gegenseitig. Somit gehen Kollagenfasern und Proteoglykane eine Art Symbiose ein, die in funktioneller Hinsicht von großer Bedeutung ist: Nach einem Bandscheibenvorfall wird je nach Meinung des Arztes eine mehr oder weniger lange Ruhigstellung (Immobilisation) angesetzt. Durch die Immobilisation nimmt Matrix durch Wasserverlust an Masse ab. Dies beeinflußt die Verbindung, eine Art Schmierung zwischen Proteoglykanen und kollagenen Fasern, negativ, weil sich der natürliche Abstand von Kollagenfasern verringert. Wird eine bestimmte Distanz unterschritten, verbinden sich Kollagenfasern mit so gennanten Cross-links untereinander. Das Gewebe wird dadurch steif

HOMÖOSTASE

Der Begriff Homöostase ist eng mit der Superkompensation verknüpft. Nach der Superkompensationstheorie befinden sich in Ruhe sämtliche Gewebesysteme in einem Zustand der Reaktionsbereitschaft. Durch Belastung wird die Homöostase zerstört. Zerstörung ist in diesem Sinne positiv zu werten, denn die Wiederherstellung der Zerstörung schießt über das ursprüngliche Niveau hinaus, stärkt und festigt dadurch Gewebe! Gäbe es dieses Anpassungsphänomen nicht, könnten therapeutische Reize keinerlei Leistungs- bzw. Heilungsfortschritte erzielen. In normalen Alltagssituationen bleibt der Körper biologisch stabil, d. h. aufbauende (anabole) und abbauende (katabole) Prozesse halten sich die Waage. Mit zunehmendem Alter hängt die Waage in Richtung Abbau nach unten durch. Dies ist der Grund, weshalb ältere Menschen sich von Jahr zu Jahr eigentlich mehr Belastungsreizen aussetzen müßten, um ihren Leistungsstand zu halten. Leider ist das Gegenteil in unserer Gesellschaft der Fall! Auf- und Abbau (Turn-over) betrifft alle Funktionsgrößen des menschlichen Organismus: Gewebe, Hormone, Enzyme, Mineralien, Blut etc. Normalerweise befindet sich der Turnover in einem dynamischen Gleichgewicht, dass um eine bestimmte Ruhelage kreist. Eine solche Ruhelage wird als Homöostase bezeichnet. Zerstörung der Homöostase durch Training hat Gewebestärkung zur Folge!

Kollagen	Vorhanden in
Typ-I	Anulus fibrosus, Knochen, Sehnen, Haut, Ligamenta, Faszien, Blutgefäßen
Typ-II	Nucleus pulposus, hyaliner Gelenkknorpel,
Typ-III	Haut, synoviale Membran, Blutgefäße
Typ-IV	Basalmembran

Tabelle 7-1: Die im menschlichen Körper am meisten vorkommenden Kollagentypen.

und fest. Flexibilitätsverlust und Bewegungseinschränkung auf der Basis verschlechterter Nahrungs- und Sauerstoffversorgung und einer ungenügenden Vermittlung mechanischer Stimuli während Immobilisation sind die konsequenten Folgen. Eine „saftige" Matrix nimmt somit eine präventive Funktion ein, denn die Schmierung zwischen Kollagenfasern hält die Flexibilität von Gewebe aufrecht. Logischerweise muss die Immobilisation aufgrund der beschriebenen Prozesse so kurz wie möglich gehalten werden, und zwar beschränkt auf die Entzündungsphase. Steifes Gewebe lässt sich später kaum noch aufbrechen. Deshalb sind auch nach einem Prolaps oder anderen Traumen der Wirbelsäule spätestens nach drei Tagen Belastungsreize erforderlich, um eine Verklumpung von Kollagen zu verhindern. Eine derart vernarbte Anulusstruktur verhält sich wie ein Fremdkörper im sensiblen Zusammenspiel des Bewegungssegmentes – vergleichbar mit operativ bedingtem Narbengewebe der Haut, dass sich niemals gesunder Haut vollständig angleicht. Die Wiederherstellung der normalen Matrixeigenschaften bildet somit die Grundvoraussetzung, um die Schmierfunktion des Bindege webes wiederherzustellen.

Unbelastetes Gewebe wird nicht schwächer, weil dies erblich bedingt ist. Solche Aussagen gehören in ein Märchenbuch verbannt. Viele Patienten/Kunden suchen allerdings nach einer plausiblen Erklärung für ihren desolaten körperlichen Zustand. O-Ton: „Ich habe halt von Haus aus schwaches Bindegewebe, hat mein Arzt gesagt!" Schwaches Bindegewebe ist auf zwei Faktoren zurückzuführen: erstens, auf die Querschnittsabnahme von Muskelfasern und zweitens auf den Verlust angesprochener Proteoglykane. Proteoglykane nehmen an Masse ab, verlieren zunehmend ihr Wasserbindungsvermögen und sind daher nicht mehr in der Lage, Kollagen zu „schmieren".

Die Geschwindigkeit mit der Fibroblasten Kollagenfasern produzieren, hängt von der Matrix ab. Fibroblasten legen je nach Anforderung an das Gewebe die Kollagenanlage fest, indem sie die Produktion verschiedenartiger Proteoglykane variieren. Von Gewebe zu Gewebe unterscheidet sich die chemische Zusammensetzung solcher Proteoglykane geringfügig. Der Anteil von Proteoglykanen im Matrixgel bestimmt wiederum die Geschwindigkeit und die Faserdicke mit der neue Kollagenfasern gebildet werden. Aus diesem Grund produzieren Fibroblasten zuerst Matrixbestandteile.

Resynthetisierung von Matrix nimmt also weniger Zeit in Anspruch als der Aufbau von Kollagenfasern. Bevor es zur funktionellen Kollageneinlagerung im äußeren Faserring der Bandscheibe kommt, wird erst einmal Matrix im Nucleus und Anulus aufgefüllt. Umso schneller nun Kompressionskräfte auf die Bandscheibe wirken, desto früher beginnt die Organisation von Kollagenfasern in den ver-

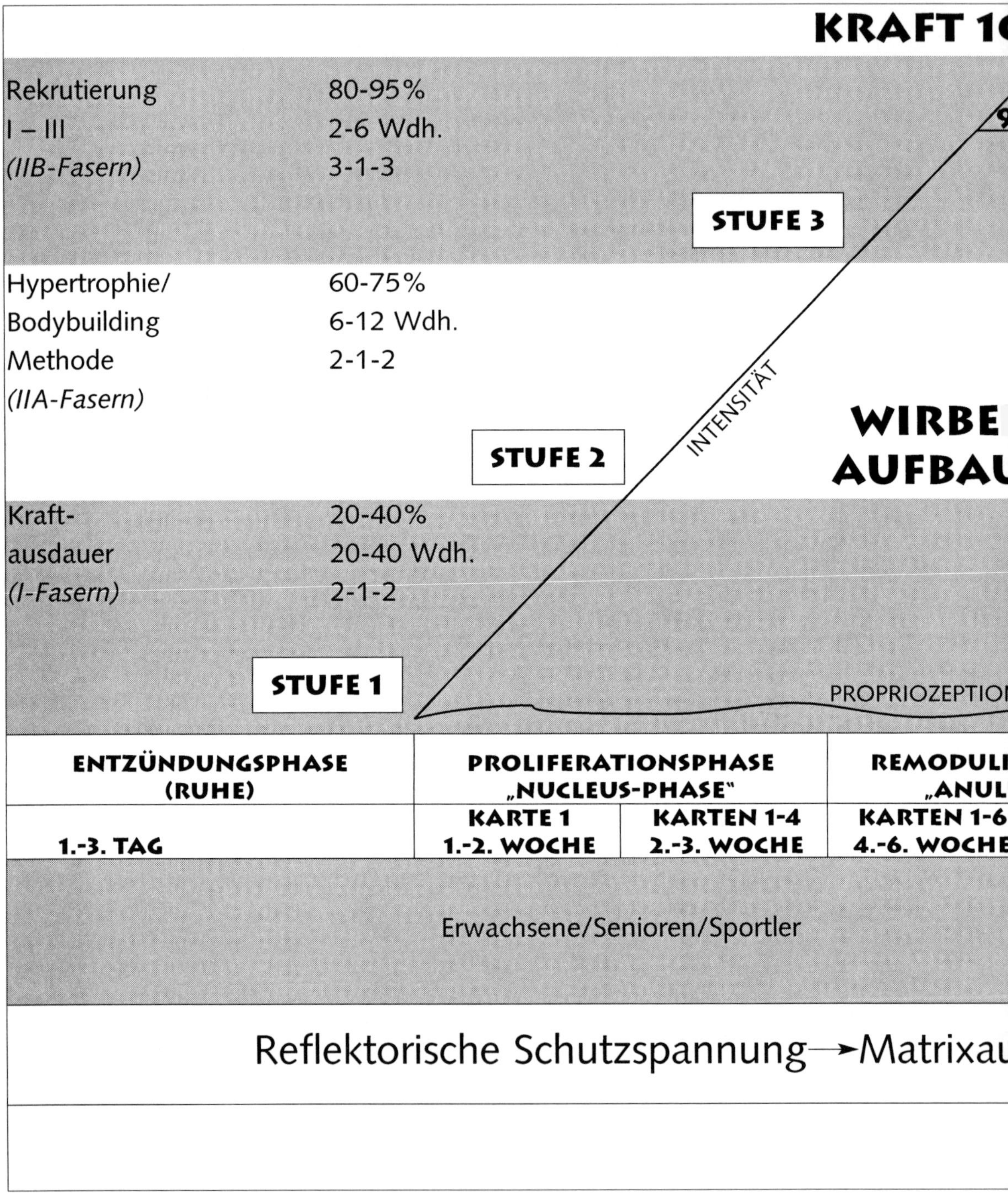

Abbildung 7-1: Das wundheilungsbasierte Stufenmodell zur Umsetzung des Medizinischen Freihantel-Trainingssy

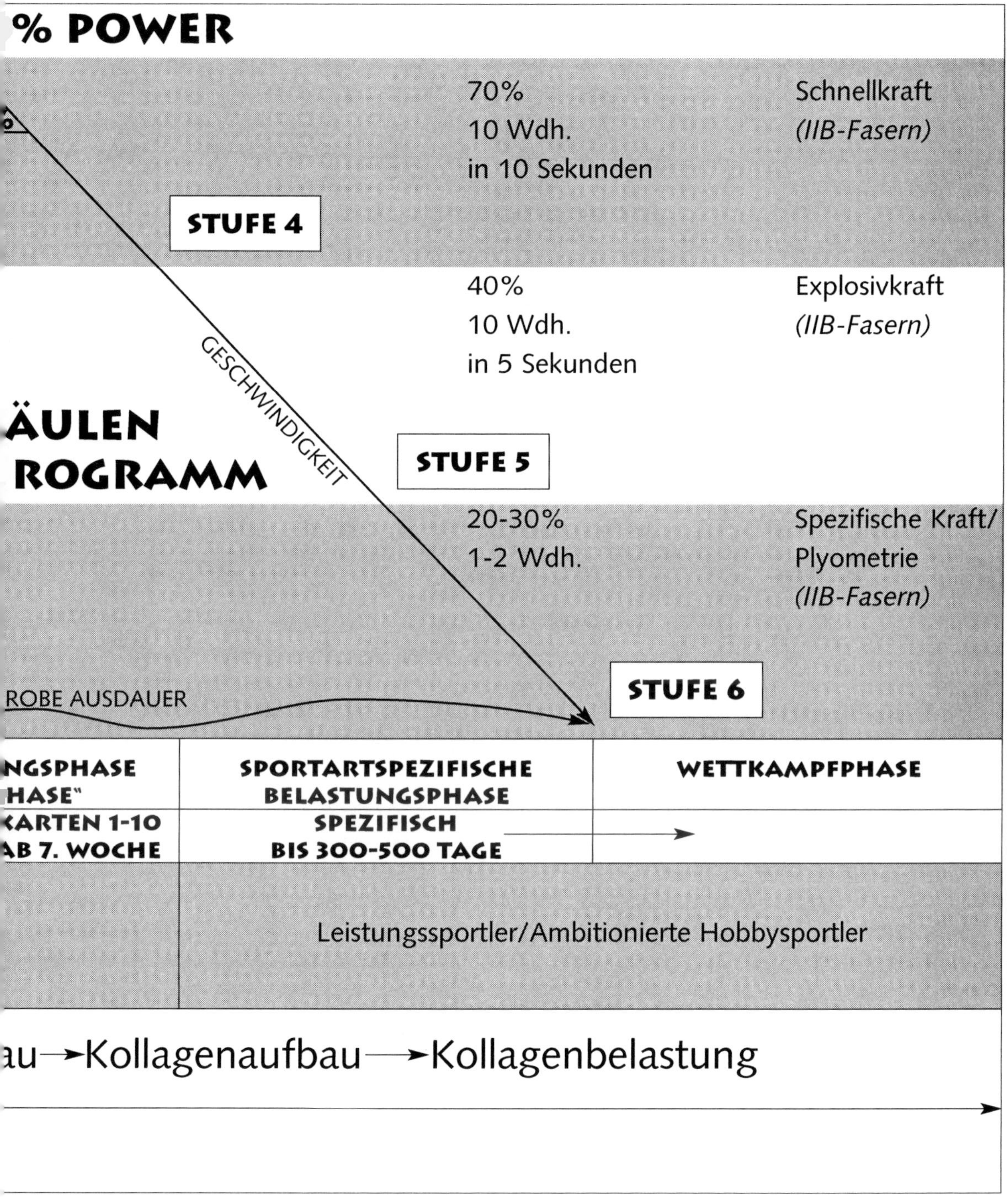

bei akuten Rückenschmerzsyndromen („Die FREESE-Methode").

IMMOBILISATION

Wenn man mit Hilfe von Schmerzpräparaten nicht nur den Schmerz, sondern auch die Synthese von Matrix und Kollagen hemmt, dann wird die Immobilisation künstlich verlängert. Verlängerte Immobilisation ist gleichbedeutend mit einer erfolgreicher Grundsteinlegung für die Chronifizierung von Rückenschmerz! Entscheidungsträger im Gesundheitswesen sollten sich Gedanken darüber machen, warum es überhaupt so viele Chroniker gibt. Wer Patienten mit akuten Rückenbeschwerden so behandelt, dass chronische Probleme praktisch vorprogrammiert sind und später auch noch Chronikerprogramme durchführen möchte, der hat sich ein funktionierendes Kundenbindungskonzept geschaffen – allerdings auf Kosten der Allgemeinheit. Was wir deshalb sicher nicht brauchen, sind staatlich reglementierte Programme gegen chronischen Rückenschmerz, sondern wundheilungsorientierte Trainingsprogramme, die Chronifizierung verhindern. Das MFT-System liefert eine fundierte Alternative! Wer anderer Ansicht ist, hat den Begriff Prävention entweder nicht verstanden, oder will ihn aus wirtschaftlicher Sicht gar nicht erst verstehen – denn am chronischen Patienten läßt sich viel Geld verdienen!

letzten Lamellen des Anulus. Der Nucleus erhält seine Festigkeit umgehend wieder, weil er zur Stabilisierung viele Proteoglykane, aber nur wenige Kollagenfasern (Typ-II-Kollagen) im Matrixgel benötigt. Deshalb muss ein Bandscheibenvorfall bereits drei Tagen nach dem Trauma axial belastet werden. In der ersten posttraumatischen oder postoperativen Woche reicht das eigene Körpergewicht zur Anbahnung von Bewegungen wie eine Kniebeuge noch aus, in der zweiten Woche müssen Zusatzlasten neue Druckreize setzen.

Der Anulus fibrosus braucht nicht nur deutlich mehr Kollagenmaterial als der Gelkern der Bandscheibe, sondern auch eine höhere Qualität und eine zielgerichtetere Installierung. Deshalb baut der Körper initiales Typ-III-Kollagen innerhalb von zehn bis zwölf Tagen in festes Typ-I-Kollagen um. Diese Zeitspanne dient als Indikator für die Trainingssteuerung. Um den Umbau nicht zu gefährden, dürfen innerhalb der ersten beiden Wochen demnach keine Flexions- und Rotationsbewegungen unter Belastung durchgeführt werden.

Typ-I-Kollagen liegt vor allem dort, wo Gewebe durch Dehnung belastet wird – also vornehmlich in Muskeln, Sehnen und Bändern. Da kontraktile Elemente fehlen, kann man den äußeren Faserring histologisch gesehen durchaus als Bandstruktur bezeichnen. Kollagenfasern setzen sich aus Eiweißfäden zusammen, die in Bündeln zusammengefaßt, wellenförmig verlaufen. Bei einem Dehnreiz werden Kollagenfasern gespannt. Neue Kollagenfasern müssen ihre Funktion, Zugspannungen entgegenzuwirken, jedoch erst „erlernen". Nach dem Verschluss des Gewebedefektes warten neu gebildete Kollagenfasern auf geeignete Reize, die ihre Zugrichtung festlegen. Für den Anulus hat diese Aussage folgende trainingspraktische Konsequenz: Flexion, Extension und Rotation sollten spätestens nach etwa zehn Tagen ohne Zusatzbelastung im schmerztolerierbaren Bereich vollständig angebahnt sein, um nach Abschluss der Proliferation unter Belastung an Zugstärke zu gewinnen!

Umso früher adäquate Reize gesetzt werden, desto eher beginnt die Organisationsphase und desto geringer ist die Gefahr, dass Crosslinks einen Beweglichkeitsverlust hervorrufen. Bei einem Vitamin C-Mangel soll die Kollagensynthese angeblich verzögert ablaufen. Inwieweit eine Vitamin C-Substitution die Wundheilung nach einem Prolaps unterstützt, wie dies einige Mediziner empfehlen, ist nicht abschätzbar. Auch die Erkenntnisse des zweifachen Nobelpreisträgers Linus PAULING wurden mittlerweile widerlegt. Auf der Basis seiner Erkenntnisse behandelte die Medizin im letzten Jahrzehnt viele Krebspatienten mit hohen Vitamin C-Dosen. Neuere Studien belegen, dass größere Vitamin C-Supplementierung sogar gesundheitsschädigend wirkt! Alle Versuche, die menschliche Trägkeit mit dem Einwurf einer Pille zu kompensieren, müssen scheitern: Wer Rezidive vermeiden will, kommt an Training nicht vorbei!

Proliferations- und Organisationsphase

Nachdem die Entzündung mit Hilfe eines Blutpfropfens für einen ersten Gewebeverschluss gesorgt hat, bauen Fresszellen (Makrophagen) dieses Blutgerinsel wieder ab, um Fibroblasten für den Wiederaufbau mehr Bewegungsfreiheit zu geben. Nach zwei bis drei Tagen ist eine hohe Population von Fibroblasten nachweisbar, die ein erstes Granulationsgewebe (leicht verletzliches faserames Bindegewebe), bestehend aus Proteoglykanen, Hyaloronsäure und Kollagen Typ III, entwickeln. Noch in der ersten posttraumatischen Woche beginnen Fibroblasten in dieser gelatinösen Matrix mit der Kollagensynthese. Kollagen Typ III wird allerdings vollkommen willkürlich angelegt. Die nötigen Informationen über ihre Zugrichtung erhalten Kollagenfasern von mechanischen Reizen. Somit geht die Proliferation in dieser Phase in die Produktion über. Neu synthetisierte Kollagenfasern werden sofort in zugfestes Typ-I-Kollagen umgebaut. Hierfür spielt die Sauerstoffversorgung eine zentrale Rolle. Um die Wundheilung durch eine Verbesserung der Blutzufuhr zu fördern, stellt aktive Mobilisation (Training) innerhalb der Schmerzgrenze die optimale Maßnahme dar.

Ab einem bestimmtem Zeitpunkt bleibt die Kollagenmenge konstant. Dies ist der Übergang zur Organisationsphase. Hinzufügen muss man jedoch, dass die Wundheilungsphasen gleitend ineinander übergehen. Denn physiologisch gesehen, existiert nur eine Phase – die Wundheilung als Ganzes. Die Differenzierung erfüllt nur den Zweck, dass therapeutische Maßnahmen eine Orientierung finden. Nach der quantitativen setzt nun die qualitative Wundheilung ein. Qualität drückt sich zum einen in allmählicher Erhöhung der Zugstärke von Kollagenfasern aus, zum anderen in vermehrter Cross-Link-Bildung zwischen den Elastinfasern. Wie bereits näher erläutert, wirken sich Cross-Links zwischen Kollagenfasern negativ aus, weil die Schmierung und damit die Flexibilität verloren geht. Innerhalb von Elastinfasern, die zehn Prozent des Anulus-Gewebes ausmachen, steigt die Spannkraft mit der Anzahl von Cross-links. Im Gegensatz zu Kollagenfasern sind Cross-links zwischen Elastinfasern wichtig, um ihrer Funktion gerecht zu werden, nach einer Dehnung oder einem Zugreiz die ursprüngliche Form und Größe des Gewebes wieder herzustellen.

Mit zunehmendem Alter nimmt die Anzahl elastischer Fasern ab. Alterung drückt sich z. B. auf der Haut durch geringere Dehnfähigkeit aus. Auch Narbengewebe enthält weniger Elastin. Die verminderte Flexibilität von Narbengewebe kann insbesondere nach Bandscheibenoperationen der Rehabilitation erhebliche

TABELLE 7-2: REHA-FAHRPLAN NACH AKUTEM RÜCKENSC

Phase	Übungen aus Karte	Sätze	Wdhlg.	Max.	Person
Stufe 1 Kraftausdauer (4.-7. Tag)	1-2	4-5	20-40	20-40%	Alle
Stufe 2 Hypertrophie (7.-14. Tag)	1-4	2+2	8-12	60-75%	Alle
Stufe 2 Hypertrophie (3.-6. Woche)	1-6	2+2	8-12	60-75%	Alle

Probleme bereiten. In Bandgewebe, zu dem auch der äußere Faserring der Bandscheibe zählt, kehrt die Anzahl elastischer Fasern im Laufe der Organisationsphase (300 bis 500 Tage) zum Ursprungswert zurück.

Funktionelle Reize erhöhen nicht nur den Querschnitt von Muskelgewebe, sondern auch die Stärke von Kollagenfasern. Narbengewebe einer ligamentären Struktur braucht indes mehrere Monate, um die gleiche Belastbarkeit aufzuweisen, wie unverletztes Bandgewebe. Deshalb sind Fibroblasten oft bis zu einem Jahr mit der Verbesserung beeinträchtigter Gewebestrukturen beschäftigt. Erst wenn Nervenfasern ins heilende Bindegewebe einwachsen, ist eine vollständige propriozeptive Rückkopplung wieder möglich. Bis dahin bleibt die Bewegungskoordination beeinträchtigt. Deshalb ist es ungemein wichtig, von Beginn an nicht nur belastungssteigernd, sondern auch propriozeptiv bzw. sensomotorisch zu arbeiten.

Orientierung am Schmerzgeschehen

Die Ursache eines akuten Rückenschmerzes (Protrusion, Prolaps oder Hexenschuss), die in der Medizin oft mit hohem materiellen, zeitlichen und finanziellem Aufwand diagnostiziert wird, spielt für den Wiederaufbau der Belastbarkeit der Wirbelsäule eine eher untergeordnete Rolle. Von daher sollte man sich ernsthaft fragen, ob die ausufernden Kosten, die hochentwickelte apparative Diagnostik verschlingt, im vernünftigen Verhältnis zum Nutzen für die Nachsorge steht. Im Bezug auf Wirbelsäulenbeschwerden lautet die Antwort eindeutig: Nein! Wesentlich aufschlussreicher für das Training ist vielmehr das Ausmaß muskulärer Schutzspannung. Das hieraus resultierende Schmerzgeschehen und der Grad der Bewegungseinschränkung (functio laesa) legen die Bewegungsamplitude fest. Nur innerhalb dieser physiologischen Grenzen erlaubt der Organismus, Übungen durchzuführen. Aus diesem Grund darf die Ampel-

ERZ (PROLIFERATIONSPHASE)

Ausführung	Pausen	Anzahl der Übungen	Flankierende Maßnahmen
langsam-dynamisch (2-1-2)	30-120 sec.	6-8	Ausdauer Propriozeption
langsam-dynamisch (2-1-2)	30-120 sec.	6-8	s.o.
langsam-dynamisch (2-1-2)	30-120 sec.	6-8	s.o.

funktion des Schmerzes durch schmerzhemmende Betäubung nicht außer Kraft gesetzt werden. Bei Überschreitung eines bestimmten Winkelgrades, den der Körper unbedingt vermeiden will, um weitere Gewebedefekte zu verhindern, springt die körpereigene „Ampel" automatisch von Grün auf Rot um. Einsetzender Schmerz verbietet jegliche Erweiterung des Bewegungsspielraumes!

Obwohl die Wundheilung bei einem Hexenschuss nicht in Erscheinung tritt, da kein Gewebedefekt vorliegt, ist die methodische Vorgehensweise des Medizinischen Freihantel-Trainingssystems im Vergleich zur Protrusion oder zum Prolaps nahezu identisch. Warum? Durch muskuläre Abwehrspannung wird der Körper genauso zur Ruhe gezwungen, wie dies auch bei einer akut einsetzenden Entzündung als Reaktion auf geschädigtes Gewebe (sequestierender Prolaps) passiert. Da man davon ausgehen kann, dass die Belastbarkeit eines Menschen, der häufig von akuten Rückenproblemen (Lumbago) heimgesucht wird, äußerst gering ist, stimmt die Trainingsplanung nach einem Hexenschuss prinzipiell mit der des Bandscheibenvorfalls überein. Gegebenenfalls, sofern dies schmerzbedingt möglich erscheint, könnten Sie auf Stufe 1 (Kraftausdauer) verzichten. Das Wirbelsäulentraining beginnt in diesem Fall sofort mit den Parametern von Stufe 2 (Hypertrophie). Nach Abklingen des Rückenschmerzes stellt das MFT-System ein präventives Trainingskonzept dar, dass einem drohenden Prolaps vorbeugt. Insofern hat die Diagnose letztendlich keinen Einfluss auf den Ablauf der Trainingskonzeption.

Im Gegensatz zu Ärzten oder Therapeuten, die den Ist-Zustand eines Kunden/Patienten nur subjektiv beurteilen können, weiß unser Körper immer genau, was sein Problem ist. Entsprechend reagiert der Organismus mit mehr oder weniger Schmerz und/oder Bewegungseinschränkung. Solche Symptome beur-

TABELLE 7-3: REHA-FAHRPLAN NACH AKUTEM RÜCKENSC

Phase	Übungen aus Karten	Sätze	Wdhlg.	Max.	Person
Stufe 3 Rekrutierung I (7.-8. Woche)	1-6	2+2	6	80%	Alle
Stufe 3 Rekrutierung II (9.-12. Woche)	1-6	2+2	3	90%	Sportler
Stufe 3 Rekrutierung III (9.-12. Woche)	1-6	2+2	1-2	98%	Sportler
Stufe 4 Schnellkraft (ab 13. Woche)	7-10	10	10 sec.	70%	Alle
Stufe 5 Explosivkraft (ab 13. Woche)	7-10	10	5 sec.	40%	Sportler
Stufe 6 Plyometrie (ab 13. Woche)	spez.	spez.	spez.	spez.	Sportler

teilt niemand besser, als der Kunde/Patient selbst! Die Intensität beider Faktoren verhält sich proportional zum Ausmaß der Verletzung. Schmerz und muskuläre Schutzspannung bestimmen demnach den zeitlichen Aspekt der Funktionseinschränkung, der Bewegungsamplitude (Range-of-motion) und der Intensität bestimmter Übungen. Insbesondere die Anfangsphase eines Trainingsprogramms erfordert die ständige Interaktion zwischen Trainer und Patient/Kunde.

Training nach akuten Wirbelsäulenverletzungen muss sich streng an der körpereigenen Wundheilung orientieren. Da der Zeitrahmen der Wundheilung vom jeweiligen Gewebetyp abhängt, sollte man natürlich exakt wissen, aus welchen Strukturen die Bandscheibe besteht. Wie wir inzwischen erfahren haben, setzt sich der Discus intervertebralis aus zwei verschiedenen Zellverbänden zusammen, die unterschiedliche Adaptationen an funktionelle

ERZ (ORGANISATIONSPHASE)

Ausführung	Pausen	Anzahl der Übungen	Flankierende Maßnahmen
langsam-dynamisch (3-1-3)	3 min.	4-6	Ausdauer Propriozeption
langsam-dynamisch (2-1-2)	3-5 min.	4-6	s.o.
langsam-dynamisch (2-1-2)	5-6 min.	4-6	s.o.
maximal-schnell in 10 sec.	3-5 min.	4-6	s.o.
maximal-schnell in 5 sec.	3-5 min.	spezifisch	s.o.
maximal-schnell	spezifisch	spezifisch	s.o.

Belastungen aufweisen. Während eines Bandscheibenvorfalls strömt gallertartige Nucleusmasse durch den perforierten Anulus nach außen. Hierdurch verliert der Bandscheibenkern an Volumen. Infolgedessen sinkt die Eigenspannung auf die Kollagenfasern des Anulus. Die ersten zwei bis drei Wochen stehen daher ganz im Zeichen des Bandscheibenkerns. Da der Nucleus in der Hauptsache Matrix beinhaltet, dass an Kompression adaptiertes Gewebe darstellt, kommen bis zum Abschluss der Proliferationsphase (4. bis 21. Tag) nur Übungen mit axialen Druckreizen (Karten 1-4) in Frage, die ausschließlich Belastungen der Matrix hervorrufen. Die Intensität darf die so genannte Toe-Region der Kurve von VIIDIK nicht überschreiten (siehe Abbildung 7-2). Innerhalb dieser Zone ist die Spannung in den Kollagenfasern relativ niedrig. Matrix erfährt nur so starke Belastungsreize, dass das wellenförmig (engl.: slack) angordnete Bindegewebe zwar straff gezogen, aber eben nicht überdehnt wird. Diese elastische Deformation hebt sich durch die Funktion der Elastinfasern bei Entspannung schnell wieder auf. Matrixbelastung innerhalb der Toe-Region entspricht alltäglichen Bewegungen wie z. B. vom Stuhl aufstehen etc. Dies fördert nicht nur die Gefäßdurchblutung (Vaskularisation). Auch die Schmierung zwischen den verschiedenen Geweben nimmt zu, was zu erhöhter Flexibilität im verletzten Gebiet und zu verbessertem Bewegungsausmaß beiträgt. Nicht zuletzt erzielt aktive Matrixmobilisation, vor allem wenn Schwingung (Oszillitation, Vibration) hinzukommt, eine Verringerung der Schmerzwahrnehmung in den betroffenen Geweben. Freihanteltraining provoziert Oszillitation, weil die Wirbelsäule hierbei dreidimensionale Stabilisationsarbeit leisten muss.

Da der Umbau in Kollagen-Typ-I erst nach zirka 12 Tagen endet, sollten in den ersten beiden Wochen Zugkräfte gänzlich vermieden werden. Deshalb kommen in dieser Phase nur MFT-Übungen aus den Karten 1-4 zum Einsatz, die kaum Bewegung in der Wirbelsäule zulassen. Anschließend können nach den Vorgaben von Tabelle 7-3 Schritt für Schritt Übungen aus den Karten 5 bis 10 in die Traningsplanung integriert werden. Hierdurch erweitert sich der schmerzbedingt mögliche Bewegungsspielraum automatisch. Diese Vorgehensweise ergibt eine Systematik, die sich durch die Abläufe der körpereigenen Wundheilung selbst begründet. Dem verletzten Körperbereich werden daher nur jene mechanische Reize vermittelt, die das beeinträchtigte Gewebe in der jeweiligen Heilungsphase biopositiv verarbeiten kann. Wartet man zu lange mit der adäquaten Belastung, dann hat sich das Bindegewebe bereits der eingeschränkten Bewegungsamplitude angepaßt. Bionegative Adaptationen sind sowohl durch aktive (Training) als auch durch passive Mobilisations-

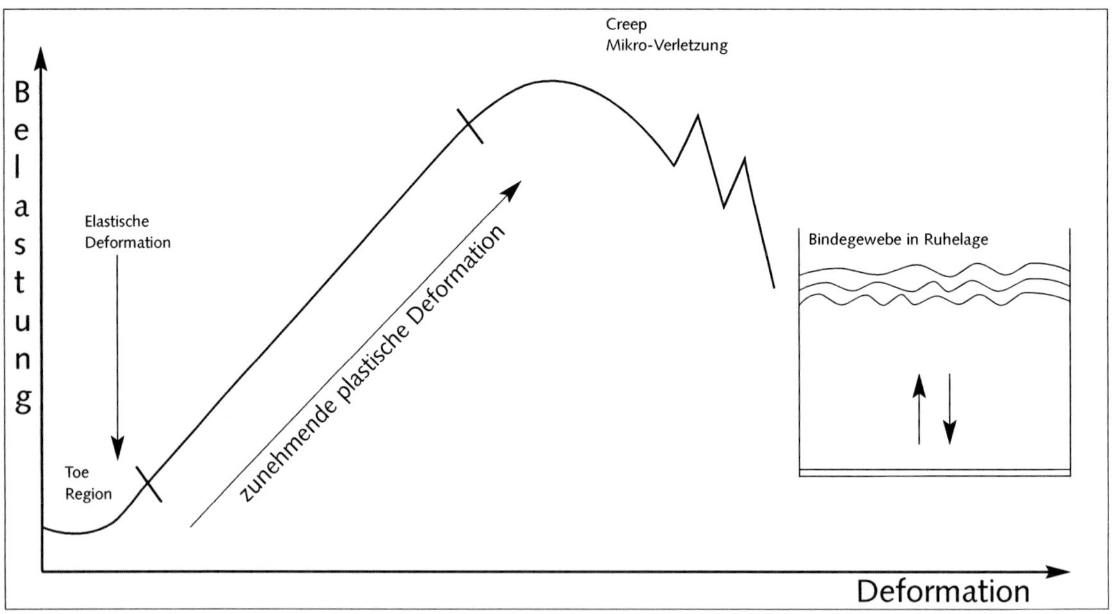

Abbildung 7-2: Die Toe-Region der Belastungs-Deformations-Kurve (modifiziert nach v. Wingerden).

techniken (z. B. manuelle Therapie) später nur noch eingeschränkt beeinflußbar.

Prinzipiell wirkt sich jegliche Immobilisation nachteilig auf den Heilungsprozess aus. Innerhalb der ersten drei Tage, in der die Entzündung die Voraussetzung für Gewebereparation schafft, ist Ruhe jedoch unbedingt erforderlich! Absoluter Verzicht auf jegliche Form von Bewegung stellt das Fundament einer Bewegungstherapie dar, um die ursprünglichen Gewebeeigenschaften zurückzugewinnen bzw. sie durch Training sogar auf ein höheres Belastbarkeitsniveau zu bringen als vor dem Trauma. In der Entzündungsphase ist Funktionseinschränkung das Therapeutikum der Wahl. Immobilisation darf in der Akutphase nicht negativ beurteilt werden, nur um „Schnellschußmaßnahmen" wie die Verabreichung schmerzhemmender Präparate zu rechtfertigen. Wir sollten stattdessen dazu übergehen, die Automatismen des eigenen Körpers, wie die gewollte Bewegungseinschränkung, als eine perfekte Anpassung an die momentane Situation (z. B. akuter Prolaps) zu verstehen. Leider kursiert die öffentliche Meinung, ein Arzt sei nur dann kompetent, wenn er dem Betroffenen sofort weiter hilft. Unter diesem Druck greifen viele Fachleute zu oft nach der schnell wirksamen Schmerzhemmung – wider der Natur und jeglichem medizinischen Sachverstand! Seriös sind diejenigen Maßnahmen, die die Selbstheilungskräfte unterstützen. Spätestens jetzt müssten Sie die Erkenntnis gewonnen haben, dass es keine ernsthafte Alternative zu funktionellen Trainingsreizen gibt. Eine ausschließlich auf passive Therapie focussierte Strategie führt zu negativer Adaptation, wodurch die Gefahr der Chronifizierung drastisch steigt. Überdies hemmen passive therapeutische Interventionen die Motivation des Kunden/Patienten,

Grundregeln in der akuten Phase (0 bis 48 Stunden)

1. Betroffene Regionen müssen absolut Ruhig gestellt werden.

2. Kompression ist bei starken Schmerzen sinnvoll; der entstehende Druck darf 20-30 mmPa nicht überschreiten, da sonst die Mikrozirkulation gestört wird.

3. Betroffene Strukturen müssen für 48 Stunden vollkommen entlastet werden.

4. Passiv-stabilisierende Maßnahmen (Tapes, Bandagen, Orthesen) sind in dieser Phase sinnvoll, um weitere Verletzungen zu verhindern.

5. Nahrungsmittel (z. B. Fleisch), die den Entzündungsprozess zusätzlich stimulieren, sollten eingeschränkt werden; ggf. kann eine Supplementierung von Vitaminen und Mineralien sinnvoll sein.

seine Probleme selbst in die Hand zu nehmen und seinen z. T. hausgemachten Zivilisationskrankheiten aktiv entgegenzuwirken. Im Gegensatz zu chronischen Rückenbeschwerden, wo sich das Schmerzgeschehen vom eigentlichen Ereignis längst abgekoppelt hat, sind selbst passive Maßnahmen wie TENS oder ähnliche schmerzhemmende Verfahren kontraproduktiv, denn hierdurch wird der wichtigste Feedbackmechanismus für die aktive Therapie (Training) unterdrückt – Schmerz!

7.2 Wundheilungsorientiertes Aufbautraining der Wirbelsäule

7.2.1 Verhalten in der Entzündungsphase

Ruhe als oberste Priorität

V. WINGERDEN schreibt treffend: „Es klingt sonderbar, aber auch in diesem Jahrhundert der Innovationen und des medizinischen Fortschritts bedürfen die meisten Verletzungen keiner Intervention in der akuten Phase der Wundheilung. Die wichtigste Aktion besteht darin, den Körper in Ruhe zu lassen und diesen angeborenen Prozess nicht zu stören. Unser Körper ist perfekt in der Lage, dieses Problem zu bewältigen, vorausgesetzt, wir geben ihm die Möglichkeit dazu." Dieser Aussage muss man eigentlich wenig hinzufügen. Ein Bandscheibenvorfall setzt die Zugfestigkeit erheblich herab. Aus diesem Grund ist die Stufenbettlagerung – dies gilt auch für den Hexenschuss – die einzig nennenswerte Akutmaßnahme. Autonome Prozesse der ersten zwei bis drei Tage, wie das Eindringen bestimmter Zellen (Monozyten, Neutrophile), die Fremdkörper, Gewebereste und Bakterien aufnehmen oder die Wanderung von Fibroblasten in das Wundgebiet, dürfen durch Bewegungsreize nicht gestört werden. Das beginnende Einwachsen der Fibroblasten kennzeichnet den Übergang zur Proliferationsphase. Hierdurch klingt die Entzündungsphase allmählich ab. Erste vorsichtige Aktivitäten, ohne Flexion und Rotation der Wirbelsäule zu provozieren, sind zu diesem Zeitpunkt nicht nur wieder möglich, sondern auch zweckmäßig. Der Schmerz lässt nach, kehrt aber postwendend zurück, sobald Bewegungen bestimmte, für das verletzte Gewebe destruktiv wirkende, Winkelstellungen zu überschreiten drohen. Die Zugfestigkeit der Bandscheibe ist in dieser Phase extrem instabil. Demzufolge wirken sich sämtliche Mobilisierungsformen (passiv/aktiv) innerhalb der ersten drei posttraumatischen Tage kontraproduktiv aus. Mobilisierung würde die akute Phase nur unnötig verlängern. An dieser Stelle liegt das Problem schmerzhemmender Maßnahmen. Unter Einfluss medikamentöser Schmerzinhibition bewegt sich der Patient/Kunde zwar verhältnismäßig wenig, aber für die Entzündung eben doch zuviel. Die Folge: Reparationsprozesse nehmen mehr Zeit in Anspruch und die daraus resultierende verlängerte Funktionseinschränkung löst erste Schonhaltungstendenzen aus.

7.2.2 Training in der Proliferationsphase

Nur Matrixbelastungen erlaubt

Innerhalb der Proliferationsphase, die mit geringfügigen individuellen Unterschieden nach zirka drei Tagen beginnt, baut der Organismus im Verletzungsgebiet neues Bindegewebe ein. Um die so genannte Wundkraft schnell zu erhöhen, bildet sich eine Vorstufe des ursprünglichen Kollagens (bei den meisten Gewebearten Typ I). Dieses qualitativ minderwertige Kollagen wird später in der Organisationsphase umgebaut. Neu produziertes Kollagengewebe muss vor allzu großen Dehnspannungen geschützt werden. Innerhalb dieser Periode, die etwa drei Wochen in Anspruch nimmt, darf die Wirbelsäule nur Belastungen verarbeiten bzw. Kräfte ableiten, die Stress auf Matrix erzeugen. Angriffspunkt für Belastungen in der Proliferationsphase stellt demnach der Bandscheibenkern dar, denn Matrix befindet sich an Stellen des Körpers, wo Druck (Kompression) entsteht. Aus diesen Erkenntnissen heraus, lassen sich die Trainingsmaßnahmen der ersten drei Wochen leicht ableiten. Kompression entsteht durch axiale Belastung. Alle Übungen, die bei verriegelter (extendierter) Wirbelsäule stattfinden, liefern in doppelter Hinsicht die für diese Heilungsphase erforderlichen mechanischen Reize: Erstens werden die Diffusionsvorgänge des Bandscheibenkerns angeregt, um die Regeneration zu fördern, denn osmotische Vorgänge sättigen Matrix mit extrazellulärem Wasser. Zweitens bringt axiale Belastung Druck auf den Querschnitt der Bandscheibe, wodurch der Discus geringfügig zusammengepresst wird und sein Volumen nach außen ausdehnt. Die daraus resultierende Gewebespannung produziert erste funktionelle Dehnreize auf neugebildete Kollagenfasern im Fasernetzwerk des Anulus fibrosus.

Stabilisation durch hohe axiale Belastung

Den Anforderungen der Proliferationsphase tragen alle MFT-Übungen der Karten 1 bis 4 (siehe Abbildungen 7-1/Tabelle 7-1 und Praxisteil) Rechnung. Während der ersten Woche trainiert der Patient/Kunde nur im Kraftausdauerbereich (Stufe 1). Hierdurch werden vor allem Typ-I-Muskelfasern (Syn.: langsam-zuckende Fasern) rekrutiert, die für Muskelarbeit geringer Intensität ausgelegt sind. Bereits in der zweiten posttraumatischen Woche müssen die Trainingsparameter der Hypertrophie-Methode (Stufe 2) angepaßt werden. Ab der 4. Woche kommen Übungen aus den Karten 5 und 6 hinzu, um Flexions- und Rotationsmuster unter Belastung anzubahnen. Weshalb diese progressive Belastungssteigerung? Die Erklärungen liegen auf der Hand: Um überhaupt eine Wirkung auf Bandscheiben zu erzielen, liefern nur hohe Lasten in axialen Bewegungsmustern der Wirbelsäule ausreichend Kompressionskräfte. Die Höhenminderung einer Bandscheibe beträgt bei einer experimentellen Last von 100 Kilogramm nämlich lediglich 1,4 Millimeter. Eine Kniebeuge ohne Last, lediglich mit dem eigenen Körpergewicht ausgeführt, bringt keinen deformierenden Impuls auf den verletzten Diskus, weil die Kraft über alle Wirbelsegmente gleichmäßig in das Becken über die Beine in den Boden abgeleitet wird. Auch dynamische Belastungen wie Laufen (Jogging) wirken sich kaum deformierend auf Bandscheiben aus, weil Bänder, Kapseln und

Grundregeln in der Proliferationsphase (3 bis 21 Tage)

1. Aktive Mobilisierungsübungen (MFT-System – Karten 1-4) dürfen nur die Matrix innerhalb schmerztolerierbarer Grenzen belasten.

2. Gegebenfalls ist die Verwendung einer passiven Stütze (lumbale Multifunktionsorthese) sinnvoll, um Rezidivverletzungen zu verhindern; die Angst des Kunden/Patienten vor erneuter Verletzung wird durch eine Stabilbandage gemindert.

3. Flankierendes aerobes Ausdauertraining gehört in jede Trainingseinheit, um das kardiovaskuläre System positiv zu beeinflussen.

4. Flankierende propriozeptive Trainingsformen gehören in jede Trainingseinheit, um funktionelle Therapieziele zu erreichen; kortikales Training und Balancetraining sorgen für die Wiedererlangung des Haltungs- und Bewegungsgefühls (Stimulation affarenter und efferenter Impulse); propriozeptive Übungen wirken sich zudem präventiv im Hinblick auf Rezidivverletzungen aus.

Muskelsysteme der Wirbelsäule 80 Prozent aller Scher- und Kompressionskräfte auffangen. Darüber hinaus werden in dieser Phase Flexions- und Rotationsmuster in Dynamik eingesetzt, weil man davon ausgehen kann, dass der Umbau in Kollagen-Typ-I drei Wochen nach dem Trauma abgeschlossen ist. Deshalb: Trauen Sie sich ruhig, Patienten/Kunden nach einem Bandscheibenvorfall frühzeitig mit freiem Zusatzgewicht zu belasten. Hohe axiale Belastungen, wie z. B. durch eine Kniebeuge oder einem Dead-lift erzeugt, sorgen über dem deformierenden Impuls hinaus dafür, dass die muskulären Sicherungssysteme der Wirbelsäule und aller an der Bewegung beteiligten Gelenke auf Hochtouren Stabilisationsarbeit leisten müssen. Hohes Gewicht fordert den aktiven Bewegungsapparat des Körpers wesentlich stärker auf, stabilisierend zu arbeiten. Freie Übungen mit geringem Gewicht stellen zu diesem Zeitpunkt eine Gefahr dar, weil die entsprechenden Muskelsysteme nicht zur Stabilisation gezwungen werden. Daher: Hat Ihr Kunde/Patient Probleme, seine Wirbelsäule während einer Kniebeuge zu stabilisieren, dann geben Sie ihm mehr Gewicht auf die Hantel! Erfreulicher Nebeneffekt: Bei einer Freihantelübung verbraucht der Körper deutlich mehr Energie, als an einem Trainingsgerät. Hierdurch wird ein anderer, für uns alle nicht minder bedeutender Muskel trainiert – das Herz!

Gewichtsjustierung durch Try-out

Einen Anhaltspunkt für eine Gewichtsjustierung liefert das eigene Körpergewicht des Kunden/Patienten. Die Prozentangaben, die in der Trainingslehre üblicherweise von der individuellen Maximalkraft ausgehen, helfen im präventiven bzw. rehabilitativen Training nur bedingt weiter, da Maximalkrafttests bei Probanden mit akuter Rückenschmerzproblematik verständlicherweise Fehl am Platze sind. Nehmen Sie bei einem Dead-lift in Stufe 2 etwa 50-75% des eigenen Körpergewichts (bei Normalgewichtigen) als Zusatzlast hinzu. Bei stark übergewichtigen Personen ermitteln Sie das Trainingsgewicht am besten anhand der BMI-Tabelle. Gehen Sie von einem Körpergewicht aus, das bei gegebener Körpergröße einem BMI-Wert von 25 entspricht. Good-mornings beispielsweise können auf diese Weise nicht geplant werden, da die ungünstigeren Hebelverhältnisse ein Vorgehen wie bei der Kniebeuge nicht zulassen. Es bleibt Ihnen daher keine andere Wahl, als nach dem Try-out-Prinzip vorzugehen: Finden Sie heraus, welche maximale Belastung der Kunde/Patient im schmerzfreien Bewegungsbereich toleriert. Zur besseren Einschätzung individueller Leistungsfähigkeit kommen Sie allerdings nicht umhin, selbst regelmäßig Freihantelübungen durchzuführen, um Parameter wie, Technik, Belastung, Stabilisation etc. sozusagen am eigenen Leib zu spüren. Ohne Eigenrealisation ist die Anwendung des MFT-Systems ohnehin nicht uneingeschränkt empfehlenswert. Wenn Sie als Trainer/Therapeut MFT-Übungen intensitätsgerecht umsetzen möchten, dann sollten Sie wenigstens in der Lage sein, eine 90-Grad-Kniebeuge mit einer Zusatzlast im Rahmen Ihres eigenes Körpergewichts zu bewältigen! Diese Forderung hat nicht im Geringsten etwas mit Bodybuilding gemein, wie manche Patienten/Kunden gerne als Argument anführen, um der Freihantel aus dem Weg zu gehen. Um die Bedeutung solch hoher Intensitäten im Rückentraining vor dem Kunden vertreten zu können, bedarf es neben kontinuierlicher Eigenrealisation einem hohen Maß an Fachwissen. Stichhaltige anatomische und trainingswissenschaftliche Begründungen halten auch vor den skeptischen Augen eines

Mediziners stand! Einzelheiten zum Trainingsaufbau in der Proliferationsphase liefert Tabelle 7-1 sowie das in Abbildung 7-1 dargestellte Stufenmodell zur Umsetzung des MFT-Systems bei akuten Rückenschmerzsyndromen.

7.2.3 Training in der Organisationsphase

Rekrutierung schnellzuckender Fasern

Während in der Proliferationsphase axiale Belastungen bei extendierter Wirbelsäule im Vordergrund stehen, konzentriert sich das Training innerhalb der Organisationsphase auf die Belastbarkeitssteigerung kollagener Strukturen des äußeren Faserings und die Rekrutierung schnellzuckender Muskelfasern. Die herausragende Bedeutung der Schnellkraft (Definition Schnellkraft: siehe Kasten) wird sowohl in der Rehabilitation als auch im präventiven Training vollkommen unterschätzt. Kunden/Patienten lernen im Gesundheitstraining, ihr Übungsspektrum stets langsam-kontrolliert auszuführen, um Verletzungen im Umgang mit Krafttrainingsgeräten zu vermeiden. Mit dieser Vorgabe trainieren viele Mitglieder seit Jahren im guten Glauben, alles Richtig zu machen. Warum baut eine solche Trainingsplanung jedoch keine Schutzfaktoren zur Vermeidung akuter Rückenproblematiken auf? Die Begründung ist einfach: Der Mensch besitzt verschiedene Muskelfasern, die auf ganz unterschiedliche Bewegungsgeschwindigkeiten reagieren. Im Grunde existieren zwei Haupttypen, langsamzuckende (Syn.: Slow-twitch/Typ-I-Fasern) und schnellzuckende (Syn.: Fast-twitch/Typ-II-Fasern) Fasern. Für eine differenzierte Betrachtung reicht diese Unterteilung allerdings nicht aus, denn insbesondere Typ-II-Fasern weisen recht unterschiedliche Parameter auf, die für die Trainingsplanung wichtig sind. Wie Tabelle

Grundregeln in der Organisationsphase (21 bis 300-500 Tage)

1. Aktive Mobilisationsübungen (MFT-System - Karten 5-10) müssen mit progressiver Erweiterung der Bewegungsamplitude (Range-of-motion) eingesetzt werden, um resynthetisiertes Kollagen optimal zu belasten; die wiedererlangte Beweglichkeit wird schrittweise bis zum ursprünglichen Belastungsniveau entwickelt.

2. Nach Wiederherstellung der vollständigen Range-of-motion können alle motorischen Fähigkeiten (z. B. Schnellkraft/Explosivkraft) trainiert werden.

3. Propriozeptives Training bleibt eine wichtige flankierende Trainingsmaßnahme, um Qualität und Präzision motorischer Leistungen über das Ursprungsniveau anzuheben.

4. Zum Abschluss der Rehabilitation sollten funktionelle Tests eine Beurteilung der momentanen Belastbarkeit erlauben; Tests sollten alltags- bzw. sportartspezifisch durchgeführt werden.

5. Da ligamentäre Strukturen bis zu einem Jahr benötigen, um ihre Belastbarkeit und Zugfestigkeit zu normalisieren, darf sich die aktive Therapie nicht an Kassenleistungen orientieren, sondern muss den Zeitraum der Geweberegeneration berücksichtigen; deshalb sollte ein präventives Funktionstraining weit über den zeitlichen Rahmen hinausgehen, den Kostenträger derzeit übernehmen.

REKRUTIERUNG

Das Zusammenspiel der Muskeln wird vom Zentralnervensystem gesteuert. Von dort aus werden Befehle zu den beteiligten Muskeln ausgegeben, die eine Bewegung auf diese Weise zeitlich, räumlich und dynamisch steuern. Diese neuronale Aktivierung wird durch die Höhe der Rekrutierung, der Stärke der Frequenzierung und dem Ausmaß von Erregungs- und Hemmungsprozessen auf Rückenmarksebene bestimmt. Rekrutierung bezeichnet die Aktivierung von Muskelfasern, Frequenzierung ist der Fachbegriff für die Impulsfrequenz, mit der sich motorische Nerven entladen – umso höher die Entladungsfrequenz desto schneller die Ansteuerung. Erregungs- und Hemmungsprozesse sind Ausdruck für rasch wechselnde Spannungs- und Entspannungszustände. Diese zeichnen für die koordinative Qualität von schnellen Bewegungen verantwortlich. Vor allem die Entladungsfrequenz (Frequenzierung) entscheidet darüber, ob Muskelfasern rechtzeitig rekrutiert werden, um einer Bandscheibenschädigung entgegenzuwirken.

7-4 veranschaulicht, zeigen schnellzuckende Fasertypen nicht nur eine unterschiedliche Morphologie sondern auch gravierende funktionelle Unterschiede. Aufgrunddessen unterteilt die Trainingslehre Typ-II-Fasern in drei Subkategorien (Typ IIa, IIb, IIc).

Typ-I-Fasern kennzeichnet eine niedrige Erregungsschwelle, eine geringe Entladungsfrequenz nervaler Impulse, eine geringe Kontraktionskraft sowie eine niedrige Ermüdbarkeit. Dieser Fasertyp ist prädestiniert für Kraftausdauerleistungen, denn der aerobe Stoffwechsel sorgt für schnelle Regeneration. Deshalb kann Kraftausdauer praktisch jeden Tag trainiert werden. In den ersten drei Wochen nach akuter Rückenproblematik ist tägliches Training durchaus möglich, ohne dass der Körper mit regenerativen Prozessen überfordert wird.

Anders sieht es bei den für Zielmotorik zuständigen Typ-II-Fasern aus: Stufe 2 (Hypertrophie) spricht die langsameren Schnellkraftfasern (Typ-IIc und Typ-IIa) an. Mit zunehmender Intensität (Stufe 3/Rekrutierung) oder mit wachsender Geschwindigkeit bei abnehmender Intensität (Stufen 4-6) kommen vermehrt Typ-IIb-Fasern ins Spiel, die sich durch hohe nervale Leitungsgeschwindigkeit, schnelle Entladungsfrequenz und hoher Kraftentwicklung pro motorischer Einheit auszeichnen. Ihr Nachteil ist die schnelle Ermüdbarkeit! Das bedeutet für die Trainingsplanung: Erstens gehören Trainingsinhalte (Stufen 3-6), die Typ-IIb-Fasern ansteuern, an den Anfang einer Trainingseinheit und zweitens ist anschließend für ausreichende Regeneration (mindestens 48 Stunden) zu sorgen. Dies sind zwei wichtige Forderungen der Trainingslehre, die in der Therapie aus organisatorischen Gründen allzu oft unterlaufen werden.

Wie wir wissen, steuert Kraftausdauertraining, über einen längeren Zeitraum betrieben, lediglich langsamzuckende Fasern des Typs I an. Eine solche Trainingsmonotonie würde das Mischungsverhältnis schnellzuckender Fasern in Richtung Typ-IIc-Fasern verschieben, d. h. prozentual gesehen, wären immer weniger Typ-IIb-Faser in der Lage, schnellstmöglich auf bestimmte Reize zu reagieren. In brenzligen Situationen, die zu einer Verstauchung (Distorsion) der Wirbelsäule führen könnten, ist sowohl die Qualität (Rekrutierung, Frequenzierung) schnellzuckender Fasern als auch die Voraktivierung stabilisierender Stützmuskulatur (siehe Kapitel 3.6.3: Lumbale Gelenkstabilisation) gefragt. In der Regel passieren Bandscheibenvorfälle oder Hexenschüsse in kombinierten Bewegungsmustern (z. B. Flexion mit gleichzeitiger Rotation), in denen schnelle Dehnreize wirken. Werden kurze Zeitprogramme, die unter Trainingsbedingungen ein hohes Maß an Voraktivierung stützmotorischer Muskelfasern im Programm enthalten, nicht entsprechend ausgebildet (Schnellkraft, Explosivkraft, Plyometrie), kann die Wirbelsäule in Gefahrensituationen, wie z. B. beim explosiven Anheben einer Wasserkiste mit gleichzeitiger Drehung und Seitneigung zum Kofferraum hin, nicht ausreichend stabilisieren. In diesem Fall leiten ausschließlich passive Strukturen der Bewegungssegmente auftretende Scherkräfte ab, weil die Rekrutierung von schnellen Muskelfasern zu spät einsetzt. In einem Bruchteil von Sekunden ist der Schaden perfekt! Das schwächste Glied innerhalb eines Bewegungssegmentes der Wirbelsäule stellt nun einmal die Bandscheibe dar. Zum mangelnden Reiz-Reaktionsverhalten der Muskulatur gesellt sich im Allgemeinen eine durch Inaktivität geprägte verminderte Zugbelastungsfähigkeit kollagener Diskusstrukturen hinzu. Dieser „Doppelpack" öffnet schädigenden Kräften Tür und Tor.

Wiederherstellung der Lebensqualität

Die wirbelsäulennahen Muskelsysteme reagieren auf schnelle Bewegungen und Vibrationen. Wie ausführlich erläutert, bereitet langsam-dynamisches Training nicht auf Gefahrenpotentiale vor, die von schnellen, explosiven Bewegungen ausgehen. Aus diesem Grund spielt im Medizinischen Freihantel-Trainingssystem die Bewegungsgeschwindigkeit eine

SCHNELLKRAFT

Nach WEINECK (1997) umschreibt der Begriff Schnellkraft die Fähigkeit des Nerv-Muskel-Systems, den Körper, Teile des Körpers (z. B. Arme, Beine) oder Gegenstände (z. B. Bälle, Kugeln, Speere etc.) mit maximaler Geschwindigkeit zu bewegen. Dabei sind schnellkräftige Bewegungen programmgesteuert, d. h. sie laufen nach einem im Zentralnervensystem gespeicherten Programm ab. Zeitprogramme sind bewegungsspezifisch. Das bedeutet, strukturähnliche Bewegungen werden auf der Grundlage gleicher Zeitprogramme gesteuert. Dementsprechend muss die Schnellkraftfähigkeit in Bewegungen entwickelt werden, die in ähnlichen Mustern auch im Alltag vorkommen, wie z. B. Anheben, Aufstehen, Aufsteigen etc. Die Erkenntnisse aus dem Schnelligkeitstraining liefern eindeutige Indizien, die für Freihantelübungen und gegen Maschinentraining sprechen. Schnellkraftvermögen ist hauptsächlich von drei Faktoren abhängig: 1. Vom vorliegenden Zeitprogramm (schnellstmögliche Kontraktionen laufen vorprogrammiert ab; die Qualität der Vorprogrammierung kann durch entsprechendes Training verbessert werden); 2. Vom Typ der aktivierten Muskelfasern (Typ-IIb-Fasern mit der schnellsten Kontraktionszeit können selektiv trainiert werden); 3. Von der Kontraktionskraft (der Querschnitt der für schnelle Bewegungen erforderlichen schnellzuckenden Muskelfasern wird durch adäquates Training ebenfalls vergrößert).

EXPLOSIVKRAFT

Unter Explosivkraft wird die Fähigkeit verstanden, einen möglichst steilen Anstieg der Kraft zu erzeugen. Explosivkraft hängt von der Kontraktionsgeschwindigkeit der Typ-II-Fasern, der Zahl der rekrutierten motorischen Einheiten und der Kontraktionskraft (Querschnitt) der aktivierten Fasern ab. Explosivkraft wird vor allem in Sportarten benötigt, wo schnelle Starts erforderlich sind, wie z. B. in den meisten Sportspielen. Aber auch bei schnellen Bewegungen der Wirbelsäule reduziert eine hohe Explosivkraftfähigkeit die Einwirkung schädlicher Kräfte auf den passiven Bewegungsapparat. Explosivkraft ist in hohem Maße trainierbar!

wichtige Rolle, die in anderen Konzepten kaum Berücksichtigung findet. Dort, wo die klassische Rückenschule aufhört (Stufen 1-2), fängt die qualitative, alltagsspezifische Ebene (Stufen 3-4) des MFT-Systems erst an. Schnellkraft ist somit keine Domäne des Leistungssports allein. Schnellkraft taucht jeden Tag in unzähligen Bewegungssituationen auf. Hier setzt die Kritik am herkömmlichen Rehabilitationsablauf bei akuten Wirbelsäulenproblematiken an: Eigentlich sollte die alltagsspezifische Belastbarkeit nach einer ambulanten oder stationären Reha wiederhergestellt sein. In der Regel ist das Gegenteil der Fall. Wen wundert es daher, dass der erste Prolaps (oder Hexenschuss) nur den Beginn einer dauerhaften Leidenszeit einläutet.

Um die Belastbarkeit kollagener und muskulärer Strukturen in hoher Geschwindigkeit zu entwickeln, dürfen Stufe 5 (Explosivkraft) und Stufe 6 (Spezifische Kraft/Plyometrie) des MFT-Systems dann nicht fehlen, wenn Aktivitäten in Beruf oder Freizeit mit hohen Bewegungsgeschwindigkeiten verbunden sind. Nun könnten Sie der Meinung sein, dass wäre nicht Aufgabe eines präventiven/rehabilitativen Trainings. Wenn man allerdings an die hohe Zahl ambitionierter Hobbysportler denkt, muss man zu einem anderen Ergebnis kommen. Therapie bedeutet nicht zuletzt die Wiederherstellung von Lebensqualität. Ein Freizeit-Volleyballer, ein Badminton-, Tennis- oder Golfspieler nimmt eine inakzeptable Einbuße an Lebensfreude in Kauf, wenn ihm sein Hausarzt rät, er solle seinen heißgeliebten Sport lieber an den berühmten Nagel hängen. Solange der Sport nur halbwegs schmerzfrei ausführbar bleibt, wird der Patient/Kunde diesen Ratschlag wohl kaum für bare Münze nehmen. Wer sich in den unterschiedlichsten Sportarten auskennt, der weiss, dass Sprünge, schnelle Starts und Abbremsmannöver auch auf Hobbyniveau stattfinden, weil es das Spiel eben erfordert. Wirbelsäulentraining darf deshalb nicht dort halt machen, wo spezifische Bewegungsmuster Alltag und Freizeit bestimmen. Patienten/Kunden, die keinen Sport betreiben, können auf Stufe 5 und 6 verzichten. Hobbysportler hingegen sollten diese Ebenen auf gar keinen Fall auslassen. Bei der Trainingsplanung kommt es entscheidend darauf an, welche Aktivitäten der Patient/Kunde im Anschluss an die Akutphase wieder ausführen möchte. Somit bestimmt letztendlich die Anamnese bis zur welcher Stufe das Medizinische Freihantel-Trainingssystems durchgeführt wird. Stufe 4 ist jedoch für alle Betroffene gleichermaßen bindend!

Muskelfasertypen	Typ I	Typ IIa/IIc	Typ IIb
Erregungsschwelle	niedrig	mittel	hoch
Leitungsgeschwindigkeit (Nerv)	30-40 m/s	40-90 m/s	70-120 m/s
Leitungsgeschwindigkeit (Muskelfaser)	ca. 2,5 m/s	3-5 m/s	ca. 5,5 m/s
Entladungsfrequenz	30 Imp./s	90 Imp./s	150 Imp./s
Muskelfaserkraft (pro Einzelzuckung)	70 mg	80-90 mg	100 mg
Kontraktionszeit (pro Einzelzuckung)	ca. 100 ms	50-90 ms	40 ms
Ermüdbarkeit	niedrig	niedrig	hoch
Kraft pro motorische Einheit	2-13 gr	5-50 gr	30-130 gr

Tabelle 7-4: Ausgewählte morphologische und funktionelle Parameter der unterschiedlichen Muskelfasern des Menschen (modifiziert nach WEINECK).

Rezivgefahr ohne frühzeitige Stimuli

Mit Beginn der vierten postraumatischen Woche (Stufe 2) müssen allmählich dynamische Flexions-Extensionsmuster und Rotationsbewegungen unter Belastung (Stichwort: Superkompensation/Overload!) in das Wirbelsäulentraining integriert werden. Für diese Vorgehensweise sprechen gleich mehrere Gründe: Die auf Rotation und Dehnung adaptierten gesunden Kollagenfasern der lamellenartigen Anulusstruktur verlieren schnell ihre Widerstandsfähigkeit gegenüber Zugreizen. Im Anschluss an eine dreiwöchige Funktionseinschränkung fordert deshalb die verletzte Struktur Belastungsreize, die Zug und Torsion provozieren. Ohne funktionelle Stimuli dieser Art steigt mit jedem weiteren Tag die Gefahr, dass die Belastbarkeit gesunder Fasern dauerhaft herabgesetzt wird. Dass ein solcher Zustand Rezidive vorprogrammiert, braucht wohl nicht näher ausgeführt werden. Darüber hinaus warten auch die neusynthetisierten, funktionell noch orientierungslosen Kollagenfasern, die den Gewebedefekt ausfüllen, auf derartige Funktionsreize. Auf diese Weise gleicht sich die Belastbarkeit immobilisierter Fasern und resynthetisiertem Kollagen allmählich an. Das Übungsspektrum ist in diesem zweiwöchigen Zeitraum limitiert, weil die Belastbarkeit neuer Kollagenfasern noch fehlt. Bis einschließlich sechster Woche kommen deshalb nur Übungen aus den Karten 1 bis 6 zum Einsatz. Auch die Trainingsparameter dürfen Stufe 2 (Hypertrophie) noch nicht überschreiten.

Die Sechs-Wochen-Frist

Sechs Wochen nach einem Bandscheibenvorfall sind 50 Prozent der Zugstärke im Diskus wieder hergestellt. Therapeutisch lässt sich das Bindegewebe anschließend nur noch schwer beeinflussen. Inaktivität und Entlastung in dieser Zeit quittiert der Körper mit Bewegungs- und Belastungsdefiziten, die einen ersten

PLYOMETRIE

Ein Dehnungs-Verkürzungs-Zyklus bezeichnet die direkte Kombination von exzentrischer und konzentrischer Kontraktion innerhalb einer Bewegung. Solche Kontraktionsabläufe kommen beispielsweise in allen Sprüngen vor. Reaktivkraft (Plyometrie) kann in dem Moment ausgenutzt werden, wenn der Übergang von Dehnung (Exzentrik) zur anschließenden Verkürzung (Konzentrik) möglichst kurz ist. Dies hängt mit der Elastizität von Muskelfasern zusammen: Wenn ein aktivierter Muskel gedehnt wird (z. B. bei einer Sprunglandung) dann erhöht er seine Spannung und speichert elastische Energie. Bei kurzer Überbrückungszeit (< 200 Millisekunden) im Umkehrpunkt, wird ein Teil der Energie für die darauf folgende konzentrische Phase genutzt. Hierdurch verbessert sich zum einen die Sprunghöhe im Vergleich zu einfachen Hocksprüngen, zum anderen wird der Energieverbrauch, mit der Sprünge oder Richtungsänderungen vorgenommen werden, ökonomisiert. Solche spezifischen Kraftfähigkeiten sind in dem Fall von Bedeutung, wenn Patienten/Kunden nach einem Bandscheibenvorfall ihren Sport wieder aufnehmen möchten. Für Hobbysportler entwickelt plyometrisches Training einen Schutz gegen übermäßige Beanspruchung im Wettkampf. Auf diese Weise wird der aktive Bewegungsapparat (Muskel-Sehnenkomplex) vorbereitet, einen Großteil aller Kompressions- und Rotationskräfte in schnellen Bewegungen aufzufangen.

Schritt in Richtung schleichender Chronifizierung von Rückenschmerz markieren. Aus diesem Grund müssen alle Bewegungsmöglichkeiten der Wirbelsäule im Rahmen dieser Sechs-Wochen-Frist in ihrer vollständigen Range-of-motion entwickelt sein – unter Zusatzbelastung versteht sich! Leider sieht es in der Trainingspraxis im Allgemeinen anders aus. In der orthopädischen Rehabilitation wird wertvolle Zeit mit entlastenden Maßnahmen (z. B. Schlingentisch, manuelle Therapie etc.) verschwendet, während die aktive Therapie oftmals zu spät und wenn überhaupt, dann nur in extensiver Form (Kraftausdauer) zum Einsatz kommt. Für verletzte Tiere würde eine solche Verhaltensweise in der freien Wildbahn den sicheren Tod bedeuten. Tiere belasten sich sofort, sobald Schmerz und Funktionseinschränkung dies wieder zulassen. Auf diese Weise stellt der Organismus die Belastbarkeit schnell wieder her. Wer als Trainer oder Therapeut glaubt, mit Entlastung zumindest wenig falsch zu machen, der irrt! Er macht eigentlich wenig richtig! Über Inaktivität bzw. fehlende Belastung hinaus beeinträchtigen auch Fieber, diabetische Stoffwechsellage und Medikamente die Wiederherstellung von zugfestem Kollagen. Über die verheerende Wirkung verschiedener Medikamente berichtete bereits Kapitel 3 ausführlich.

Von Beginn an muss das MFT-System von einem Ausdauertraining begleitet werden, denn der Organismus sollte kardiorespiratorisch auf einem guten Niveau bleiben, während sich das verletzte Gewebe peu a` peu reorganisiert. Erst wenn Nervenfasern ins heilende Bindegewebe einwachsen, ist eine vollständige Rückmeldung und somit ein feinkoordinierter Ablauf bestimmter Bewegungen möglich. Das heißt, vom ersten bis zum letzten Tag müssen propriozeptive Übungen das Trainingsprogramm flankieren, denn Propriozeption schafft die Grundlage, gewonnene Kraftqualitäten mit Koordination in Einklang zu bringen. Dies ist eine generelle Forderung an das Training orthopädischer Schadensbilder! Um den Rezeptoren die notwendigen Orientierungsreize zu vermitteln, wäre es vollkommen falsch, nach akuten Rückenproblematiken an Maschinen zu trainieren. Da Freihantelübungen Propriozeptoren des gesamten Körpers stimulieren, bedarf das MFT-System eigentlich keiner zusätzlichen Koordinationsübungen – schaden können sie indes nicht!

Fitness über die Rehabilitation hinaus

Während die erste Zeitspanne (4. – 6. Woche) der Organisationsphase von Anbahnung aller Bewegungsmuster unter Lasteinfluss geprägt ist, gilt die weitere Aufmerksamkeit den spezifischen Kraftqualitäten aller muskulären Sicherungssyteme. Ab der siebten posttraumatischen Woche sind Übungen aus allen 10 Karten erlaubt. Nach einer Rekrutierungsperiode, in der Freihantelübungen mit hoher Last und geringen Wiederholungszahlen durchgeführt werden, wird die Intensität zugunsten der Geschwindigkeit reduziert. Mit Stufe 3 beginnt die Ansteuerung der Typ-IIb-Fasern, deren Qualität so eminent wichtig zur Vermeidung weiterer Wirbelsäulenverletzungen ist. Stufe 4 (Schnellkraft) ist für alle Patienten/Kunden bindend. Ob Stufe 4 und 5 zum Einsatz kommen, hängt von den Anforderungsprofilen jedes Einzelnen in Alltag, Beruf und Freizeit ab. Ambitionierten Hobbysportlern sollten Sie in jedem Fall raten, Sprung-, Sprint- und Startübungen unter therapeutischer Kontrolle zu erarbeiten, denn in der Regel kennt ein Disziplintrainer die Problematik eines Bandscheibenvorfalls nicht. Übungsleiter konzentrieren sich auf ihre fachliche Arbeit und vertrauen den Vorleistungen von Reha-Trainern. Eines muss am Ende noch gesagt werden: Die Rehabilitation eines Bandscheibenvorfalls endet nicht in dem Moment, wo keine akute Symptomatik mehr besteht. Wenn wir uns noch einmal vor Augen führen, dass der Turnover von bandhaftem Kollagengewebe bis zu einem Jahr dauert, dann müssen alle Patienten/Kunden zu einem langfristigen Aufbau ihrer allgemeinen und speziellen Belastbarkeit animiert werden. Ansonsten käme Wirbelsäulentraining passiver Medizin gleich: Sobald die Symptome abklingen, hört die Therapie auf.

INTENSITÄT

Viele Patienten, die nach einer Bandscheibenoperation mehrere Wochen in einer Reha-Kur verbringen, weisen oft erhebliche Einschränkungen ihrer Belastbarkeit auf. Das Problem therapeutischer Maßnahmen im Wasser, passiver manueller Medizin und gerätegestütztem Training (Stichwort: KG-Gerät!) liegt in der viel zu niedrigen Belastungsintensität, mit der das verletzte Gewebe der Wirbelsäule rehabilitiert wird. Fehler, die in den ersten sechs Wochen passieren, können später kaum noch ausgemerzt werden. So ist es nicht verwunderlich, dass Bandscheibenpatienten nach einer Rehabilitationsmaßnahme hochmotiviert ein Rückentraining aufnehmen und nach kurzer Zeit enttäuscht feststellen, dass Schweiß und Mühe nicht die erhoffte Wirkung zeigen. In diesem Fall liegt das Problem nicht in der Effizienz bestimmter Trainingsmaßnahmen, sondern in den Behandlungsfehlern innerhalb der Proliferationsphase.

Zwei erfahrene Reha-Trainer, Dieter EHRICH und Reinhard GEBEL (2000), fordern deshalb die Fortführung eines so genannten präventives Funktionstrainings nach abgeschlossener Therapie. Ein solches Erhaltungstraining gilt sowohl für Bürotätige, Hausfrauen als auch für Profi-Sportler gleichermaßen. Folgende Ziele verfolgt das präventive Funktionstraining :

1. Erhaltung und Stabilisierung der uneingeschränkten körperlichen Belastungsfähigkeit

2. Beseitigung von Funktionsschwächen und muskulären Dysballancen

3. Verringerung der Verletzungsanfälligkeit

4. Schaffung von Voraussetzungen zur Durchführung individueller Trainingspläne.

8. TRAININGSPLANUNG BEI CHRONISCHEM RÜCKENSCHMERZ

8.1 Langhantel als diagnostisches Mittel

Kraft und Koordination im Einklang

Die klassische Langhantel hat bislang kaum Zugang zum präventivmedizinischen Training gefunden. Trotz hoher Überlegenheit im Vergleich zu stationären Trainings- und Testgeräten (siehe Kapitel 4) tabuisiert man das Thema Training mit freien Gewichten vor allem aus Imagegründen. Wir Sie inzwischen erfahren haben, zu unrecht! Ein weiterer Aspekt, den Unternehmensberatungen und Gerätehersteller immer wieder pro Gerät und contra Freihantel anführen, ist die intensive Betreuungsleistung. Gutes Personal ist teuer. Deshalb setzen viele gesundheitsorientierte Bewegungsanbieter auf Stationsgeräte, um eine maximale Teilnehmerzahl mit minimalem Personal (-Kosten) -aufwand zu betreuen. Zur Abgrenzung zum herkömmlichen Fitness-Training lassen medizinisch orientierte Trainingsgeräte häufig nur einen leicht veränderten Anstrich erkennen. Hier und da bieten so genannte MTT-Geräte (Maschinen, die sich offenbar für die medizinische Trainingstherapie besonders eignen) eine zusätzliche Einstellmöglichkeit, über deren Sinn und Zweck man sich streiten kann. In den meisten Fällen sind diese technischen Spielereien mit erheblichen Mehrkosten verbunden, die kaum im adäquaten Verhältnis zu einem tatsächlichen Nutzen stehen. Ein funktioneller Unterschied, der präventiven oder therapeutischen Belangen besonders gerecht werden würde, besteht zumindest nicht. Wer den Gerätemarkt kennt, der weiß ohnehin, dass es nur wenige Produzenten gibt, die, ähnlich wie in der Automobilindustrie, Geräte auf Plattformbasis für viele Anbieter herstellen. In welchem Markt die Produkte vertrieben werden, ist letztendlich eine Frage der „Verpackung". Gerätegestützte Krankengymnastik (KG-Gerät), Medizinische Trainingstherapie oder das hoch gepriesene Kieser-Training – alle Konzepte bedienen sich einem investitionsreichen Inventar, dass sich in Wahrheit aus Geräten zusammensetzt, die in vergleichbarer Funktion in jeder anderen Fitnessanlage auch zu finden sind – ob Geräte mit „medizinischem Anstrich" nun besonders effektiv den Rücken stärken, sei

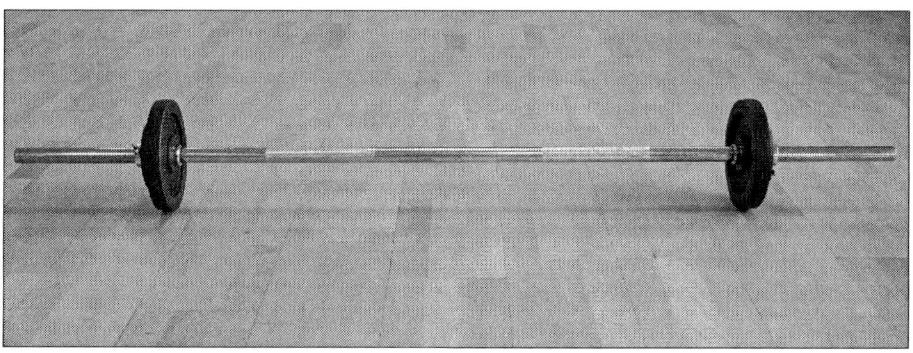

Funktionelle Diagnostik mit Hilfe einer herkömmlichen Langhantel.

dahingestellt! Eine solche Tarnung erreicht Kunden, die niemals einen Fuß in ein gewöhnliches Fitness-Studio setzen würden, obwohl die Geräte identisch sind. Aber wie sagte schon Voltaire: „Kleider machen Leute"! Der Stoff ist ein anderer, der Mensch darin der Gleiche!
Dass mit stationären Geräten gefahrloser trainiert werden kann als mit freien Hanteln, ist ein Gerücht! Dieses Argument stammt entweder von unerfahrenen Trainern/Therapeuten, die nie selbst trainiert haben, oder von geschäftstüchtigen Geräteherstellern, die nach Rechtfertigung für ihre kostspieligen Produkte suchen. Ein hohes Gefahrenpotential ergibt sich nur dann, wenn keine ausreichende Einweisung erfolgt. Insbesondere in den ersten zwei bis drei Trainingsstunden ist die Hinführung zum Freihanteltraining tatsächlich betreuungsintensiver als Gerätetraining, weil die meisten Menschen unserer bewegungsverarmten Gesellschaft neben einer zu geringer Belastbarkeit ein erschreckend niedriges Niveau an Bewegungskoordination besitzen. Ein höheres Kraftniveau lässt sich durchaus an Maschinen erarbeiten. Allerdings hat die Steigerung der Muskelkraft nur dann einen präventiven Nutzen, wenn sie koordinativ umsetzbar ist. Häufig muss deshalb erst einmal das korrekte Hinsetzen, Aufstehen, Bücken, Drehen etc. geübt werden, bevor Zusatzlasten für tatsächliche Trainingseffekte sorgen. Von daher haben verhaltenstherapeutische Aspekte der klassischen Rückenschule durchaus ihre Berechtigung. Derartige Hinweise sollten in jedes Rückentraining einfließen.

In der praktischen Umsetzung des MFT-Systems hat vor allem die Betreuungsituation in der Physiotherapie oder im Personal Training Vorteile. Mit klaren Anweisungen, fachlichem Sachverstand des Kursleiters sowie vorbereitendem Techniktraining kann der Pool von MFT-Übungen auch bedenkenlos als Rückenschule in ambulanten und stationären Reha-Gruppen oder als Kurskonzept in Fitness- und Gesundheitseinrichtungen angeboten werden.
Im Freihanteltraining finden alle Erscheinungsformen der Kraft im Zusammenhang mit koordinativen Aspekten (intra- und intermuskulären Koordination, Propriozeption) gebührend Beachtung. Deshalb eignet sich die Langhantel hervorragend zur funktionellen Diagnostik bei chronischen Rückenbeschwerden. Übungen, wie z. B. Kniebeuge, Dead-lift oder Goodmorning decken bei chronischem Rückenschmerz Vermeidungstendenzen bzw. Schonhaltungen des Körpers in der natürlichen Funktion der Wirbelsäule auf. Da chronischer Schmerz keine Rückschlüsse mehr auf den Grad der Beeinträchtigung zuläßt, ist hierbei vor allem die Analyse der Bewegungsfehlsteuerung entscheidend. Auf diese Weise kann der Untersucher ermitteln, welche Abweichungen vom zentralen Körperlot der Oberkörper bei einer Rumpfvorbeuge (Flexion) vornimmt.

Bei akuten Ereignissen wie einem Hexenschuss zeigt der einsetzende scharfe Schmerz auf, wieviel Bewegungsspielraum die Wirbelsäule aktuell zuläßt. Einsetzender Schmerz in der Funktion, z. B. während einer Kniebeuge, begrenzt somit den Bewegungsspielraum in dem eine Übung durchgeführt werden darf. Durch die einsetzende Schmerzhemmung (C-Faser-Hemmung) vergrößert sich die Range-of-motion automatisch, so dass kollagene Strukturen frühzeitig funktionelle Reize erhalten. Der Indikator Schmerz hilft bei chronischem Rückenschmerz nicht sonderlich weiter, da die Wundheilung längst abgeschlossen ist. Schmerz in seiner chronischen Form hat sich, wie in Kapitel 3 ausführlich beschrieben, zentralnervös manifestiert. Das heißt, das periphere nozizeptive System trägt nicht mehr zum Rückenschmerz bei, so dass dieser Parameter für die Trainingsplanung keine Bedeutung hat.

8.2 Funktionelle Analyse der Wirbelsäule

Ermittlung alltagsspezifischer Belastbarkeit
Bei einem akuten Rückenproblem (Hexenschuss, Bandscheibenvorfall) wird das Medizinische Freihanteltrainings-System analog der im Praxisteil vorgestellten methodischen Übungsreihen (Kartensystem) durchgeführt. Wo hingegen bei chronischen Rückenschmerzen ein funktionelles Try-out erfolgen muss, dass Aufschluss über die Funktionseinschränkungen der Wirbelsäule gibt. Um eine geeignete Auswahl von Try-out-Übungen aus dem Kartensystem vornehmen zu können, hilft der in Abbildung 8-2 dargestellte Fragebogen, den Patienten/Kunden in einer ruhigen Minute – am besten zu Hause in entspannter Atmosphäre – gewissenhaft ausfüllen müssen. Hinter den Fragen verbergen sich jeweils bestimmte alltägliche Bewegungen. Wird eine Frage mit schwer bis unmöglich angekreuzt, scheint diese Bewegung aus irgendeinem Grund (z. B. Schmerzauslösung, Schmerzvermeidung) problematisch zu sein. In diesem Fall sollte die Wahl auf eine Übung aus dem vorliegenden Kartensystem fallen, die ein vergleichbares Bewegungsmuster zur Fragestellung aufweist. „Etwas vom Boden aufheben" entspricht beispielsweise einem Deadlift, „Tragen von zwei Einkaufstaschen" simulieren am besten Front-raises etc. Gibt ein Kunde/Patient an, vor lauter Rückenschmerz die Nacht nicht durchschlafen zu können, deutet dies auf eine extrem niedrige Belastbarkeit hin. In dieser Situation schafft es die Wirbelsäule nicht einmal mehr, sich in unbelasteter

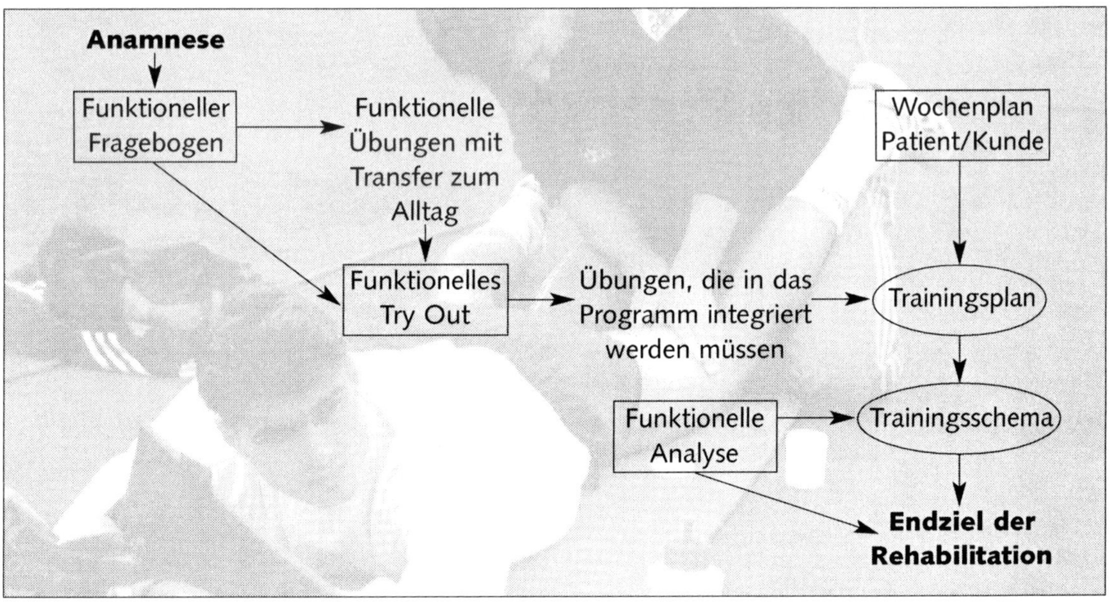

Abbildung 8-1: Ablaufplan einer funktionellen Diagnostik bei chronischen Rückenschmerzen (modifiziert nach v. Wingerden).

Funktionelle Analyse der Wirbelsäule

Name
Datum

Ist es für Sie im Moment schwierig, folgende Aktivitäten auszuführen?
Bitte zu jeder Frage nur eine Antwort wählen.

---

	keine Mühe	sehr leicht	etwas schwer	schwer	sehr schwer	unmöglich
01. Eine kurze Strecke gehen (300-400 Meter)	0	1	2	3	4	5
02. Einige Kilometer gehen	0	1	2	3	4	5
03. Eine kurze Strecken joggen	0	1	2	3	4	5
04. 20-30 min. stehen ohne Pause	0	1	2	3	4	5
05. 1-2 Stunden im Stuhl sitzen	0	1	2	3	4	5
06. Eine Treppe hinaufgehen	0	1	2	3	4	5
07. Eine Stufe vorwärts runtersteigen	0	1	2	3	4	5
08. Etwas vom Boden aufheben	0	1	2	3	4	5
09. Etwas von einem Regel nehmen	0	1	2	3	4	5
10. Etwas über dem Kopf halten	0	1	2	3	4	5
11. Staubsaugen, wischen, rechen	0	1	2	3	4	5
12. Einen schweren Koffer tragen	0	1	2	3	4	5
13. Tragen von zwei Einkaufstaschen	0	1	2	3	4	5
14. Eine schwere Tür aufstossen	0	1	2	3	4	5
15. Eine schwere Tür aufziehen	0	1	2	3	4	5
16. Socken/Schuhe anziehen	0	1	2	3	4	5
17. Vorn übergebeugt stehen	0	1	2	3	4	5
18. Die Nacht durchschlafen	0	1	2	3	4	5
19. Auto fahren	0	1	2	3	4	5
20. Fahrrad fahren	0	1	2	3	4	5

Abbildung 8-2: Funktionelle Analyse der Wirbelsäule mit Hilfe eines Fragebogens, der mögliche Funktionseinschränkungen der Wirbelsäule identifiziert (modifiziert nach v. Wingerden).

Position ausreichend zu stabilisieren. Diese Frage liefert einen ganz konkreten Hinweis über den Grad der Belastbarkeit. Rückenschmerz während der Nacht bedeutet: Absoluter Tiefpunkt in Sachen Belastbarkeit!
Der funktionelle Fragebogen wird jeweils nach Trainingsphasen von 6 bis 8 Wochen wiederholt, um dem Patienten/Kunden die Möglichkeit einer subjektiven Selbsteinschätzung über die Verbesserung seines Beschwerdebildes zu geben. Sollte sich kein Erfolg einstellen, könnte dies auf eine Problematik wie eine Spinalkanalstenose hindeuten, die medizinisch näher diagnostiziert werden muss.

8.3 Modellhafter Trainingsaufbau bei chronischem Rückenschmerz

Keine Orientierung an der Wundheilung

Im Gegensatz zur wundheilungsbasierten Trainingsplanung bei akutem Rückenschmerz, kann sich das MFT-System bei chronischem Rückenschmerz nur an individuellen Faktoren wie Schmerz, Vermeidungstendenzen, Athrophien etc. orientieren. Chronischer Rückenschmerz läßt daher nur ein modellhaftes Vorgehen zu, dass sich jedoch grob an den Fahrplan des in Kapitel 7 dargestellten Stufenmodells hält. Die Bedeutung des funktionellen Fragebogens und die daraus resultierenden Try-out-Übungen wurden bereits im Vorspann erläutert. Aufgrund fehlender Wundheilung erübrigt sich eine Kraftausdauerperiode. Zur Stabilisation der Bewegungssegmente, zum Aufbrechen manifestierter Schmerzvermeidungsmuster und zur Aktivierung der C-Faser-Hemmung beginnt das MFT-System bei chronischem Rückenschmerz auf Stufe 2 und bedient sich Übungen aus den Karten 1-4. Wichtig ist, dem Patienten/Kunden vor der ersten Trainingseinheit mitzuteilen, dass sich sein Schmerzzustand in den darauf folgenden Tagen verschlimmern kann. Dies ist nur Ausdruck einer normalen und gewollten Reaktion des Organismus auf die Zerstörung der Homöostase, auf ein Gleichgewicht, dass sich der Einschränkung angepaßt hat. Solche Reaktionen entstehen im Übrigen auch bei Akupunktur oder anderen Verfahren. Auf diese Weise kurbelt der Körper seine Selbstreparationsmechanismen an. Er versucht dabei, den Teufelskreis schmerzprovozierender Prozesse zu durchbrechen. Wird diese mögliche Konsequenz im Vorfeld nicht deutlich genug erklärt, geht der Patient/Kunde davon aus, Training hätte seinen Zustand weiter verschlechtert. Mit fatalen Folgen: Denn womöglich bricht er die aktive Therapie ab. Hierdurch könnte sich der betreuende Orthopäde, der aktiven Maßnahmen vielleicht ohnehin kritisch gegenüber steht, motiviert fühlen, seinen Patienten wieder fleißig mit Medikamenten zu betäuben. Im schlimmsten Fall zieht er noch eine Operation in Erwägung, deren Ausgang die Belastbarkeit in der Regel noch weiter herabsetzt.
Nach einer drei- bis vierwöchigen Trainingsphase, deren Länge sich am Alter des Kunden/Patienten ausrichtet, erfolgt eine funktionelle Analyse. Im Sinne eines Ist-Sollwert-Vergleichs führt der Patient/Kunde die zu Beginn ausgewählten Try-out-Übungen ein weiteres Mal durch, damit Veränderungen des Bewegungsausmaßes und der Koordination ermittelt werden können. Je nach Verbesserung folgt die Trainingssystematik dem vorliegenden Stufenmodell des MFT-Systems. Die weiteren Trainingsphasen sollten jeweils 3 bis 6 Wochen in Anspruch nehmen. Auch bei chronischen Rückenschmerzpatienten entscheidet das individuelle Anforderungsprofil über die Dauer der

Stufe	**Trainingsplan**	**Zwischenziele**
Stufe 1	Chronischer Rückenschmerz	
	Funktioneller Fragebogen	Ermittlung funktioneller Übungen mit Transfer zum Alltag
	Try-Out	Ermittlung des schmerztolerierbaren Bewegungsbereichs
Stufe 2	Trainingsplan Hypertrophie → Karten 1-4	Steigerung von intra- und intermuskulärer Koordination Hemmung der Schmerzwahrnehmung Zerstörung der Homöostase Stabilisation der Wirbelsäule
	Funktionelle Analyse	Ist-Sollwert-Vergleich
Stufe 3	Trainingsplan Rekrutierung → Karten 1-6	Erhöhung des Muskeltonus Schmerzhemmung Zerstörung der Homöostase Stabilisation der Wirbelsäule
Stufe 4	Trainingsplan Schnellkraft → Karten 7-10	Schmerzhemmung Zerstörung der Homöostase Hoher Stress auf Bindegewebe Rekrutierung und Frequenzierung von IIb-Fasern
	Endziel der aktiven Therapie	Schmerzfreiheit, Schmerztoleranz Beseitigung aller Bewegungseinschränkungen Stabilisierung der Wirbelsäule unter Einfluß hoher Lasten und hoher Geschwindigkeit

Abbildung 8-3: Das Stufenmodell zur Umsetzung des MFT-Systems bei chronischem Rückenschmerz.

Therapie. In den Stufen 5 und 6 werden wichtige Voraussetzungen dafür geschaffen, dass der Betroffene beispielsweise wieder zum Golfschläger greifen kann oder seiner Volleyballmannschaft nicht länger fehlt. Am Ende des MFT-System sollte die Schmerzfreiheit in allen Bewegungsebenen und die Beseitigung von Bewegungseinschränkungen stehen. Nicht immer ist vollkommene Schmerzfreiheit ein realistisches Therapieziel. Wenigstens die Toleranz gegenüber Schmerz sollte sich stark verbessert haben, damit ein großes Stück Lebensqualität in Alltag und Freizeit zurückkehrt.

9. PRAXIS – DAS MEDIZINISCHE FREIHANTEL-TRAININGSSYSTEM („DIE FREESE-METHODE")

9.1 AXIALE KOMPRESSION (KARTE 1)

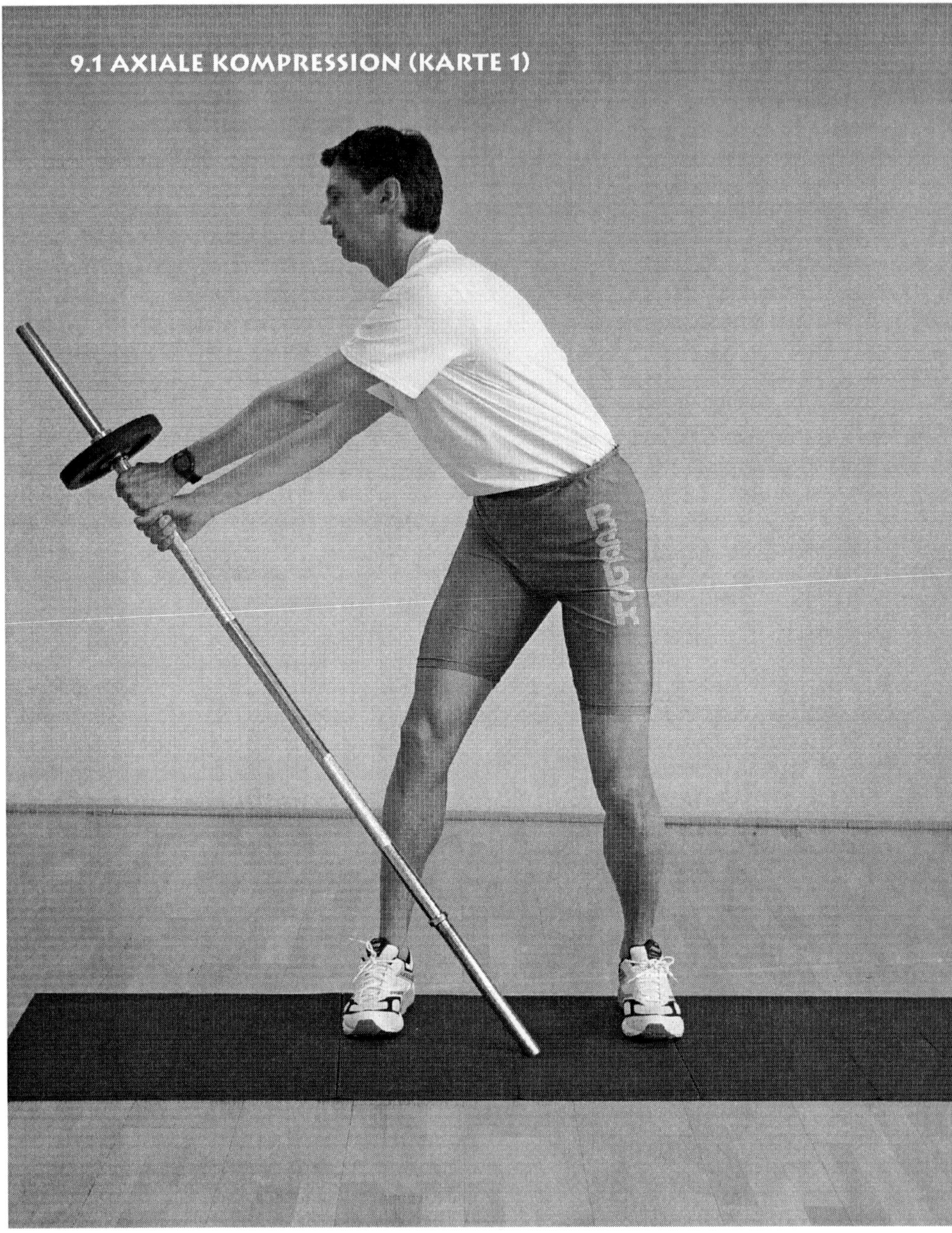

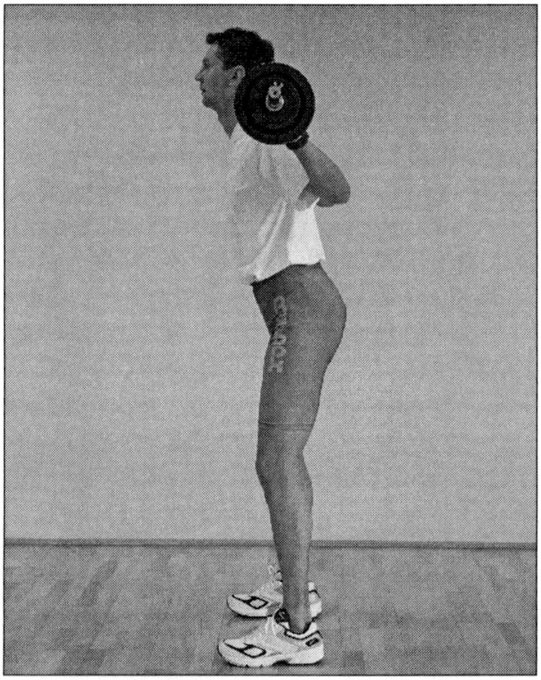

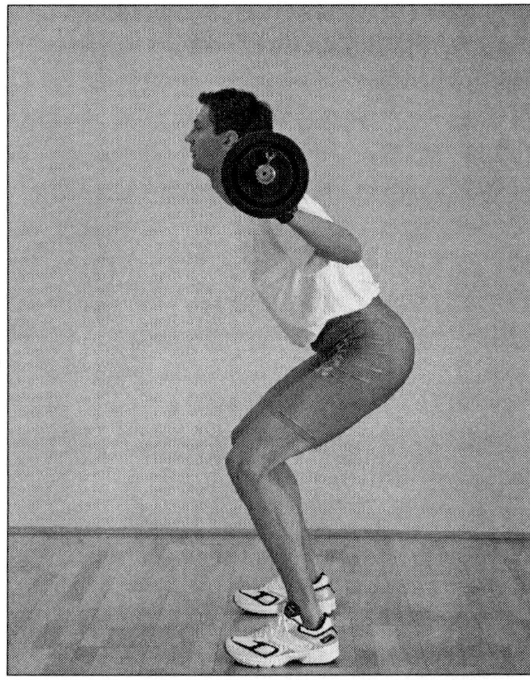

ÜBUNG	BASIC SQUAT (KNIEBEUGE)
Eingangs-stellung	• Hüftbreite Stellung mit leichter Außenrotation der Füße • Streckung in der Brustwirbelsäule („Brustbein nach vorne!")
Ausgangs-stellung	• Kniebeuge bis etwa 80 Grad-Kniebeugewinkel
Durch-führung	• Mit Kniebeugung beginnen bis Kniespitze und Fußspitze im senkrechten Körperlot stehen; nach Erreichen der Fußspitze setzt die Hüftbeugung ein • Je nach Zielsetzung ein langes (Stabilisation) bzw. kurzes (Schnellkraft) Verharren im Umkehrpunkt der Bewegung
Zielsetzung	• Stabilisation der Wirbelsäule in Extension; axiale Kompression • Steigerung der stützmotorischen Qualität der Rumpfmuskulatur in Extension
Hinweise	• Den Blick nach vorne-oben richten • Fokussierung auf einen Punkt; Ablenkung vermeiden • Keine vollständige Streckung der Kniegelenke am Ende („aktive Haltung")

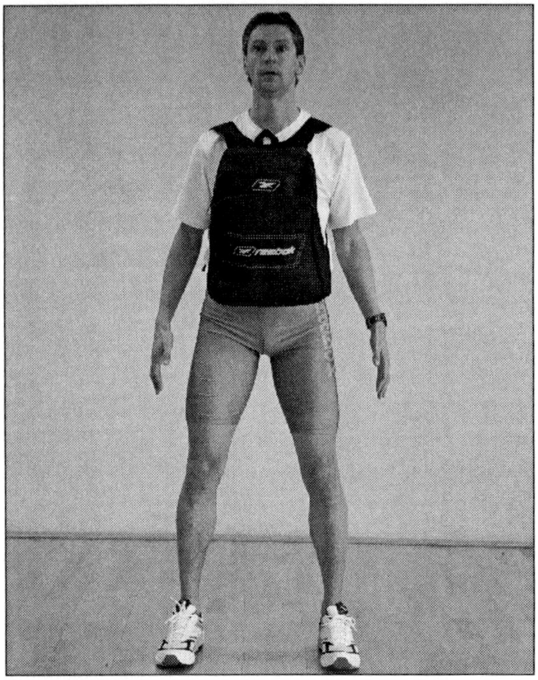

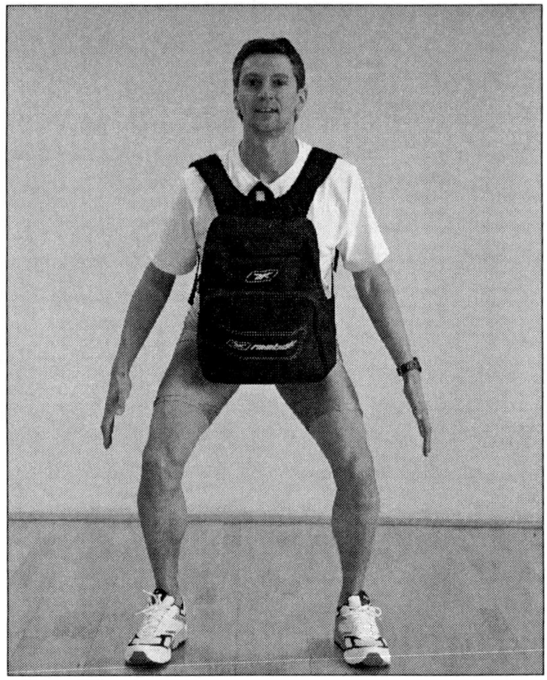

ÜBUNG	WEIGHT SQUAT (Kniebeuge mit ventraler Last)
Eingangs-stellung	• Siehe Basic Squat
Ausgangs-stellung	• Siehe Basic Squat
Durch-führung	• Hantelscheibe vor den Bauch positionieren (Alternative: gefüllter Rucksack!) • Bewegungsausführung siehe Basic Squat
Zielsetzung	• Stabilisierung der gesamten Wirbelsäule; axiale Kompression • Steigerung der stützmotorischen Qualität der Rumpfmuskulatur in Extension
Hinweise	• Als Vorübung für den Zercher Squat empfehlenswert

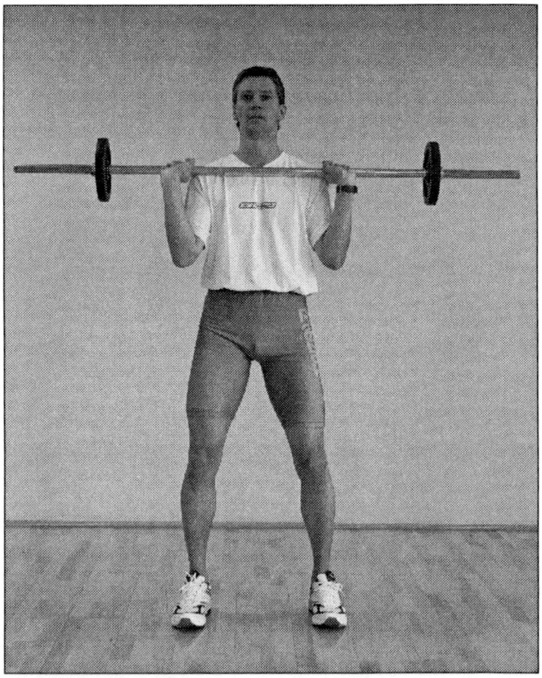

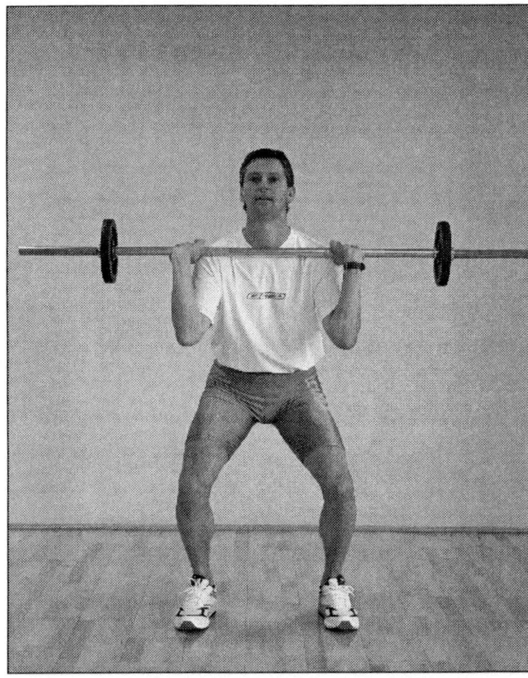

ÜBUNG	ZERCHER SQUAT (Kniebeuge mit ventraler Last)
Eingangs-stellung	• Siehe Basic Squat
Ausgangs-stellung	• Siehe Basic Squat
Durch-führung	• Hantelstange vor der Brust auf die gekreuzten Armen positionieren<
Zielsetzung	• Stabilisierung der BWS; axiale Kompression • Steigerung der stützmotorischen Qualität der Rumpfmuskulatur in Extension
Hinweise	• Während der Beugephase in der BWS nicht kyphosieren • Den Blick über den gesamten Bewegungsvollzug nach vorne-oben richten

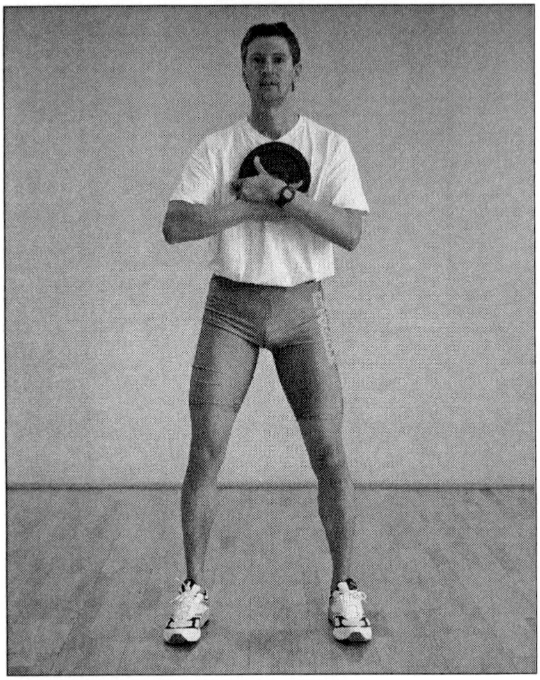

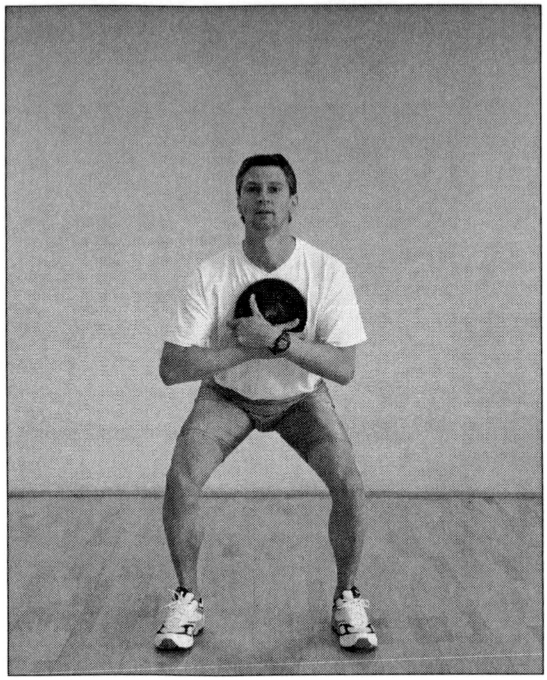

ÜBUNG	DUMBBELL SQUAT (Kniebeuge mit ventraler Last)
Eingangs-stellung	• Siehe Basic Squat
Ausgangs-stellung	• Siehe Basic Squat
Durch-führung	• Kurzhantel (oder Gewichtsscheibe) vor der Brust halten
Zielsetzung	• Stabilisierung der BWS; axiale Kompression • Steigerung der stützmotorischen Qualität der Rumpfmuskulatur in Extension
Hinweise	• Alternativübung zum Zercher Squat

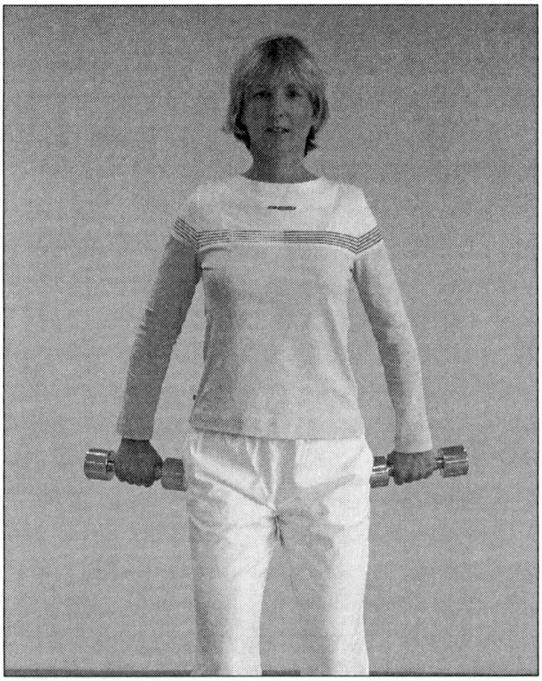

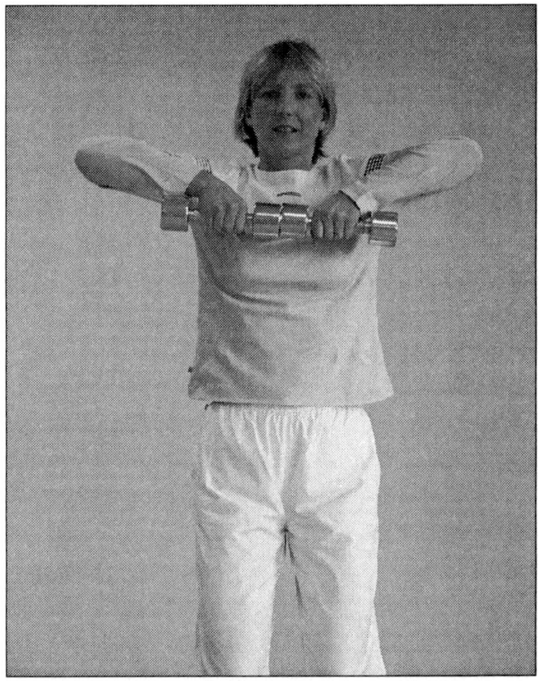

ÜBUNG	SHRUGS (Nackenziehen mit Kurzhanteln)
Eingangs-stellung	• Aktive Haltung (Knie leicht gebeugt, Rückenstrecker gespannt) • Kurzhanteln hinter dem Körper positionieren
Ausgangs-stellung	• Ellenbogen nach oben bringen; Hände bleiben tief • Kurzhanteln befinden sich am Ende der Bewegung vor dem Körper
Durch-führung	• Aus der Hockposition die Ellenbogen höchstmöglich anheben • Die Wirbelsäule über die gesamte Bewegung in Extension halten • Körperschwerpunkt im Körperlot halten; Körpergewicht lagert auf Hinterfuß • Um Sicherheit zu gewinnen, Übung erst an einer Wand durchführen
Zielsetzung	• Stabilisation der WS mit Schwerpunkt BWS und HWS; axiale Kompression • Steigerung der stützmotorischen Qualität der Rumpfmuskulatur in Extension
Hinweise	• Nicht vor Beginn der Bewegung mit dem Trapezius die Schultern anheben • Hüftbreite Hockstellung („sicherer Stand") • Die BWS bleibt über die gesamte Bewegung in Extension

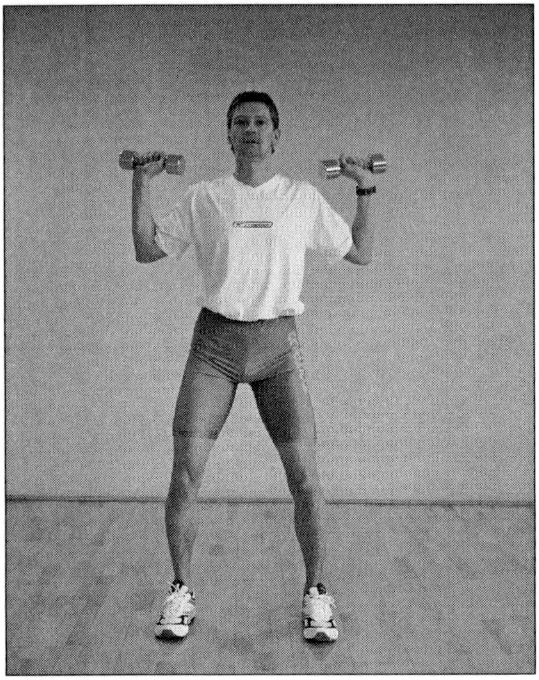

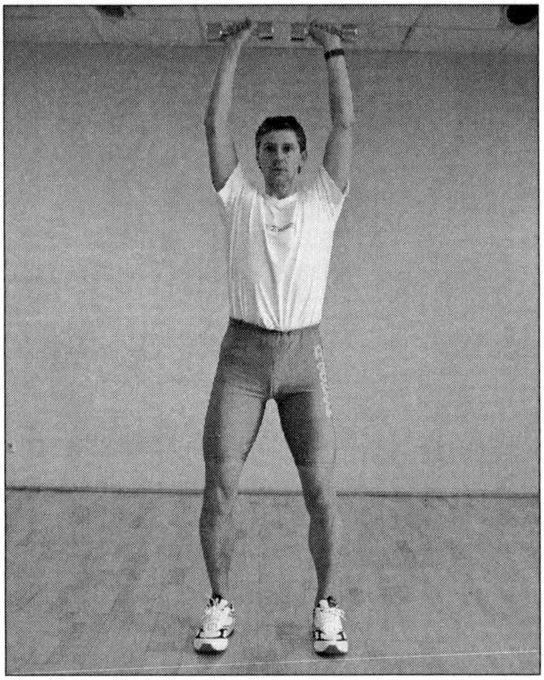

ÜBUNG	DUMBBELL PRESSES (Nackendrücken mit Kurzhanteln)
Eingangs-stellung	• Aktive Haltung (Knie leicht gebeugt, Rückenstrecker gespannt) • Arme in 90 Grad-Abduktion, außenrotiert; Hanteln höher als Handgelenke
Ausgangs-stellung	• Ellenbogen nach oben über den Kopf strecken • Kurzhanteln befinden sich am Ende der Bewegung direkt über dem Kopf
Durch-führung	• Arme in die Streckung nach oben bringen; leichte Beugung beibehalten • Wirbelsäule in Streckung halten („Stabilisation in Bewegung“) • Körperschwerpunkt im Körperlot halten; Körpergewicht lagert auf Hinterfuß • Um Sicherheit zu gewinnen, Übung erst an einer Wand durchführen
Zielsetzung	• Stabilisation der WS mit Schwerpunkt BWS und HWS; axiale Kompression • Steigerung der stützmotorischen Qualität der Rumpfmuskulatur in Extension
Hinweise	• Hüftbreite Hockstellung („sicherer Stand“) • Die BWS bleibt über die gesamte Bewegung in Extension

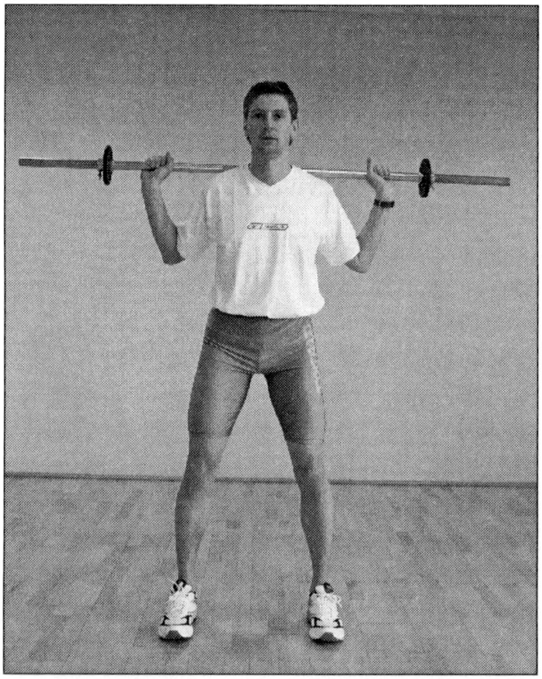

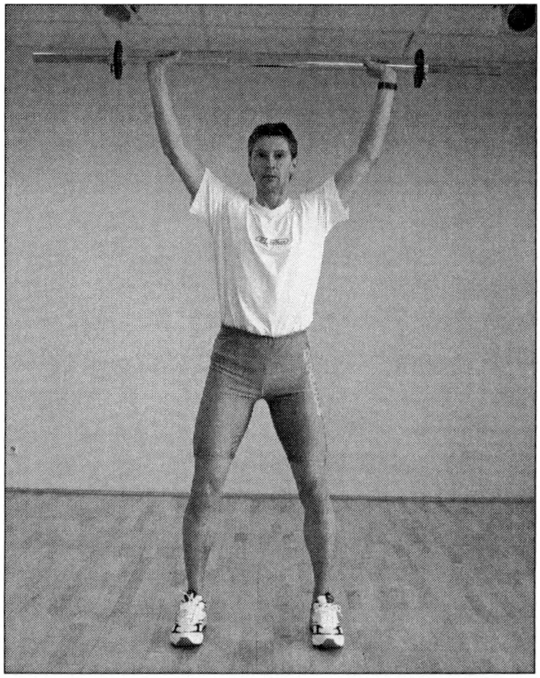

ÜBUNG	STANDING NECK PRESS (Nackendrücken mit Langhantel)
Eingangs-stellung	• Siehe Dumbell Presses
Ausgangs-stellung	• Siehe Dumbell Presses
Durch-führung	• Siehe Dumbell Presses
Zielsetzung	• Alternativübung zu Dumbbell Presses
Hinweise	• Vor allem bei hohem Gewicht die Hantel nicht zu weit hinter den Körperschwerpunkt bringen („Luxationsgefahr“)

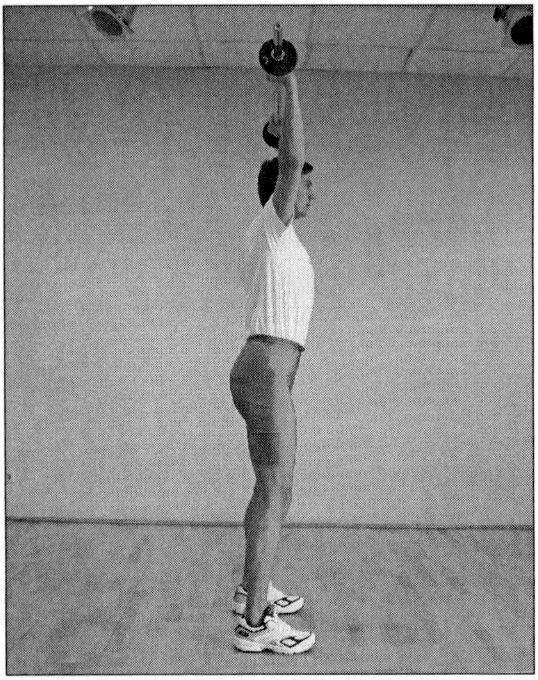

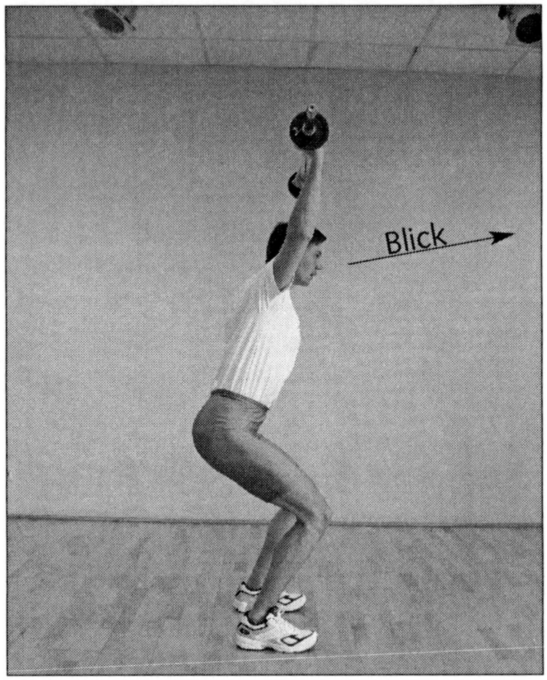

ÜBUNG	STRAIGHT ARM SQUAT (Kniebeuge mit gestreckten Armen)
Eingangs-stellung	• In aufrechter Haltung beginnen; Arme sind nach oben durchgestreckt • Blick über die gesamte Bewegung nach vorne-oben richten
Ausgangs-stellung	• Kniebeugewinkel je nach Leistungsstand erhöhen („nicht über 80 Grad") • Kurzes Verharren im Umkehrpunkt
Durch-führung	• Aus der aufrechten Haltung langsam in die Kniebeuge übergehen • Bewegung beenden, sobald der Oberkörper kompensieren muss • Körperschwerpunkt im Körperlot halten; Körpergewicht lagert auf Hinterfuß
Zielsetzung	• Stabilisation der Wirbelsäule mit Schwerpunkt BWS; axiale Kompression • Steigerung der stützmotorischen Qualität der Rumpfmuskulatur in Extension
Hinweise	• Anspruchsvollste Übung aus Karte 1! • Nicht mit den Schultergelenken aus der statischen Position heraustreten • Mit zunehmendem Leistungsstand tiefer in die Kniebeuge gehen

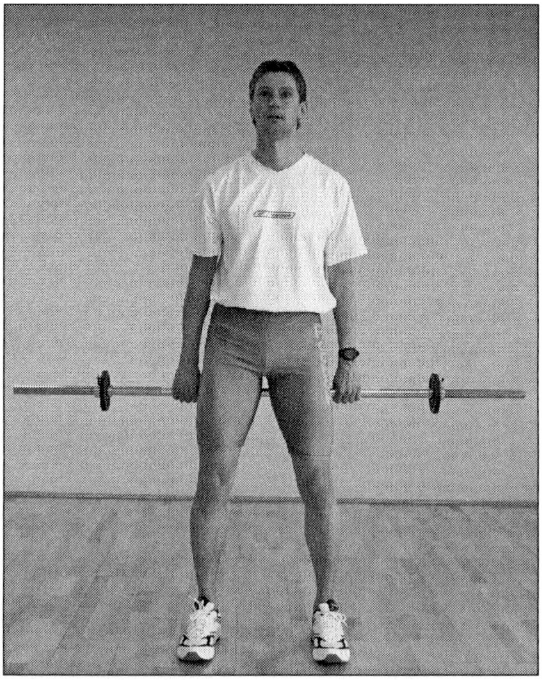

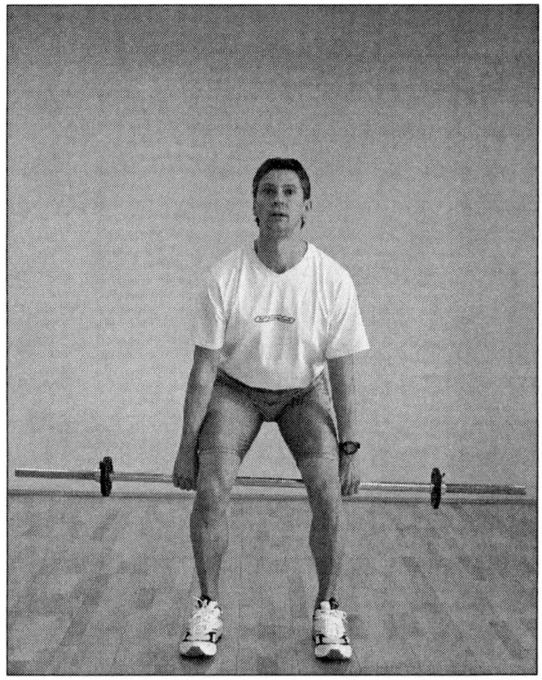

ÜBUNG	HECK SQUAT (Kniebeuge mit dorsalem Gewicht)
Eingangs-stellung	• In aufrechter Haltung beginnen; Arme halten Gewicht hinter dem Körper • Blick über die gesamte Bewegung nach vorne-oben richten
Ausgangs-stellung	• Kniebeugewinkel je nach Leistungsstand erhöhen („nicht über 90 Grad!") • Kurzes Verharren im Umkehrpunkt
Durch-führung	• Siehe Basic Squat
Zielsetzung	• Stabilisation der Wirbelsäule in Extension; axiale Kompression • Stützmotorik; Balance in der Sagitalebene
Hinweise	• Alternativübung zum Basic Squat • Übung nicht bei allen Körperproportionen ausführbar • Zur Sicherheit in der Nähe einer Wand ausführen („Gleichgewicht")

9.2 STABILISATION IN EXTENSION (KARTE 2)

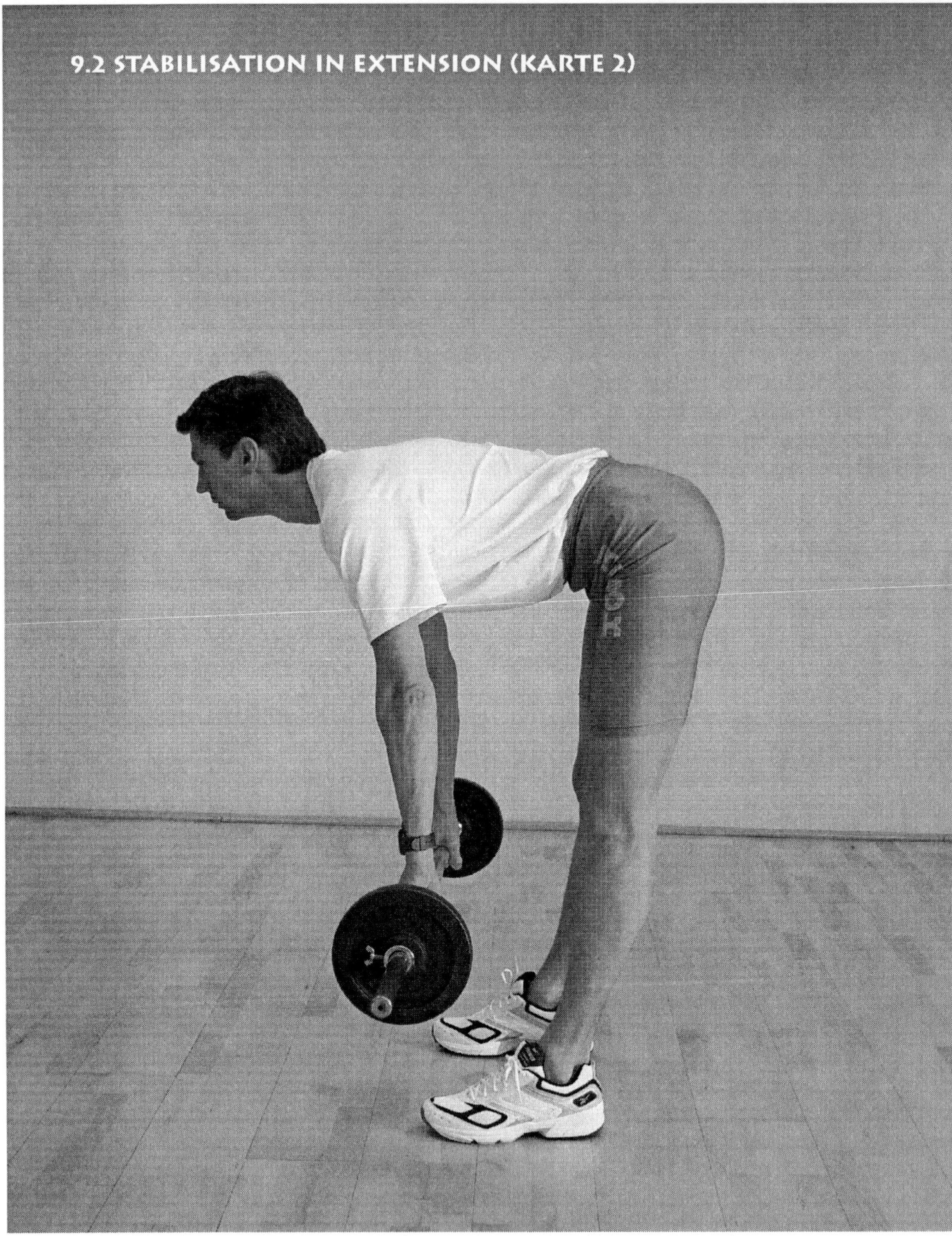

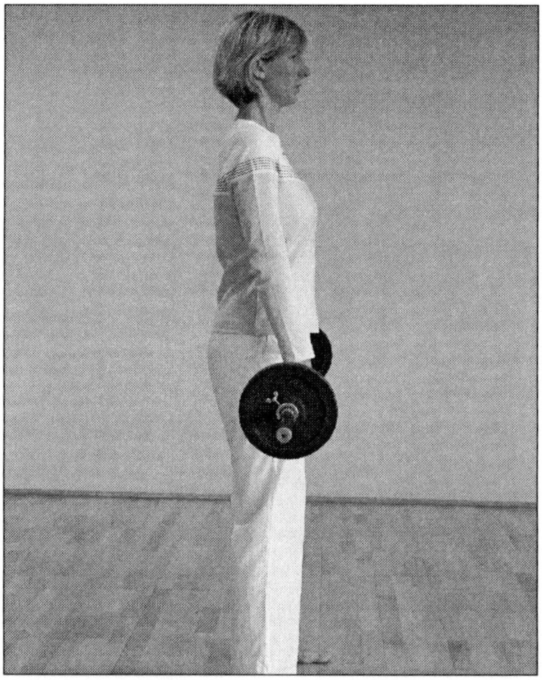

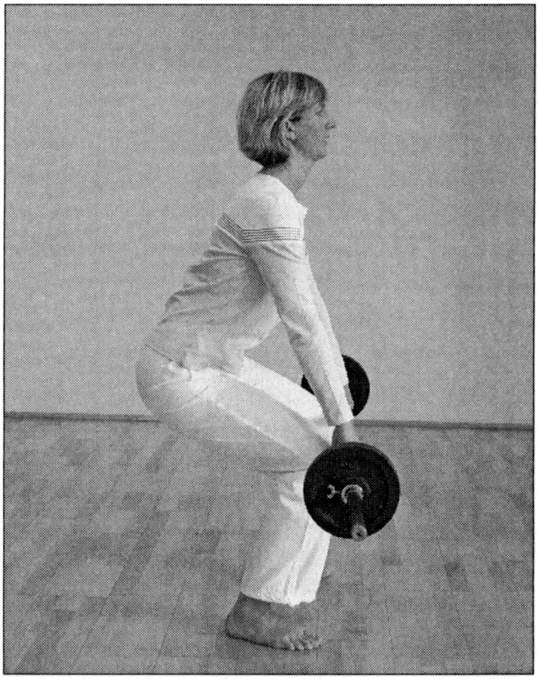

ÜBUNG	HIGH DEAD LIFT (Kreuzheben bis zur Kniescheibe)
Eingangs-stellung	• In aufrechter Haltung beginnen; Arme halten das Gewicht vor dem Körper • Blick über die gesamte Bewegung nach vorne-oben richten
Ausgangs-stellung	• Kniebeuge bis das Gewicht die Oberkante der Patella erreicht • Kurzes Verharren im Umkehrpunkt
Durch-führung	• Siehe Basic Squat • Hantelstange gleitet mit zunehmender Beugung an den Oberschenkeln entlang bis zur Kniescheibenoberkante
Zielsetzung	• Stabilisation der Wirbelsäule in Extension • Exzentrische Reize für den Rückenstreckapparat
Hinweise	• Darauf achten, dass die BWS während der Bewegung keine Beugung der Wirbelsäule einleitet • Mit zunehmendem Leistungsstand tiefer hinunter gehen („Low Dead Lift")

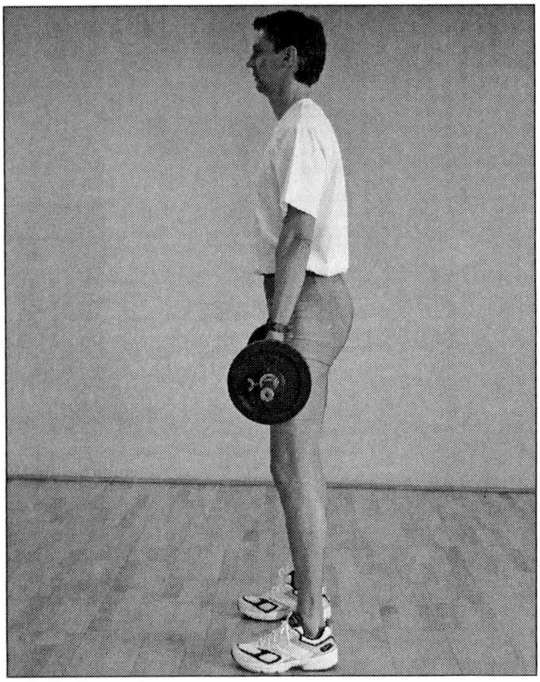

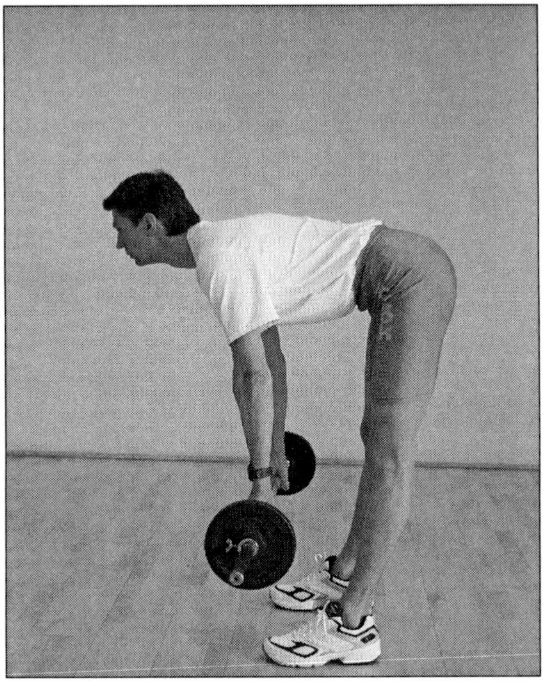

ÜBUNG	KEY STONE DEAD LIFT (Vorbeugen mit gestreckten Beinen)
Eingangs-stellung	• In aufrechter Haltung beginnen; Arme halten das Gewicht vor dem Körper • 5 Grad-Kniebeugung optional
Ausgangs-stellung	• Rumpfbeuge soweit, wie sich die Wirbelsäule in Extension stabilisieren lässt • Kurzes Verharren im Umkehrpunkt
Durch-führung	• Kontrollierte Rumpfbeuge aus dem Hüftgelenk in gestreckter Wirbelsäule • Beide Kniegelenke bleiben über die gesamte Bewegung in 5 Grad-Beugung • Flexion und Extension des Oberkörpers nur über die Hüftgelenke ausführen
Zielsetzung	• Stabilisation der Wirbelsäule in Extension • Aktivierung der Hüftstrecker
Hinweise	• Kopf gestreckt halten, leicht nach vorne schauen • Flexion in der Wirbelsäule vermeiden!

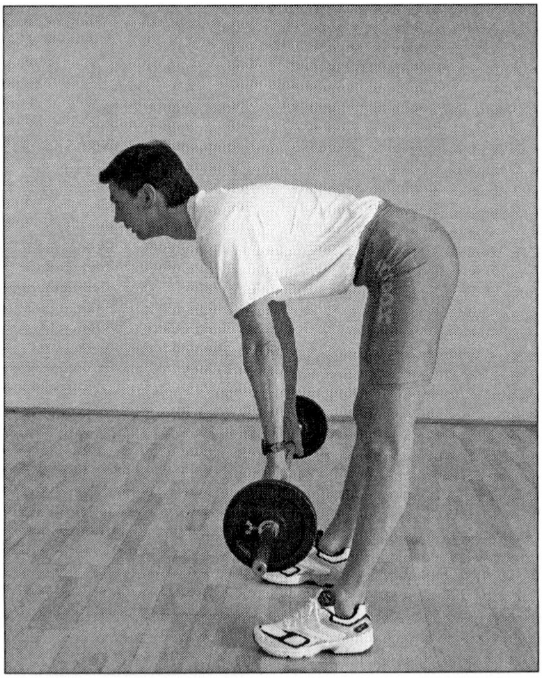

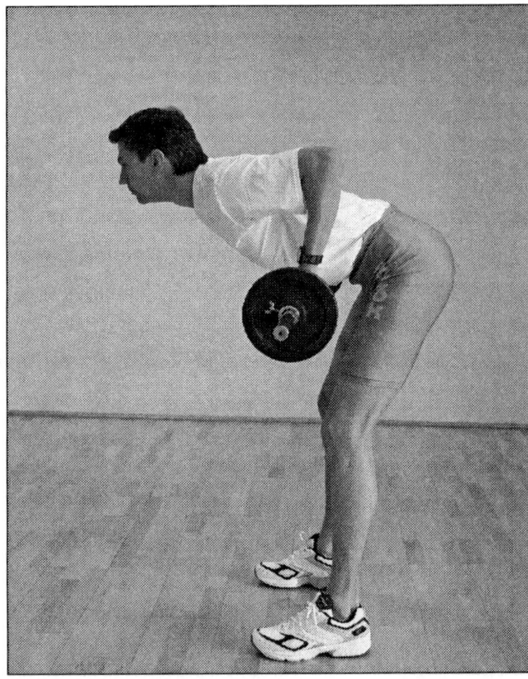

ÜBUNG	BARBELL ROWING (Rudern vorgebeugt)
Eingangs-stellung	• 90 Grad-Hüftflexionswinkel in gestreckter Wirbelsäule • Arme halten das Gewicht vor dem Oberkörper
Ausgangs-stellung	• Eingangsstellung bleibt erhalten • Hantelstange befindet sich am Ende unterhalb des Brustkorbes
Durch-führung	• Mit dem Kopf nach vorne schauen, um die Extension zu halten • Die gestreckten Arme ziehen die Hantelstange zum Oberkörper • 5 Grad-Kniebeugewinkel optional
Zielsetzung	• Stabilisation der Wirbelsäule in Extension • Dynamisches Training der interscapulären Muskulatur
Hinweise	• Keine Hilfsbewegungen durch Extension der Hüfte ausführen • Rotation unbedingt vermeiden • Kontrolliertes Absetzen des Gewichts nach Beendigung der Serie

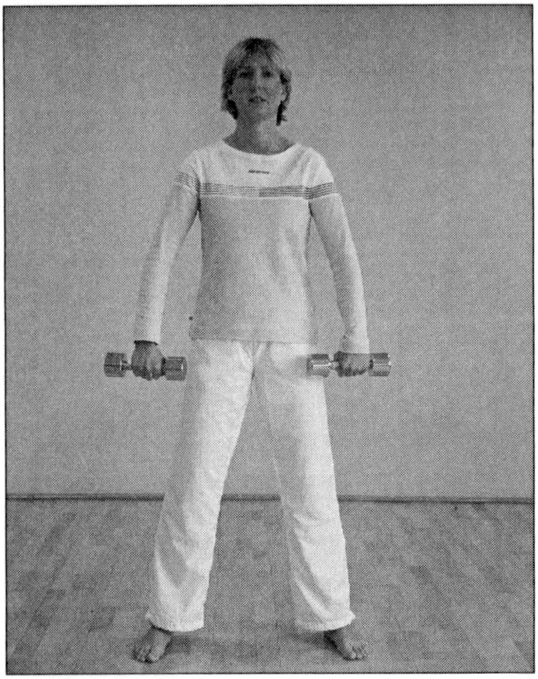

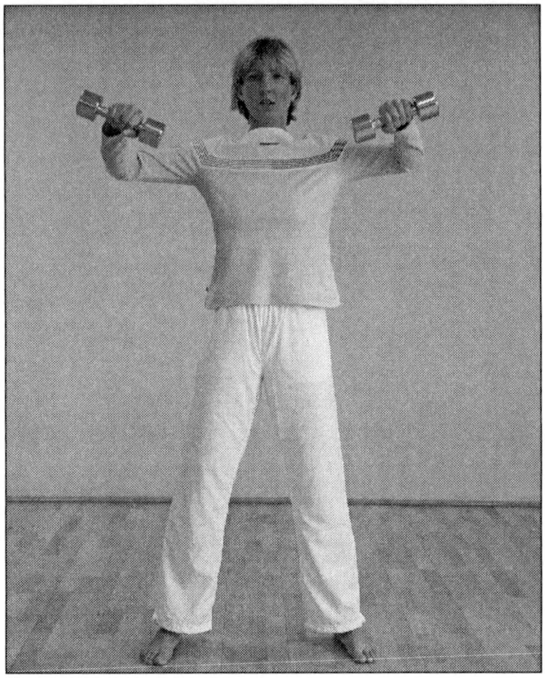

ÜBUNG	SYMETRISCHE FRONT RAISES (Frontheben mit Kurzhanteln)
Eingangs-stellung	• In aufrechter Haltung beginnen; Arme halten das Gewicht vor dem Körper • Blick über die gesamte Bewegung nach vorne richten
Ausgangs-stellung	• Kurzhanteln vor dem Körper bis 90 Grad-Abduktion anheben • Ellenbogen möglichst höher als die Hände bringen
Durch-führung	• Kontrolliert die gebeugten Arme über die Schultern anheben • Kurzes Verharren im Umkehrpunkt
Zielsetzung	• Stabilisation der Wirbelsäule in Extension • Steigerung der stützmotorischen Qualität der Rumpfmuskulatur in Extension
Hinweise	• Übung alternativ auch mit einer Langhantel (SZ-Stange) ausführbar • Ausgleichsbewegungen durch Gewichtsverlagerung nach hinten vermeiden

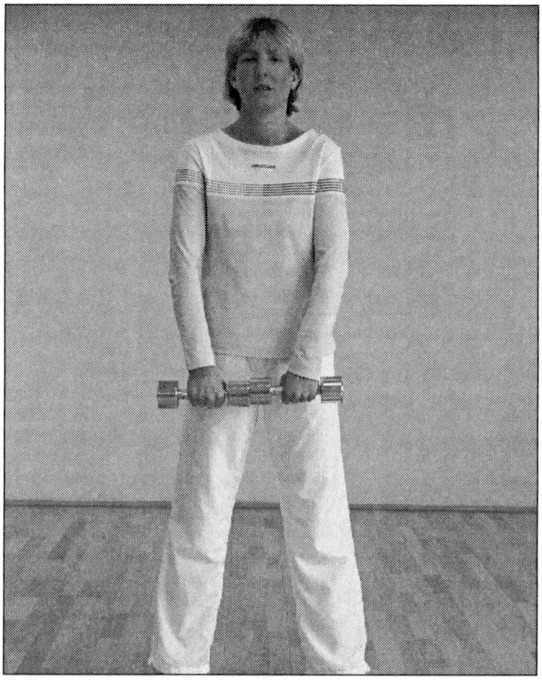

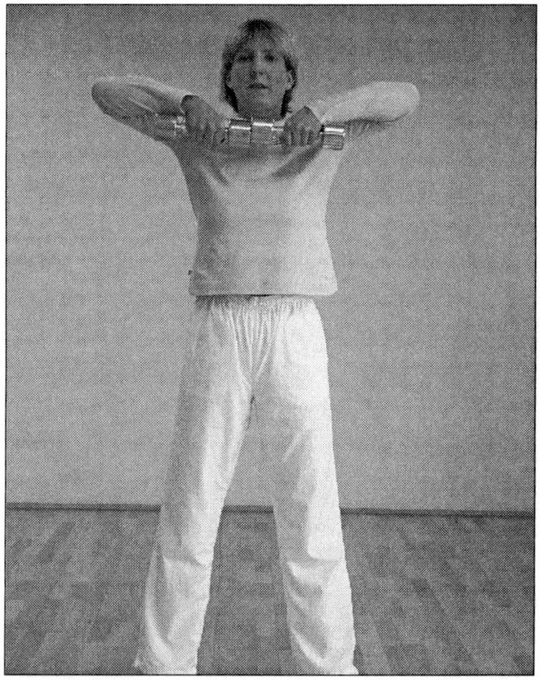

ÜBUNG	UPRIGHT ROWING (Schulterziehen)
Eingangs-stellung	• Aufrechte Haltung; Arme halten die Hantel vor dem Körper • Leichte Kniebeugung („aktiver Stand“)
Ausgangs-stellung	• Ellenbogen sind höher als die Hände • Kurzhanteln befinden sich unterhalb des Kinns
Durch-führung	• Bewegung über das Hochziehen der Ellenbogen einleiten • Hände ziehen nicht aktiv mit hoch, halten nur das Gewicht fest • Ellenbogen höchstmöglich nach oben bringen
Zielsetzung	• Stabilisation der Wirbelsäule in Extension mit Schwerpunkt HWS und BWS • Exzentrische Reize für die BWS-aufrichtende Muskulatur
Hinweise	• Übung alternativ auch mit SZ-Stange oder Kurzhanteln ausführbar • Übung hervorragend einsetzbar nach Schleudertrauma!

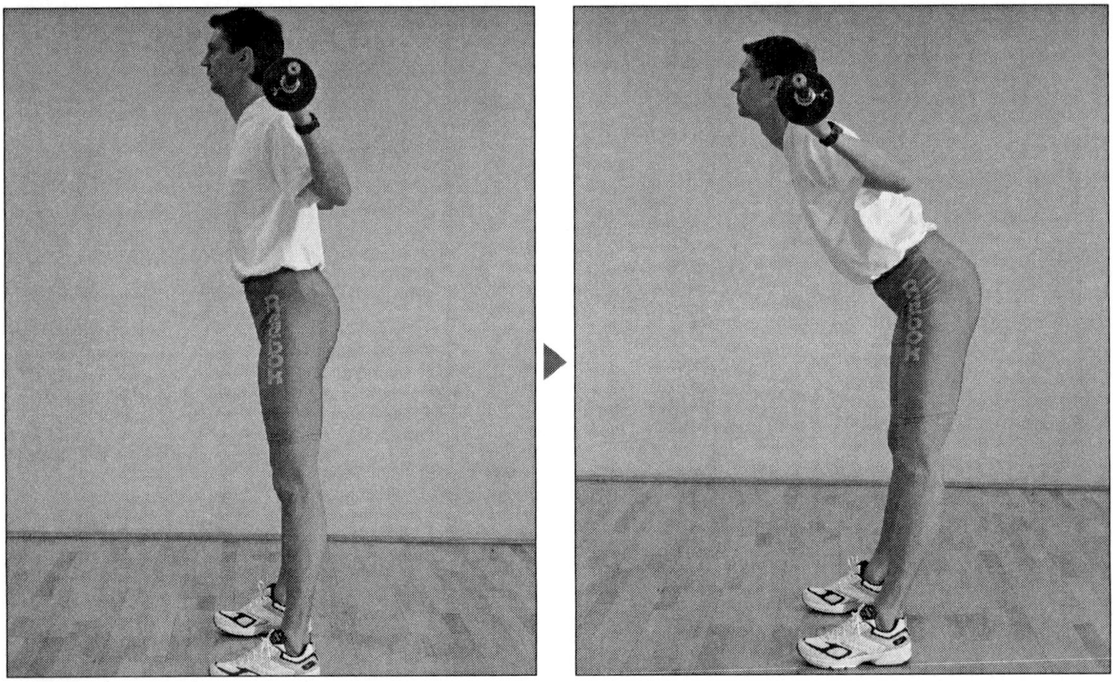

ÜBUNG	GOOD MORNING (Vorbeugen mit Langhantel)
Eingangs-stellung	• Aufrechte Haltung; Arme halten die Hantelstange auf den Schultern • Leichte Kniebeugung möglich, nicht bindend
Ausgangs-stellung	• Je nach Leistungsstand bis zirka 90 Grad-Hüftbeugewinkel ausführen • Im Umkehrpunkt kurz verharren („Stabilisation")
Durch-führung	• Je nach Leitungsstand bis zirka 90 Grad den Rumpf nach vorne beugen • Die Wirbelsäule bleibt über die gesamte Bewegung in Extension • Schmerzgrenze bestimmt den Bewegungsausschlag • Kopf strecken, Blick nach vorne ausrichten
Zielsetzung	• Stabilisation der Wirbelsäule in Extension; Schmerzhemmung • Steigerung der exzentrischen Qualität der großen Rückenstrecker!
Hinweise	• Hantelstange nicht auf die Dornfortsätze legen • Volle Kniestreckung provoziert höheren Tonus der Beinbeuger • Zu Beginn besser mit hohem Gewicht und kleiner Bewegung arbeiten

9.3 LATERALE STABILISATION (KARTE 3)

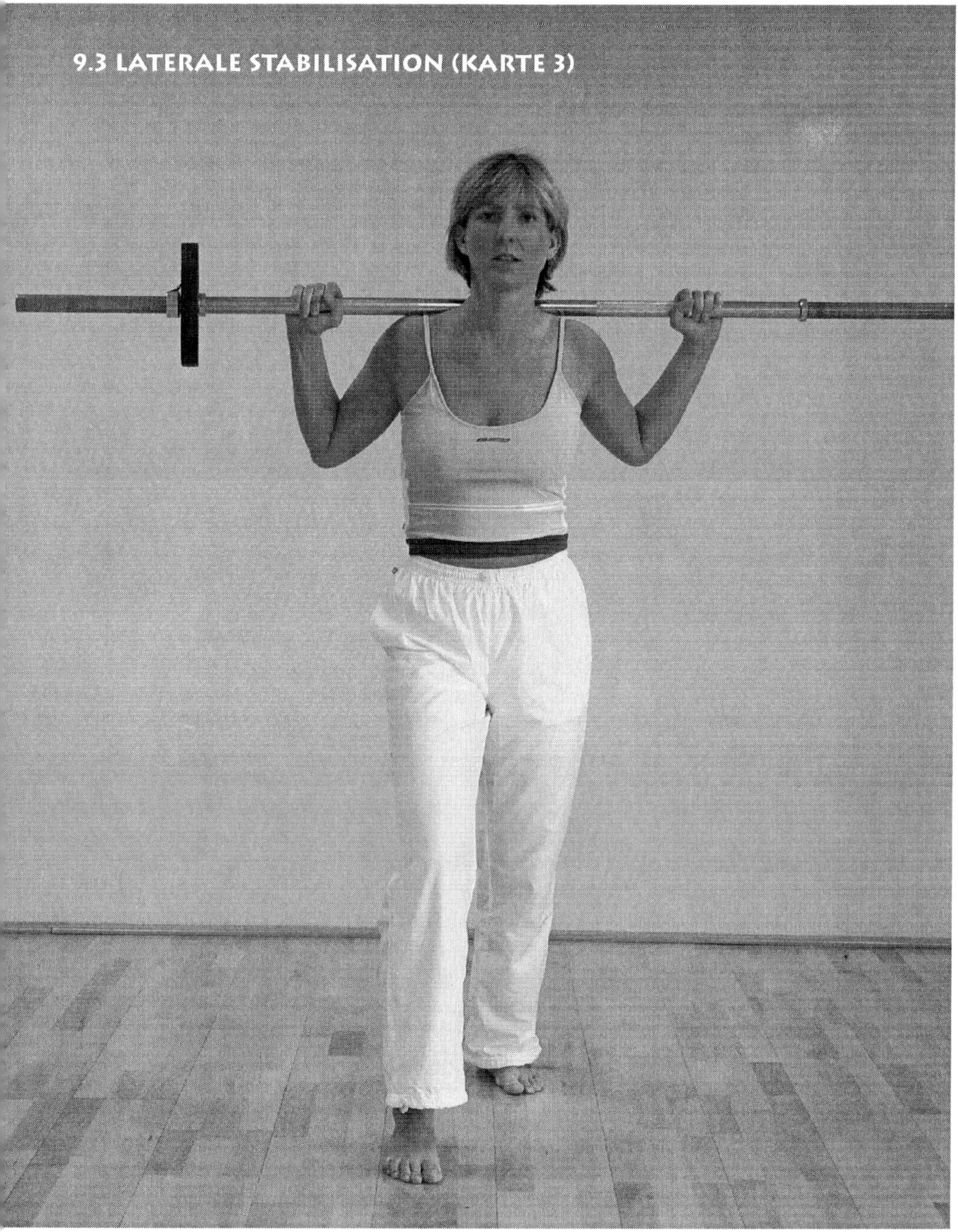

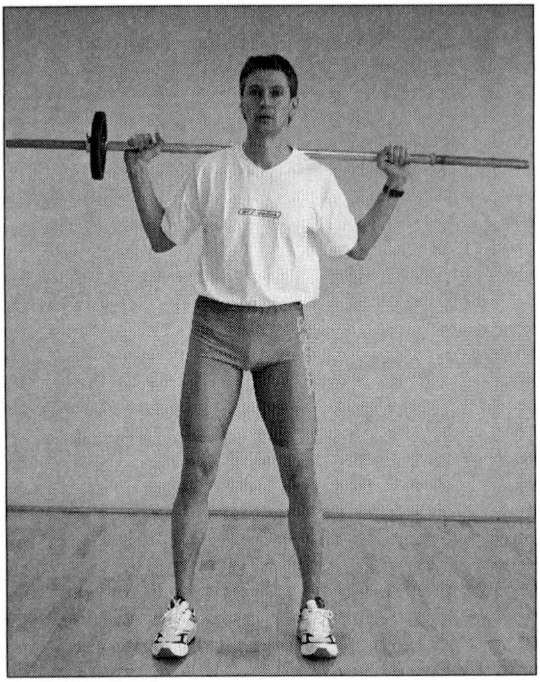

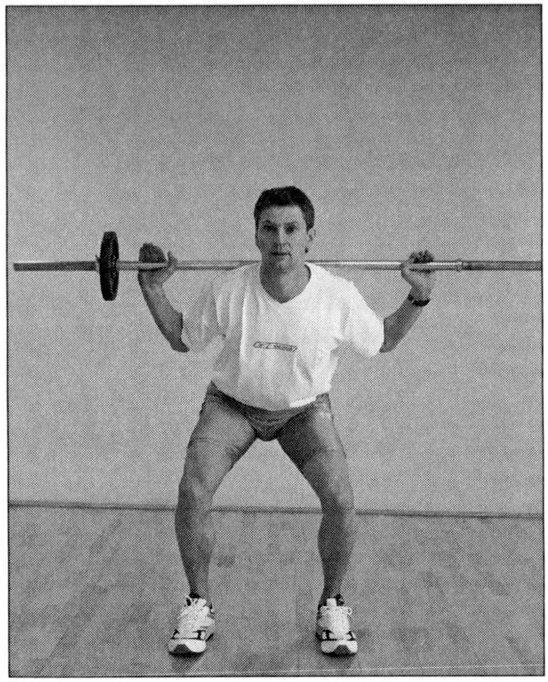

ÜBUNG	IMBALANCED SQUAT (Langhantelkniebeuge mit einer Scheibe)
Eingangs-stellung	• Siehe Basic Squat
Ausgangs-stellung	• Siehe Basic Squat
Durch-führung	• Siehe Basic Squat
Zielsetzung	• Laterale Stabilisation der Wirbelsäule • Steigerung der statischen Qualität der seitlichen Rumpfmuskulatur
Hinweise	• Eigenkontrolle durch frontalen Blick in einen Spiegel empfehlenswert • Wirbelsäule über seitliche Rumpfspannung im Körperlot halten • Nicht die Hantelstange verlagern, um die Balance zu verändern

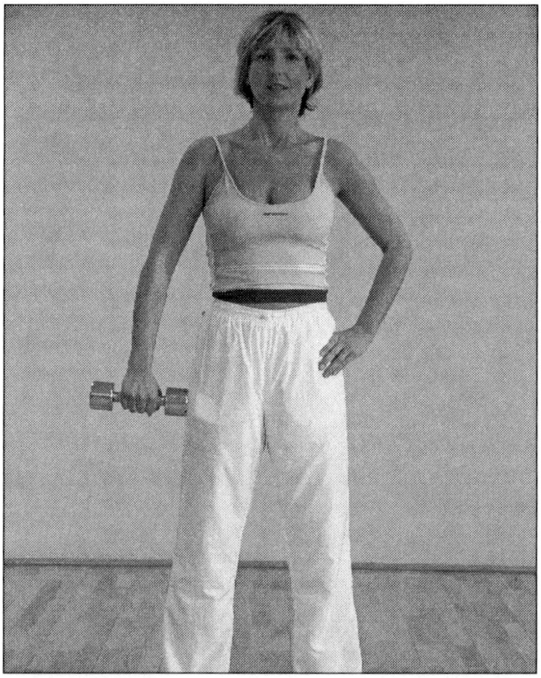

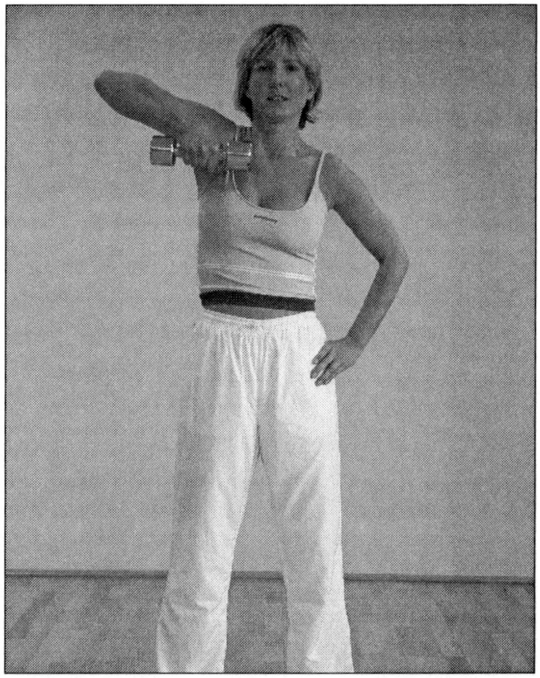

ÜBUNG	**ONE SIDED SHRUGS (Schulterziehen mit einer Kurzhantel)**
Eingangs-stellung	• Siehe Shrugs
Ausgangs-stellung	• Siehe Shrugs
Durch-führung	• Siehe Shrugs
Zielsetzung	• Laterale Stabilisation mit Schwerpunkt Brustwirbelsäule • Steigerung der statischen Qualität der seitlichen Rumpfmuskulatur
Hinweise	• Eigenkontrolle durch frontalen Blick in einen Spiegel empfehlenswert • Wirbelsäule über seitliche Rumpfspannung im Körperlot halten • Beide Schultern horizontal auf gleicher Höhe halten

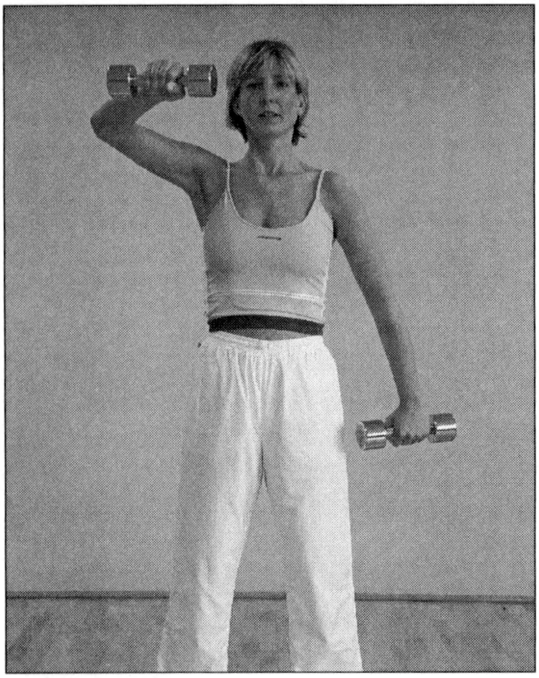

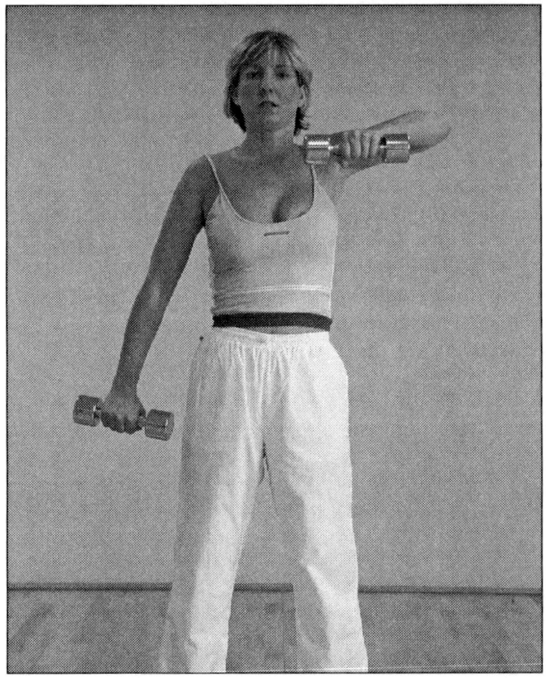

ÜBUNG	**DUMBBELL SIDE RAISES (Wechselndes Seitheben mit Kurzhanteln)**
Eingangs-stellung	• Aufrechte Haltung; Arme halten die Hantel neben dem Körper • Leichte Kniebeugung, Becken aufgerichtet („aktiver Stand")
Ausgangs-stellung	• Gebeugter Arm befindet sich am Ende der Bewegung über 90 Grad-Schulterabduktion
Durch-führung	• Ellenbogen rechtwinklig gebeugt halten, Handgelenke strecken • Wechselweises abduzieren der Arme, ohne dass der Oberkörper das senkrechte Körperlot verlässt • Die aktive Haltung über die gesamte Bewegung nicht verändern
Zielsetzung	• Laterale Stabilisation der Wirbelsäule • Steigerung der statischen Qualität der seitlichen Rumpfmuskulatur
Hinweise	• Eigenkontrolle durch frontalen Blick in einen Spiegel empfehlenswert • Wirbelsäule über seitliche Rumpfspannung im senkechten Körperlot halten

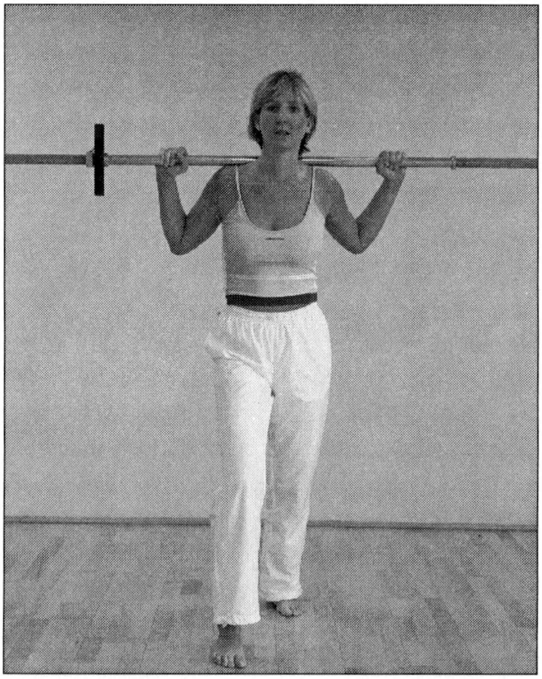

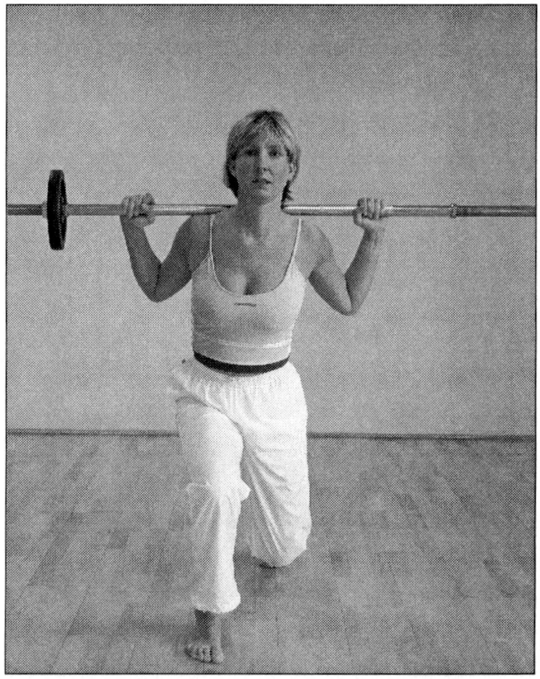

ÜBUNG	IMBALANCED SQUAT LUNGES (Einbeinkniebeuge mit einer Scheibe)
Eingangs-stellung	• Weiträumiger Ausfallschritt; hüftbreite Stellung („stabiler Stand“) • Alternativ Gewichtsscheibe auf Ausfallschrittbein- oder Abstützbeinseite
Ausgangs-stellung	• Kniebeugung im Ausfallschrittbein bis max. 90 Grad • Hauptlast lagert auf dem Ausfallschrittbein
Durch-führung	• Ausfallschrittbein bis max. 90 Grad-Kniegelenkwinkel bringen • Hinteres Bein stabilisiert und stützt über die gesamte Bewegung • Blick über die gesamte Bewegung nach vorne-oben richten • Volle Konzentration auf das Halten des vertikalen Körperlots richten
Zielsetzung	• Laterale Stabilisation der Wirbelsäule • Steigerung der statischen Qualität der seitlichen Rumpfmuskulatur
Hinweise	• Eigenkontrolle durch frontalen Blick in einen Spiegel empfehlenswert • Wirbelsäule über seitliche Rumpfspannung im Körperlot halten • Nicht die Hantelsstange verlagern, um die Balance zu verändern

9.4 ROTATORISCHE STABILISATION (KARTE 4)

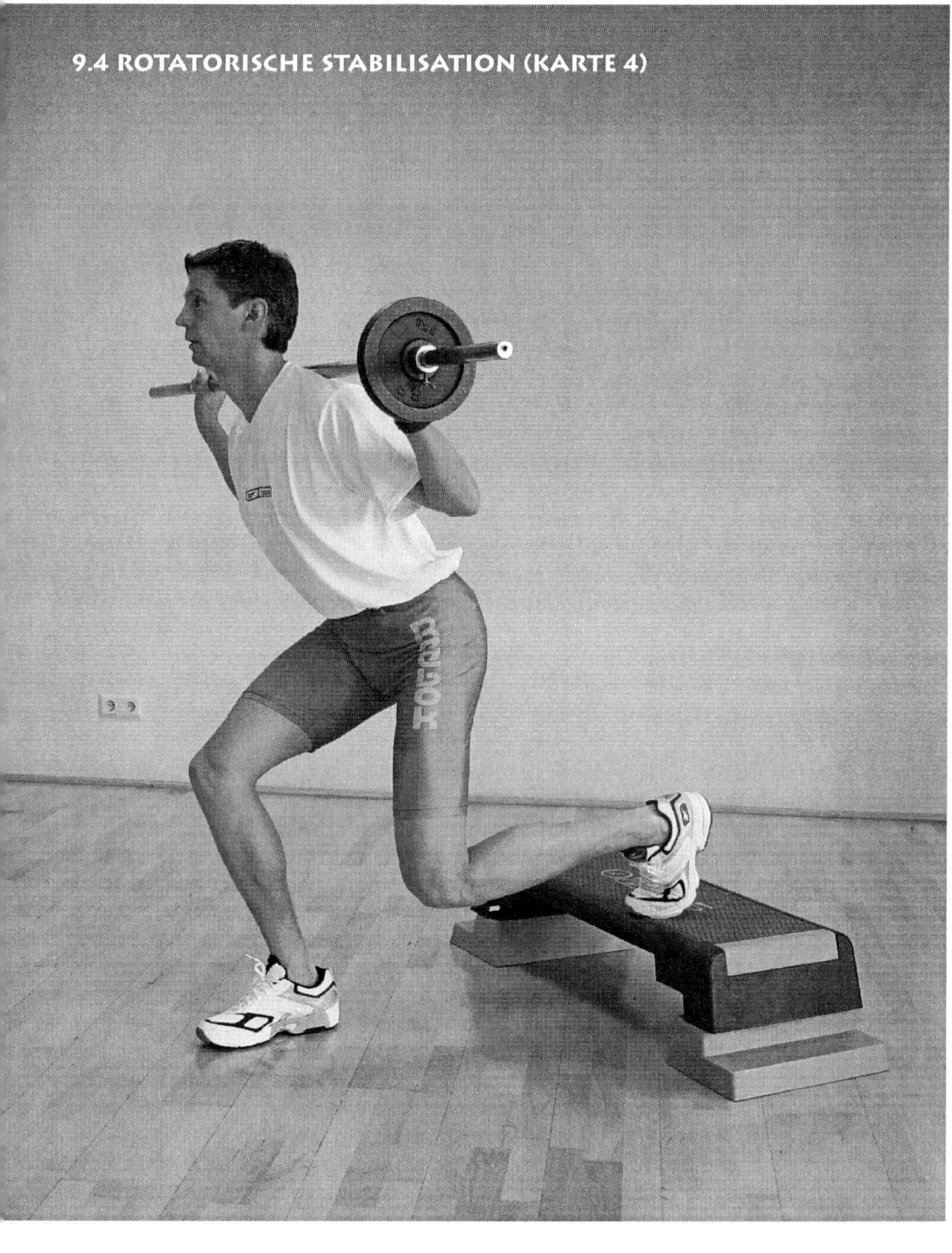

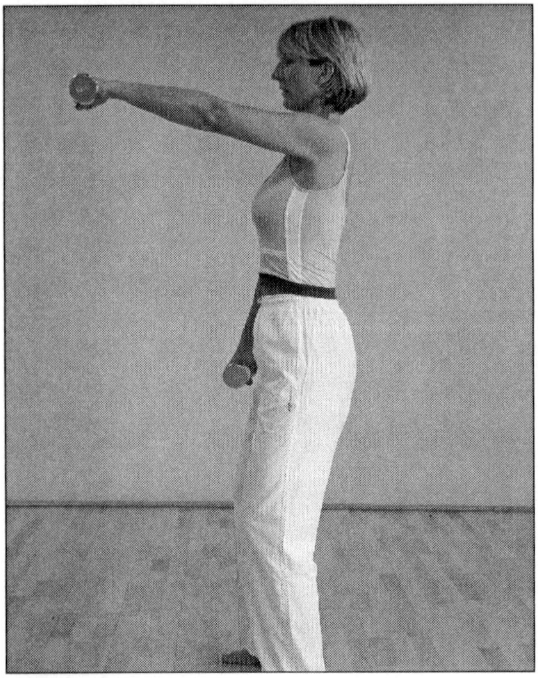

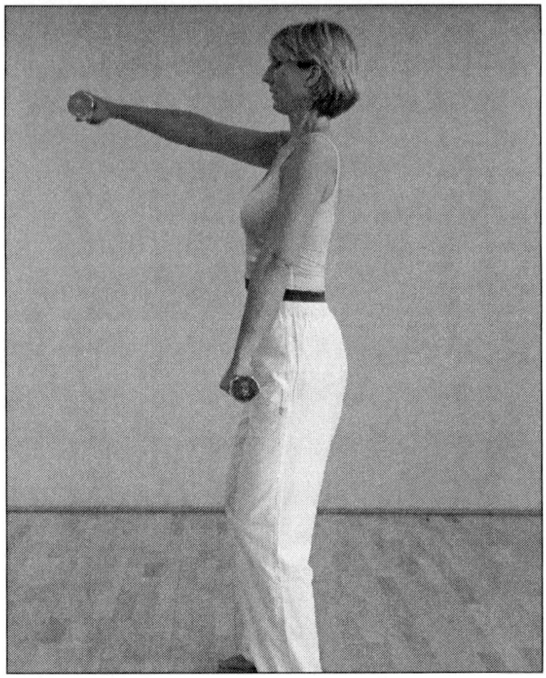

ÜBUNG	ALTERNATED FRONT RAISES (Wechselndes Frontheben)
Eingangs-stellung	• Aufrechte Haltung; Arme halten die Hanteln vor dem Körper • Leichte Kniebeugung, Becken aufgerichtet („aktiver Stand")
Ausgangs-stellung	• Arm befindet am Ende der Bewegung über 90 Grad-Anteflexion
Durch-führung	• Ellenbogen leicht gebeugt halten, Handgelenke strecken • Wechselweises Anheben der Arme nach vorne, ohne dass der Oberkörper das senkrechte Körperlot verlässt • Die aktive Haltung über die gesamte Bewegung nicht verändern
Zielsetzung	• Rotatorische Stabilisation der Wirbelsäule • Steigerung der Stützmotorik der rotatorisch wirksamen Rumpfmuskulatur
Hinweise	• Ausgleichbewegung durch Verlagerung des Körperschwerpunktes nach hinten vermeiden (bei Problemen Übung an einer Wand anbahnen) • Eigenkontrolle durch seitlichen Blick in einen Spiegel empfehlenswert

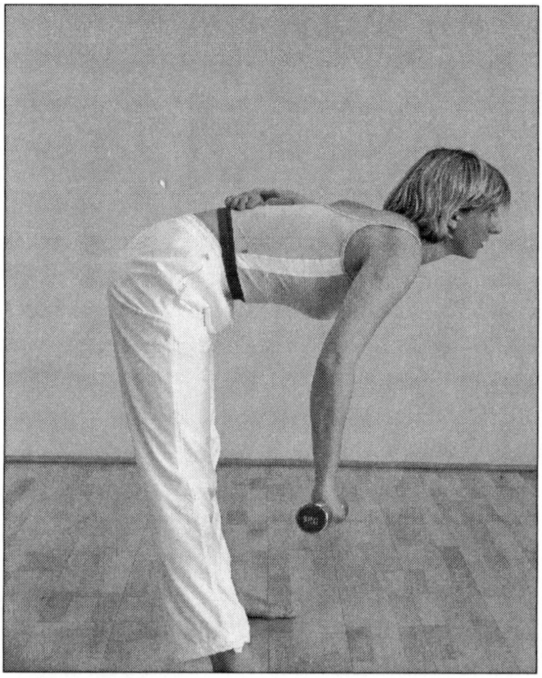

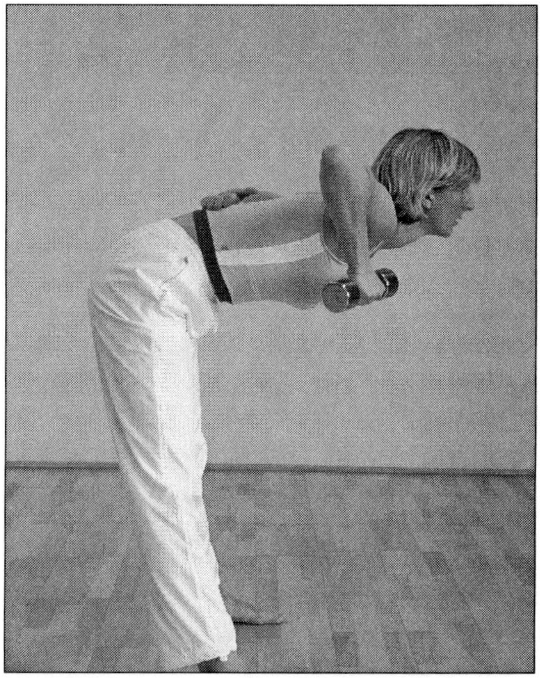

ÜBUNG	DUMBBELL ROWING (Rudern vorgebeugt mit einer Kurzhantel)
Eingangs-stellung	• 90 Grad-Hüftflexionswinkel in gestreckter Wirbelsäule • Ein Arm hält die Kurzhantel unter dem Oberkörper
Ausgangs-stellung	• Eingangsstellung bleibt erhalten • Kurzhantel befindet sich am Ende der Bewegung auf Höhe des Oberkörpers
Durch-führung	• Mit dem Kopf nach vorne schauen, um die Extension zu halten • Der leicht gebeugte Arme zieht die Kurzhantel nach oben; den Ellenbogen höchstmöglich nach oben bringen • 5 Grad-Kniebeugewinkel optional
Zielsetzung	• Rotatorische Stabilsation der Wirbelsäule • Steigerung der Stützmotorik der rotatorisch wirksamen Rumpfmuskulatur
Hinweise	• Hilfsbewegungen durch Extension in der Hüfte vermeiden • Keine Rotation am Ende der Bewegung in der BWS

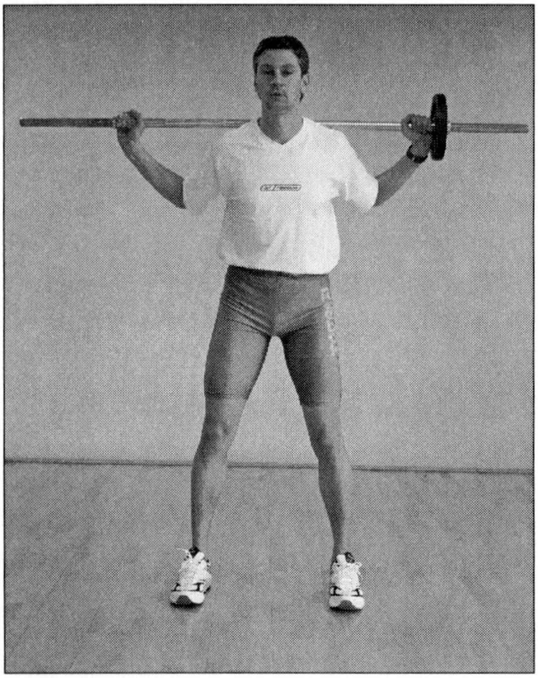

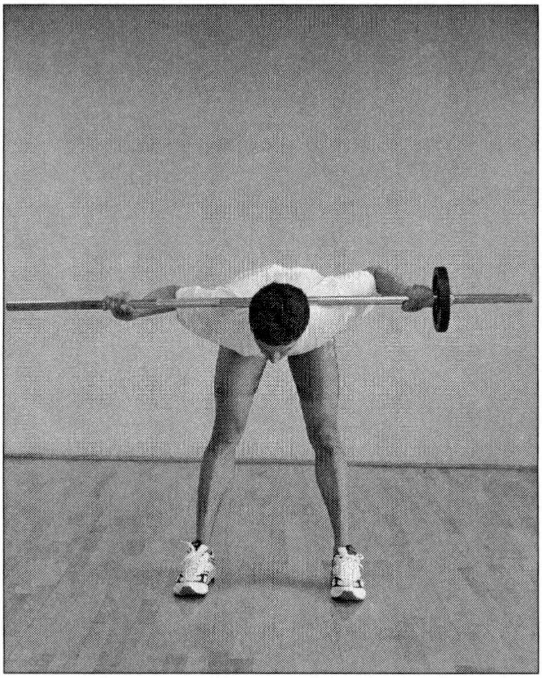

ÜBUNG	IMBALANCED GOOD MORNING (Vorbeugen mit Langhantel und einer Scheibe)
Eingangs-stellung	• Aufrechte Haltung; Arme halten die Hantelstange auf den Schultern • Gewichtsscheibe nur auf einer Seite; leichte Kniebeugung möglich
Ausgangs-stellung	• Je nach Leistungsstand bis zirka 90 Grad-Hüftbeugewinkel ausführen • Im Umkehrpunkt kurz verharren („Stabilisation")
Durch-führung	• Je nach Leitungsstand bis zirka 90 Grad den Rumpf nach vorne beugen • Die Wirbelsäule bleibt über die gesamte Bewegung in Extension • Schmerzgrenze bestimmt den Bewegungsausschlag • Kopf strecken, Blick nach vorne ausrichten
Zielsetzung	• Rotatorische Stabilisation der Wirbelsäule • Steigerung der Stützmotorik der rotatorisch wirksamen Rumpfmuskulatur
Hinweise	• Hantelstange nicht auf die Dornfortsätze legen • Volle Kniestreckung provoziert höheren Tonus der Beinbeuger • Zu Beginn besser mit hohem Gewicht und kleiner Bewegung arbeiten

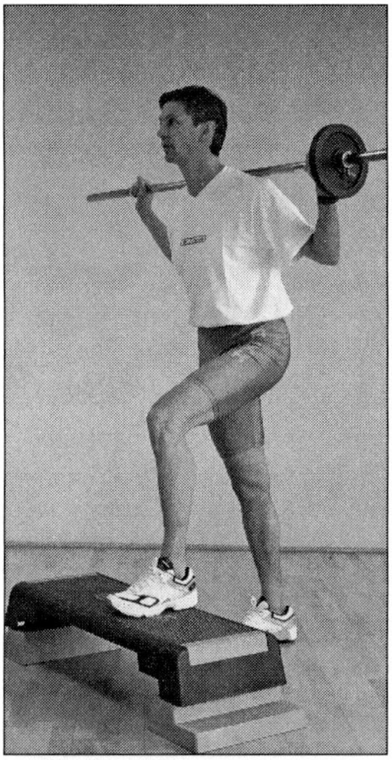

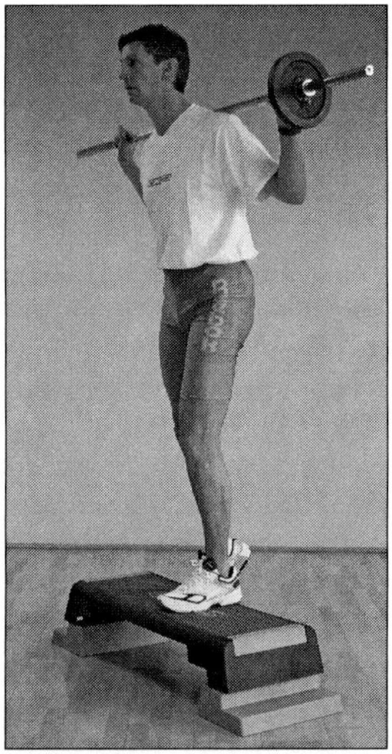

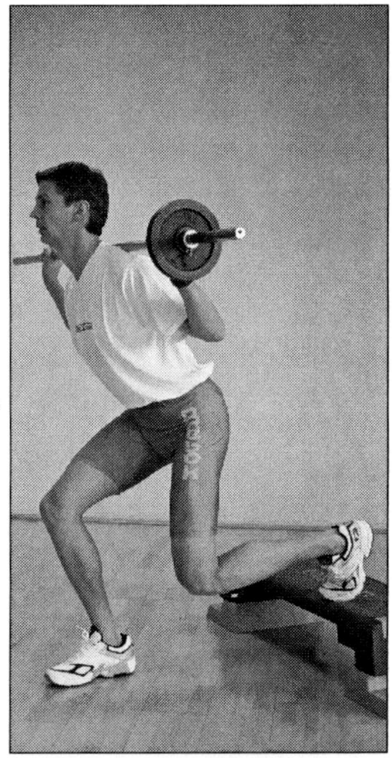

ÜBUNG	IMBALANCED STEP UP & STEP DOWN (Auf- und Absteigen mit Langhantel)
Eingangs-stellung	• Hüftbreite Stellung („stabiler Stand") vor oder auf einer Stufe • Wirbelsäule in Extension bringen
Ausgangs-stellung	• Kniebeugung im Ausfallschrittbein bis max. 90 Grad • Hauptlast lagert auf dem Ausfallschrittbein
Durch-führung	• Auf einen Hocker/Stufe einbeinig hochsteigen und stabilisieren • Ausfallschritt von der Stufe hinunter; Kniebeugung vor 90 Grad abbremsen und die Wirbelsäule im senkrechten Körperlot stabilisieren • Blick über die gesamte Bewegung nach vorne-oben richten
Zielsetzung	• Rotatorische Stabilisation der Wirbelsäule • Steigerung der exzentrischen Qualität in der Streckschlinge
Hinweise	• Eigenkontrolle durch frontalen Blick in einen Spiegel empfehlenswert • Wirbelsäule über seitliche Rumpfspannung im Körperlot halten • Nicht die Hantelsstange verlagern, um die Balance zu verändern

9.5 DYNAMISCHE EXTENSION (KARTE 5)

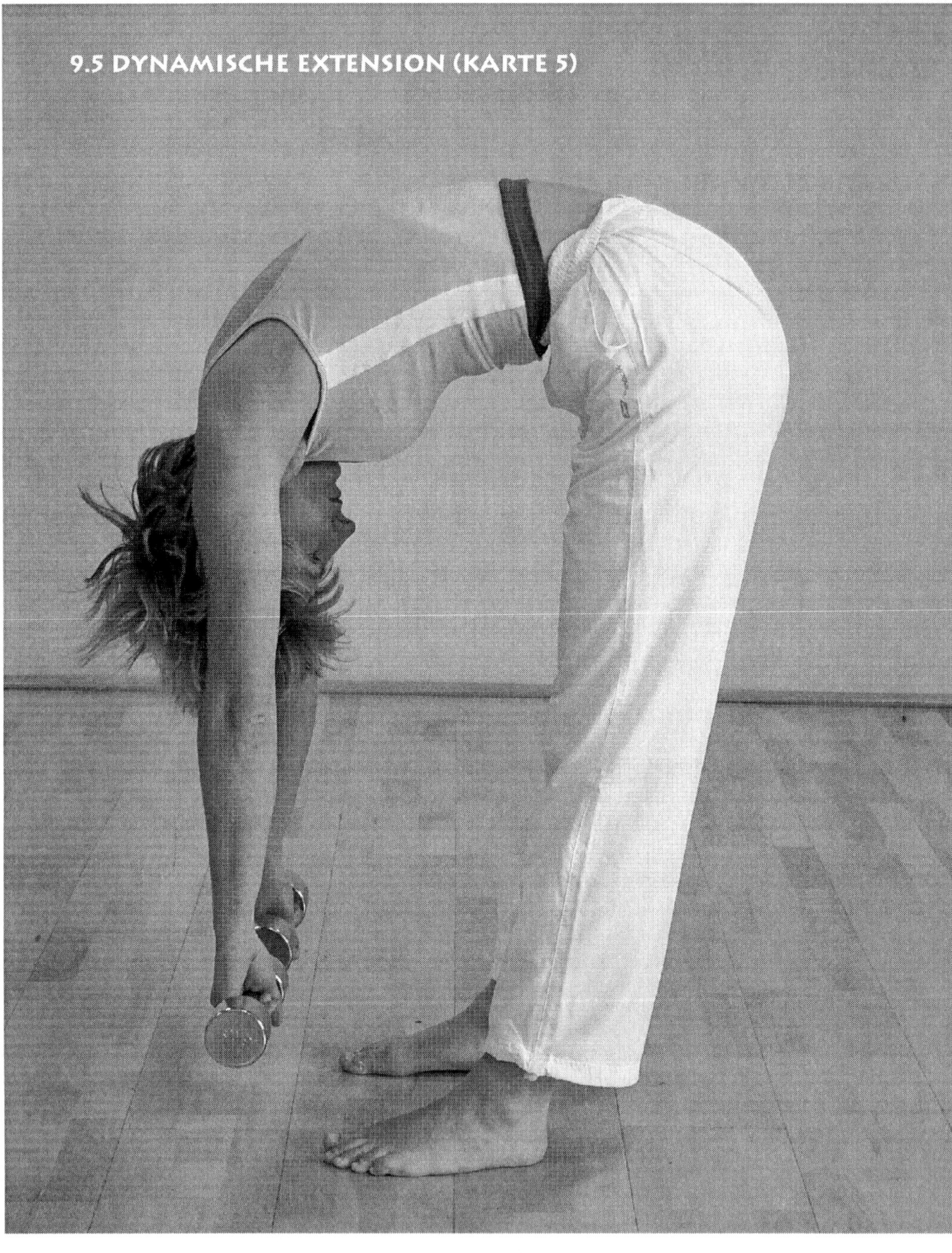

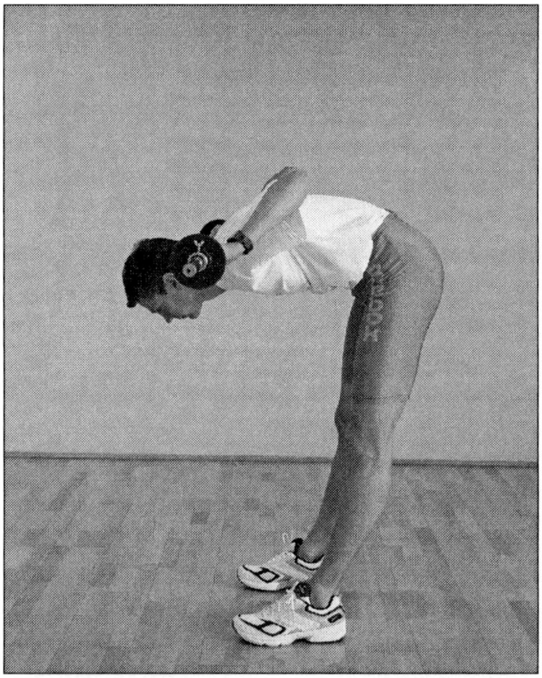

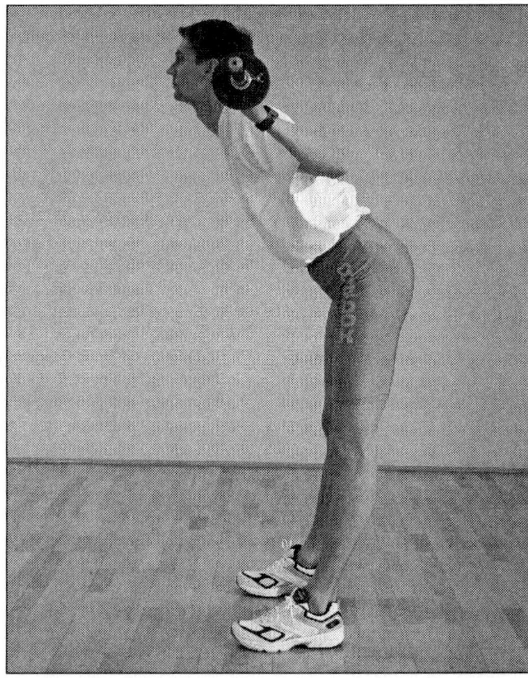

ÜBUNG	**GOOD MORNING INFLEXION (Streckung aus gebeugtem Rücken)**
Eingangs-stellung	• Aufrechte Haltung; Arme halten die Hantelstange auf den Schultern • Leichte Kniebeugung optional
Ausgangs-stellung	• Rumpf soweit wie lastbedingt möglich vorgebeugt • Im Umkehrpunkt kurz verharren
Durch-führung	• Den Rumpf langsam nach vorne beugen • Wirbel für Wirbel in zunehmende Beugung gehen • Nach Bewegungsumkehr langsam Wirbel für Wirbel wieder aufrollen • Kopf leitet Beugung und Streckung der Wirbelsäule ein
Zielsetzung	• Dynamisches Training der Wirbelsäule in Flexion und Extension • Steigerung der konzentr. und exzentr. Qualität der Rückenstrecker
Hinweise	• Hantelstange nicht auf die Dornfortsätze legen • Volle Kniestreckung provoziert höheren Tonus der Beinbeuger

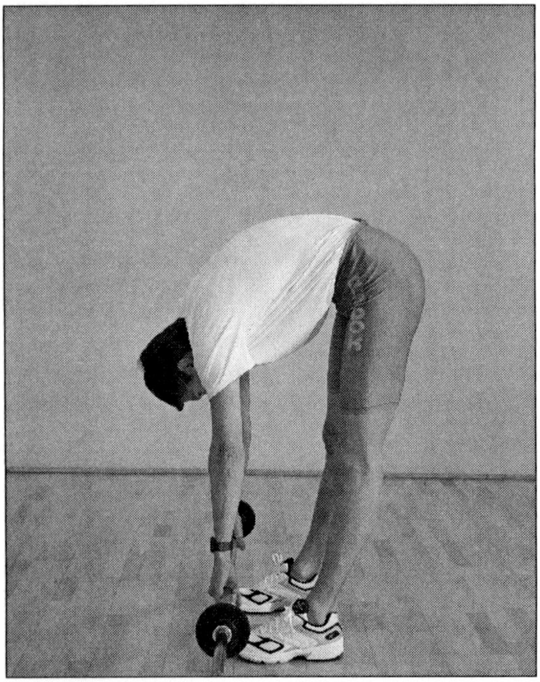

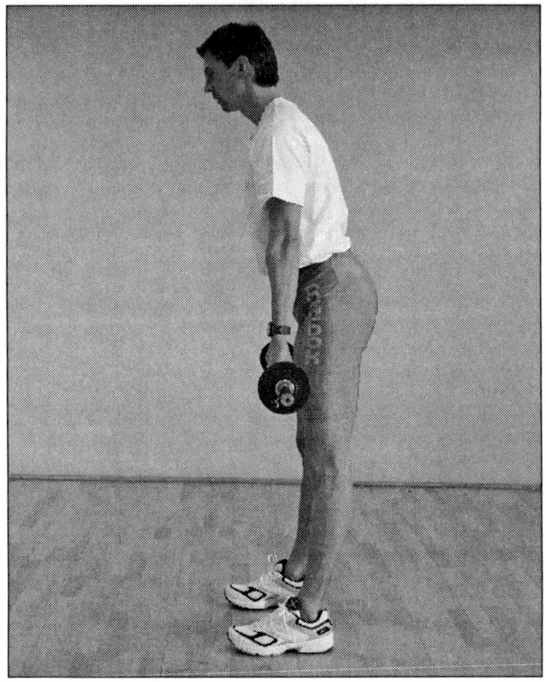

ÜBUNG	STIFF LEGGED DEAD LIFT (Kreuzheben in Kyphose)
Eingangs-stellung	• Maximal gebeugter Rumpf; Beine gestreckt • Leichte Kniebeugung optional; Arme halten das Gewicht unter dem Körper
Ausgangs-stellung	• Wirbelsäule gestreckt • Beine gestreckt; Schulter nach dorsal gezogen
Durch-führung	• Wirbel für Wirbel aufrollen bis zur vollen Streckung der Wirbelsäule • Nach Bewegungsumkehr langsam Wirbel für Wirbel wieder abrollen • Kopf leitet Beugung und Streckung der Wirbelsäule ein
Zielsetzung	• Dynamisches Training der Wirbelsäule in Flexion und Extension • Steigerung der konzentr. und exzentr. Qualität der Rückenstrecker
Hinweise	• Hantelstange nicht auf die Dornfortsätze legen • Volle Kniestreckung provoziert höheren Tonus der Beinbeuger

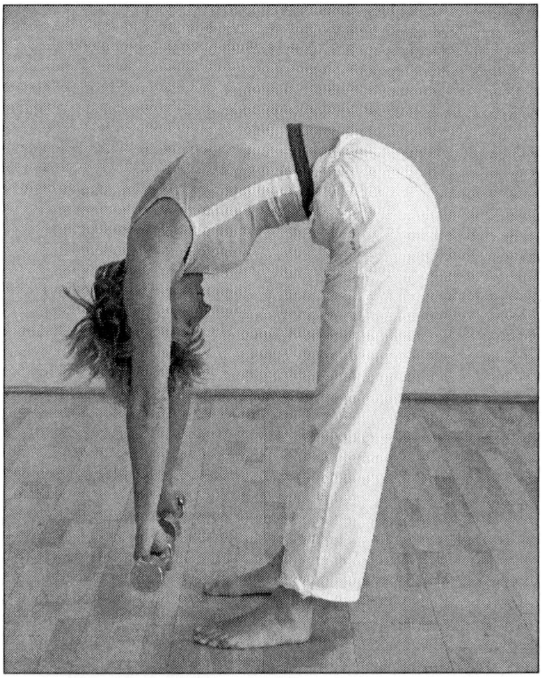

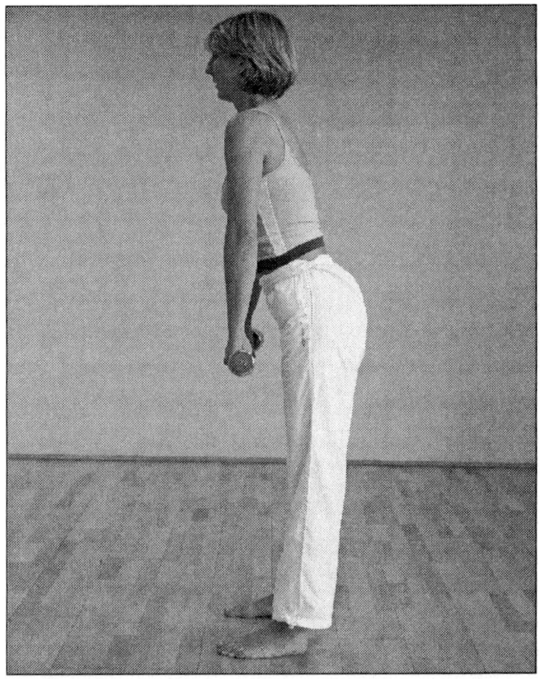

ÜBUNG	DUMBBELL LIFT (Kreuzheben mit Kurzhanteln in Kyphose)
Eingangs-stellung	• Siehe Stiff Legged Dead Lift
Ausgangs-stellung	• Siehe Stiff Legged Dead Lift
Durch-führung	• Siehe Stiff Legged Dead Lift
Zielsetzung	• Alternativübung zum Stiff Legged Dead Lift
Hinweise	• Siehe Stiff Legged Dead Lift

9.6 DYNAMISCHE ROTATION (KARTE 6)

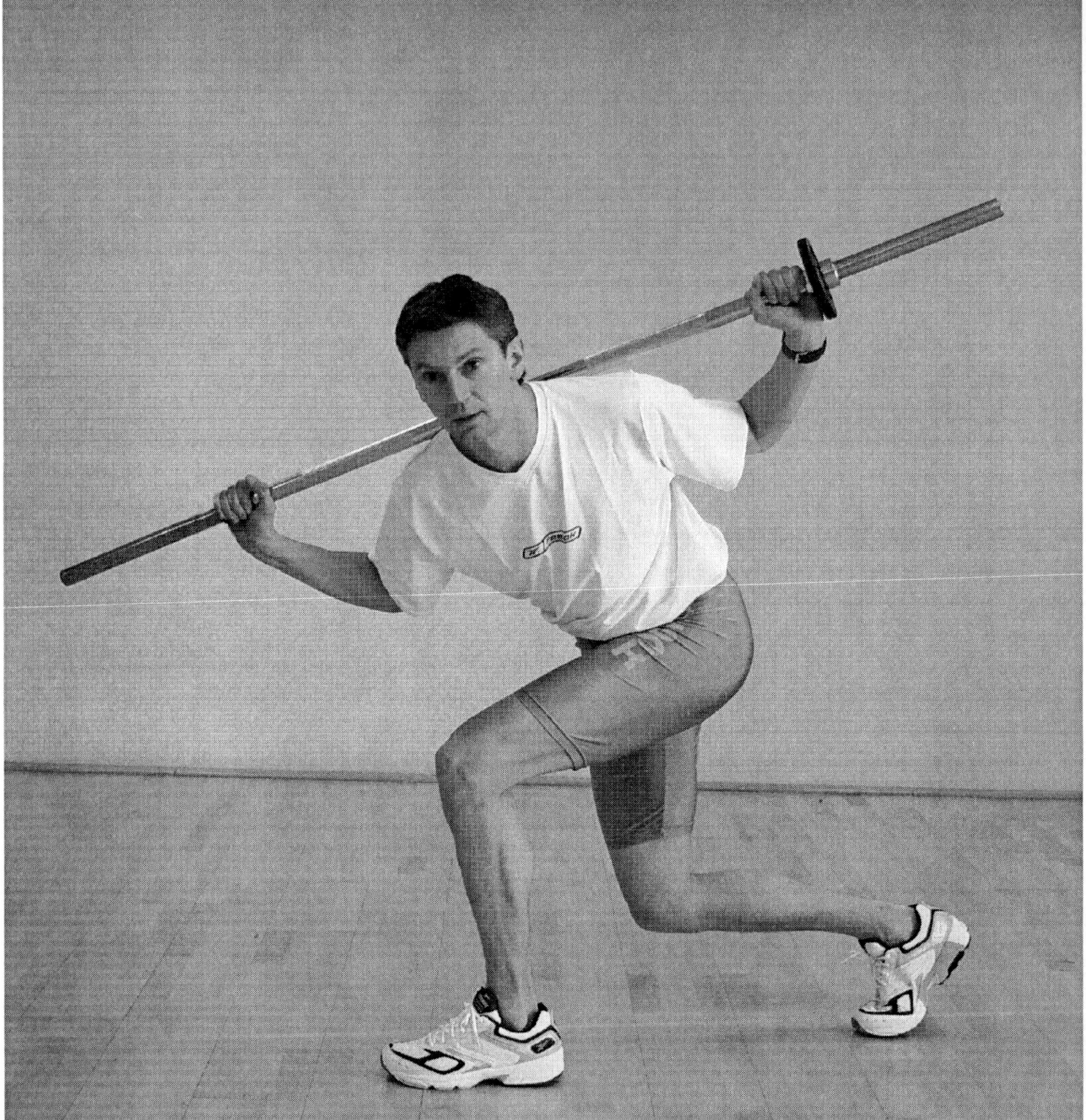

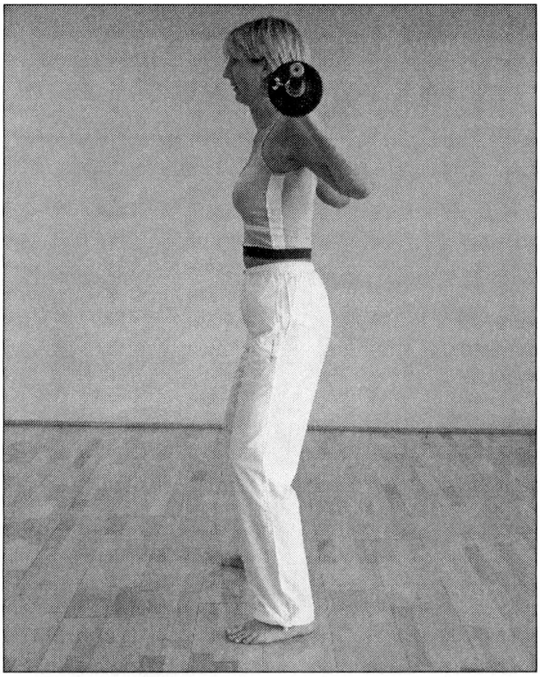

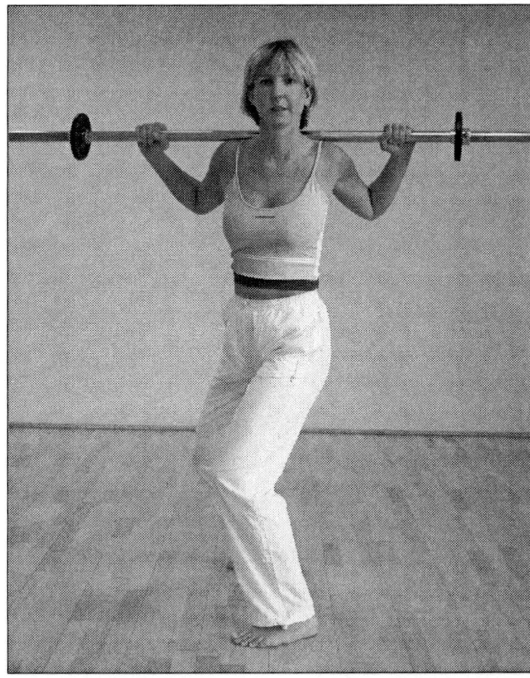

ÜBUNG	BARBELL ROTATION (Rotation im Stand mit Langhantel)
Eingangs-stellung	• Aufrechte Haltung; Arme halten die Hantelstange auf den Schultern • Leichte Kniebeugung; optional fixiert ein Partner die Füße des Tainierenden
Ausgangs-stellung	• Leichte Kniebeugung in rotierter Wirbelsäule • Fußsohlen halten Bodenkontakt; Becken bleibt fixiert („Widerlager")
Durch-führung	• Mit dem Kopf nach vorne schauen, um die Extension in der WS zu halten • Mit der Kniebeugung beginnen • Mit zunehmender Kniebeugung die Rotation der Wirbelsäule einleiten • Sobald das Becken mitdreht, ist das Bewegungsende erreicht
Zielsetzung	• Dynamisches Training der Wirbelsäule in Rotation • Steigerung der konzentr. und exzentr. Qualität der Rumpfrotatoren
Hinweise	• Fokussierung auf den Umkehrpunkt („Stabilisation") • Extension in der BWS beibehalten • Beide Knie nicht zur Seite wegdrehen

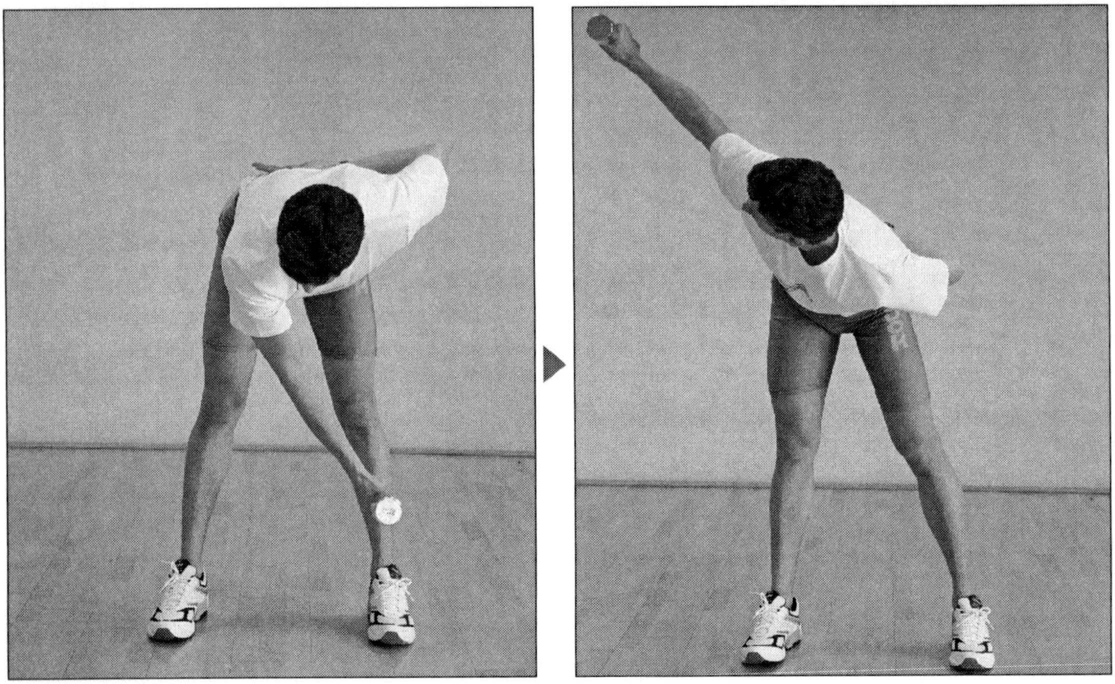

ÜBUNG	**BENDOVER DUMBBELL ROW** (Einarmiges Rudern vorgebeugt mit Rotation)
Eingangs-stellung	• 90 Grad-Hüftflexionswinkel in gestreckter Wirbelsäule • Ein Arm hält das Gewicht unterhalb des Oberkörpers
Ausgangs-stellung	• Eingangsstellung bleibt erhalten • Kurzhantel befindet sich am Ende über der Oberkörperhorizontalen
Durch-führung	• Mit dem Kopf nach vorne schauen, um die Extension zu halten • Der leicht gebeugte Arme zieht die Kurzhantel nach oben • Im letzten Teil der Bewegung bewusst die BWS mitrotieren • 5 Grad-Kniebeugewinkel optional
Zielsetzung	• Dynamisches Training der Wirbelsäule in Rotation • Steigerung der konzentr. und exzentr. Qualität der Rumpfrotatoren
Hinweise	• Extension in der BWS beibehalten • Beide Knie nicht zur Seite wegdrehen • Übung ohne Schwungausnutzung durchführen

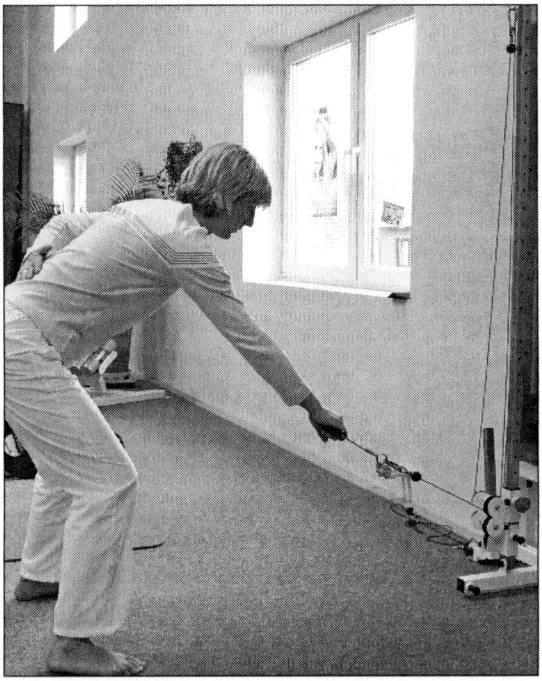

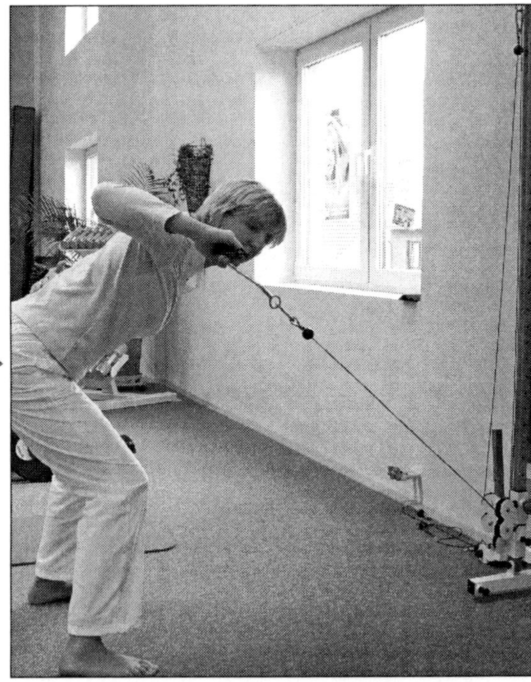

ÜBUNG	CABLE ROWING (Einarmiges Rudern vorgebeugt am Kabelzug)
Eingangs-stellung	• Siehe Bendover Dumbbell Row • Anstatt einer Kurzhantel, den Griff des Kabelzugs in tiefster Position greifen
Ausgangs-stellung	• Siehe Bendover Dumbbell Row • Hand befindet sich am Ende über der Höhe des Oberkörpers
Durch-führung	• Mit dem Kopf nach vorne schauen, um die Extension zu halten • Der leicht gebeugte Arme zieht die Kurzhantel nach oben • 5 Grad-Kniebeugewinkel optional
Zielsetzung	• Dynamisches Training der Wirbelsäule in Rotation • Steigerung der konzentr. und exzentr. Qualität der Rumpfrotatoren
Hinweise	• Alternativübung zum Bendover Dumbell Row • Auch die exzentrische Phase am Kabel kontrolliert durchführen

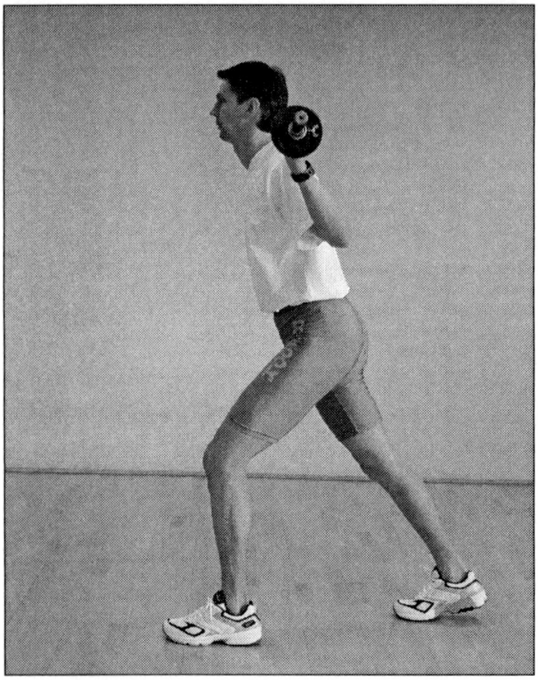

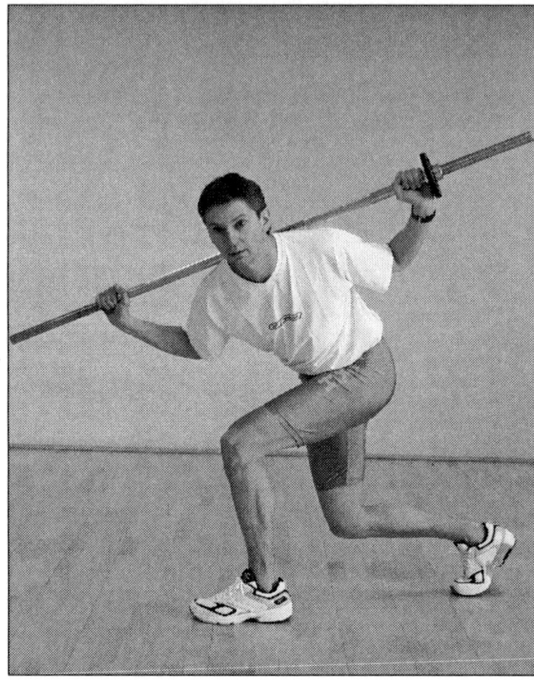

ÜBUNG	**IMBALANCED ROTATION LUNGES** (Einbeinkniebeuge mit einer Scheibe in Rotation)
Eingangs-stellung	• Weiträumiger Ausfallschritt; hüftbreite Stellung („stabiler Stand“) • Alternativ Scheibe auf Ausfallschrittbein- oder Abstützbeinseite lagern
Ausgangs-stellung	• Kniebeugung im Ausfallschrittbein unter 90 Grad • Hauptlast lagert auf dem Ausfallschrittbein
Durch-führung	• Ausfallschrittbein bis max. 80 Grad-Kniegelenkwinkel bringen • Hinteres Bein stabilisiert und stützt über die gesamte Bewegung • Blick über die gesamte Bewegung nach vorne-oben richten • Mit zunehmender Beugung Rotation zum Ausfallschrittbein hin einleiten
Zielsetzung	• Dynamisches Training der Wirbelsäule in Rotation • Steigerung der konzentr. und exzentr. Qualität der Rumpfrotatoren
Hinweise	• Fokussierung auf den Umkehrpunkt („Stabilisation“) • Extension in der BWS beibehalten • Beide Knie nicht zur Seite wegdrehen

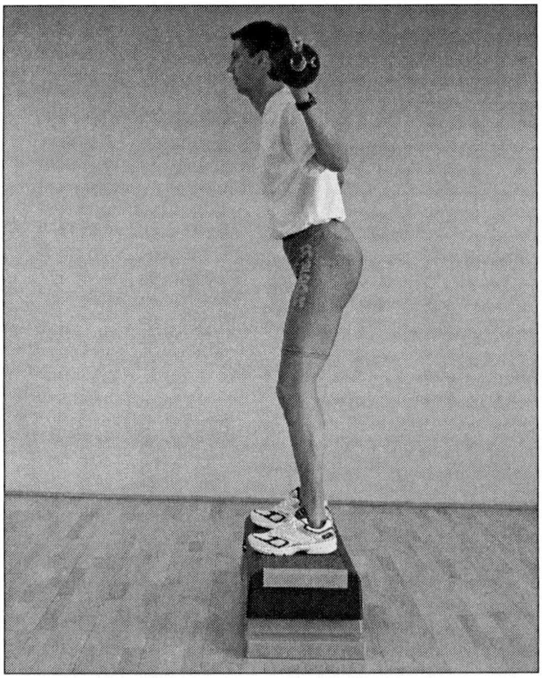

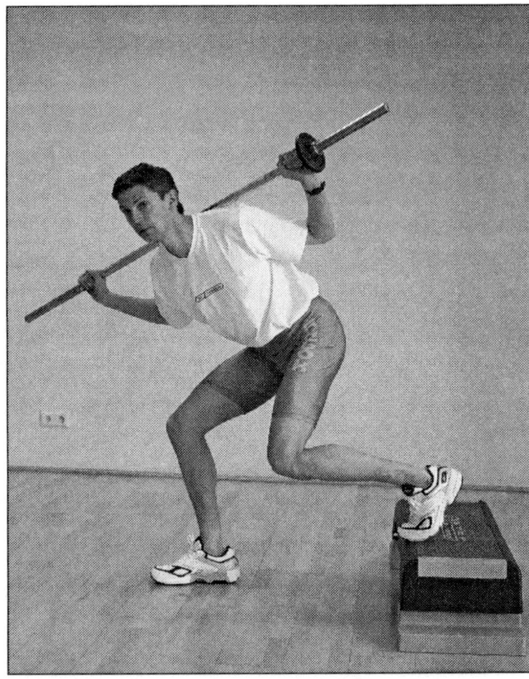

ÜBUNG	IMBAL. ROTATION STEP DOWN (Einbeinkniebeuge von einer Stufe mit Drehung)
Eingangs-stellung	• Hüftbreite Stellung auf einer Stufe („Stabiler Stand") • Scheibe lagert auf der Abstützbeinseite
Ausgangs-stellung	• Kniebeugung im Ausfallschrittbein unter 90 Grad • Brustwirbelsäule in maximal möglicher Rotation
Durch-führung	• Ausfallschrittbein dynamisch nach vorne-unten bewegen bis max. 80 Grad • Hinteres Bein stabilisiert und stützt über die gesamte Bewegung • Nach kurzer Stabilisationsphase mit dynamischen Abdruck zurück bewegen • Blick über die gesamte Bewegung nach vorne-oben richten
Zielsetzung	• Dynamisches Training der Wirbelsäule in Rotation • Steigerung der kon. und ex. Qualität der WS-Rotatoren und Streckschlinge
Hinweise	• Fokussierung auf den Umkehrpunkt („Stabilisation") • Extension in der BWS beibehalten; Knie nicht über Fußspitzen bringen • Beide Knie nicht zur Seite wegdrehen

9.7 SCHNELLE STABILISATION (KARTE 7)

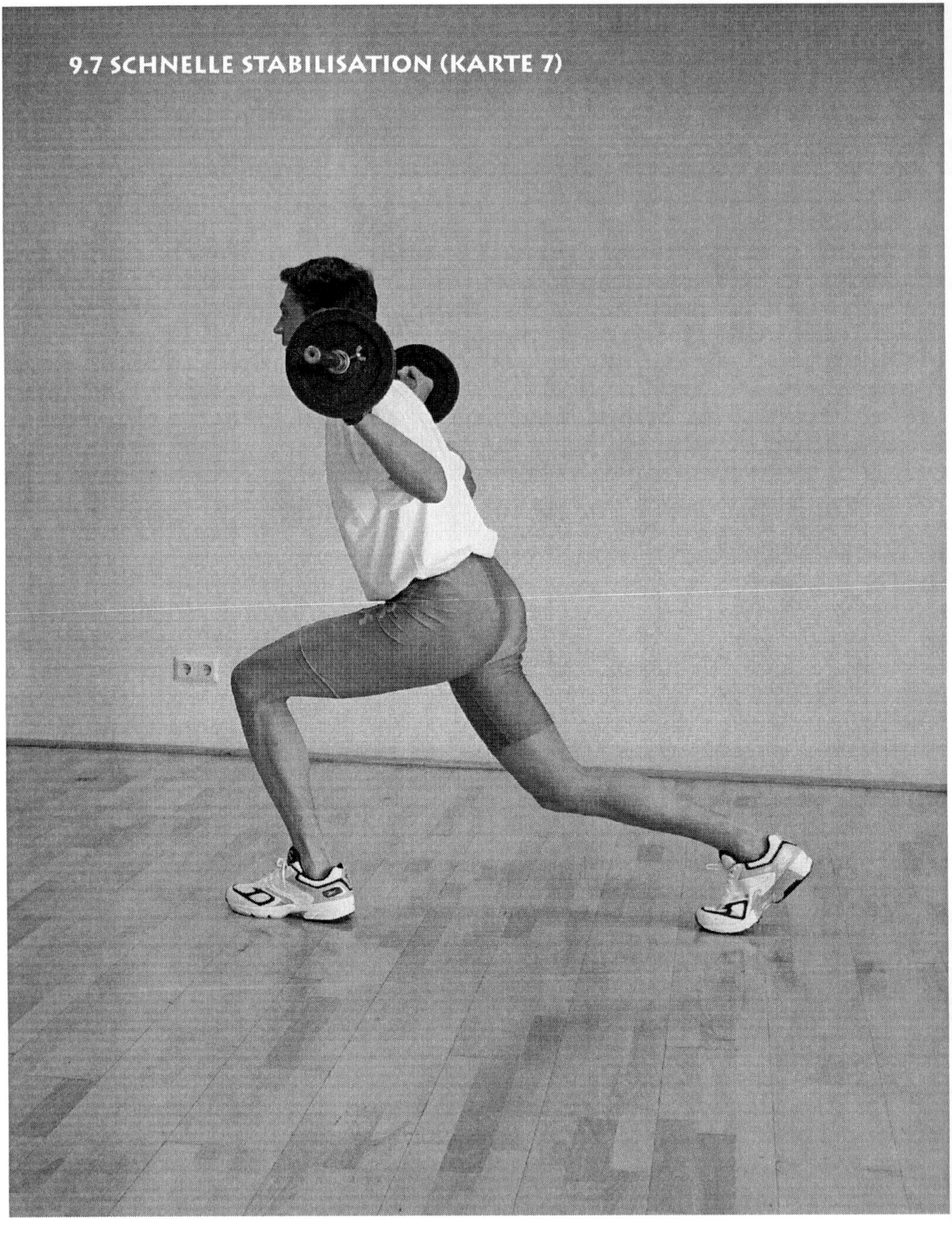

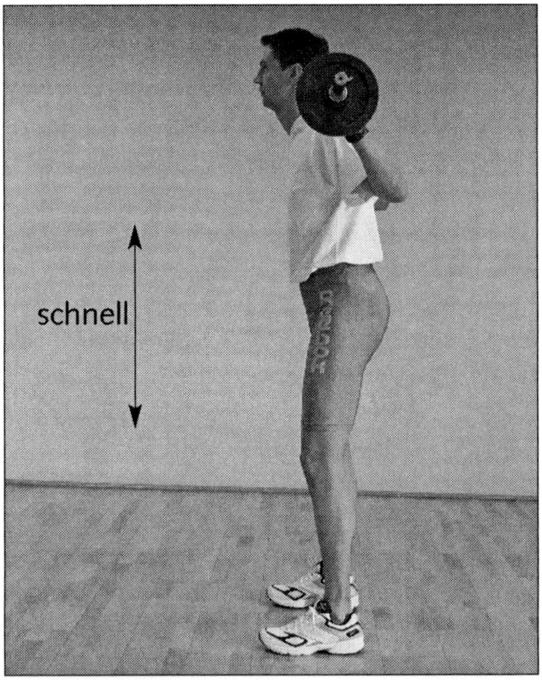

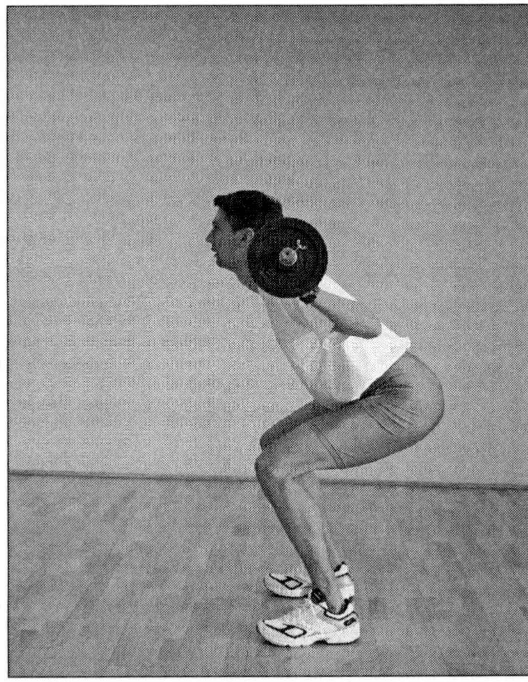

ÜBUNG	FAST SQUAT (Schnelle Kniebeuge)
Eingangs-stellung	• Hüftbreite Stellung mit leichter Außenrotation der Füße • Streckung in der Brustwirbelsäule („Brustbein nach vorne")
Ausgangs-Stellung	• Kniebeuge bis etwa 80 Grad-Kniebeugewinkel
Durch-führung	• In aufrechter Halttung in die Kniebeuge fallen lassen („ins Leere fallen") • Kniebeugung vor 90 Grad abbremsen und Position 2-3 sec. stabilisieren
Zielsetzung	• Stabilisation der Wirbelsäule in hoher Dynamik • Aktivierung Typ-II-Muskelfasern; Ansteuerung gelenknaher Muskelsysteme
Hinweise	• Blick über die gesamte Bewegung nach vorne-oben richten • Fokussierung auf einen Punkt; Ablenkung vermeiden

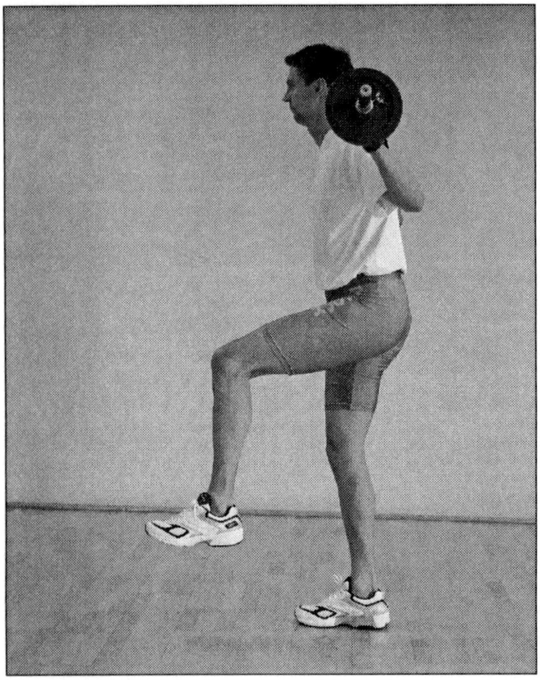

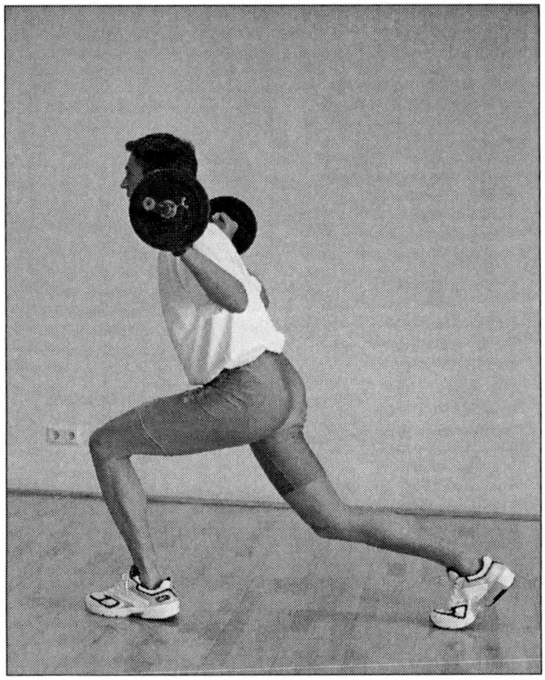

ÜBUNG	FAST SQUAT LUNGES (Schnelle Ausfallschritte)
Eingangs-stellung	• Siehe Fast Squat
Ausgangs-stellung	• Kniebeugung im Ausfallschrittbein unter von 90 Grad • Hauptlast lagert auf dem Ausfallschrittbein
Durch-führung	• Dynamischer Hürdenschritt nach vorn • Hinteres Bein stabilisiert und stützt über die gesamte Bewegung • Hürdenschritt vor 90 Grad abfangen; 2-3 sec. verharren („Stabilisation“) • Nach Stabilisierungsphase dynamisch abdrücken
Zielsetzung	• Stabilisation der Wirbelsäule in hoher Dynamik • Aktivierung Typ-II-Muskelfasern; Ansteuerung gelenknaher Muskelsysteme
Hinweise	• Blick über die gesamte Bewegung nach vorne-oben richten • Fokussierung auf einen Punkt; Ablenkung vermeiden

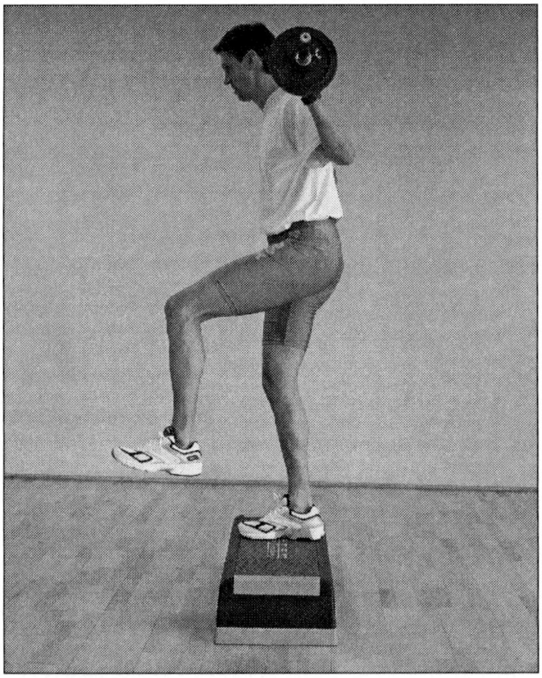

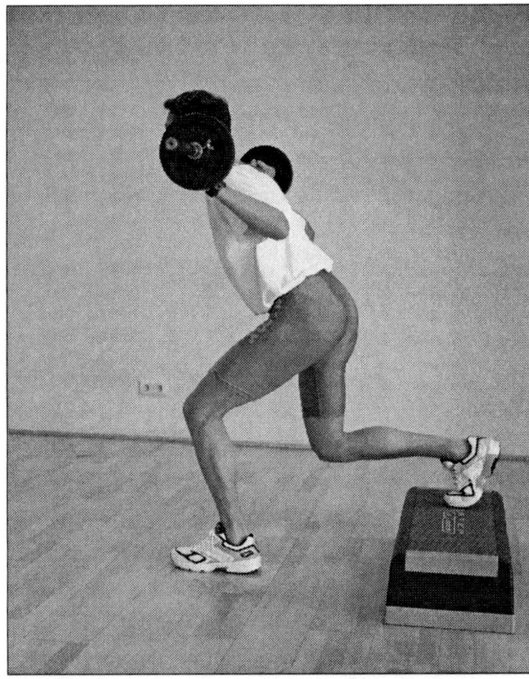

ÜBUNG	FAST DROP LUNGES (Schnelle Ausfallschritte von einem Hocker)
Eingangs-stellung	• Siehe Fast Squat Lunges, nur von einem Hocker/Stufe ausgehend
Ausgangs-stellung	• Siehe Fast Squat Lunges
Durch-führung	• Dynamischer Hürdenschritt nach vorn von einer Stufe hinunter • Hinteres Bein stabilisiert und stützt über die gesamte Bewegung • Hürdenschritt vor 90 Grad abfangen; 2-3 sec. verharren („Stabilisation“) • Nach Stabilisierungsphase dynamisch abdrücken
Zielsetzung	• Stabilisation der Wirbelsäule in hoher Dynamik • Aktivierung Typ-II-Muskelfasern; Ansteuerung gelenknaher Muskelsystemen
Hinweise	• Blick über die gesamte Bewegung nach vorne-oben richten • Fokussierung auf einen Punkt; Ablenkung vermeiden

9.8 SCHNELLE, KONZENTRISCHE EXTENSION (KARTE 8)

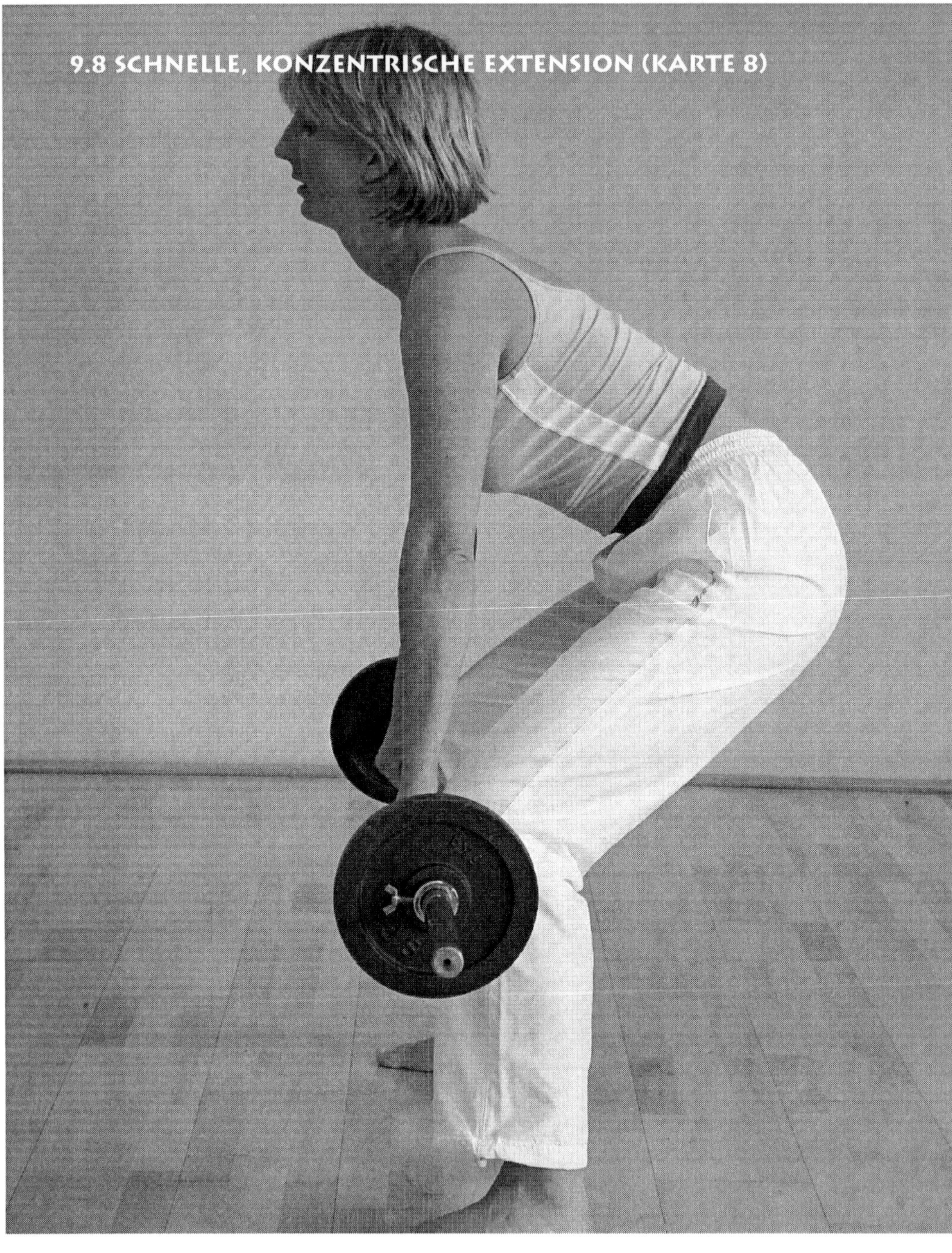

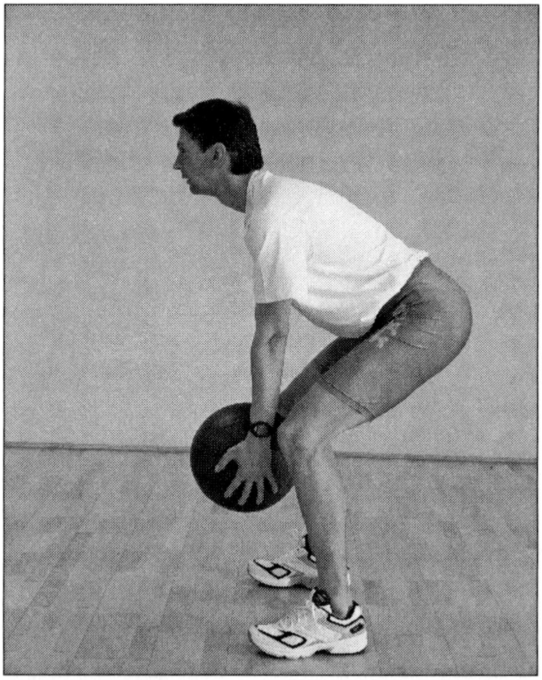

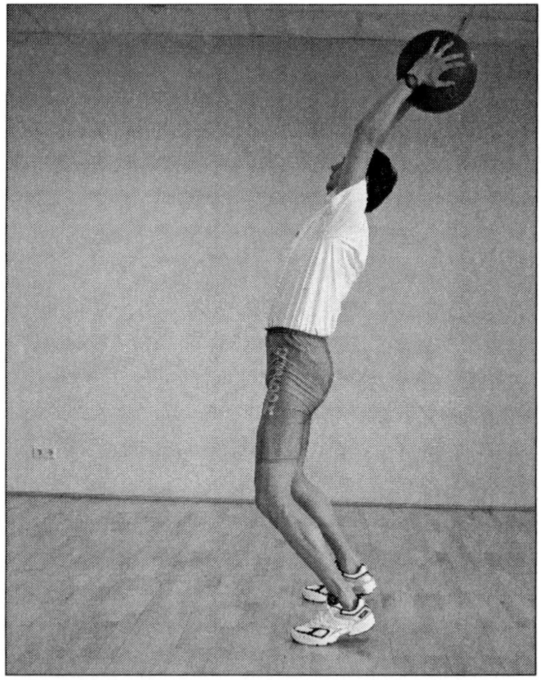

ÜBUNG	FAST THROWS (Medizinball-Würfe)
Eingangs-stellung	• Tiefe Hockposition bei extendierter Wirbelsäule
Ausgangs-stellung	• Je nach Übung
Durch-führung	• Verschiedene schnellkräftige Würfe, z. B. nach oben oder nach hinten
Zielsetzung	• Schnelle konzentrische Belastungen für die Wirbelsäule • Aktivierung Typ-II-Muskelfasern; Ansteuerung gelenknaher Muskelsysteme
Hinweise	• Möglichst explosive Bewegungsausführung aus stabilisierter Haltung

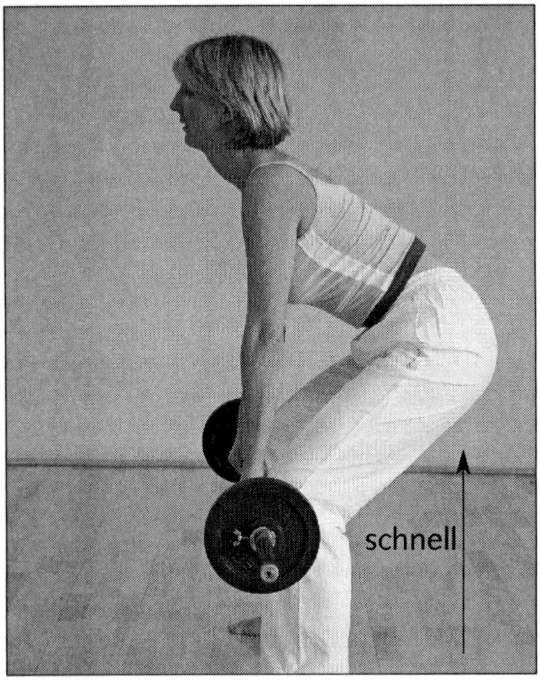

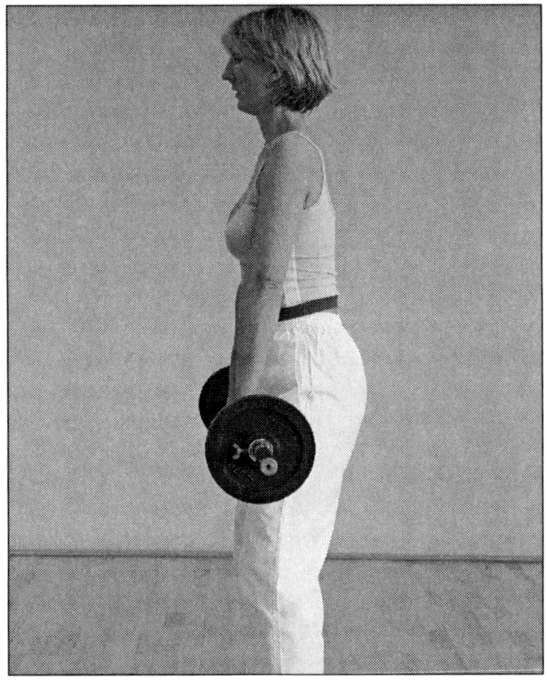

ÜBUNG	DEAD EXTENSIONS (Schnelles Anheben konzentrisch)
Eingangs-stellung	• Tiefe Kniebeugenhaltung ; Hantelstange unterhalb der Patella • Wirbelsäule extendiert
Ausgangs-stellung	• Aufrechte Haltung; leichte Kniebeugung („aktive Haltung") • Gewicht befindet sich dicht am Körper
Durch-führung	• Isometrisch Muskelspannung aufbauen vor dem Anheben • Schnellkräftiges Anheben des Gewichts bis in die Körperstreckung
Zielsetzung	• Schnelle konzentrische Belastungen für die Wirbelsäule • Aktivierung Typ-II-Muskelfasern; Ansteuerung gelenknaher Muskelsysteme
Hinweise	• Blick über die gesamte Bewegung nach vorne-oben richten • Die Wirbelsäule muss über die gesamte Bewegung gestreckt bleiben

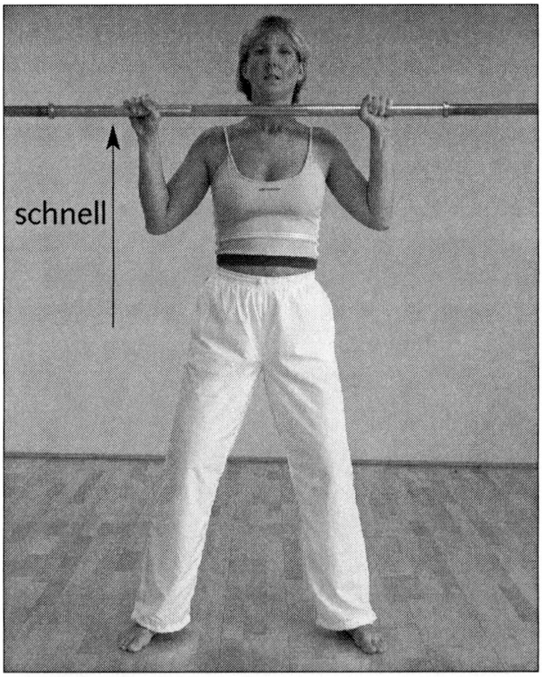

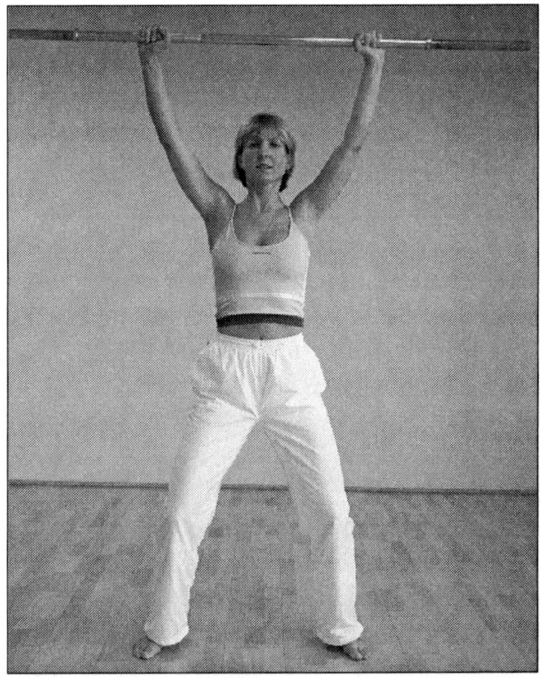

ÜBUNG	BARBELL PUSH OUTS (Schnelle Auswürfe mit Langhantel)
Eingangs-stellung	• Aufrechte, hüftbreite Haltung („aktive Haltung“) • Langhantel ruht auf dem Brustmuskel
Ausgangs-stellung	• Aktive Haltung beibehalten • Langhantel befindet sich über Kopf im Lot des Körperschwerpunktes
Durch-führung	• Aus der aktiven Haltung heraus dynamisches Heraustoßen der Langhantel • Die leicht gebeugte Wirbelsäule in Eingangsstellung durch das Ausstoßen in volle Streckung bringen
Zielsetzung	• Schnelle konzentrische Belastungen für die Wirbelsäule • Aktivierung Typ-II-Muskelfasern; Ansteuerung gelenknaher Muskelsysteme
Hinweise	• Blick über die gesamte Bewegung nach vorne richten • Am Ende der Bewegung leichte Beugung in den Ellenbogen beibehalten • Hantel nur in der Frontalebene bewegen

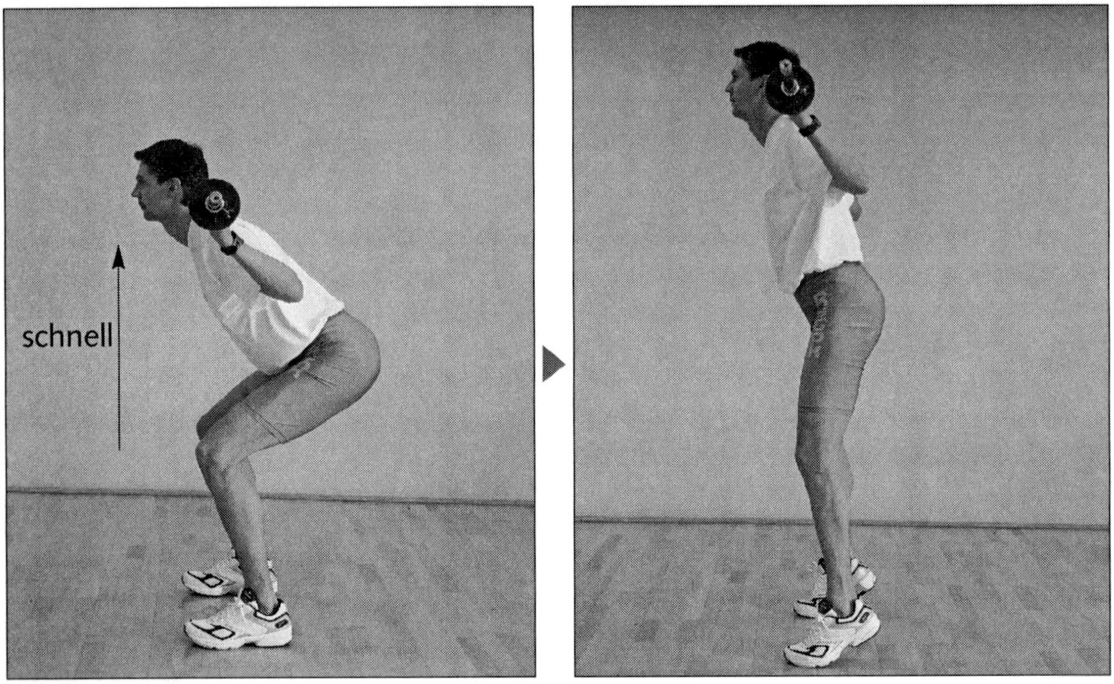

ÜBUNG	SQUAT JUMPS (Schnelle Sprünge aus der Kniebeuge mit Langhantel)
Eingangs-stellung	• 80 Grad-Hockposition bei extendierter Wirbelsäule • Langhantel lagert auf den Schultern
Ausgangs-stellung	• Leichte Hockposition, je nach Leistungsstand
Durch-führung	• Aus der Hocke dynamisch aus Sprung- und Kniegelenk nach oben springen • Im Sprung die Fußspitzen hochziehen • Sprungenergie mit Vorspannung in Unter- und Oberschenkel abfangen • Sprung in der Hocke stabilisieren
Zielsetzung	• Schnelle konzentrische Belastungen für die Wirbelsäule • Aktivierung Typ-II-Muskelfasern; Ansteuerung gelenknaher Muskelsysteme
Hinweise	• Blick über die gesamte Bewegung nach vorne richten • Fokussierung auf einen Punkt; Ablenkung vermeiden • Bewegung vor 90 Grad-Kniebeugewinkel abbremsen

9.9 SCHNELLE, EXZENTRISCHE EXTENSION (KARTE 9)

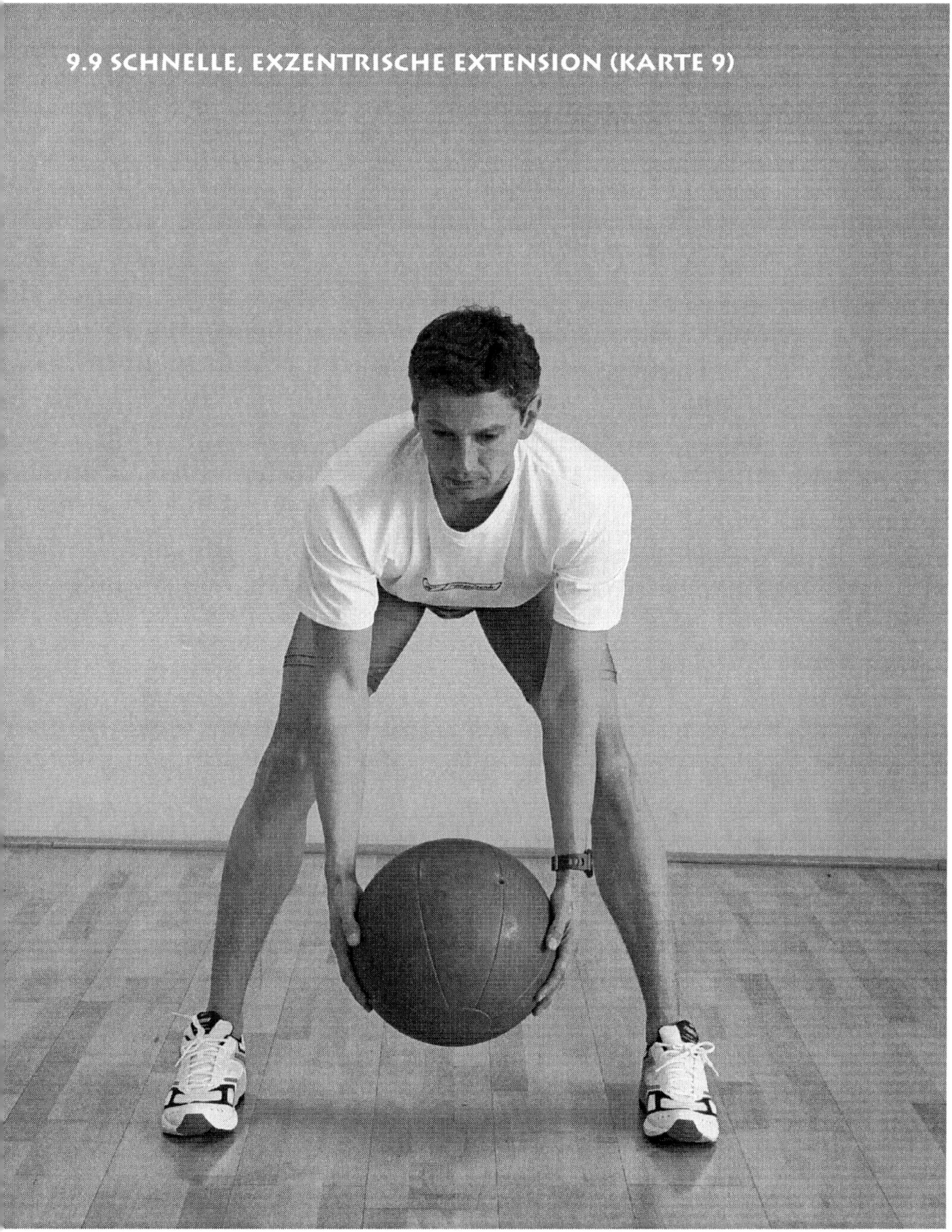

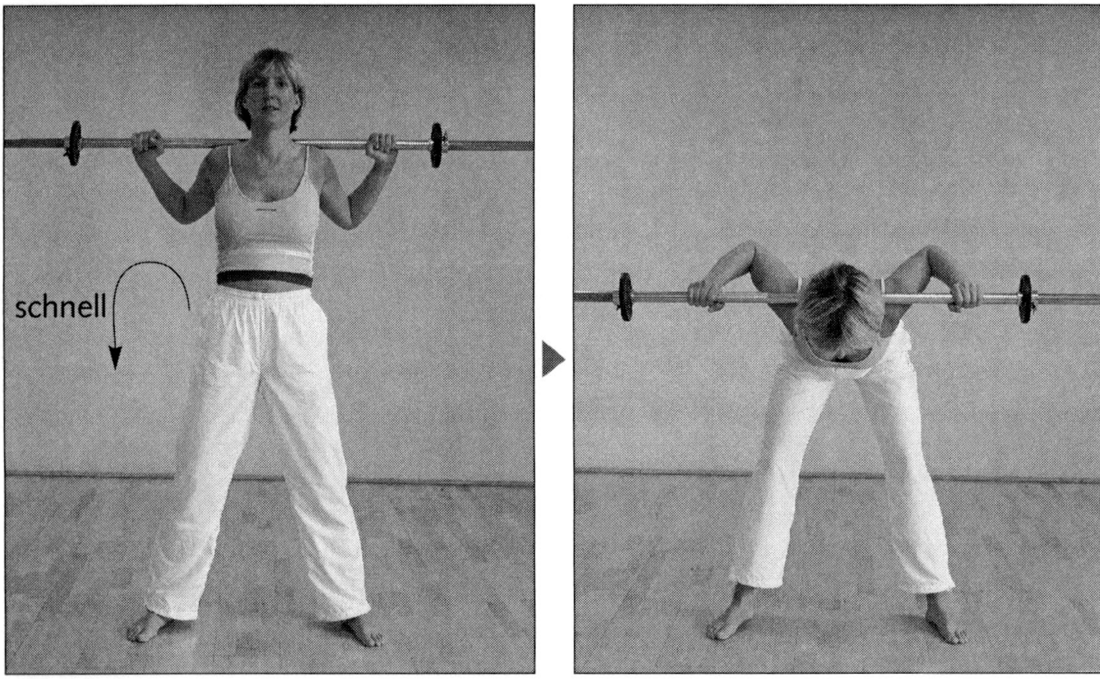

ÜBUNG	GOOD MORNING EXZ. (Schnelles Vorbeugen exzentrisch)
Eingangs-stellung	• Aufrechte Haltung; Arme halten die Hantelstange auf den Schultern
Ausgangs-stellung	• Rumpf soweit wie möglich vorgebeugt • Alternativ flektierte oder extendierte Wirbelsäule
Durch-führung	• Rumpf mit schnellem Auftakt aus der Hüfte nach vorne fallen lassen • 2-3 Sekunden in Endposition verharren („Stabilisierung") • Nach Bewegungsumkehr langsam Wirbel für Wirbel wieder aufrollen • Kopf leitet Beugung und Streckung der Wirbelsäule ein
Zielsetzung	• Schnelle exzentrische Belastungen für die Wirbelsäule • Aktivierung Typ-II-Muskelfasern; Ansteuerung gelenknaher Muskelsysteme
Hinweise	• Übung erst in der letzten Reha-Phase verwenden • Volle Kniestreckung provoziert höheren Tonus der Beinbeuger

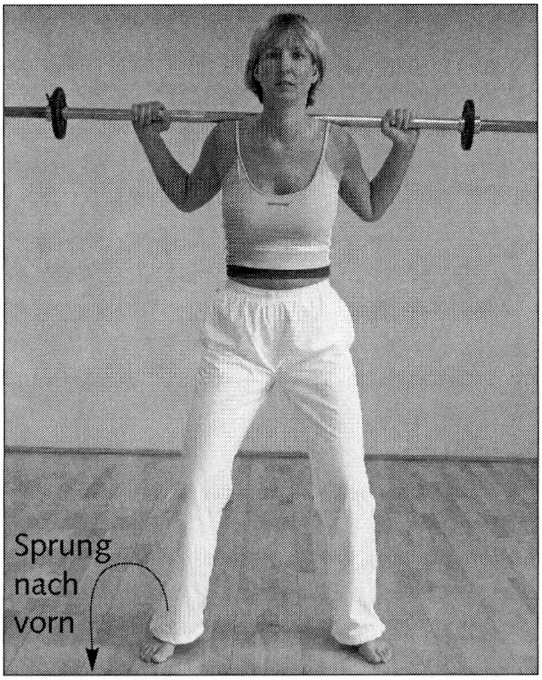

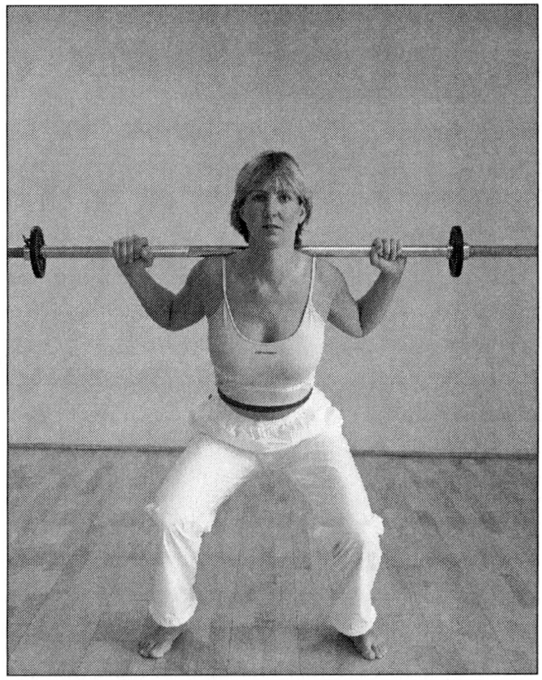

ÜBUNG	SQUAT VARIETIES (Schnelle exz. Kniebeugen in Extension)
Eingangs-stellung	• Aufrechte Haltung; Arme halten die Hantelstange auf den Schultern
Ausgangs-stellung	• Kniebeuge bis etwa 90 Grad-Kniebeugewinkel • Extendierte Wirbelsäule
Durch-führung	• Aus aufrechter Haltung mit kleinem Sprung fallen lassen • Schnelle Beugung exzentrisch auffangen und in Endposition vor 90 Grad-Kniebeugung stabilisieren
Zielsetzung	• Schnelle exzentrische Belastungen für die Wirbelsäule • Aktivierung Typ-II-Muskelfasern; Ansteuerung gelenknaher Muskelsysteme
Hinweise	• Blick über die gesamte Bewegung nach vorne richten; extendierte WS • Fokussierung auf einen Punkt; Ablenkung vermeiden • Bewegung vor 90 Grad-Kniebeugewinkel abbremsen

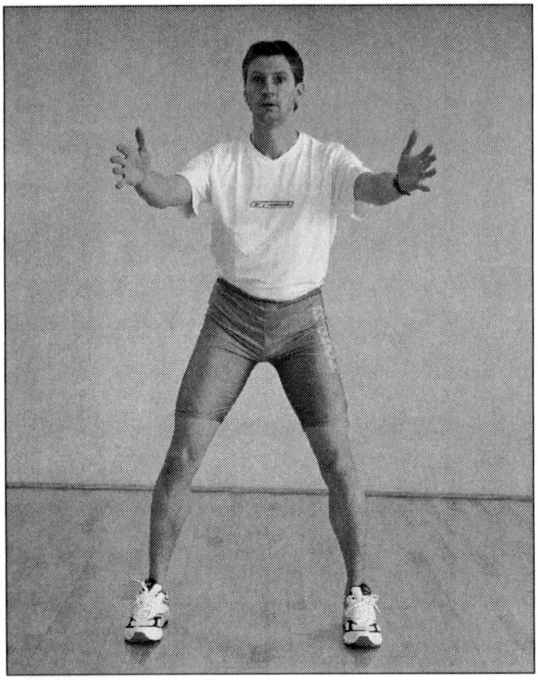

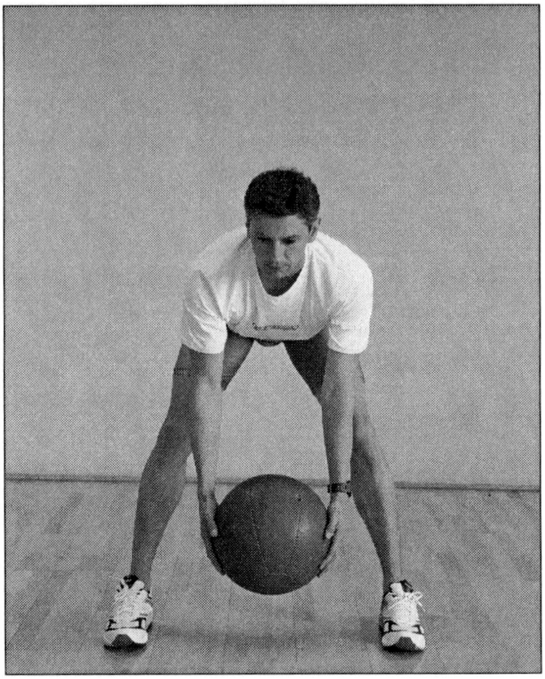

ÜBUNG	THROW AWAYS EXZ. (Medizinball-Würfe)
Eingangs-stellung	• Aufrechte Haltung; Arme erwarten den Medizinball vor dem Körper
Ausgangs-stellung	• Tiefe Hockposition in extendierter Wirrbelsäule
Durch-führung	• In aufrechter Haltung den Ball erwarten und auffangen • Mit dem Auffangen in die Hocke gehen und die Bewegung ausbalancieren • Am Ende der Bewegung die Position 2-3 Sekunden stabilisieren
Zielsetzung	• Schnelle exzentrische Belastungen für die Wirbelsäule • Aktivierung Typ-II-Muskelfasern; Ansteuerung gelenknaher Muskelsysteme
Hinweise	• Blick über die gesamte Bewegung nach vorne richten; extendierte WS • Während des Auffangmannövers die Wirbelsäule nicht beugen • Hocke vor 90 Grad-Kniebeugewinkel abbremsen

9.10 SCHNELLE ROTATION (KARTE 10)

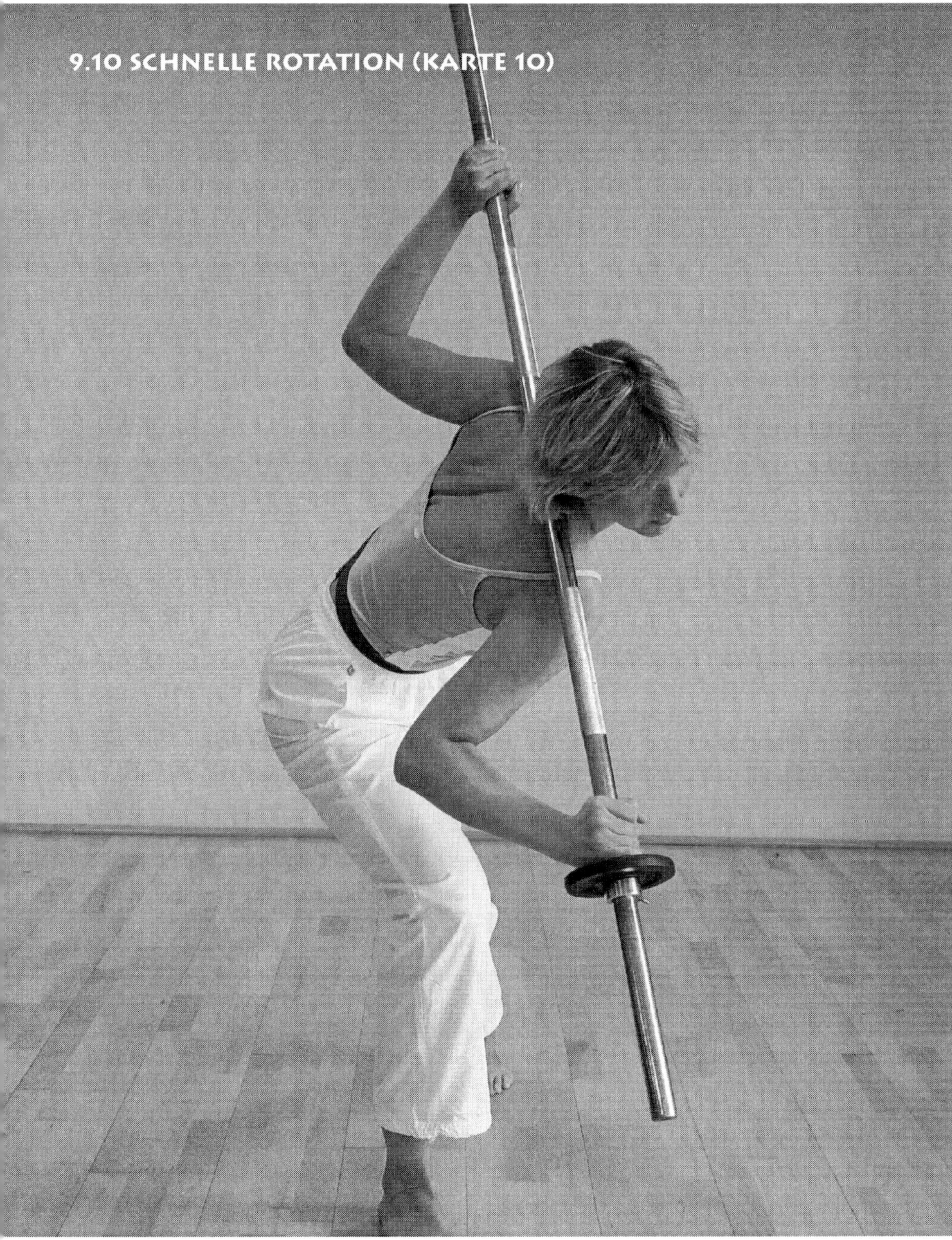

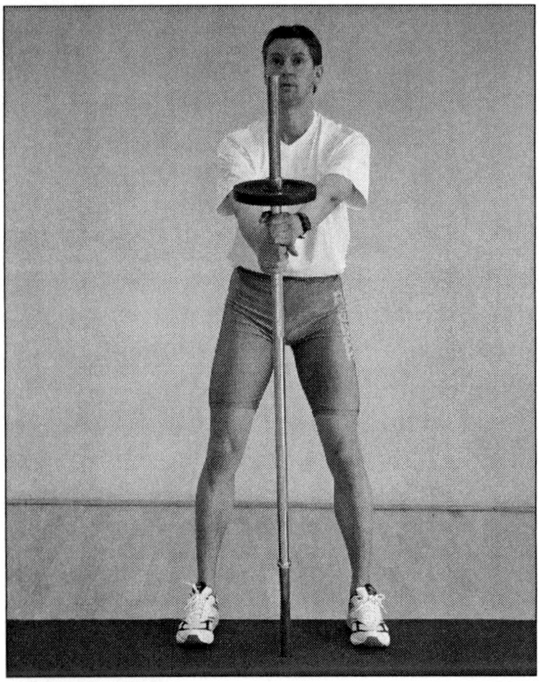

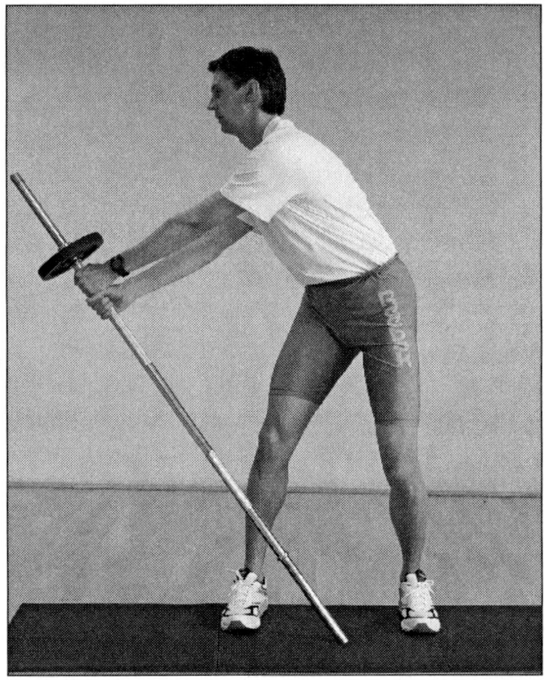

ÜBUNG	BARBELL ROTATION (Schnelle Rotationen mit Langhantel)
Eingangs-stellung	• Knie leicht gebeugt, Wirbelsäule gestreckt („aktive Haltung“) • Gestreckte Arme halten die Langhantel unterhalb der Gewichtsscheibe
Ausgangs-stellung	• Aktive Haltung in rotierter Wirbelsäule • Becken im Bewegungsfluss leicht mitgedreht
Durch-führung	• Hantelstange aus der Mitte schnell zur Seite (links und rechts) schleudern • Geschwindigkeit möglichst schnell wieder abbremsen und stabilisieren • Alternativ Stange konzentrisch aus der Rotation heraus bewegen • Alternativ schleudert Partner bei geschlossenen Augen die Stange zur Seite
Zielsetzung	• Schnelle konz. oder exz. Belastungen für die Wirbelsäule in Rotation • Aktivierung Typ-II-Muskelfasern; Ansteuerung gelenknaher Muskelsysteme
Hinweise	• Blick über die gesamte Bewegung nach vorne richten; extendierte WS • Während der Rotation die Wirbelsäule nicht beugen • Je nach Zielsetzung konzentrisch oder exzentrisch (mit Partner) ausführen

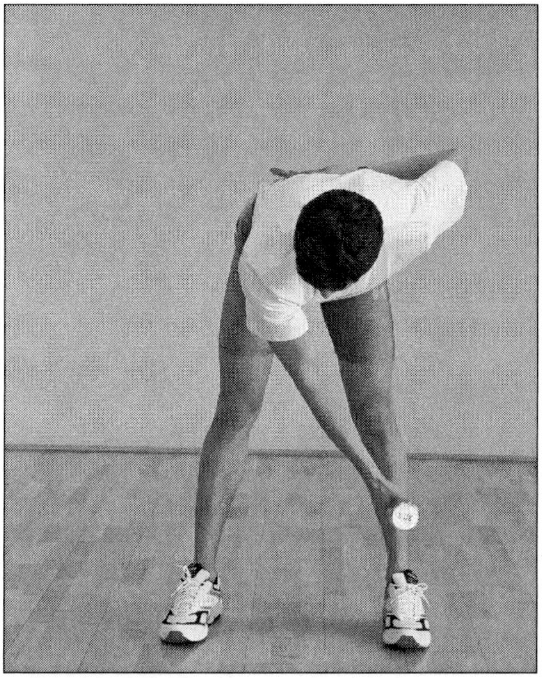

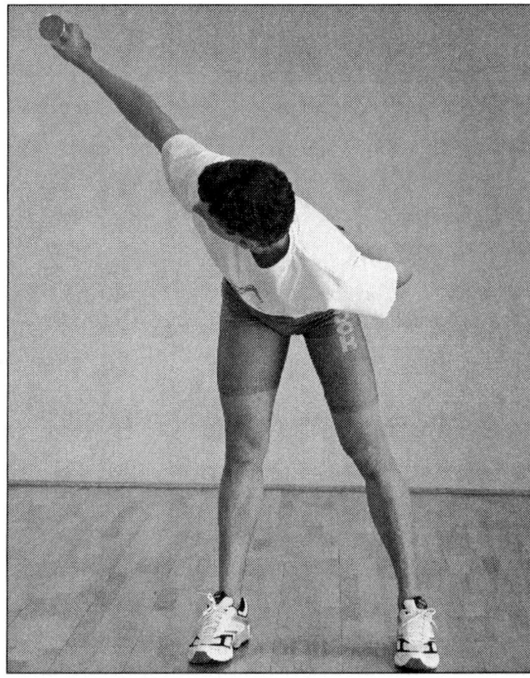

ÜBUNG	BENDOVER DUMBBELL ROW (Schleudern von Kurzhanteln)
Eingangs-stellung	• 90 Grad-Hüftflexionswinkel in gestreckter Wirbelsäule • Ein Arm hält das Gewicht unterhalb des Oberkörpers
Ausgangs-stellung	• Siehe Eingangsstellung • Gewicht berührt nicht den Boden
Durch-führung	• In vorgebeugter Haltung die Kurzhantel schnell seitlich nach oben schleudern • So schnell wie möglich die Bewegung abbremsen
Zielsetzung	• Schnelle rotatorische Belastungen für die Wirbelsäule • Aktivierung Typ-II-Muskelfasern; Ansteuerung gelenknaher Muskelsysteme
Hinweise	• Alternativ Übung in flektierter Wirbelsäule ausführen • Alternativ wirft ein Partner die Kurrzhantel bei geschlossenen Augen nach oben

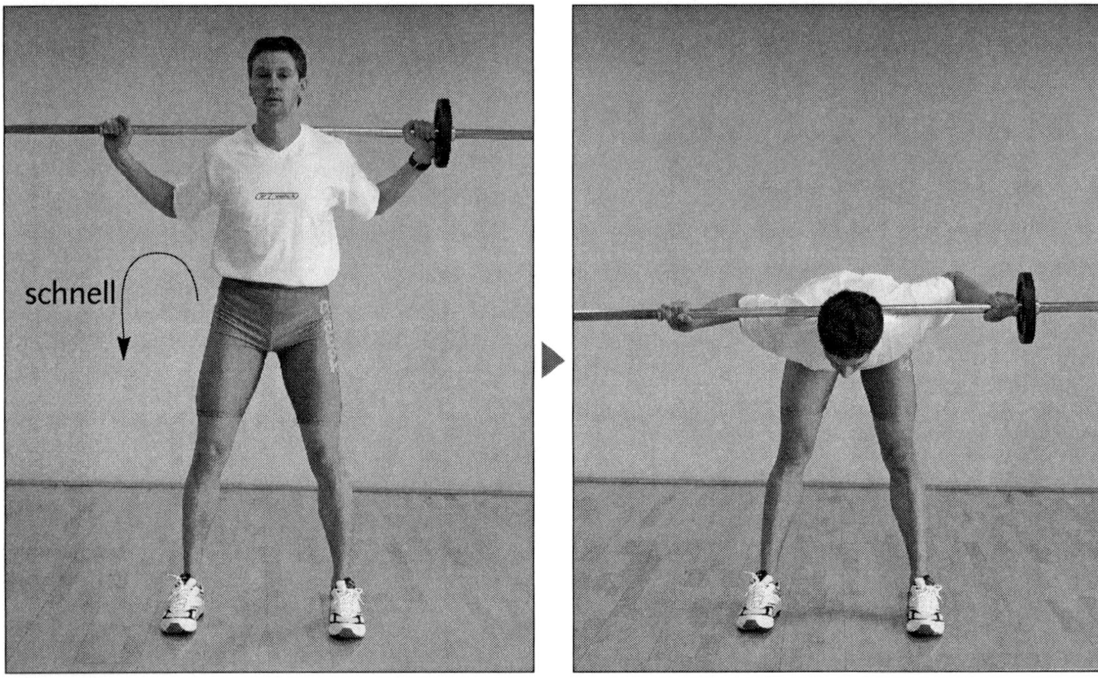

ÜBUNG	IMBALANCED GOOD MORNING (Schnelles Vorbeugen mit Langhantel in Rotation)
Eingangs-stellung	• Aufrechte Haltung; Arme halten die Hantelstange auf den Schultern • Gewichtsscheibe auf einer Hantelseite; leichte Kniebeugung möglich
Ausgangs-stellung	• Je nach Leistungsstand bis zirka 90 Grad-Hüftbeugewinkel vorbeugen • Wirbelsäule ist am Ende extendiert und auf der Gewichtsseite leicht rotiert
Durch-führung	• Den Rumpf bis zirka 90 Grad-Hüftbeugewinkel schnell nach vorne beugen • Während der Hüftbeugung gleichzeitig Rotation einleiten • Wirbelsäule bleibt über die gesamte Bewegung in Extension • Rotation so schnell wie möglich abbremsen und stabilisieren
Zielsetzung	• Schnelle exzentrische Belastungen für die Wirbelsäule in Rotation • Aktivierung Typ-II-Muskelfasern; Ansteuerung gelenknaher Muskelsysteme
Hinweise	• Hantelstange nicht auf den Dornfortsätzen positionieren • Volle Kniestreckung provoziert höheren Tonus der Beinbeuger

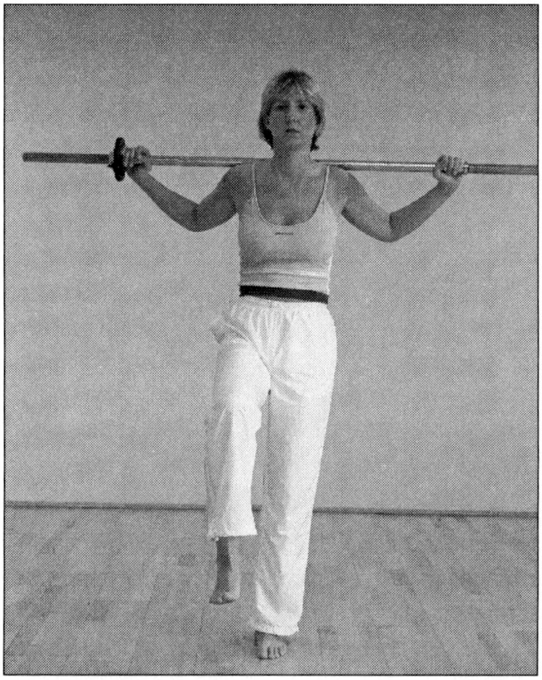

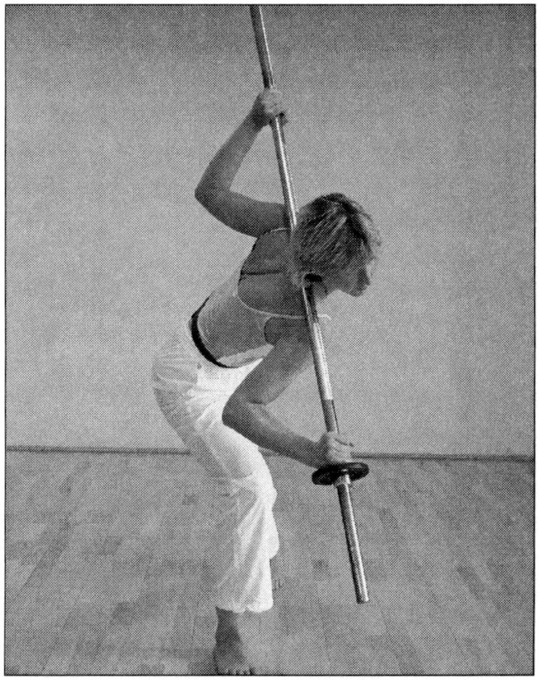

ÜBUNG	**IMBALANCED LUNGES** (Schnelle Ausfallschritte mit Langhantel in Rotation)
Eingangs-stellung	• Siehe Fast Squat Lunges • Hantelscheibe nur auf einer Seite
Ausgangs-stellung	• Kniebeugung im Ausfallschrittbein unterhalb von 90 Grad halten • Hauptlast lagert auf dem Ausfallschrittbein; Wirbelsäule rotiert
Durch-führung	• Dynamischer Hürdenschritt nach vorn • Hinteres Bein stabilisiert und stützt über die gesamte Bewegung • Hürdenschritt und Rotation der Wirbelsäule abfangen und • Nach kurzer Umkehrphase dynamisch abdrücken
Zielsetzung	• Schnelle exzentrische Belastungen für die Wirbelsäule in Rotation • Aktivierung Typ-II-Muskelfasern; Ansteuerung gelenknaher Muskelsysteme
Hinweise	• Blick über die gesamte Bewegung nach vorne-oben richten • Alternativ den Oberkörper links oder rechts herum rotieren • Bewegung nach Fußaufsatz so früh wie möglich abbremsen

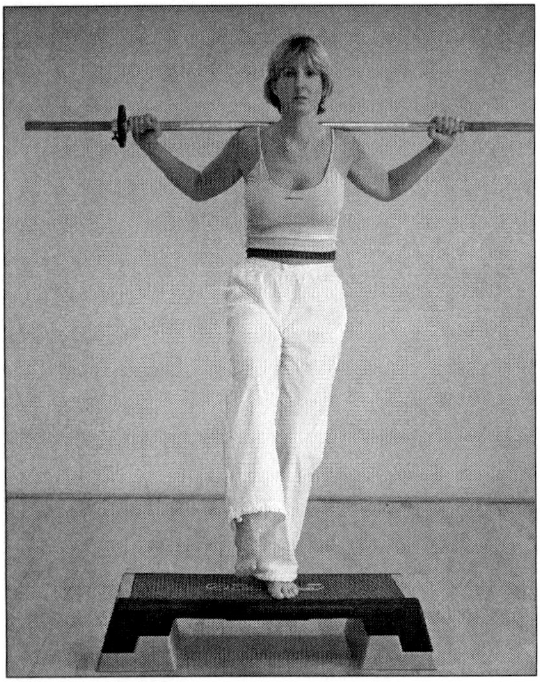

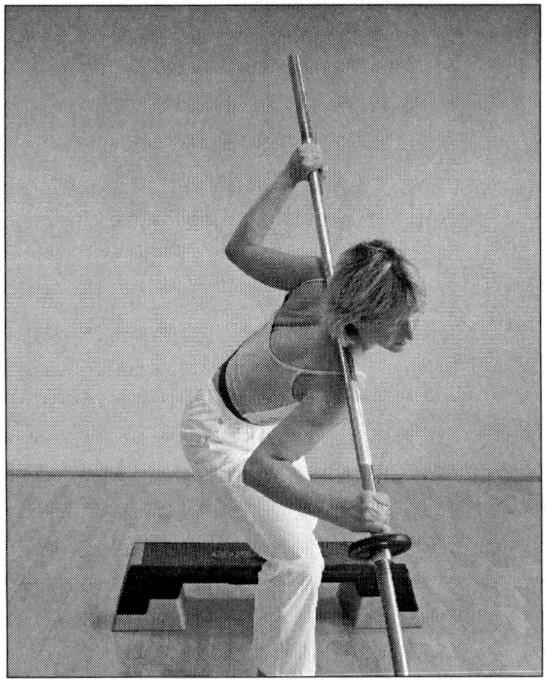

ÜBUNG	IMBALANCED STEP DOWN (Schnelle Ausfallschritte vom Hocker mit Rotation)
Eingangs-stellung	• Hüftbreite Stellung auf einer Stufe („stabiler Stand") • Wirbelsäule extendiert
Ausgangs-stellung	• Kniebeugung im Ausfallschrittbein unter 90 Grad; Wirbelsäule rotiert • Hauptlast lagert auf dem Ausfallschrittbein
Durch-führung	• Dynamischer Ausfallschritt von einem Hocker herunter • Hinteres Bein stabilisiert und stützt über die gesamte Bewegung • Hürdenschritt und Rotation der WS abfangen und kurz stabilisieren • Nach Stabilisierungsphase dynamisch abdrücken
Zielsetzung	• Schnelle exzentrische Belastungen für die Wirbelsäule in Rotation • Aktivierung Typ-II-Muskelfasern; Ansteuerung gelenknaher Muskelsysteme
Hinweise	• Dämpfendes Schuhmaterial verwenden • Alternativ den Oberkörper links oder rechts herum rotieren • Bewegung nach Fußaufsatz so früh wie möglich abbremsen

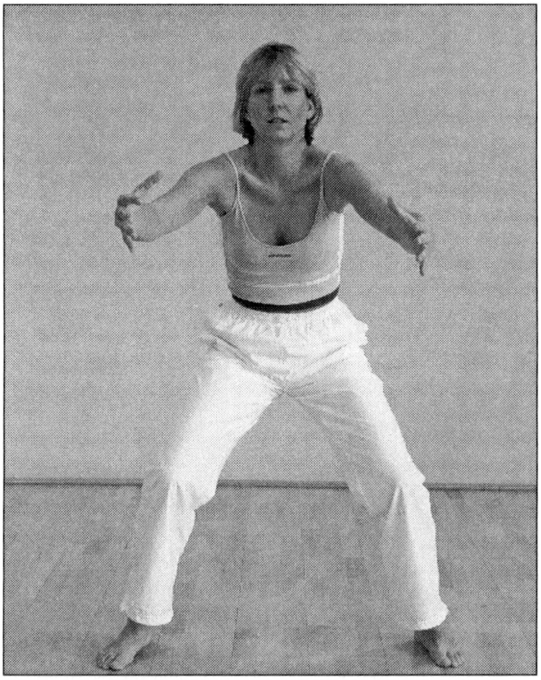

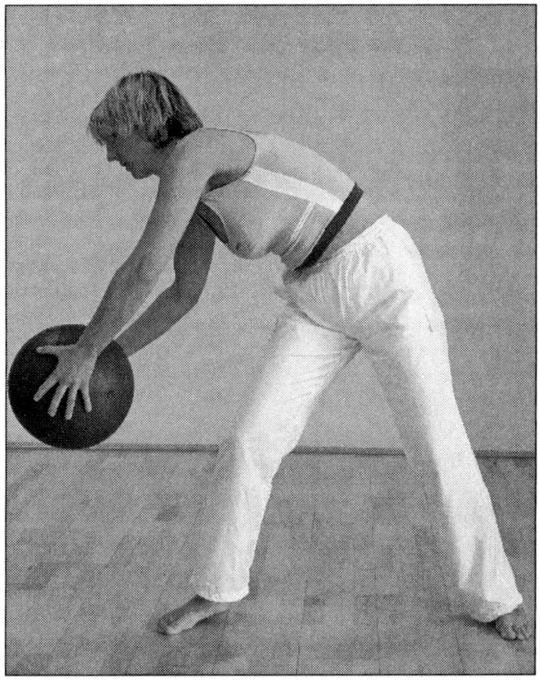

ÜBUNG	THROW AWAYS (Medizinballwürfe mit Rotation)
Eingangs-stellung	• Leichte Hockposition in extendierter Wirbelsäule • Arme erwarten den Medizinball vor dem Körper
Ausgangs-stellung	• Extendierte, rotierte Wirbelsäule • Gestreckte Arme beschleunigen den Ball neben dem Körper
Durch-führung	• In aufrechter Haltung den Ball erwarten und auffangen • Mit dem Auffangen die Wirbelsäule nach links oder rechts rotieren • Nach Abbremsen der Bewegung sofort die Rotation auflösen • Während des Beschleunigungsvorgangs den Ball zum Partner hin abwerfen
Zielsetzung	• Schnelle kombiniert exz.-konz. Belastungen der WS in Rotation • Aktivierung Typ-II-Muskelfasern; Ansteuerung gelenknaher Muskelsysteme
Hinweise	• Extendierte Wirbelsäule während der gesamten Bewegung beibehalten • Während des Auffangmannövers Flexion der Wirbelsäule vermeiden

LITERATURVERZEICHNIS

1. APPEL, H.-J., STANG-VOSS, C.: Funktionelle Anatomie. Bergmann-Verlag, München 1986.

1. BAUERSFELD, M., VOSS, G.: Neue Wege im Schnelligkeitstraining. Philippka-Verlag, Münster 1992.

2. BECKER, S.: Wie gut ist das Kieser-Training? Aus: Fit for fun 6 (62-68), Hamburg 2002.

2. BINKOWSKY,H., HOSTER, M., NEPPER, H. U.: Medizinische Trainingstherapie. Sport-Consult Verlag Waldenburg 1997.

3. BOECK-BEHENS, W.U., BUSKIES, W.: Fitness-Krafttraining. Rowohlt-Verlag, Reinbek 2002.

4. BOPP, A., HERBST, V.: Handbuch Selbstmedikation. Stiftung Warentest, Berlin 2002.

6. CLAUS, K., SCHIFFER, J.: Zur Praxis des Sprungkrafttrainings. Workshop des Bundesinstitutes für Sportwissenschaften, Köln 1985.

10. EHLENZ, H., GROSSER, M., ZIMMERMANN, E.: Krafttraining - Grundlagen Methoden, Übungen, Trainingsprogramme. BLV Verlagsgesellschaft, München 1983.

11. EHRICH, D., GEBEL, R.: Therapie und Aufbautraining nach Sportverletzungen. Philippka-Sportverlag, Münster 2000.

11. GOTTLOB, A.: Differenziertes Krafttraining. Urban & Fischer, Jena-München 2001.

11. FLEMMING, G.: Die Methode Dorn. Aurum, Bielefeld 2001.

12. FLEIG, H.: Heilen über die Wirbelsäule nach Dorn und Breuß, Wangen 2001.

12. FREESE, J.: Medizinische Fitness, Deutscher Trainer-Verlag, Köln 2001.

12. FREIWALD, J.: Aufwärmen im Sport. Rowohlt-Verlag, Reinbek 1991.

13. FREIWALD, J.: Prävention und Rehabilitation im Sport. Rowohlt-Verlag, Reinbek 1989.

14. GIESSING, J.: Das Heavy-Duty-Konzept. Aus: Leistungssport 4 (19-23), Deutscher Sportbund, Frankfurt 200.

15. GEHRKE, T.: Sportanatomie. Rowohlt-Verlag, Reinbek 1999.

16. GRAULICH, M.: Wundern dauern etwas länger. Margarethen-Verlag, Ottobeuren1998.

17. GROSSER, M.: Schnelligkeitstraining. BLV Verlagsgesellschaft, München 1991.

18. GROSSER, M., STARISCHKA, S., ZIMMERMANN, ZINTL, F.: Kondittionstraining. BLV Verlagsgesellschaft, München 1991.

16. HACKETHAL, E., WÖRZ, R.: Medikamentöse Schmerzbehandlung in der Praxis. Gustav Fischer Verlag, Stuttgart 1995.

21. HEIMANN, D.: Leitfaden Manuelle Therapie. Gustav Fischer Verlag, Lübeck 1997

22. HERMANN, T.: Rehabilitation im Alltag und im Sport. Medicon-Vertrieb, Mühlhausen 1998.

23. HIDES, J., GWENDOLEN, A., RICHARDSON, A., HODGES, P.: Lokale Gelenkstabilisation: Spezifische Befunderhebung und Übungen bei lumbalen Rückenschmerzen. Aus: Manuelle Therapie 1 (8-15), Thieme-Verlag, Stuttgart 1997.

22. HUSEBO, S.: Was bei Schmerzen hilft. Verlag Herder, Freiburg 2001.

25. ISRAEL, S.: Die Auswirkungen eines Krafttrainings in Abhängigkeit von Lebensalter und Gesundheitszustand. In: Komi, P.V. (Hrsg.): Kraft und Schnellkraft im Sport. Köln 1994.

26. KEMPF, H.-D.: Die Rückenschule. Rowohlt-Verlag, Reinbek 1995.
27. KIESER, W.: Ein starker Rücken kennt keinen Schmerz. Heyne-Verlag, München 1999.
28. KIESER, W.: Wieviel Sätze beim Krafttraining. Aus: Leistungssport 3 (50-51), Deutscher Sportbund, Frankfurt 1998.
30. KRETSCHMAR, H.: Bandscheibenleiden – Diagnose und Therapie. Edition Wötzel, Frankfurt 1996.
31. KOCH, H., STEINHAUSER, H.: Die Dorn-Therapie. Foitzick-Verlag, München 2001.
32. LETZELTER, M., LETZELTER, H.: Krafttraining. Rowohlt-Verlag, Reinbek 1983.
33. MAIER, P.: Der Rückenschmerz im Alltag – Möglichkeiten und Indikationen der konservativen Therapie. In: Unterrichtsmaterialien zur Sporttherapie-Ausbildung des Deutschen Verbandes für Gesundheitssport und Sporttherapie, Köln 1995.
34. MARTIN, D., CARL, K., LEHNERTZ, K.: Handbuch Trainingslehre. Verlag Hofmann, Schorndorf 1993.
36. MAYER, K.-M.: Neue Wege zu einem starken Rücken. In. Magazin Focus, Ausgabe 46, 2001.
37. MORREE, J.J. DE: Dynamik des menschlichen Bindegewebes. Urban & Fischer, Jena-München 2001.
MÜLLER-WOHLFAHRT, H.-W.: Mensch, beweg Dich – So stärken Sie Ihr Bindegewebe. Verlag Zabert Sandmann, München 2001.
39. NIETHARD, F., PFEIL, J.: Orthopädie. Hippokrates Verlag Stuttgart, 1989.
40. PHILIPP, M.: Ein Satz genügt! – Erfahrungen mit Mehrsatz und Einsatz-Methoden im Krafttraining. Aus: Leistungssport 1 (28-28), Deutscher Sportbund, Frankfurt 1999.
40. RICHTER, I.: Lehrbuch für Heilpraktiker. Urban & Fischer, Jena-München 2000.
41. SACHSE, J., SCHILDT-RUDLOFF, K.: Wirbelsäule. Urban & Fischer, Jena-München 1999.
41. SCHOCKENHOFF, B. (Hrsg.): Spezielle Schmerztherapie. Urban & Fischer, Jena-München 1999.
42. SCHLUMBERGER. A., SCHMIDTBLEICHER. D.: Einsatz-Training als trainingsmethodische Alternative – Möglichkeiten und Grenzen. Aus: Leistungssport 3 (9-11), Deutscher Sportbund, Frankfurt 1999.
42. SCHWABE, U., PAFFRATH, U. (Hrsg.): Arzneimittelreport 2000. Springer-Verlag, Berlin 2001.
43. SPRING, H.: Theorie und Praxis der Trainingstherapie. Thieme-Verlag, Stuttgart 1997.
43. STRIAN, F.: Schmerz – Ursachen, Symptome, Therapien. Verlag C.H. Beck, München 1996.
49. THOMANN, K.-H.: Wirksame Hilfe bei Rückenschmerzen. Trias-Verlag, Stuttgart 1998.
50. TITTEL, K.: Beschreibende und funktionelle Anatomie des Menschen. Urban & Fischer, Jena 2000.
51. VAN WINGERDEN, B.: Bindegewebe in der Rehabilitation. Scipro-Verlag, Liechtenstein 1998.
52. VAN WINGERDEN, B.: Script Aktive Reha der Wirbelsäule. Bad Pyrmont 2002.
52. WESSELY, P.: Neuropathische Schmerzen. Springer-Verlag, Wien 2001.
53. WEINECK, J.: Optimales Training. Demeter-Verlag, Erlangen 1998.

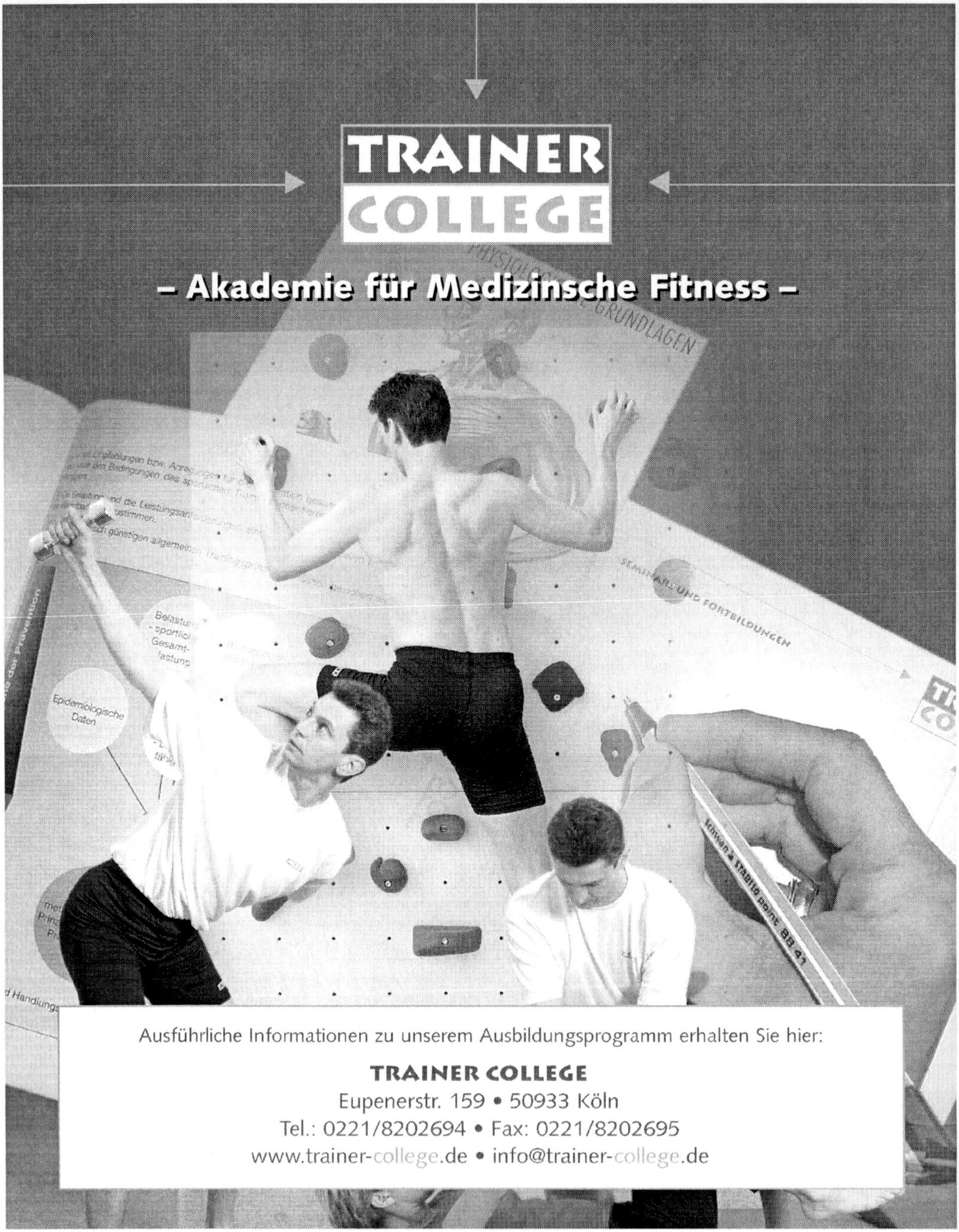
TRAINER
COLLEGE
– Akademie für Medizinsche Fitness –
Ausführliche Informationen zu unserem Ausbildungsprogramm erhalten Sie hier:
TRAINER COLLEGE
Eupenerstr. 159 • 50933 Köln
Tel.: 0221/8202694 • Fax: 0221/8202695
www.trainer-college.de • info@trainer-college.de